임상
운동처방
기전

지용석

임상 운동처방 기전

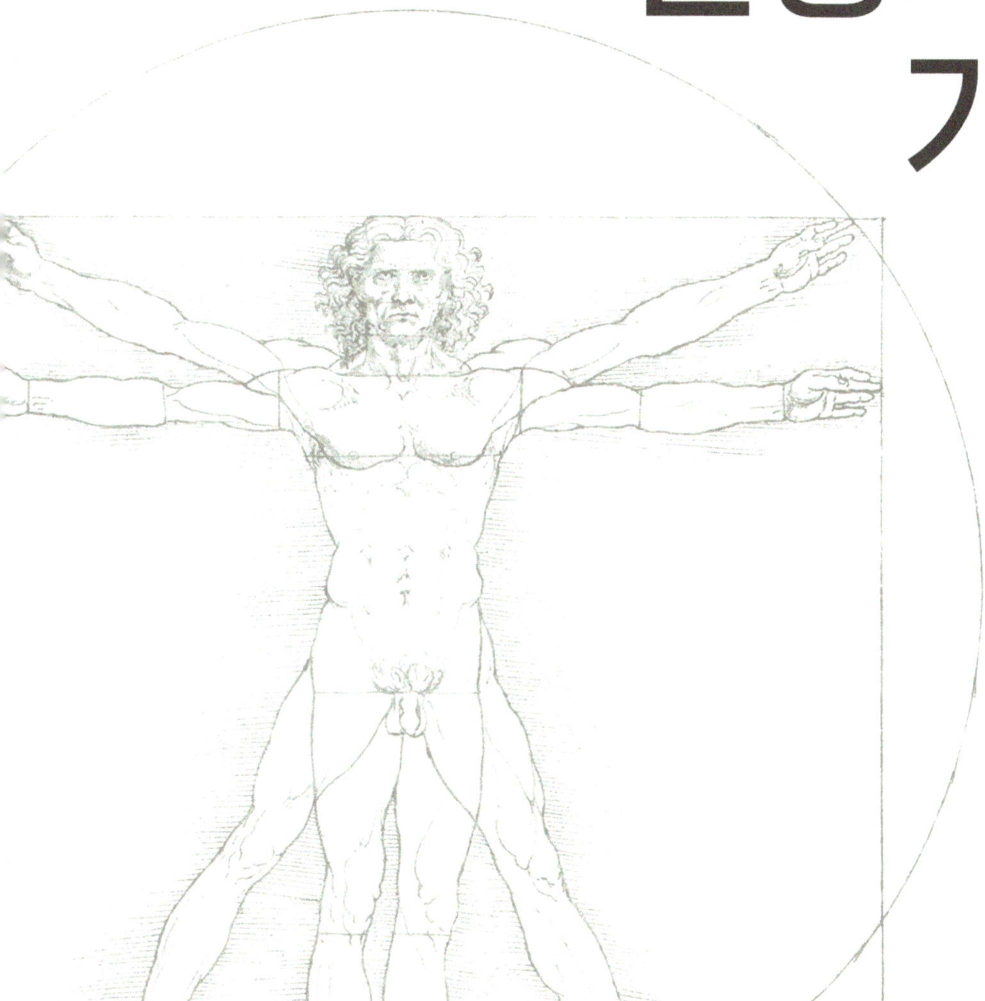

지용석

도서출판 디자인

책머리

21세기를 살아가고 있는 우리는 생활 습관에 의한 질병에 노출되어 있고, 이미 질환으로 인해 고생하고 있는 환자들 또한 많습니다. 생활습관병은 규칙적인 수면, 건전한 식습관 및 규칙적인 운동을 병행할 경우 예방이나 개선이 가능하며, 치료 또한 기대해 볼 수 있습니다. 그러나 이러한 맥락과 관련한 적지 않은 서적들이 나오고 있으나, 실제로 임상에서 질환별 환자를 관리하기 위한 방법이 쉽지 않게 제시되고 있습니다. 이에 본 저자는 후학양성은 물론 건강운동관리사를 양성하는데 있어 운동처방의 이해도를 높이기 위해 현재까지의 임상경험을 바탕으로 최근까지 수록된 이론들을 본서와 접목하여 이 책을 출간하게 되었습니다.

본서는 모두 **PART 5**로 구성하였는데, **PART 1 운동과 건강론**에서는 운동을 해야 하는 이유와 운동시 인체 생리적 변화에 대해 기술하였고, **PART 2 운동과 영양론에서는** 운동시 필요한 열량은 물론, 올바른 식생활과 영양소 비율을 다루어 놓았습니다. **PART 3 임상 운동처방론**을 통해 병의원에서 실질적으로 환자를 관리하기 위한 원리와 근거 등을 제시하였고, 심전도 해석을 좀 더 쉽게 접근할 수 있도록 준비해 보았습니다. **PART 4 임상 운동론**을 통해 병의원에서 직접 실시해야 하는 운동방법을 다루었습니다. 물론, 임상에서의 조건을 고려해 볼 때 건강관련 체력의 발달을 목표로 유연성 운동, 심폐지구력 운동, 근력 및 근지구력 운동을 강조해야 함으로 이와 관련된 내용만을 기술해 두었습니다. 마지막으로, **PART 5 병태생리학**을 통해 병의원에 내원하는 다양한 환자들에게 제공해야 할 정보와 프로그램 등을 제시하였고, 각 질환에 적용되고 있는 약물들의 특성에 대해 자세히 설명해 두었습니다. **[부록 A]**에서 **[부록 D]**까지 나누어 각 장에서 다루지 못했거나 반드시 알아야 할 부분을 다시 한 번 정리 및 요약해 두었습니다.

본서는 American College of Sports Medicine에서 제공하는 최신의 정보를 수렴하고, 미국심장협회 및 다양한 공식 기관에서 제공하는 내용을 우리나라 실정에 맞게 접목한 것이므로, 국내 및 국제기관에서 시행하는 자격시험 등을 준비하는 데에 도움이 될 것으로 생각합니다. 본서가 출판되기까지 제 곁을 든든히 지켜주고 있는 디자인21 이경화 대표님께 감사의 말씀을 전합니다.

2023년 8월

池 庸 碩　拜上

차례

5 병태생리학 Pathophysiology 189

1

운동과 건강론

Exercise and Health

학습 이해 목표

- 운동을 해야 하는 이유인 2QOL에 대해 이해한다.
- 운동 시 에너지 대사에 대해 이해한다.
- 운동 시 주에너지원(탄수화물과 지방)에 대한 Mechanism을 이해한다.
- 운동 훈련을 통한 인체의 생리적 변화에 대해 이해한다.

1 운동을 해야 하는 이유

현재 우리는 과거 어느 때 보다 세련된 문화의 혜택을 가장 많이 받고 있으며, 윤택한 삶을 살고 있지만, 과거 어느 때 보다 건강하다고 말할 수 있는가? 과거 우리 조상들은 생계 수단이 바로 신체활동을 통해서 이루어졌었기 때문에 무리한 육체노동으로 인한 성장장애, 자세기형, 관절염 및 신경통과 관련된 질병이 있었다 하더라도, 최근에 증가된 **생활습관병(lifestyle disease)**의 특징들은 가지고 있지 않았다. 다시 말해, 4차 산업사회를 살아가고 있는 우리는 사회 구조의 자동화 및 과학화 등에 따른 신체활동의 감소로 인해 **운동부족증(hypokinetic disease)**이라는 신종 질환을 만들어 내었으며, 여기에 무분별하고 잘못된 식습관이 맞물려 비만, 당뇨병, 이상지질혈증(고지혈증), 고혈압을 포함한 심장질환, 뇌졸중 및 암 등이 가중되고 있다.

생활습관병의 특징은 자기도 모르는 사이에 체내에서 서서히 진행되며, 자각증상을 느낄 때는 이미 상당히 진행된 상태임으로 치료보다는 예방을 우선시해야 한다. 생활습관병의 예방과 치료를 위해서는 건전한 생활습관과 바른 식습관도 중요하겠지만, 규칙적이고, 적극적인 운동이 무엇보다 중요하다. 이러한 사실은 최근 발표된 **"운동으로 암을 예방할 수가 있다"**라는 연구결과들을 통해 그 의미가 더욱 부각되고 있다.

궁극적으로 현대를 살아가고 있는 우리들에게 운동을 해야 하는 이유는 생활습관병의 예방뿐만 아니라 치료를 통해 **삶의 질(quality of life)과 삶의 양(quantity of life)**을 증가시키는 데 있다고 할 수 있다.

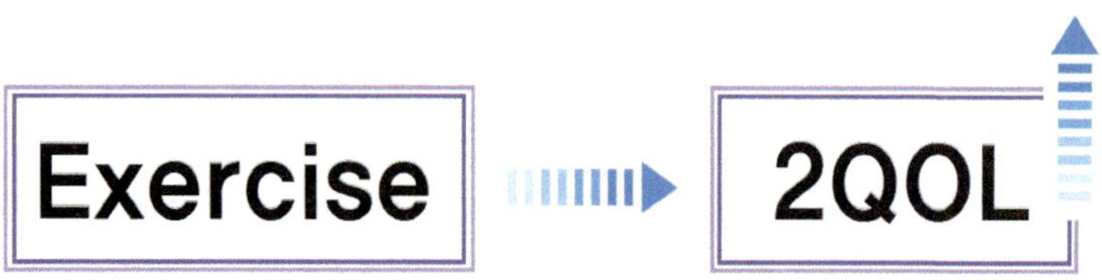

2 운동과 인체 생리기전

가. 에너지 생성

에너지란 인체가 작업을 수행할 수 있도록 하는 원천으로, 에너지 없는 인체는 운전사 없는 자동차와 같다. 즉, 인체는 에너지 없이 움직일 수 없다. 이처럼 에너지는 우리 인체의 근본이 되며, 인체와 에너지를 떼어놓고 생각할 수 없다.

인체의 에너지는 전기, 화학, 기계, 및 열에너지와 같이 다양하게 구성되어, 각기 다른 특성을 보이지만, 이들 상호간에 전환이 가능하다. 예를 들어, 우리가 15㎏의 덤벨을 들고 이두근을 수축시키려고 할 때 대뇌에서는 전기적 에너지를 통해 근수축을 하도록 명령을 보낸다. 이것이 신경과 근육의 최종 부분(운동종말판)에 도달하면 화학적 에너지를 근육에 보내어 기계적 근수축이 이루어지도록 한다.

인체에서는 에너지를 만들어 내기 위해서 반드시 영양소를 섭취해야 한다. 운동 시 우리 몸에 에너지로 쓰이는 영양소는 탄수화물과 지방이 주로 작용한다. 지방은 1g당 약 9㎉, 탄수화물은 4㎉의 열량을 낸다. 이렇게 보면 지방이 훨씬 더 효율적인 에너지원으로 보이지만, 이것은 사실 산소가 충분하거나 운동 강도가 낮을 때의 얘기다. 불행히도, 우리 인체는 산소를 무한정 흡입할 수 없기 때문에 탄수화물이 지방보다도 짧은 시간 내에 많은 에너지를 만들어 내게 된다. 따라서 운동 시 이용되는 에너지의 대부분은 탄수화물에 의해서 공급된다. 운동 시 영양소와 에너지에 대한 이야기는 제2장 "운동과 영양"에서 자세히 다루기로 한다.

나. 에너지원

영양소로 섭취된 모든 형태의 음식물들은 체내의 직접적인 에너지원인 **아데노신 3인산**(adenosine triphosphate; ATP)으로 전환되어야 비로써 그 역할을 하게 된다. 즉, 소장을 통해 흡수된 영양소들은 효소작용에 의해 분해됨으로써 운동에 필요한 ATP로 변환된다. ATP는 아데닌(질소를 포함한 염기성 물질)과 리보스(5탄당 또는 펜토스)가 합성화된 아데노신과 3개의 인산기가 합쳐져 있는 화합물이다. 이것은 세상의 모든 생명체가 생체활동을 하는 데 필요한 에너지원이며, 동물과 식물, 심지어는 미생물까지도 동일하게 ATP를 사용한다. ATP는 주로 산소호흡 과정에서 만들어지며, 세포질과 미토콘드리아에서 생성된다.

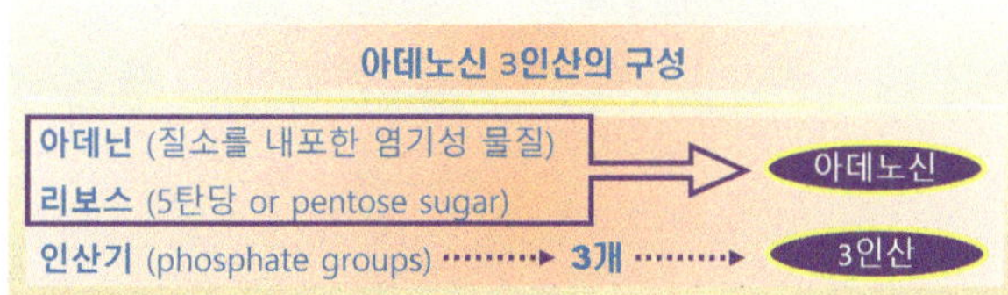
아데노신 3인산의 구성
아데닌 (질소를 내포한 염기성 물질)
리보스 (5탄당 or pentose sugar)
아데노신
인산기 (phosphate groups)
3개
3인산

ATP가 생산되는 방법에는 두 가지가 있다. 즉, 산소가 부족하거나 없는 상태에서 ATP를 생산하는 **무산소성 과정**(anaerobic system)과 산소가 있어야만 ATP를 생산 및 공급하는 **유산소성 과정**(aerobic system)이 그것이다. 참고로, 무산소성 과정은 세포질에서, 유산소성 과정은 미토콘드리아에서 일어난다.

1) 무산소성 과정

충분한 산소 공급이 없는 상황에서 에너지가 방출되는 과정으로, 여기에는 **인원질 과정**(ATP-PC system)과 무산소성 **해당 과정**(glycolysis)이 있다.

가) 인원질 과정

인원질 과정(ATP-PC system)은 단시간, **고강도 활동**을 위한 ATP의 주공급원이지만, 운동강도와 무관하게 모든 형태의 **운동이 시작될 때** 작용하기도 한다. 예를 들어, 가벼운 5km 조깅이나 중등도 강도의 실내자전거 타기 시 처음 몇 초가량은 근활동을 위한 에너지가 주로 인원질 과정에서 나온다. 이 과정에는 ATP와 크레아틴 인산(creatine phosphate, CP) 또는 포스포크레아틴(phosphocreatine, PC) 반응에 의존하는데, 여기에는 **미오신 아데노신 삼인산효소**(ATPase)와 **크레아틴 효소**(creatine kinase, CK)가 관여한다. 미오신 ATP 효소는 ATP를 ADP와 무기 인산염(Pi)으로 분해하며, 이 과정에서 에너지가 방출된다.

크레아틴 키나아제(CK)는 심장과 골격근에 주로 존재하는 효소로, 소량은 뇌에 존재한다. CK는 크레아틴 인산과 ADP로부터 ATP 합성을 촉매하고, 크레아틴 인산은 하나의 인산기를 ADP에 결합하도록 하여 ATP를 재합성하도록 한다. 이러한 반응들은 빠른 속도로 에너지를 공급하지만, ATP와 크레아틴 인산은 소량만이 근육 내에 저장되어 있기 때문에, 인원질 과정은 장시간 활동을 위한 에너지원을 충분하게 공급하지 못한다. 일반적으로, TypeⅡ(속근) 근섬유는 TypeⅠ(지근) 근섬유에 비해 많은 양의 인원질을 가지고 있다.

한편, CK는 주로 크레아틴 인산의 분해를 조절한다. 근세포 내 ADP 농도의 증가는 CK의 활동을 촉진시키는 반면, ATP 농도의 증가는 CK의 활동을 억제시킨다. 운동 초기에 ATP는 ADP로 분해되어 근수축을 위한 에너지를 방출한다. 이러한 ADP 농도의 증가는 CK를 활성화시켜 크레아틴 인산염의 분해를 통한 ATP 형성을 촉진시킨다. CK 활동은 운동이 고강도로 지속되면 상승된 상태를 유지하지만, 운동이 중지되거나 혹은 낮은 강도의 운동이 지속되면, 근세포에 ATP 농도가 증가되어 CK의 활동은 감소한다.

사실, ATP와 PC는 에너지를 산출하는 별개 물질이다. 즉, ATP는 ADP(adenosine diphosphate; 아데노신 2인산)와 Pi(인산)로 분해되면서 에너지를 방출하고, PC는 Pi(인산)와 Creatine(크레아틴)이 분해되면서 에너지를 방출한다[그림 1.1].

ATP ⋯⋯⋯▶ ADP + Pi + energy ⇨ 10~15초의 격렬한 운동
⇩
PC ◀⋯⋯ Pi + C

PC ⋯⋯⋯▶ Pi + Creatine + energy ⇨ 10~15초의 격렬한 운동
⇩
0.7 ATP ◀⋯⋯ Pi + ADP

그림 1.1 ATP와 PC의 에너지 방출 과정

두 물질의 특징은 강하고 힘찬 순발력을 발휘하는 운동 시에 작용하는 반면, 근육 내에 저장된 양이 한정되어 있어 100m 달리기 등과 같이 **10~15초** 정도에 이루어지는 운동 시에만 작용한다. 특징적으로 두 물질이 효소작용에 의해 분해되면서 에너지를 방출할 때 일부 에너지는 서로를 재보충하는데 이용된다.

나) 해당 과정

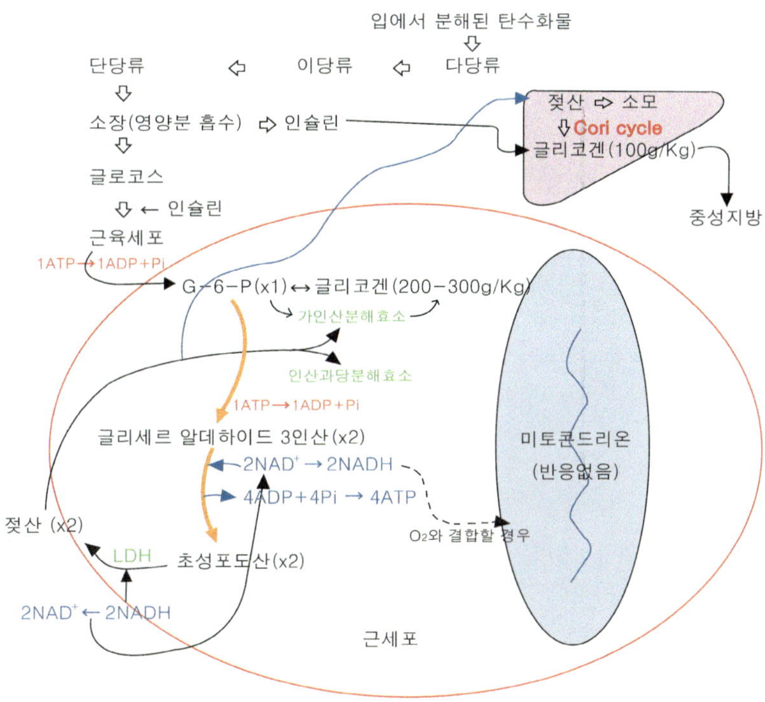

그림 1.2 근육과 간의 탄수화물 저장과 근세포에서의 해당과정

해당과정이란 [그림 1.2]와 같이 **산소가 불충분한 상태에서 탄수화물이 분해되는 과정**을 말하며 근육 속에 저장된 글리코겐이나 혈액 내에 존재하는 글루코스가 ATP를 공급하는 과정을 말하기도

한다. 해당과정에 의해 공급된 ATP는 초기에 인원질 과정을 보충하고, 이후에는 2분가량을 지속할 수 있는 고강도 운동을 위한 ATP의 주요 과정이 된다. 사실, 해당과정은 일련의 화학적 반응을 촉매 하는 많은 효소를 내포하고 있다. 해당과정을 위한 효소들은 세포의 원형질(근세포의 경우는 근형질) 내에 있다.

해당과정은 **빠른 해당과정과 느린 해당과정**이라고 하는 두 가지 과정들 중 하나에서 일어난다. 빠른 해당과정 중에 발생한 최종 산물인 **초성포도산**은 느린 해당과정보다도 빠른 속도로 에너지를 공급하며, **젖산**으로 전환되어 근피로를 유발시킬 수 있는 산성상태(acidosis)를 초래할 수 있지만, 초성포도산은 유산소적 산화과정시 에너지 생산을 위하여 **미토콘드리아**로 운반되기도 한다. 한편, 빠른 해당과정은 무산소성 해당과정이라고도 하며, 느린 해당과정은 유산소성 해당과정이라고 부르기도 한다. 해당과정 그 자체는 산소에 의존하지 않기 때문에 이 용어들은 그 과정을 기술하는 데 있어 다소 부적절할 수도 있다.

최종 산물의 운명은 세포 내의 에너지 요구량에 의해 조절된다. 만일 에너지가 저항성 트레이닝과 같이 높은 비율로 공급되어야 한다면, **빠른 해당과정**이 주로 이용된다. 반면, 느린 강도의 운동이 시작되는 단계에서는 에너지 요구량이 높지 않고 산소가 세포에 충분한 양이 존재하기 때문에 **느린 해당과정**이 활성화된다. 다른 부산물은 **'환원**[1]**형 니코틴아미드-아데닌 디뉴클레오타이드(NADH)'**이며, 이것은 보다 진보된 ATP 생산을 위하여 전자전달계로 들어가게 하는 물질이다(환원이란 수소가 추가되었음을 의미한다; 산화형은 NAD^+). 빠른 해당과정과 느린 해당과정의 최종 반응은 [그림 1.4]와 같이 요약해 볼 수 있다.

[그림 1.2]에서 보이는 바와 같이 소장에서 흡수된 당(glucose)은 췌장에서 만들어내는 **인슐린(insulin)**에 의해 **간**(100g/㎏)과 **근육**(200~300g/㎏)으로 각각 운반되어 저장되고, 나머지는 지방조직으로 운반되어 중성지방(triglyceride, TG) 형태로 저장된다. 당이 근세포로 들어가는 과정 동안에 ATP 1분자가 소모되면서 6인산 포도당(G-6-P)으로 전환된다. 6인산 포도당은 안정 시 글리코겐으로 전환되어 저장되지만, 운동이 시작되면 **글리세르알데하이드-3인산**으로 전환되며, 이 과정에서 ATP 1분자를 또 소모하게 된다. 순차적으로 D-글리세르알데하이드-3인산은 전자수용체이자 산소의 대용물인 **NAD^+보효소**(nicotinamide adenine dinucleotide)에 의해 산화되어 **ATP 4분자**를 생성하며, 초성포도산(pyruvate)으로 전환된다.

만일, 산소가 부족한 상황에서 미토콘드리아가 H를 수용하지 못하면, 초성포도산이 H를 수용하여 젖산을 형성한다. 이 과정에서 젖산탈수소효소(lactate dehydrogenase, LDH)는 초성포도산을 젖산으로 더욱 빠르게 변환시킨다. 즉, 젖산의 형성은 NAD의 재순환과정 즉, NADH가 NAD로 전환되는 과정이라 할 수 있다[그림 1.3].

1) 환원(reduction) : 산소가 관여하지 않는 반응들에 의해 수소를 얻는 것을 환원, 잃는 것을 산화(oxidation)라 부른다.

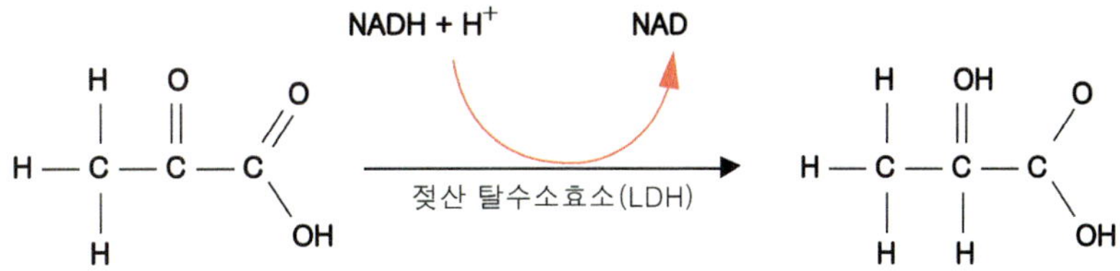

초성포도당　　　　　　　　　　　젖산

그림 1.3 **젖산의 형성과 NAD(Powers와 Howley, 1997).**

초성포도산이 2개의 수소원자를 추가하게 되면 젖산과 NAD가 형성되고 이것은 다시 해당과정에 이용될 수 있다. 이 반응은 LDH에 의해 촉매 된다.

젖산은 **가인산분해효소**(phospholyase)와 **인산과당분해효소**(phosphofructokinase)를 억제시켜 해당과정을 억제하거나 장시간 운동이 일어나지 못하도록 한다. 그러나 안정 시 소량의 젖산은 간으로 전달되어 일부는 소모되고, 일부는 탄수화물로 전환된다. 이 과정을 **당신생과정**(gluconeogenesis) 혹은 **코리싸이클**(Coricycle)이라 한다. 해당과정은 인원질과정과 마찬가지로 에너지 공급이 신속하게 필요할 때 사용되지만, 400m 달리기나 800m 달리기와 같이 **1~3분** 사이에 행하는 운동 시에 작용하거나, 중장거리 경기에서 후반부에 스피드를 가속화 할 때 이용된다. 해당과정을 요약하면 [그림 1.4]와 같다.

빠른 해당과정

글루코스 + 2Pi(유리인산) + 2ADP → 2 젖산 + 2 ATP + H_2O

⇩

energy ⇨ 1~3분의 중등도 운동

느린 해당과정

글루코스 + 2Pi(유리인산) + 2ADP + NAD^+ → 2 초성포도산 + 2 ATP + 2NADH + $2H_2O$

⇩

energy ⇨ 1~3분의 중등도 운동

그림 1.4 **해당과정시 글루코스의 에너지 방출 과정**

2) 유산소성 과정

근세포 내에 충분한 산소가 공급되는 운동은 젖산을 생성하지 않는다. [그림 1.2]의 해당과정을 거치는 과정동안 산소가 충분할 경우 초성포도산이 젖산으로 전환되지 않고 미토콘드리아 내로 들어가게 된다. 미토콘드리아 내에서 초성포도산은 Krebs 사이클[2]과 전자전달계(electron transport

2) Krebs 사이클 : TCA (tricarboxylic acid) cycle이라고도 불림.

chain system, ETC)를 거쳐 ATP를 생산해 내고, 이산화탄소와 물로 분해된다. 참고적으로 **산소 공급이 충분할 때의 근세포 내 미토콘드리아는 탄수화물, 지방, 단백질로부터 에너지를 생성한다**[그림 1.5].

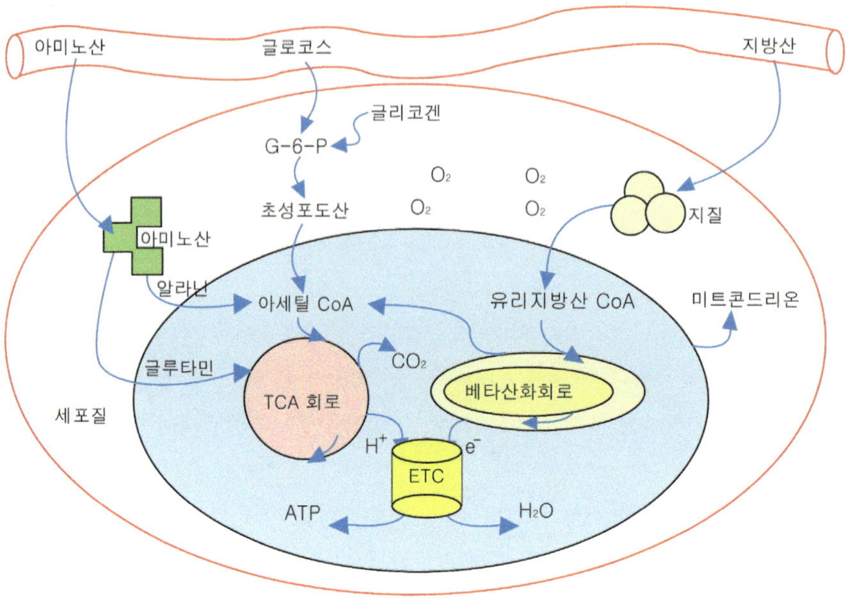

그림 1.5 **탄수화물, 지방 및 단백질을 이용한 유산소성 과정**

가) 탄수화물 이용 과정

유산소성 시스템에서 탄수화물 1분자는 이산화탄소(CO_2)와 물(H_2O)로 **완전히 분해**되면서 **ATP 38분자**를 생산한다. 그러나 이 중 2분자는 무산소성 해당과정에 의해 생산된 것이다[그림 1.6].

산소가 충분한 경우 [그림 1.5]의 과정에서 생긴 초성포도산은 Krebs 사이클에 의해 분해가 계속된다. Krebs 사이클의 주된 목적은 사이클 내에 포함된 반응 물질로부터 H를 제거하는 것이다. 구체적으로 유산소성 과정에서의 초성포도산은 화학적으로 조금 변한 뒤에 Krebs 사이클로 들어간다. 일단 이 사이클 안에 들어가면 두 개의 더 진전된 화학반응이 일어난다. 즉, 폐에 의해서 체외로 배출되는 이산화탄소의 방출과 수소이온(H^+) · 전자(e^-)의 이동인 산화[3]인데, 이것은 더욱 진전된 화학적 변화를 위하여 **전자전달계**로 들어간다.

3) 산화(oxidation) : 하나의 분자가 산소와 결합하거나, 그 물질로부터 수소를 제거하는 과정. 혹은 한 분자가 전자를 방출하여 양이온 원자가 증가되는 반응.

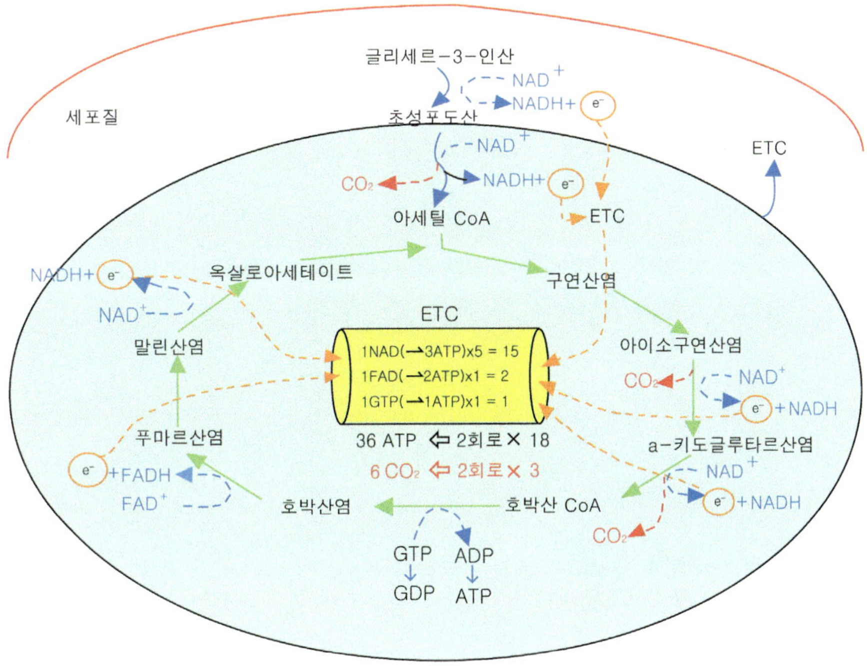

그림 1.6 탄수화물을 이용한 TCA cycle과 ETC에서의 ATP 생성과정

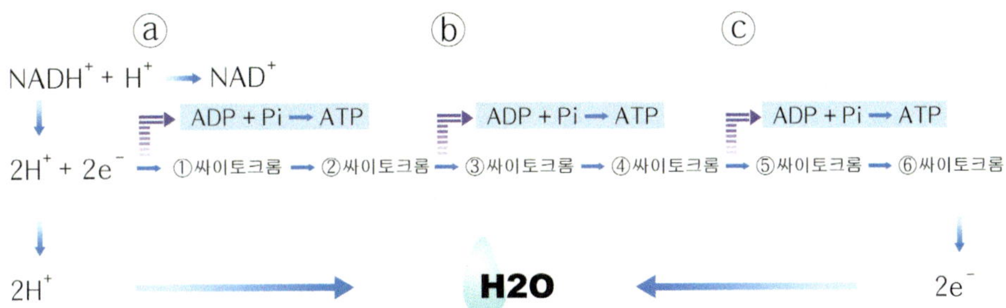

그림 1.7 NADH와 APT생성

전자전달계에서 전자(e-)의 운반을 담당하는 싸이크롬 효소는 단백질과 철로 구성되어 있는 물질이다.

해당과정과 Krebs 사이클에서 방출된 수소이온과 전자는 **NADH**와 **FADH**의 형태로 전자전달계에 들어온 후 전자를 방출하는 반응에 의해서 ATP를 얻는다. 이처럼 전자전달계에서 연속적인 산화과정에 의해 ATP를 생성하는 과정을 산화적 인산화과정(oxidative phosphoylation)이라 한다. 전자전달계에서 일어나는 것은 반드시 일련의 효소 반응에 의해 수소이온과 전자가 산소와 결합하여 최종 산물인 물을 형성한다. 즉, ATP는 물이 형성되는 시점에서 결합 반응을 통해 형성된다[그림 1.7]. 전자전달계에서는 **NADH가 관여했을 경우 3ATP를, FADH가 관여했을 경우 2ATP를 생성한다.** [그림 1.7]에서 FADH는 ⓐ 반응 이후에 들어가기 때문에 2ATP만을 생성하는 것이다. 유산소성 과정에서 탄수화물이 분해되는 과정을 요약하면 [그림 1.8]과 같다.

참고로 탄수화물이 분해되는 과정을 운동부하 가스 분석기를 이용하여 평가할 수 있는데, 이는 [그림 1.8]에서 보이는 바와 같이 1분자의 탄수화물을 녹이기 위해 6개의 산소가 필요하고, 6개의 이산화탄소가 남는다. 즉, 사용된 산소로 배출된 이산화탄소의 양을 나누어 호흡교환율(respiratory quotient, RQ)을 산출할 수 있는데, 탄수화물의 경우는 1이 된다.

$$1\ C_6H_{12}O_6 + \underline{6O_2} \cdots\cdots\triangleright \underline{6CO_2} + 6H_2O + \underline{38ATP}$$

3분 이상 운동 ⇦ energy

운동부하 검사 중 가스검사에서 호흡교환율(RQ) 산출식 :
이산화탄소량($6CO_2$) ÷ 산소량($6O_2$) = 1

그림 1.8 유산소성 과정시 탄수화물을 통한 에너지 방출 과정

나) 지방을 이용하는 과정

지방은 탄수화물 보다 탄소결합의 수가 많기 때문에 많은 양의 ATP를 생성하지만, 그 만큼 많은 분해과정을 거친다. 이 분해과정을 베타산화(β-oxidation)라 한다. 지방산의 종류는 다양하며 그 중에서도 소고기의 원료인 스테아린산을 예로 드는 경우가 많다. 스테아린산은 26개의 산소를 이용하여 8회의 베타산화 주기를 회전하며 147개의 ATP를 생성한다[그림 1.9].

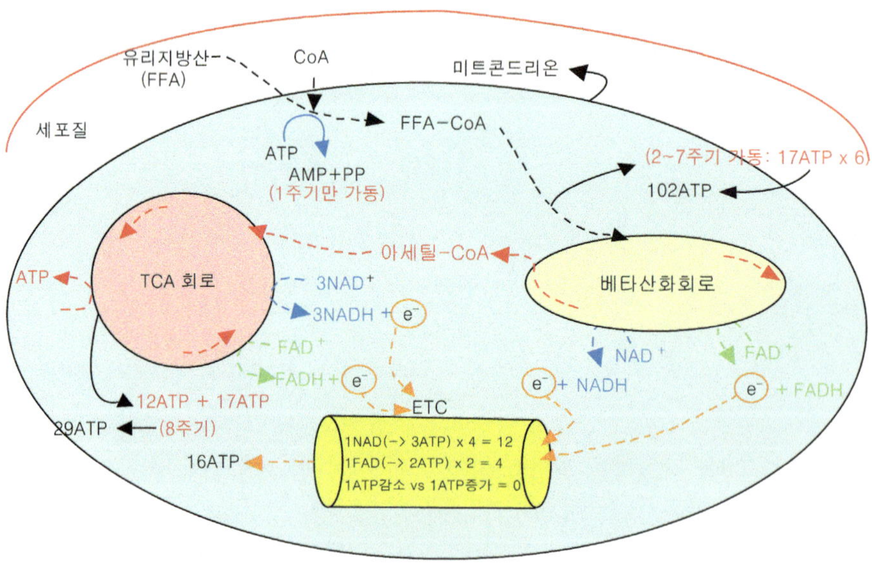

그림 1.9 지방산을 이용한 베타산화에서의 ATP 생성과정

$$1\ CH_3(CH_2)_{16}COOH + \underline{26O_2} \cdots\triangleright \underline{18CO_2} + 18H_2O + \underline{147ATP}$$

⇩

장기간 운동 ⇦ energy

운동부하 검사 중 가스검사에서 호흡교환율(RQ) 산출식:
이산화탄소량($18CO_2$) ÷ 산소량($26O_2$) ≒ 0.7

그림 1.10 **유산소성 과정시 지방을 통한 에너지 방출 과정**

[그림 1.9]에서 보이는 바와 같이 스테아린산은 총 8회의 산화과정 중 1주기에는 ATP 1분자를 소모하면서 17개의 ATP를 만들어내기 때문에 1주기에서는 16개의 ATP를 만들어낸다. 2~7주기에는 102(17×6)개의 ATP를 만들어내며, 마지막 8주기에는 1회의 완전한 주기를 통해 17개의 ATP와 Krebs 회로에서만 생성된 12개의 ATP를 합하여 29개의 ATP가 만들어진다.

참고로 지방산이 분해되는 과정을 운동부하 가스 분석기를 이용해 평가할 경우 [그림 1.10]에서 보이는 바와 같이 1분자의 지방산을 녹이기 위해 26개의 산소가 필요하고, 18개의 이산화탄소가 남는다. 즉, 사용된 산소로 배출된 이산화탄소의 양을 나눌 경우 지방산의 RQ는 **약 0.7**이 된다.

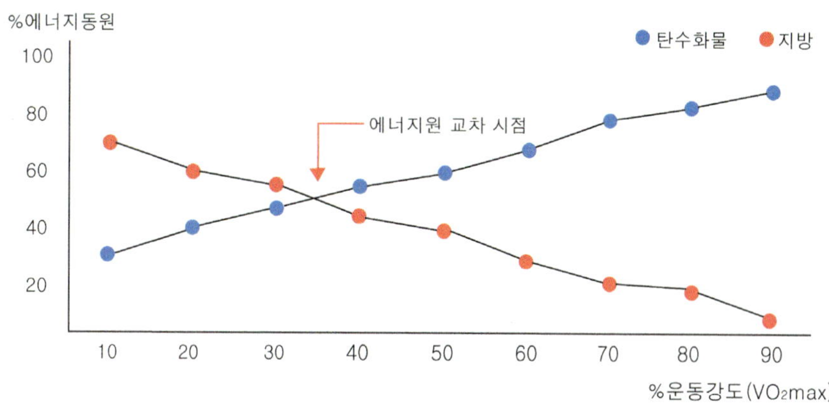

그림 1.11 **운동시 에너지 기질의 교차시점**

지방은 산소가 충분히 공급되는 경우 근세포 내 미토콘드리아에서 에너지를 생성한다. 순차적으로 근세포 내에 저장된 중성지방에서, 지방조직, 혹은 혈중 중성지방이나 유리지방산에서 유래된다. 중성지방을 유리지방산과 글리세롤로 분해하는 효소는 **리페이스**(lipase)이다. 이 효소는 **에피네프린**[4)], **노르에피네프린**[5)], **글루카곤**[6)]에 의해 활성화되지만, 인슐린에 의해 억제된다. 즉, 운동 중 교감신경의 증가는 전자의 호르몬들을 증가시키며, 후자의 호르몬을 감소시킨다. 또한 강한 운동 시의 부산물인 젖산은 리페이스 활성을 감소시켜 **지방산 동원을 억제**한다. 따라서 해당과정이 가속화되고 젖산이 급증하는 강한 운동 시에는 지방산 동원이 억제되어 지방이 에너지원으로 참여하는 비율이 낮아진다. 즉, 에너지 이용비율에서 **최대산소섭취량($\dot{V}O_2$ max)이 30% 미만의 낮은 운동강도에서는 지방산의 동원이 높아지는 반면, $\dot{V}O_2$ max가 70% 이상일 경우에는 탄수화물이 주 에너지기질로서** 작용한다[그림 1.11].

[그림 1.11]은 운동강도가 높아질 경우 에너지 기질이 지방에서 탄수화물로 전환되어 장시간 운동이 불가능하다는 사실을 보여주고 있는 예이다. 이론적 원인을 살펴보면 첫째, 고강도 운동은 **Type Ⅱ(백근) 근섬유소를 자극하게 되는데, 이 근섬유소 내에는 해당작용 효소(glycolytic enzymes)가 풍부한 반면, 미토콘드리아와 지방분해 효소(lipolytic enzymes)가 적어 오랫 동안 운동을 지속할 수 없게 된다.** 둘째, 운동강도가 증가할수록 에피네프린 등의 호르몬이 증가하여 근육 내 글리코겐을 에너지로 사용하게 되는데, 이는 적은 양으로 저장된 글리코겐을 빠르게 고갈시킴과 동시에 젖산 생성량을 증가시켜 장시간 운동이 이루어지지 못하도록 한다.

운동강도가 낮아지고 30분 이상의 장시간 운동이 이루어지면 에너지 기질은 탄수화물에서 지방으로 전환된다. 전술한 바와 같이 지방은 리페이스라는 효소에 의해 분해가 촉진되는데, 이 효소는 에피네프린과 노르에피네프린 및 글루카곤이 활성화되어야만 비로소 작용한다. 즉, 저강도 장시간 운동을 수행하는 동안 에피네프린 농도가 증가하여 리페이스를 증가시키고 이로 인해 지방분해가 촉진된다. 반면, 인슐린은 탄수화물의 분해 산물인 글루코스와 친화성이 높기 때문에 인슐린 농도가 높은 경우에는 지방산의 동원이 억제된다. 운동시간에 따른 지방과 탄수화물의 기여도는 [그림 1.12]와 같이 제시해 볼 수 있다.

---

4) 에피네프린(epinephrine): 아드레날린(adrenaline)이라고도 하며 부신 수질(adrenal medulla)에서 분비되는 호르몬 및 신경전달물질. 흥분된 교감신경계의 자극에 의해 혈액에 스트레스 호르몬인 카테콜아민(catecholamine)을 분비. 심박수와 혈압 상승 및 간의 글리코겐을 분해하여 혈당량을 높인다. 부신 수질에서는 도파민(dopamine), 노르에피네프린도 분비한다.

5) 노르에피네프린(norepinephrine): 노르아드레날린(nor-adrenaline)이라고도 하며 부신 수질에서 분비되는 에피네프린의 전구체. 이것은 동맥을 수축시켜 혈압을 높인다. 참고로, 부신 피질(adrenal cortex)에서는 알도스테론으로 대표되는 미네랄코르티코이드와 코르티솔로 대표되는 당질 코르티코이드를 이용해 스트레스 반응을 조절한다.

6) 글루카곤(glucagon): 췌장의 알파 세포에서 생산되는 펩타이드 호르몬이다. 체내의 혈당 양이 기준치 이하로 내려갈 경우 췌장에서 글루카곤을 분비, 간에서 글리코젠을 포도당으로 분해해 혈당량을 증가시킨다. 췌장의 베타세포에서 합성되는 인슐린과는 반대 작용을 한다.

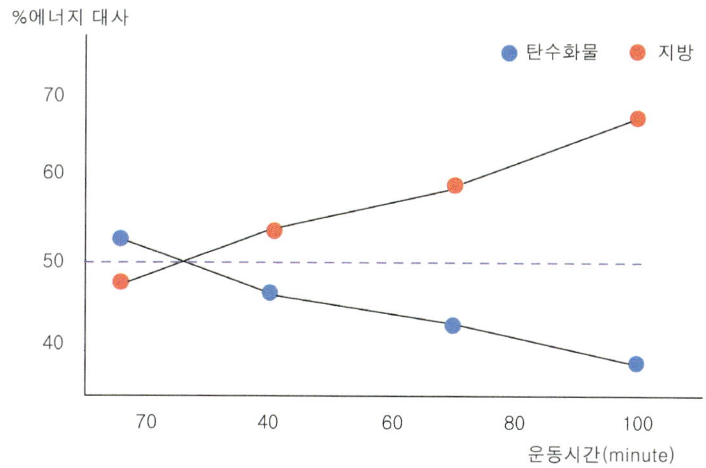

그림 1.12 **운동시간에 따른 탄수화물과 지방 대사의 변화**

다) 단백질을 이용하는 과정

단백질이 에너지원으로써 기여하는 정도는 탄수화물이나 지방에 비해 극히 적다. **단백질이 동원되는 경우는 탄수화물과 지방이 에너지원으로 역할을 다하고, 고갈된 이후에 적은 양이 에너지로 이용된다.** 그 양은 대략 **ATP 16분자** 정도이고, 1시간 이상 운동시 최대 15% 가량 기여한다. 또한 **장시간 운동**에 참여할 때, **심한 공복상태**나 탄수화물 대사에 이상이 생긴 **당뇨병 환자**에 있어서도 단백질이 에너지 기질로 사용된다.

단백질이 에너지원으로 사용되기 위해서는 아미노산(amino acid)으로 분해되어야만 역할을 할 수가 있다. 아미노산은 인체를 구성하는 단백질의 가장 기본적인 구성 물질로, **약 22종**이 서로 다른 아미노산과 결합하여 머리카락에서부터 뼈와 근육, 신경세포, 백혈구에 이르는 모든 세포와 기관을 구성한다. 단백질을 완전히 분해하면 암모니아와 유리 아미노산이 생성되고, 분리된 아미노산은 대개 아미노기(NH_2)와 카르복실기(COOH)와 같은 탄소원자에 결합하여 R[7]-$CHNH_2$-COOH의 일반식으로 나타낸다. [표 1.1]에서 제시한 바와 같이 주요 아미노산 중 체내에서 합성이 되는 아미노산을 **비필수아미노산(13종)**이라고 하지만, 체내에서 합성이 안 되고 음식물섭취를 통해서만 얻을 수 있는 아미노산을 **필수아미노산(9종)**이라고 한다.

아미노산이 에너지 기질로서 이용되는 주경로는 미토콘드리아 내에서 아미노기가 초성포도산과 결합하여 다른 아미노산인 **알라닌**(alanine)을 형성하고, 알라닌은 간으로 운반되어 간 글리코겐이 된다. 이 경로를 **"글루코스-알라닌 사이클"**이라고 하며, 이 과정을 당신생과정이라고 한다. 이 외에도 많은 아미노산은 [그림 1.13]과 같이 여러 경로를 통해 미토콘드리아 내에서 ATP생산에 기여한다.

---

7) R: 방향족.

표 1.1 **아미노산의 종류**

주요 아미노산(22종)		기타 아미노산(8종)
필수아미노산(9종)	비필수아미노산(13종)	
발린(valine) 류신(leucine) 이소류신(isoleucine) 트레오닌(threonine) 메티오닌(methionine) 리신(lysine) 페닐알라닌(phenylalanine) 트립토판(tryptophan) 히스티딘(histidine)[8]	**알라닌(alanine)** 글리신(glycine) 세린(serine) 시스테인(cysteine) 시스틴(cystine) 아스파르트산(aspartate) 아스파라긴(asparagine) 글루탐산(glutamine) 디요드티로신(iodotyrosine) 아르기닌(arginine) 티로신(tyrosine) 프롤린(proline) 옥시프롤린(oxyproline)	β-알라닌(βalanine) 아미노부티르산(aminobutyric acid) 오르니틴(ornithine) 시트룰린(citrulline) 호모세린(threonine) 트리요드티로신(triiodotyrosine) 티록신(thyroxine) 디옥시페닐알라닌(deoxyphenylalanine)

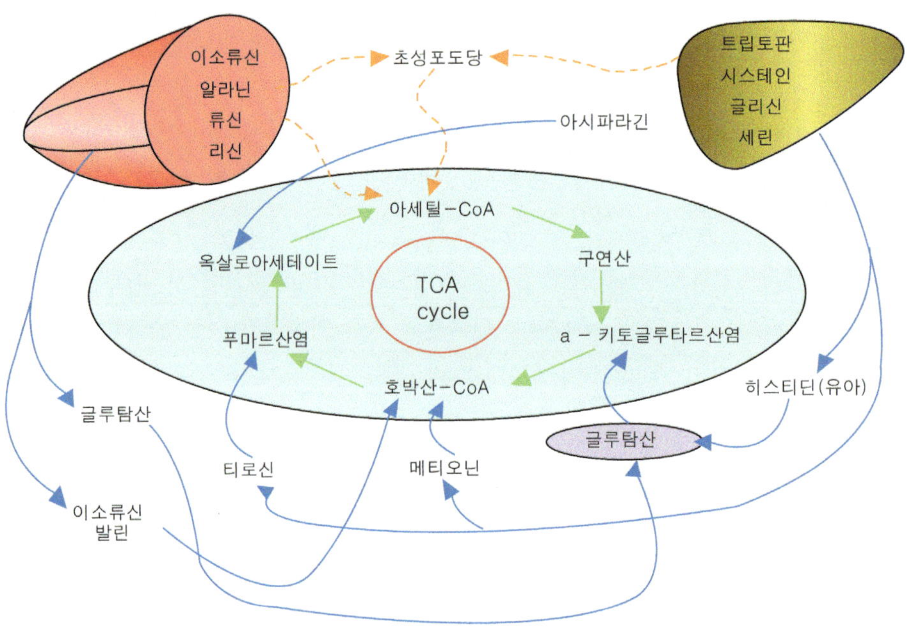

그림 1.13 **여러 아미노산의 ATP생성을 위한 TCA cycle로의 출입경로**

이상에서 살펴본 바와 같이 ATP를 공급하는 세 가지 시스템은 각각 사용 연료 및 상대적 ATP 생성량에 차이가 있고, ATP를 생성하는 속도나 최대 공급 능력도 각각 차이가 있다. 이를 요약하면 [표 1.2]와 같다.

8) 히스티딘은 유아기에만 만들어지고 성인이 되면 생산되지 않는다.

표 1.2 ATP 공급 시스템의 특성 비교

		이용연료	산소요구	ATP 공급속도	ATP 생성(분자)
무산소성 과정	인원질 과정	크레아틴인산	무관여	빠름	0.7
	해당 과정	탄수화물	무관여	빠름	2
유산소성 과정		탄수화물	관여	느림	36
		지방	관여	느림	147
		단백질	관여	느림	16

3 운동훈련과 에너지 시스템

가. 인원질 과정

최대 스피드(15초 이하 100% 이상 스피드)로 짧은 거리를 반복하는 운동은 운동 : 휴식 비가 1:2 ~ 1:6정도이어야 하며, 이 운동강도는 ATP-PC 시스템을 발달시킨다. 즉, 이 운동형태는 ATP 분해효소의 활성을 증가시키거나 속근섬유소의 동원을 증가시킴으로써 향상된다. 휴식시간을 충분히 제공함으로써 근육 속의 PC가 완전히 회복될 때까지 기다려야 하며, 만일 휴식시간에 PC가 완전히 보충되지 않는다면 해당과정이 에너지의 주공급원이 되어 젖산이 축적되고 운동훈련을 지속할 수 없게 된다.

나. 해당 과정

심박수가 최대에 가까우며, 경기 스피드의 90~95%, 운동 : 휴식 비가 1:1~1:2로 하는 운동은 "무산소성 지구적 능력"을 향상시키는 반면, 스피드의 95~105% 이상, 운동 : 휴식 비가 1:2 ~ 1:8인 운동은 "젖산내성"을 길러준다. 즉, 많은 젖산을 생성하면서 근육에 고통을 유발하는 운동은 젖산시스템의 내성을 향상시킨다.

다. 유산소성 과정

젖산이 축적되지 않고, 더욱 빠르게 운동할 수 있는 능력의 발달은 기대해볼 만하다. 이것은 **"유-무산소성 역치**(aerobic-anaerobic threshold)"[9)]의 개념을 통해 활용되고 있는데, 이것은 유산소성 대사과정을 유지할 수 있는 최대의 스피드와 일치하며, 심폐지구력의 향상을 자극할 수

9) 유무산소역치는 무산소성역치(anaerobic threshold, AT)라고도 하며 호흡가스분석기로 측정한 것은 환기역치(ventilatory threshold, VT), 혈중 젖산검사기로 측정한 것은 젖산역치(lactate threshold, LT)라 명명.

있는 최소의 스피드와 일치한다.

유산소성 과정을 발달시키기 위해서는 [그림 1.14]와 같이 일반인의 경우 자신의 최대 운동능력의 50~60%이하에서, 혹은 단련자들의 경우는 65~80%이하에서 장시간 운동을 지속해야 한다. 이것은 거리가 1~3km, 시간은 최소 30분 이상으로 해야 한다는 사실을 의미하며, 이때 운동 : 휴식 비가 1 : 1인 운동을 해야만 심폐지구력이 증가한다. 심폐지구력의 지표인 최대산소섭취량의 증가는 수명과도 직간접적인 관련이 있어 연구자들의 관심이 되고 있다. 특히, 유산소성 운동종목들은 생활습관병 환자들이나 노인 환자들에게 일반적으로 처방되는 것들로 여기에는 걷기, 속보, 조깅, 수영 및 자전거타기 등이 포함된다.

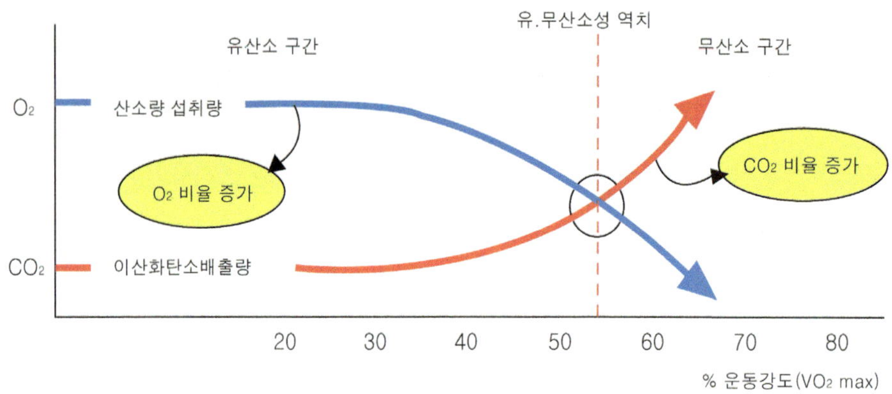

그림 1.14 **유-무산소성 역치**

라. 각종 운동종목 수행시 에너지 시스템의 기여도와 열량소비

생리적으로 열량을 계산할 때 애트워터 계수(Atwater's coefficient)를 사용하며, 단백질과 탄수화물을 1g당 4kcal, 지방을 9kcal의 열량 내는 것으로 산정한다. 체중조절을 위해 칼로리를 계산할 경우 **1kg을 7,700kcal**로 추정하는 것은 주로 지방조직의 무게를 말하는 것이다. 그 이유는 탄수화물은 뇌를 포함한 특정한 기관에서 사용되거나, 강한 운동 시에 근육에서 사용되고 단백질은 인체의 구성성분을 이루어야 하는 특징들 때문에 잉여 에너지원으로 존재하는 지방이 주로 체중조절을 언급할 때 사용된다.

지방조직은 인체에 과잉으로 축적될 경우 생활습관병을 초래하는 주요 인자로 여겨지고 있기 때문에 체중조절을 언급할 때에는 주로 지방조직의 무게로 열량을 계산한다. **인체의 지방은 86%가 지질이며, 1kg의 지방 조직은 대충 860g의 순수한 지방으로 이루어져 있기 때문에 열량으로 따지면 9×860 ≒ 7,700kcal가 된다.** 곧, 지방 조직 1kg을 소모하기 위해서는 7,700kcal를 소모해야 하지만, 지방이 먼저 연소되지 않기 때문에 실제의 운동은 이것보다 훨씬 많이 이루어져야 한다. 이를 각종 운동종목에 비추어 생각해 보자.

우리가 어떤 종목의 운동을 수행하고 있거나, 시작하려고 할 때 어떤 에너지 시스템이 적용되어 인체에 변화를 주는 가는 [그림 1.15]에 나타나 있다. [그림 1.15]에서 축구종목을 예로 들 경우 체중이 80㎏인 사람이 하루에 3,000㎉를 섭취하고, 운동이나 활동을 제외한 **기초대사율**(basal metabolic rate)[10] 또는 기초대사량이 섭취 칼로리의 약 60%로 가정할 경우 [표 1.3]과 같은 식이 전개될 수 있다. [표 1.3]에서 90분간 축구를 수행했던 사람이 크로스컨트리 스키를 90분으로 하여 운동을 수행할 경우는 [표 1.4]와 같이 다소 다른 식이 전개된다.

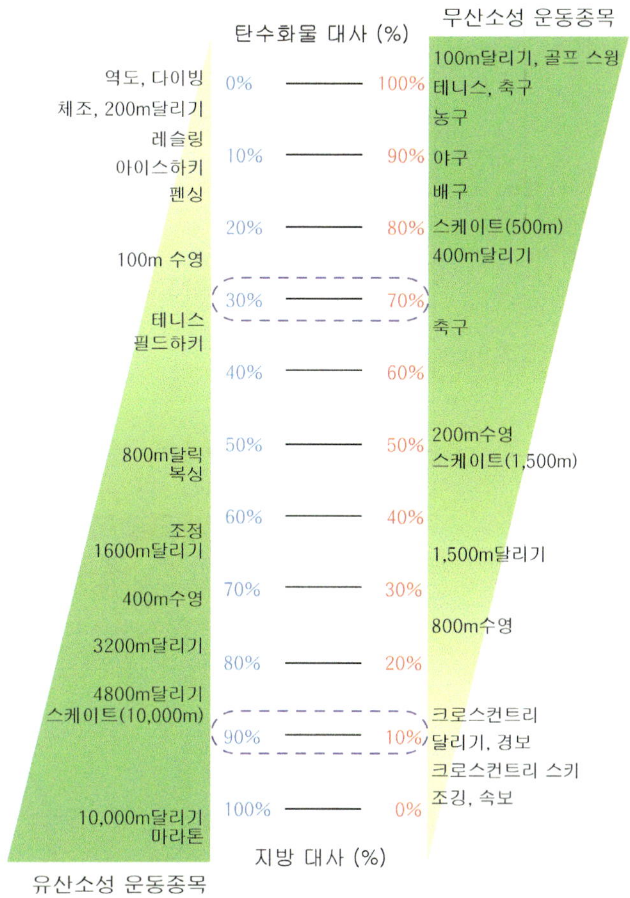

그림 1.15 **운동종목별 에너지 시스템의 기여도**

10) 기초대사율(BMR): 생명유지를 위한 최소한의 에너지대사량으로 체중이나 체표면적에 의해 영향을 받음. 독일의 생리학자 Rubner(1882)에 의해 제창되었고, 산소소비량과 이산화탄소 발생량에 의해 산출. 12시간 금식 후 아침 18~20℃의 실내에서 누운 자세로 측정함. 기초대사율은 대략 64.3%로 근육의 에너지소비가 38%, 간 12.4%, 위장 7.6%, 신장 6.3% 등이다.

표 1.3 축구종목 운동시 에너지별 기여도에 따른 칼로리 소비량 추정식

① 섭취 칼로리 = 3,000㎉ ② 기초대사율 = 60% ③ 1kg 체중 = 7,700㎉	⇨	①×② = 1,800㎉(기초대사량) ▷ 잔여 칼로리 = 1,200㎉
④ 축구를 하지 않고, 다른 활동도 전혀 하지 않을 경우	⇨	▷ 잔여 칼로리는 지방으로 축적 ▷ 7,700㎉÷1,200㎉ = 6.4일(일주일에 1kg 체중증가)
⑤ 축구를 하는 경우, 80kg의 사람은 분당 10.6㎉를 소모[표 2.1 참조]	⇨	▷ 90분 경기시 954㎉ 소모 ▷ 1,200㎉-954㎉ = 246㎉ 남음 ▷ 7,700㎉÷246㎉ = 31.3일(한 달에 1kg 체중증가)
⑥ 축구를 수행한 이 사람의 에너지 소모 비율	⇨	▷ 유산소(지방대사)비율 30%: 954㎉×0.3≒286㎉ ▷ 무산소(탄수화물 대사)비율 70%: 954㎉×0.7≒668㎉ ▷ 지방량 감소를 위한 운동으로 적절하지 못함

표 1.4 크로스컨트리 스키 운동시 에너지별 기여도에 따른 칼로리 소비량 추정식

① 섭취 칼로리 = 3,000㎉ ② 기초대사율 = 60% ③ 1kg 체중 = 7,700㎉	⇨	①×② = 1,800㎉(기초대사량) ▷ 잔여 칼로리 = 1,200㎉
④ 스키를 하지 않고, 다른 활동도 전혀 하지 않을 경우	⇨	▷ 잔여 칼로리는 지방으로 축적 ▷ 7,700㎉÷1,200㎉ = 6.4일(일주일에 1kg 체중증가)
⑤ 스키를 하는 경우, 80kg의 사람은 분당 21.9㎉를 소모[표 2.1 참조]	⇨	▷ 90분 운동시 1,971㎉ 소모 ▷ 1,200㎉-1,971㎉ = 771㎉ 부족 ▷ 7,700㎉÷771㎉ = 9.9일(약 10일에 1kg 체중감소)
⑥ 스키를 수행한 이 사람의 에너지 소모 비율	⇨	▷ 유산소(지방대사)비율 90%: 1,971㎉×0.9≒1,774㎉ ▷ 무산소(탄수화물 대사)비율 10%: 1,971㎉×0.1≒197㎉ ▷ 지방량 감소를 위한 운동으로 적절함

4 운동훈련 후 체내 생리학적 변화

규칙적인 운동에 따른 단기간의 생리학적 이점들은 수면개선, 혈당 조절 및 카테콜라민 활성증가 등이 있으며, 지속적으로 운동을 수행할 경우 [표 1.5]와 같이 심혈관계 개선, 심폐기능 발달, 수행능력 개선, 근력과 근지구력 증가, 유연성 강화, 지방 및 지질성분 개선 등을 들 수 있다.

운동에 대한 생리적 반응들은 본질적으로 젊은 사람이나 노인 할 것 없이 거의 동일하다. [표 1.5]에서 제시한 현재까지의 연구결과들을 살펴보면 규칙적인 운동을 하지 않고 오랜 동안 좌업생활을 지속할 경우에는 체력상태나 건강상태가 부정적인 방향으로 변해가지만, 규칙적인 운동[11]을 수행할 경우에는 체력상태나 건강상태가 매우 긍정적인 변화를 맞이하여 삶의 질 향상은 물론 수명연장도 가능하다고 결론지어 볼 수 있다.

표 1.5 **운동에 의한 안정시 · 최대하 · 최대 검사시 인체변화**

	기 능	좌업생활의 결과	운동의 효과
신경계 Nervous System	• 부교감신경 자극(parasympathetic tone) • 교감신경 자극(sympathetic tone) • 반응시간(reaction time) • 신경전도시간(neural conduction time) • 감각결함(sensory deficit)	↓ ↑ ↓ ↓ ↑	↑ ↓ ↑ ↑ ↓
심혈관계 Cardiovascular System	• 심박수(heart rate) • 수축기 혈압(systolic blood pressure) • 심박출량(cardiac output) • 1회 박출량(stroke volume) • 산소섭취량(oxygen consumption) • 좌심실 크기(left heart ventricle) • 혈장량(plasma volume) • 모세혈관 밀도(capillary density) • 미오글로빈 함량(myoglobin content)	↑ ↑ ↓ ↓ ↓ ↓ ↓ ↓ ↓	↓ ↓ ↑ ↑ ↑ ↑ ↑ ↑ ↑
호흡계 Respiratory System	• 폐활량(vital capacity) • 총폐활량(total lung volume) • 호흡수(respiratory frequency)	↓ ≈ ↑	↑ ≈ ↓
근골격계 Musculoskeletal System	• 골밀도(bone mineral density) • 근육량(muscle mass) • 근력(muscular strength) • 근지구력(muscular endurance) • 유연성(flexibility) • 평형성(balance)	↓ ↓ ↓ ↓ ↓ ↓	↑ ↑ ↑ ↑ ↑ ↑
신장계 Renal System	• 신장기능(renal function) • 산염기 조절(acid-base balance) • 혈당내성(glucose tolerance) • 약물처리기능(drug clearance) • 세포내 수분량(cellular water)	↓ ↓ ↓ ↓ ↓	↑ ↑ ↑ ↑ ↑
대사계 Metabolic System	• 기초대사율(basal metabolic rate) • 제지방량(lean body mass) • 체지방량(fat mass) • 중성지방(triglyceride) • 총 콜레스테롤(total cholesterol) • 고밀도 지단백 콜레스테롤 • 저밀도 지단백 콜레스테롤	↓ ↓ ↑ ↑ ↑ ↓ ↑	↑ ↑ ↓ ↓ ↓ ↑ ↓

↓ 감소(decrease), ↑ 증가(increase), ≈ 변화없음(no change)

11) 규칙적인 운동: 일일 30분 이상의 운동을 주당 3일 이상 실시하되, 이를 6개월 이상 동안 꾸준히 지속한 경우를 말함. 한편, 적극적인 운동은 일일 30분 이상의 운동을 주당 5일 이상 실시하는 경우를 말함.

핵심정리 연구문제

1. 부적절한 생활습관으로 초래되는 질환을 (생활습관병)이라고 하며, 신체활동의 감소로 인한 신종질환은 (운동부족증)이라고 부른다.
2. 운동부족증과 잘못된 식습관이 병행되면 (비만, 심장병, 고혈압, 뇌졸중, 당뇨병, 암)이 발생한다.
3. 성인병의 특징은 자기도 모르게 진행되며, (자각증상)을 느끼는 경우에는 이미 상당히 진행된 상태이다.
4. 운동을 해야 하는 이유는 (성인병 예방)과 (삶의 질) 및 (삶의 양)을 증가시키는 것이다.
5. 에너지란 인체가 (작업을 수행할 수 있는 원천)이라고 정의한다.
6. 에너지 생산을 위해 우리가 섭취하는 음식물은 6대 영양소의 형태로 저장되지만, 운동 시에는 (탄수화물)과 (지방)만이 사용된다.
7. 탄수화물은 실온에서는 포도당, 혈액 속에서는 혈당, 조직에서는 (글루코스)라 불린다.
8. 글루코스는 (인슐린)에 의해 조직 내로 유입되고, 에너지로 이용이 안 될 경우에는 (글리코겐)으로 저장된다. 글리코겐의 저장량은 체중 당 간에서 (100)g/kg이고, 근육에서는 (200~300)g/kg이다.
9. 모든 음식물은 체내에서 (아데노신3인산, ATP)로 전환되어야 에너지로 사용된다.
10. 인체에 ATP가 공급되는 경로는 (무산소성)시스템과 (유산소성)시스템에 의해 이루어진다.
11. 무산소성 시스템은 (탄수화물)만을 이용해 ATP를 생산하고, 유산소성 시스템은 (탄수화물)과 (지방)을 이용해 ATP를 생산한다.
12. 무산소성 시스템은 산소를 거의 사용하지 않는 (인원질과정)과 산소를 불충분하게 사용하는 (해당과정)으로 나누어진다.
13. (인원질과정)은 단시간, 고강도 활동 및 운동이 시작될 때 사용되며, (젖산)을 만들어 내지 않는다.
14. 인원질은 적근 섬유소에 비해 (백근 섬유소)에 다량 함유되어 있고, ATP를 (0.7)개 생산한다.
15. 산소가 불충분한 상태에서 탄수화물이 분해되는 과정을 (해당과정, 젖산생성과정)이라고 한다.
16. 고강도의 운동에서는 (빠른)해당과정을 통해 ATP를 공급하는 반면, 중-고강도의 운동에서는 (느린)해당과정을 통해 ATP를 공급한다. 이 두 가지 과정의 차이점은 (NADH)의 관여 여부이다.

17. 빠른 해당과정은 NADH를 NAD로 전환하는 과정 즉, (젖산탈수소효소)에 의해 초성포도산을 젖산으로 만드는 과정이다. 이렇게 형성된 젖산은 G6P를 글리코겐으로 전환하게 하는 (가인산분해효소)와 G6P를 글리세르알데하이드3인산으로 전환하게 하는 (인산과당분해효소)를 억제하여 더 이상의 고강도 운동이 이루어지지 못하게 만든다.

18. 비교적 낮은 강도인 중-고강도에서 활성화되는 NADH는 산소의 대용물이며, ATP 생산을 위해 (전자전달계)로 들어가게 하는 보효소이다. 즉, 유산소과정을 시작하게 하는 물질이다.

19. 운동을 중지하고 휴식기에 들어서면 젖산은 간으로 옮겨져 글리코겐으로 저장되는데, 이를 (코리싸이클)이라고 한다.

20. 무산소성시스템은 (세포질)에서 ATP를 생산하는 반면, 유사소성시스템은 (미토콘드리아)에서 ATP를 생산한다.

21. 운동의 강도가 느려지거나 일정한 페이스를 유지할 경우 인체는 잠깐 동안 탄수화물을 이용하여 ATP를 생산한다. 즉, 세포질에서 분해된 최종 산물인 (초성포도산)이 산소와 결합하여 미토콘드리아로 들어가 두 개의 (크랩스회로)를 돌면서 각각의 (전자전달계)를 통해 각각 18개씩의 ATP를 생산한다. 즉, 탄수화물을 통한 ATP의 생산은 무산소성과정에서 생산된 2개 + 한쪽 크랩스회로와 전자전달계를 통해 18개 + 또 다른 크랩스회로와 전자전달계를 통해 18개가 생산되어 총 (38개)가 생산된다.

22. 탄수화물은 분자로 나타내면 ($C_6H_{12}O_6$)이며, 산소 6개를 이용해 6개의 이산화탄소와 6개의 물 분자 및 38개의 ATP가 된다. 운동부하검사 중 (가스분석기)에서 탄수화물이 분해될 때 (1)이 나타나는 것은 탄수화물 분해에 필요한 산소량으로 이산화탄소 생성량을 나누어 계산된 양을 나타내는 것이다.

23. 지방은 탄수화물에 비해 (탄소결합)의 수가 많기 때문에 많은 양의 ATP를 생산한다. 그 만큼 많은 분해과정을 거치게 되는데, 이를 (베타산화과정)이라고 한다.

24. 지방은 다양한 종류가 있으나 주로 (스테아린산)으로 ATP생성량을 추정하며, 이 (스테아린산)은 26개의 산소를 이용하여 8회의 베타산화과정을 통해 18개의 이산화탄소와 18개의 물 분자 및 (147개)의 ATP를 생산한다. 즉 가스분석기에서 지방이 분해될 때 (0.7)이 나타나는 것은 지방 분해에 필요한 산소량으로 이산화탄소 생성량을 나누어 계산된 양을 나타내는 것이다.

25. 지방은 체내에서 (중성지방)의 형태로 저장되어 있다가 단식을 하거나, 휴식을 취하거나, 가벼운 운동을 하거나, 일정한 페이스로 장시간 운동을 할 때 에너지로 사용된다.

26. 지방이 ATP로 전환되어 에너지로 활용되기 위해서는 중성지방이 (유리지방산)과 글리세롤로 분해되어야 하며, (유리지방산)이 바로 ATP를 만드는데 필요한 원천이다. 이렇게 중성지방을 (유리지방산)으로 분해하는 효소를 (리페이스)라고 한다.

27. 리페이스는 (에피네프린, 노에피네프린, 글루카곤)에 의해 활성화되는 반면, (인슐린)에 의해서는 억제된다. 또 해당과정에서 생산된 (젖산)에 의해서도 리페이스는 억제된다. 즉, 강한 운동 시에는 지방산 동원이 안 된다는 것을 의미한다.

28. 지방산은 최대산소섭취량의 (30%미만)에서, 탄수화물은 최대산소섭취량의 (70%이상)에서 주로 동원된다.

29. 근섬유의 종류 중 (백근 섬유소)에는 해당과정에 필요한 효소가 많은 반면, 지방분해효소인 (리페이스)가 소량이다.

30. 운동 시에는 주로 탄수화물과 지방이 주 에너지원으로 사용되지만, (장기간 운동), (심한 공복 상태) 및 (당뇨병 환자)의 경우는 단백질이 에너지원으로 사용된다.

31. 단백질이 순수하게 에너지원 즉 ATP로 전환되는 것은 아니고, 단백질의 구성단위인 (아미노산) 중 (알라닌)이 글루코스로 전환되어야 ATP를 생산할 수 있다. 이를 (글루코스-알라닌) 싸이클이라고 한다.

32. 아미노산은 인체에서 스스로 생산되어 섭취하지 않아도 되는 (비필수아미노산) 13종과 음식물을 통해서만 얻을 수 있는 (필수아미노산) 9종이 있다. 알라닌은 (비필수아미노산)의 하나이다.

33. 인원질과정을 발달시키기 위해서는 (15초 이하)의 스피드로 달리기를 하되, 운동 vs 휴식비율을 (1 : 2) 또는 (1 : 6)으로 해야 한다.

34. 해당과정을 발달시키기 위해서는 최대 스피드의 (95~105)%이상으로 달리기를 하되, 운동 vs 휴식비율을 (1 : 2) 또는 (1 : 8)로 해야 한다.

35. 유산소성 시스템을 발달시키기 위해서는 일반인의 경우 최대능력의 (50~60)%, 단련자의 경우는 최대능력의 (65~80)%이하로 장시간 걷거나 속보를 하거나 조깅을 해야 한다. 이때 운동 vs 휴식비율을 (1 : 1)로 하는 것이 바람직하다.

36. 인체의 지방은 86%가 지질이며, 1kg의 지방 조직은 대충 (860)g의 순수한 지방으로 이루어져 있기 때문에 열량으로 따지기 위해서는 9를 곱하여 (7,700)kcal를 얻어내게 되는 것이다.

37. 생명유지를 위해 사용되는 최소한의 에너지소모량을 (기초대사율)이라고 한다.

38. 기초대사율은 대략 (60)%로 계산한다.

39. 섭취 칼로리가 3,000kcal일 때 생명유지를 위해 자연적으로 소모되는 칼로리는 (1,800)kcal가 된다.

40. A라는 사람이 축구를 할 경우 유산소성 대사과정 30%, 무산소성 대사과정 70%에 의존한다. 이 사람이 하루에 1000kcal씩 열량을 소모하여 7일간 운동을 했을 경우 지방은 (2,100)kcal 소모된 셈이 되고, 이를 무게로 환산할 경우 2,100÷7,700이므로 (0.27)kg이 된다.

2 운동과 영양론

Exercise and Nutrition

학습 이해 목표

- 운동을 통한 에너지 소모량에 대해 이해한다.
- 열량에 대한 개념 파악과 운동종목별 분당 칼로리 소모에 대해 이해한다.
- 인체의 구조와 기능을 위한 6대 영양소에 대해 이해한다.
- 운동종목에 따른 영양소별 기여도에 대하여 이해한다.

1 운동과 에너지 소모량

우리가 섭취하는 식품은 인체를 위한 에너지 연료가 된다. **에너지는 신체활동수준에 따라 필요량이 다르다.** 즉, 운동을 힘들게 하면 할수록 더 많은 칼로리[12]가 필요하다는 뜻이다. 운동은 그 종목의 특성에 따라 어떤 종목은 근력을 또 어떤 종목은 심폐지구력을 요구하기 때문에 그때그때 필요한 에너지량은 천차만별이다. 이러한 맥락에서 일일 에너지 소모량을 체중에 따라 [표 2.1]과 같이 각 종목별로 나누어 고려해볼 수 있으며, [표 2.2]에 제시한 바와 같이 연령, 성별, 체중 및 신장에 따라 고려하기도 한다.

[표 2.1]에 제시한 바와 같이 체중이 65㎏인 사람이 축구를 45분간 수행할 때 소비되는 칼로리는 8.6×45=387㎉이며, 체중이 80㎏인 사람이 유도시합을 5분간 수행할 때 소비되는 칼로리는 78㎉가 된다. 이러한 에너지 소모량은 사람들이 운동이나 시합에 앞서 영양섭취를 어느 정도 해야 하는지를 알려 주기도 한다. [표 2.2]는 연령에 알맞은 칼로리 섭취량을 제시하였다. 예를 들어, 평균 연령이 17세이고 체중이 60㎏이며 신장이 174㎝인 남자는 하루에 3,000㎉는 섭취해야 하며, 이 양은 보통성인이 섭취하는 양보다 약 300㎉(밥 한 공기)를 더 섭취해야 한다는 것을 의미한다.

표 2.1 운동 종목별 칼로리 소모량

종목	체중(㎏)																
	50	53	56	59	62	65	68	71	74	77	80	83	86	89	92	95	98
배구	2.5	2.7	2.8	3.0	3.1	3.3	3.4	3.6	3.7	3.9	4.0	4.2	4.3	4.5	4.6	4.8	4.9
축구	6.6	7.0	7.4	7.8	8.2	8.6	9.0	9.4	9.8	10.2	10.6[A]	11.0	11.4	11.7	12.1	12.5	12.9
농구	6.9	7.3	7.7	8.1	8.6	9.0	9.4	9.8	10.2	10.6	11.0	11.5	11.9	12.3	12.7	13.1	13.5
테니스	5.5	5.8	6.1	6.4	6.8	7.1	7.4	7.7	8.1	8.4	8.7	9.0	9.4	9.7	10.0	10.4	10.7
수영	6.4	6.8	7.2	7.6	7.9	8.3	8.7	9.1	9.5	9.9	10.2	10.6	11.0	11.4	11.8	12.2	12.5
스키	13.7	14.5	15.3	16.2	17.0	17.8	18.6	19.5	20.3	21.1	21.9[B]	22.7	23.6	24.4	25.2	26.0	26.9
싸이클	5.0	5.3	5.6	5.9	6.2	6.5	6.8	7.1	7.4	7.7	8.0	8.3	8.6	8.9	9.2	9.5	9.8
골프	4.3	4.5	4.8	5.0	5.3	5.5	5.8	6.0	6.3	6.5	6.8	7.1	7.3	7.6	7.8	8.1	8.3
유도	9.8	10.3	10.9	11.5	12.1	12.7	13.3	13.8	14.4	15.0	15.6	16.2	16.8	17.4	17.9	18.5	19.1

표 2.2 평균 칼로리(열량) 섭취량

남자				여자			
연령(yrs)	체중(kg)	신장(cm)	열량(㎉)	연령(yrs)	체중(kg)	신장(cm)	열량(㎉)
15~18	60.3	175.2	3000	15~18	53.5	165.1	2100
19~22	66.15	175.2	3000	19~22	57.6	165.1	2100
23~50	69.3	175.2	2700	23~50	57.6	165.1	2000
51+	69.3	175.2	2400	51+	57.6	165.1	1800

12) 칼로리(calorie): 에너지의 단위이며, 1칼로리란 1㎏의 물을 1℃ 올리는데 필요한 에너지의 양을 뜻함.

2 운동과 영양소

영양소[13]란 일상생활을 영위해 나가기 위해 섭취하지 않으면 안 되는 음식물의 성분을 말한다. 영양소는 분자량의 크기에 따라 **거대-영양소**와 **미세-영양소**로 나눈다. 예를 들어, 거대-영양소 중의 하나인 탄수화물은 $C_6H_{12}O_6$인 반면, 미세-영양소 중의 하나인 물은 H_2O로 구성되어 있다. 거대-영양소는 **탄수화물** 외에도 **단백질**과 **지방**으로 구성되어 있는 반면, 미세-영양소는 물 이외에도 **미네랄**과 **비타민**으로 구성되어 있다. 이 영양소들의 섭취는 균형이 필요하며, 특히 활동이 많은 사람들에게는 더욱 그러하다. 식사의 주요 구성성분은 탄수화물, 단백질, 지방으로 이루어져야 하며, 영양학자들은 **탄수화물 60~65%, 단백질 15~20%, 지방 20~25%**의 비율을 섭취하도록 권장하고 있다. 인체에 흡수된 탄수화물과 단백질은 각각 4㎉의 열량을 발생시키고, 지방은 9㎉의 열량을 낸다. 지방은 탄수화물이나 단백질보다 두 배 정도의 열량을 내기 때문에 체중을 조절하려면 지방의 섭취량을 줄이고 탄수화물과 단백질의 섭취량을 늘리는 것이 중요하다. 거대-영양소와 미세-영양소를 모두 합쳐 6대 영양소라 하며, 그 기능을 알아보면 다음과 같다.

가. 탄수화물

탄수화물(carbohydrate)은 단당류, 이당류 및 다당류의 형태로 분류한다. 단당류와 이당류는 **단순 탄수화물**로 과일, 주스, 청량음료, 감미료 등을 포함하며, 다당류는 **복합 탄수화물**로서 현미, 국수, 밥, 빵, 야채 등을 포함한다. 탄수화물은 탄소, 수소, 산소로 구성된 물질이며 인체에 에너지를 공급한다. 그러나 청량음료와 같은 단순 탄수화물은 많은 당을 포함하고 있기는 하지만, 영양가는 없다. 다시 말해, 단당류는 영양가, 비타민, 미네랄 등이 부족하며 칼로리가 낮다. 또한 단당류는 빠르게 에너지를 공급하지만, 아주 일시적이어서 운동 중간 휴식 정도에 에너지를 공급할 뿐이지 운동 내내 이용되지는 않는다. 이보다 나은 에너지원은 다당류와 같은 복합 탄수화물로, 인체는 이것을 포도당으로 분해하여 근조직이나 간에 글리코겐으로 저장한다. 따라서 효율적인 운동을 위해서는 다당류가 60~65%의 비율로 계획된 식단을 선호하는 것이 바람직하다. 복합 탄수화물은 영양소, 비타민, 미네랄이 포함되어 있어 영양가가 풍부하므로 저칼로리로 많은 양을 섭취할 수 있다. 또 **장시간 포만감**을 주기 때문에 간식이나 정크푸드로부터 불필요한 당을 섭취하고 싶은 마음을 갖지 않게 한다.

나. 단백질

근육을 구성하고 있는 단백질(protein)은 세포 원형질의 성분일 뿐만 아니라 효소, 호르몬, 면역체 및 유전자 등의 주성분이다. **근육은 약 70~75%가 수분이고, 10~25%가 단백질로 구성**되어 있

13) 영양소 : 영양가를 말하는 것은 미세영양소가 포함된 음식물을 지칭함.

다. 따라서 활동이 많은 대부분의 사람들은 10~25%의 단백질이 함유된 식사를 해야 한다. 일일 단백질 섭취량은 **체중 1㎏당 1~1.5g**이며, 이것은 80㎏의 사람이 하루에 80~120g의 단백질을 섭취해야 한다는 것을 의미한다. 이것은 우유 3컵, 닭가슴살 2쪽, 치즈 1조각 정도이다.

양질의 단백질은 소고기, 돼지고기, 가금류(poultry), 생선, 달걀, 유제품 등을 말하며, 콩을 포함한 두류와 일부 야채는 불완전한 단백질이다. 적정량의 단백질이 인체에 섭취되면 **잉여 단백질**은 지방으로 저장되거나 체외로 배설된다. 다시 말해, 단백질을 많이 섭취한다고 해서 체격이 커지거나, 아주 민첩하거나 체력이 강해진다는 것을 의미하는 것이 아니다. 단백질은 **아미노산**[14]으로 구성되어 있으며, 성장과 발달을 위해서는 22가지의 아미노산이 필요하다. 이중 13가지는 인체 내에서 생산되지만, 9가지는 식사를 통해서만 공급되기 때문에 이 9가지 아미노산을 "필수 아미노산"이라고 한다.

다. 지 방

지방(fat)은 균형적인 식사에 매우 중요하다. 그 이유는 지방이 **지용성 비타민인 A, D, E, K 흡수**에 매우 필수적이며, 인체 세포의 대부분을 구성하고 있기 때문이다. 또한 지방은 인체를 구분하고, 내장의 완충작용(cushion)도 한다. 지방은 식사에서 20~25%정도 차지하면 충분하고, 더 이상의 지방을 섭취할 필요는 없다. 즉, 지방을 거의 모두 소비한다고 해도 지방을 주-에너지원으로 사용하는 것은 권장되지 않는다. 지방은 육류의 흰 부위(기름성분), 아이스크림, 초콜릿, 전유, 치즈, 버터 등에 많이 함유되어 있으며, 이러한 식품들을 다량으로 섭취할 경우에는 여러 가지 **질병**을 초래할 수도 있다.

라. 수 분

수분(water)은 인체에 필수적인 영양소이다. 만일 운동을 하지 않고 하루를 살아가기 위해서는 일일 1.4리터 정도의 수분이 필요하다. 반면, 어떤 사람이 적당한 기후 하에서 운동을 실시하려고 한다면 **일일 약 2리터의 수분**이 필요하다. 수분은 인체가 음식을 섭취하고 소화하며 배설하는데 필요한 양으로 혈장농도에 관여하기도 하며, 기관과 관절을 부드럽게 한다. 수분은 운동을 할 때 두 가지 중요한 역할을 한다. 첫째, 체온을 일정하게 유지하며 운동 시 체온을 내려 덜 지치게 한다. 둘째, 영양소를 운반하고 생성물질을 세포 내·외로 운반한다. 이처럼 인간에게 매우 중요한 수분은 운동 전, 중, 후에 섭취하면 좋다.

수분은 매우 중요한 영양소로 체내에서 가장 많은 부분을 차지하고 있다. 즉, 체중의 60%가

---

14) 아미노산 : 펩티드와 단백질을 구성하는 화합물 또는 구성단위를 말함. 즉, 인체를 구성하는 단백질의 기본 구성단위이며 단백질을 완전히 가수분해하면 암모니아와 함께 생성됨.

수분이며 뇌와 근육은 75%, 뼈는 25%가량이 수분이다. 운동을 과하게 하거나 고온다습한 날씨에 오랫동안 노출되면 수분이 감소하게 되는데, 수분이 **10% 손실되면 탈수증**을 일으키고, **20%가 넘으면 사망**에 이른다. 탈수 시에는 염분이 첨부된 물을 마셔야 한다. 한편, 아침 공복 시 수분섭취는 위장과 결장의 반사 능력을 좋게 하므로 변 배설에 탁월한 효과를 제공한다. 구체적인 수분섭취 요령은 다음과 같다.

- 갈증을 느끼기 전 수분 섭취
- 일일 6~8컵의 수분 섭취
- 운동 15분 전 1컵의 수분 섭취
- 격렬한 운동 시 30분 간격으로 1컵의 수분 섭취
- 격렬한 운동을 1시간 이상 수행할 경우 탄수화물 8%가 함유된 음료 섭취
- 운동 후에는 2컵의 수분 섭취
- 운동 전과 후 체중 변화 관찰(운동 후 체중이 2kg이상 감소되면 탈수 위험)
- 커피를 마셨다면 2시간 내에 1컵의 수분 섭취

인간은 불규칙적인 갈증 메커니즘을 가지고 있기 때문에 수분이 부족할 경우에도 오랫동안 갈증을 느끼지 못한다. 그러므로 수분을 규칙적으로 섭취하는 습관을 기르는 것이 중요하며, 이것은 운동 후 회복과 지방을 주 에너지원으로 사용하도록 돕는다.

궁극적으로 운동 중에 땀을 흘리면 수분 손실이 일어나게 되고, 혈액의 점성이 높아진다. 혈액 점성이 높아지면 운동하는데 심장에 부담을 높이며, 열 발생도 더욱 가중시킨다. 특히 열 발생이 높아지면 지방보다는 탄수화물이 에너지원으로 이용되므로 효과적인 체력관리나 체중관리를 할 수 없게 된다. 따라서 운동 중 수분을 충분히 마실수록 좋고 또 **갈증을 느끼기 전에 수분을 섭취**하는 것이 가장 중요하다.

마. 비타민

인체는 비타민(vitamin)이 필요하지만 많은 양은 필요하지 않다. 비타민은 근력기능과 신경기능을 적절히 조절하며, 정상적인 성장을 도모한다. 비타민은 비-에너지원이며 지나치게 많이 섭취할 경우에는 복통(stomach cramps)을 일으키므로 주의해야 한다.

비타민은 [표 2.3]과 [표 2.4]와 같이 **지용성 비타민(A, D, E, K)과 수용성 비타민(C, B군)**으로 나눈다. 수용성 비타민은 과량을 섭취한다 하더라도 인체에 저장되지 않지만, 지용성 비타민은 지방으로 전환되어 축적된다. 이러한 경우 **고비타민혈증**(hypervitaminosis)을 초래하여 인체에 독성을 일으키거나 건강에 위험을 초래하며 컨디션을 저해시킨다.

표 2.3 지용성 비타민의 종류와 기능 및 일일 필요량

비타민 종류		기능	필요량
지용성	A	• 눈과 피부건강 유지/ 감염예방 • 노화방지(provitamin A)	2000IU
	D	• 칼슘흡수, 골과 치아생성	100IU
	E	• 비타민과 필수지방산 파괴 예방 • 노화방지	400IU
	K	• 혈액응고	-

표 2.4 수용성 비타민의 종류와 기능 및 일일 필요량

비타민 종류		기능	필요량
수용성	C	• 체세포 강화, 부상치료, 감염예방 • 노화방지	50mg
	B1	• 에너지 생성	1.0mg
	B2	• 에너지대사 작용 • 시력 및 피부 보호	1~1.3mg
	B3	• 탄수화물, 지방 대사 • 피부, 신경, 소화기관 보호	-
	B6	• 단백질, 지방대사 • 적혈구 결성	3~4mg
	B9	• 단백질 대사 • 적혈구 생성	0.2mg
	B12	• 적혈구, 신경조직 유지	0.6~1.2mg

일반적인 비타민 이외에도 노화방지 및 **유해산소**(활성산소 혹은 자유기) 제거와 관련된 비타민 관련 물질들도 운동에 적지 않은 영향을 준다[표 2.5]. 이를 **항산화 비타민**(antioxidant vitamin)이라 한다. 격렬한 신체활동 후에 발생하는 유해산소는 골격근의 상해와 염증의 중간자 역할을 하며, 약 2~5%가 과산화라디칼과 과산화수소 및 수산화라디칼로 전환된다. 즉, 격한 운동 후 발생한 유해산소들은 원자구조상 쌍을 이루지 못하는 전자를 가지게 되므로 인체에 악영향을 미친다.

그러나 산소를 이용하는 모든 생물체는 유해산소를 생성함과 동시에 제거물질(항산화 물질)또한 가지고 있기 때문에 독성을 희석시킨다. 체내에 이러한 방어기전을 담당하고 있는 항산화 효소는 **SOD**(superoxide dismutase), **CAT**(catalase), **GPX**(glutathione peroxidase) 등이 있는데, 이 중 SOD는 과산화 음이온의 전환을 촉매하고, CAT는 과산화수소를 물과 산소로 전환시키며, GPX는 과산화수소를 물로 환원시킨 후 수산화과산화물을 수산화물로 환원시키는 작용

을 한다. 그러나 항산화 효소에 의한 방어역할이 유해산소에 의해 압도당하면 세포막에서 다불포화 지방산과 반응하여 새로운 활성산소를 형성한다. 이렇게 형성된 유해산소(peroxyl radical; ROO)는 산소와 결합하여 **과산화지질**(malondialdehyde, MDA) 작용을 일으켜 세포막과 단백질을 파괴시킨다. 이를 보완하기 위한 물질들은 [표 2.5]와 같이 제시할 수 있으며, 이를 참조하여 권장량을 섭취할 경우에는 유해산소의 작용을 막아 노화방지 및 체력증진을 극대화할 수 있다.

표 2.5 주요 항산화 비타민의 종류와 기능 및 권장량

항산화제	기 능	권장량
Provitamin A (β-carotene)	• 단일 산소 연소 • 자유라디칼 제거 • 암(cancer) 발병 감소	10,000~50,000IU
Vitamin C (ascorbic acid)	• 면역기능 강화 • 비타민 E의 재생성 • 항 박테리아/바이러스 작용	250~2000㎎
Vitamin E (α-tocopherol)	• 세포막 보호 • 비타민 A와 셀레늄 보호 • 흡연에 대한 보호	200~800IU
Selenium	• GPX의 주요 성분 • 비타민 E와 병행 작용 • 암 발병에 대한 보호	50~200mcg

바. 미네랄

미네랄(mineral)은 규칙적인 신체활동, 체조직 유지, 대사 등을 돕는 물질이다. 주요 미네랄은 칼슘, 요오드, 철, 인, 마그네슘, 염분, 칼륨 등이다. 미네랄을 전해질이라고도 하며, 장시간 동안 정상적인 근수축을 유지할 수 있도록 근작용을 돕는다. 인체에는 **20가지 이상**의 미네랄이 있는데, 그 중에서 17가지는 음식물을 통해 얻을 수 있다. 미네랄은 크게 두 가지로 나누며, 일일 100㎎ 이상이 필요한 **다량미네랄**(macromineral)과 적은 양의 미네랄을 필요로 하는 **미량미네랄**(micromineral)로 구분한다. 운동을 많이 하는 사람들은 일반인에 비해 보다 많은 양의 비타민과 미네랄이 필요하므로 정제(tablet)로 섭취함으로서 보충할 수 있다. 미네랄의 종류와 기능 및 필요량은 [표 2.6]과 같다.

표 2.6 미네랄의 종류와 기능 및 일일 필요량

종류	기 능	필요량
칼슘	• 골·치아를 형성, 근 수축 및 이완 • 신경자극 전도, 세포막 기능 • 혈액응고 조절, 글리코겐 분해	1000mg
철	• 산소운반 위한 헤모글로빈 구성성분	10mg(남), 18mg(여)
마그네슘	• 심장, 근육의 정상적 기능 유지 • 음식에서 에너지 추출	350mg
인	• 골형성, ATP 성분 • 글루코스를 연료로 이용할 때 이용	800mg
요오드	• 정상적 발육 발달 • 생식 및 수유 시 필요	150mg
칼륨	• 세포에 수분함량 조절 • 신장, 심장, 근육의 적절한 기능	400mg
아연	• 인슐린의 일부분으로 작용 • 세포분열, 조직성장과 손상에서의 회복촉진	15mg

사. 보조 식품

보조 식품(supplement foods)은 음료, 분말, 영양바, 영양제 등을 말한다. 인체는 24시간 동안 움직여야 하지만, 보조식품은 인체에 축적되지 못하기 때문에 단지 일시적인 역할만을 한다. 즉, 주 연료나 에너지원으로 쓰일 수 없다. 이것이 왜 균형적인 식사를 해야 하는가의 이유가 되는 것이다. 건전한 영양 식단을 하게 된다면, 인체는 단백질, 비타민, 미네랄 등과 그밖에 필요한 것들을 계속해서 공급받는다. 즉, 균형 잡힌 식단에 적절한 보조물을 섭취할 경우 건강을 증진하고 질병을 예방하며, 운동 후 피로를 회복할 수 있지만, 보조물은 어디까지나 보조물이기 때문에 그것이 **일반적인 식단의 일일 권장량과 조화가 되는지를 고려**해야 한다. 만일 분말 보조물을 사용할 경우에는 물이나 우유와 잘 섞어서 섭취하며, 운동 후 45~60분 사이에 섭취하는 것이 바람직하다.

3 운동과 체중조절

체중조절을 위한 목표는 장기간 동안 균형적인 영양프로그램과 운동프로그램이 병행되어야 한다. 특히, 체중을 감량하거나 증량하기 위해서는 올바른 방법을 선택해야 하고, 무분별한 식이감량이나 식이증량을 통해 체중을 조절해서는 안 된다. 또한 계획성 없는 운동량의 감소내지 증가를 통해 체중을 조절하려고 해서는 안 된다. 체중을 조절하기 위해서는 종합적인 검진을 받아야 하며, 여의치 않을 경우 신체구성 검사만이라도 받아 자신의 **"이상체중"**과 제지방량 및 체지방량 등을 확인한 뒤 과학적인 영양과 운동프로그램을 병행하도록 한다.

가. 체중감량 프로그램

비만 환자가 체중을 감량해야 할 필요가 있다면, **체중감량의 목표를 한 달에 2~4㎏**으로 한정하여 영양 및 운동을 처방해야 한다. 목표한 양을 초과하게 되는 경우에는 대체로 인체에 필요한 미네랄과 비타민 및 수분 등을 체외로 배출시킴으로서 빈혈이나 탈수를 일으킨다. 특히, 지방이 감소하기보다는 근육 내에 있는 단백질이 감소되어 무기력감이 일어나는 등의 악영향이 초래된다.

체중을 감량하고자 한다면, 주간이나 월간 단위로 계획을 세워야 한다. 체중감량을 목표로 한다면 식이요법과 운동요법을 병행하여 일주일에 500g~1㎏ 혹은 한 달에 2~4㎏의 감량이 바람직하다. 한편, 체지방 감량을 위해 금식을 피하고, 식사량을 줄이되 적당량의 단백질과 복합탄수화물을 섭취하여 칼로리를 낮추어야 한다. 매일 30분 정도의 저-중강도 유산소성 운동을 실시하여 운동에 대한 흥미가 저조해 지지 않도록 해야 한다.

나. 체중증량 프로그램

정상 체중 이하인 경우 체중증량 프로그램을 실시할 필요가 있다. 체중증량은 체중감량 프로그램의 목표와 마찬가지로 **한 달에 2~4㎏의 체중증량**을 목표로 하여 영양 및 운동을 처방해야 한다. 식이요법과 근력 트레이닝에 초점을 맞추는 것이 중요하다.

식이요법으로서 체중을 늘리기 위해서는 우선 소비하는 양보다 더 **많은 양의 칼로리를 섭취**해야 하는 것이다. 칼로리를 높이기 위해서는 매일 식사 때마다 식사량을 더 늘려야 하며, 일일 세끼 식사 중간에 스낵을 섭취하는 것도 좋다. 체중을 늘릴 시간이 없다면, 활동시간을 줄여야 하는데 이는 체중을 늘리기 위한 충분한 휴식이 필요하기 때문이다. 1주일에 체중을 500g정도 늘리려면 3,500kcal이상을 섭취해야 한다. 이는 매일 500kcal이상을 추가로 섭취해야 함을 의미한다. 한편, 식사량의 증가는 체지방량의 증가만을 일으킬 수 있으므로 반드시 운동, 특히 웨이트 트레이닝을 통해 근육량을 증가시키는 것이 중요하다. **웨이트 트레이닝 혹은 저항성 근력훈련**(resistance or strength training)을 실시하지 않을 경우에는 "근육"이 아닌 "지방"만이 늘어난다는 사실을 명심해야 한다.

4 운동 종목과 영양처방

가. 구기 종목과 영양소

축구, 농구, 핸드볼, 하키, 야구, 럭비, 테니스 등 구기 종목에서는 드리블, 패스, 슛 등의 기능이 요구되는데, 이때 다양한 근육이 동원되므로 개인별로 근력강화 프로그램이 필요하다. 근력이 강화되면 자연히 부상도 예방된다. 비교적 운동시간이 긴 종목에서는 최대산소섭취 능력을 향상시키고 젖산의 신속한 처리능력을 길러야 한다. 구기 종목에서는 탄수화물을 축적해야 하며 특정한 시합 당일에는 3~4시간 전에 식사를 하는 것이 좋다. **소화와 흡수가 빠른 탄수화물이 바람직하며,** 시합 중 공복감이 나타나지 않도록 전분을 포함시켜야 한다. 시합 30분 내지 1시간 전에 **수용성 비타민**을 보충할 경우 젖산의 축적을 예방할 수 있다. 휴식시간에는 **구연산, 당분**을 적당히 섭취하고, 피로감을 많이 느낄 때는 수용성 비타민을 다시 보충하도록 한다.

나. 대인 종목과 영양소

레슬링, 유도, 복싱, 태권도 등과 같은 대인 종목은 강도 높고 빠른 스피드의 변화가 요구되는 종목이다. 대인 종목은 시합중 개인이 혼자 싸워야 하는 경기이므로 타인에게 의지할 수 없고, **파워와 스테미너**가 떨어지면 곧 패배하게 되기 때문에 근력과 스테미너 향상에 목표를 두어야 한다. 이를 위해서는 웨이트 트레이닝 훈련과 단백질을 섭취해야 하며, 젖산의 내성 능력을 향상시키기 위해 과부하 운동으로 무산소적 지구성을 길러야 한다. 대인종목에서도 탄수화물 축적이 중요함으로 시합 3~4시간 전의 식사가 바람직하며, 시합직후에 파워를 발휘할 수 있는 전분 식사(떡, 밥, 빵, 국수 등)와 오렌지 주스를 섭취하도록 한다. 시합 30분전에는 젖산처리를 위해 비타민을 충분히 섭취하고 교감신경과 에너지 대사를 활성화하기 위해 커피를 한잔 정도 마시는 것도 괜찮다. 다만, 카페인이 소변에서 12㎍/10ml이상 검출되면 도핑검사(doping test)에서 양성으로 판명될 수 있으므로 주의를 요한다. 대인 종목은 집중력도 매우 중요한 경기 요인이므로 집중력이 떨어질 때 포도당을 섭취하여 혈당을 유지하도록 한다. 또한 상대 선수에 대한 스트레스로 인해 판단력이 흐려질 경우에는 비타민 C를 충분히 섭취하여 스트레스에 대처할 수 있도록 한다.

다. 개인 종목과 영양소

개인종목은 순발력형 종목, 순발력과 지구력형 종목, 지구력형 종목으로 분류하여 영양소를 처방하는 것이 바람직하다.

1) 순발력형 종목과 영양소

육상, 체조, 다이빙, 단거리 수영, 탁구, 역도 등 순발력형 개인경기는 강인한 근력이 요구된다. 단백질의 충분한 섭취와 단백질 이용을 위한 성장 호르몬의 분비가 필요하므로 충분한 수면과 낮잠을 취하는 것도 좋다. 주동근을 중심으로 한 과학적인 웨이트 트레이닝을 실시하되 전신 근육을 강화하여 보강해야 한다. 순발력형 종목은 단시간에 승부가 결정되므로 경기 중 최상의 컨디션을 유지해야 한다. 시합 3~4시간 전에 **고탄수화물을 섭취**하고 글리코겐의 분해가 가장 활발한 상태에 시합을 할 수 있도록 한다. 시합 전에는 비타민 C를 충분히 보충해 시합 시 발생하는 스트레스를 제거할 수 있도록 한다. 순발력형 종목은 저장된 글리코겐을 순간적으로 이용할 필요가 있으므로 주에너지 대사를 지방산에서 글리코겐으로 바꿀 수 있도록 시합 30분전에 당을 적당량 섭취하면 효과적이다.

2) 순발력과 지구력형 종목과 영양소

달리기, 도로싸이클, 200m 이상 수영, 1,500m 스피드 스케이트 등 순발력과 지구력이 동시에 요구되는 개인경기는 폭발적인 최대근력보다 장시간 근지구력 향상에 초점을 맞춰 훈련해야 한다. 시합 중에는 강한 운동부하가 걸리게 되므로 최대산소섭취량 향상을 위해 100m를 25초대에 달리기 등을 일정시간 지속적으로 훈련해야 한다. 순발력과 지구력 향상을 극대화하기 위해서 **단백질 섭취, 웨이트트레이닝, 최대 부하운동 등**이 필요하다. 또한 고지방식과 아울러 체내 지방분해가 잘 될 수 있는 것을 선택한다. 시합 3~4시간 전에 고탄수화물 식사가 바람직하나 지방 섭취도 염두에 두어야 한다. 시합 1시간 전에 수용성 비타민을 섭취하고, 시합 직후에는 근육을 가볍게 풀어주면서 비타민 C를 보충하면 젖산처리 능력을 높일 수 있다.

3) 지구력형 종목과 영양소

중장거리 달리기, 경보, 크로스컨트리 스키 등 지구성을 요하는 개인종목은 최대산소섭취 능력을 향상시키는 훈련을 해야 한다. 평상시 고지방식을 습관화하여 지방이 에너지로 이용되는 대사과정이 잘 되도록 지방 분해에 유리한 체내 환경을 만들어 주는 것이 중요하다. 지구력형 개인종목은 훈련 중 실전과 같은 영양관리가 필요하며 탄수화물 축적 등 개인차에 따른 영양처방을 한다. 시합 중 지방의 이용 비율을 높이기 위해 경기 3~4시간에 식사를 하되 지방이 어느 정도 포함된 식사가 좋다. 우유, 우엉, 감자 등 대장에서 가스가 발생하기 쉬운 식품은 주의한다. 시합 중에는 수분과 주스, 탄수화물이 포함된 스포츠 음료 등이 적당하다. 축적된 젖산을 제거하기 위해서는 탄수화물 섭취에 균형을 잘 맞추어야 하고, 당질에 의해 지방의 에너지 대사가 저해되지 않도록 과당을 섭취하는 것도 좋다.

핵심정리 연구문제

1. 칼로리의 정의는 1그램의 물을 1°C 올리는데 필요한 열의 양이나, 물의 비열이 온도에 따라 달라지기 때문에 정확히는 1기압 하에서 (14.5)℃의 물 1그램을 (15.5)℃까지 올리는 데 필요한 열량으로 정의한다.
2. 영양소란 다른 말로 (영양가)라고도 하며, (미세)영양소가 포함된 음식물을 지칭한다.
3. 영양소는 6대 영양소로 분류되며, 분자량의 크기에 따라 큰 것은 (거대영양소)라고 하며, 작은 것은 (미세영양소)라고 한다.
4. 거대영양소는 (탄수화물), (지방), (단백질)로 나누어지며, 미세영양소는 (미네랄), (비타민), (물)로 구성된다.
5. 현재까지 권장되고 있는 거대 영양소의 섭취비율은 탄수화물 (60~65)%, 단백질 (15~20)% 및 지방(20~25)%이다.
6. 탄수화물은 두 종류의 (단순)탄수화물과 (복합)탄수화물로 분류한다.
7. 단순탄수화물은 과일, 주스와 같은 (단당류)와 이당류가 포함된 것이며, 복합탄수화물은 밥, 빵과 같은 (다당류)를 말한다.
8. 청량음료는 많은 당이 포함되어 있지만, (영양가)는 없다.
9. 당류 중 영양가가 풍부하여 운동 시에 권장되는 탄수화물을 (복합탄수화물)이라고 한다.
10. 영양가는 적고 고칼로리이며, 소량만 섭취해도 포만감을 주는 음식을 (정크푸드)라고 한다.
11. 근육조직에는 수분이 (70~75)%이며, 단백질은 (10~25)%로 구성되어 있다.
12. 일일 단백질의 권장 섭취량은 체중 1kg 당 (1~1.5)g 정도이다. 이 이상을 섭취하면 중성지방으로 전환되어 인체에 저장된다.
13. 일상에서 볼 수 있는 단백질은 붉은색의 (육류), 백색의 (가금류), 달걀의 흰자, 우유 및 (두류) 등이 있다.
14. 지방은 균형적인 식사에 중요한데, 그 이유는 (지용성)비타민인 A, D, E, K를 흡수하는데 중요하기 때문이다.
15. 지방은 (육류)의 흰 부위, 아이스크림, 초콜릿, 치즈 및 버터 등에 많이 함유되어 있다.
16. 운동을 실시할 경우 수분은 하루에 (2000)㎖를 섭취하는 것이 바람직하다.
17. 운동 시 수분의 섭취 중 가장 중요한 것은 (갈증)을 느끼기 전에 섭취하는 것이다.

18. 수분은 체중의 (60)%이며, 이중 뇌와 근육에는 (75)%이고 뼈에는 (25)%를 차지하고 있다.

19. 체내에서 수분이 (10)% 소실되면 탈수증이라고 하며, (20)%가 넘으면 사망한다.

20. 운동 전과 후에 체중이 (2)kg의 차이를 보이면 탈수증이 와 있는 것으로 판단한다.

21. 근력과 신경계 기능을 유지하고, 인체조직의 성장을 위해서는 반드시 (비타민)섭취가 중요하다.

22. 비타민의 종류는 크게 (지용성)비타민과 (수용성)비타민으로 나뉜다.

23. 눈과 피부건강 및 감염예방에 필요한 지용성비타민은 (A)로 2,000IU를 섭취해야 한다.

24. 칼슘의 흡수와 골 및 치아생성에 필요한 지용성비타민은 (D)로 100IU를 섭취해야 한다.

25. 노화방지와 관련된 비타민은 지용성비타민인 (A, E)와 수용성비타민인 (C)가 있다.

26. 적혈구의 생성 및 신경조직의 유지에 필요한 수용성비타민은 (B12)이며 일일 0.6~1.2mg이 권장된다.

27. 세포막을 보호하고 흡연에 대한 보호효과를 보유한 비타민은 (E)이며 일일 200~800IU가 권장된다.

28. 유해산소가 만들어낸 유해물질을 제거하거나 인체를 보호하는 항산화효소는 (SOD), (CAT), (GPX)가 있다.

29. 장시간 동안 정상적인 근수축을 유지하게 하는 물질을 (미네랄)이라고 한다.

30. 다량-미네랄은 하루에 (100)mg 이상이 필요한 것을 의미하며, 미량-미네랄은 그 이하의 필요량을 의미한다.

31. 산소를 운반하고 헤모글로빈의 구성성분인 미네랄은 (철)이라고 하며, 하루에 10~18mg이 필요하다.

32. 세포분열과 조직의 성장 및 손상으로부터 회복을 촉진시키는 미네랄은 (아연)이라고 하며, 하루에 15mg이 필요하다.

33. 정상적인 발육과 발달 및 생식에 필요한 미네랄은 (요오드)라고 하며, 일일 150mg이 권장된다.

34. 보조식품의 섭취는 운동 후 (45~60)분 사이에 섭취하는 것이 좋다.

35. 체중감량이나 증량의 목표무게는 한 달에 (2~4)kg으로 선정하는 것이 바람직하다.

36. 구기 종목에 좋은 영양소는 소화와 흡수가 빠른 (탄수화물)이 바람직하며, 시합 중 공복감이 나타나지 않도록 전분질을 포함시켜야 한다. 그리고 시합 30~60분 전에는 (수용성비타민)의

섭취를 통해 젖산의 축적을 예방할 수 있다.

37. 대인 종목은 파워와 (스테미너)가 매우 중요하기 때문에 웨이트트레이닝과 단백질 섭취를 병행하는 것이 중요하다.

38. 대인 경기 시 스트레스로 인해 판단력이 흐려질 경우에는 (비타민 C)를 섭취하여 항스트레스 호르몬을 활성화시킬 수 있도록 한다.

39. 순발력형 개인종목의 경우는 (고탄수화물)을 섭취해야 하고, 순발력형과 지구력형이 복합된 개인종목의 경우는 (단백질)섭취를 강조해야 한다.

40. 지구력형 개인종목에는 전분섭취가 중요하지만 위장관계에 가스를 만들 수 있는 (우유), 우엉, 감자의 섭취는 가급적 피해야 한다.

3 임상 운동처방론

Clinical Exercise Prescription

학습 이해 목표

- 운동처방 원리(특이성/ 신경교차/ 과부하/ 점진성/ 개별성/ 다양성/ 가역성의 원리)에 대해 이해한다.
- 운동처방 요건(운동형태/ 운동강도/ 운동시간/ 운동빈도/ 운동기간)에 대해 이해한다.
- 단계별 운동 계획(일일계획/ 주간계획/ 연간계획)에 대해 이해한다.
- 운동처방 절차(설문지작성/ 운동전 상담/ 의학검사/ 신체구성/ 운동부하 검사/ 근관절기능검사/ 체력검사/ 운동처방/ 운동시작/ 재평가)에 대해 이해한다.

1 운동처방의 유래와 정의

운동처방은 1960년대 일본의 이가오미찌오 박사에 의해, 독일 호루만 박사에 의해 처음 창안된 것으로 여겨지고 있다. 임상 운동처방의 정의는 병의원에서 일차적으로 **건강진단**(신체구성, 혈액검사, 심전도, 방사선 검사 등)을 받고, **운동검사**(심폐능력, 근관절 기능, 체력검사 등)를 통해 **최대 운동능력**을 측정한 후 그 결과에 따라 **운동형태(exercise type)**, **운동강도(exercise intensity)**, **운동시간(exercise duration)**, **운동빈도(exercise frequency)** 및 **운동기간(exercise period)**을 정해주는 일련의 과정을 말한다.

2 운동처방의 원리

최적의 건강관리는 체계적이고 규칙적인 운동에 의해서 이루어진다. 따라서 운동을 효과적으로 처방하기 위해서는 운동에 대해 보편적으로 적용되는 원리를 이해하고 실천하도록 하는 것이 무엇보다 중요하다. 이것을 운동처방의 구성요소라 하며 그 처방의 원리와 요소를 살펴보면 다음과 같다.

가. 특이성의 원리

특이성의 원리(specific principle)란 적용된 운동형태, 운동강도 및 운동시간 등에 따라 해당 부위의 근육 및 그와 관련된 요소에만 변화가 생긴다는 원리이다. 어떤 운동을 수행하면 모든 종류의 체력적 요소가 발달하는 것이 아니고, 운동 중에 사용된 근육, 혹은 그 때 사용된 부하에 따라, 동작형태에 따라 제한적으로 달성된다.

나. 신경교차의 원리

신경교차의 원리(neural crossover effect)란 **인체의 사지는 척수에서 동일 신경에 의해 지배되다가 양쪽 사지로 나누어지기 때문에 어느 한쪽 사지의 운동이 다른 쪽 사지에 영향을 미친다는 원리**이다. 즉, 좌측 팔 운동을 하면 우측 팔에도 어느 정도 영향을 미치며, 좌측 다리 운동을 하면 우측 다리에도 영향을 줄 수 있다는 것이다. 이 원리는 주로 환측(injured side) 사지에 고정(immobilization)으로 인한 근위축(muscle atrophy) 등을 방지하고자 임상에서 종종 쓰이며, 앞서 설명한 특이성의 원리와는 반대라고 할 수 있다.

신경교차의 원리와 관련하여 건강한 성인 남녀 각각 10명씩을 대상으로 슬관절을 중심으로 한 대퇴사두근(quadriceps)과 슬굴곡근(hamstrings)의 근기능(근력, 순발력, 근지구력)을 등속성 동력기를 통해 검사하였다. 20명의 피험자들 중 10명의 피험자들을 무작위 선정하여 7주 동안 주당 3일에 걸쳐 한쪽 다리만 등속성 근기능 훈련을 시키는 실험집단으로, 나머지 10명은 비교집단으로 하였다. 실험결과, 비교집단에서는 변화가 나타나지 않았던 반면, 실험집단의 훈련한 하지에서의 피크토크는 19%가량 증가하였고, 훈련하지 않은 다리에서의 피크토크도 11% 증가하였다. 즉, 훈련된 한쪽 다리에서 훈련하지 않았던 다른 쪽 다리로의 **전이효과**(cross-transfer effect)가 나타났다.

다. 과부하의 원리

과부하의 원리(overload principle)란 운동이라는 자극에 대하여 인체가 효과적으로 적응하기 위해서는 일상적인 부하보다도 더욱 높은 부하를 주어야만 체력적 요소가 발달한다는 원리이다. 과부하의 원리를 적용할 때 가해지는 자극이 너무 강할 경우에는 인체가 적응할 수 있는 한계를 초과함으로써 상해를 유발하거나 심각한 만성피로를 초래할 수 있다.

라. 점진성의 원리

점진성의 원리(progressive principle)란 부하를 가벼운 것부터 시작하여 그 무게나 시간을 계획적으로 늘려나가야 한다는 원리이다. 다시 말해, 갑자기 강한 부하를 가하면 인체는 견디지 못하고 이상 반응을 보이면서 곧 피로해지거나 상해를 입을 수 있으므로 처음에는 가벼운 부하에서 시작하여 점차적으로 부하를 증가시켜 나가야 한다는 것이다. 한편, 점진성의 원리는 과부하의 원리와 합쳐 **'점진적 과부하의 원리'**로 설명되기도 하며, **계단식**으로 적용할 때 만족할 만한 결과를 가져온다.

마. 개별성의 원리

개별성의 원리(individualized principle)란 각 **개인의 유전, 성별, 연령, 과거 운동력, 체력 수준, 영양상태 및 직업형태와 그 밖의 여러 가지 개인적인 요소를 감안하여 운동을 처방해야 한다는 원리**이다. 즉, 조건이 다른 사람들에게 획일적인 프로그램을 적용하여 모두에게 만족스러운 결과를 기대한다는 것은 매우 잘못된 생각이다. 그러므로 개인의 수준을 측정하고 평가하여 그 수준에 맞는 운동의 형태 및 질적·양적 요소를 결정하는 것이 바람직하다.

바. 다양성의 원리

다양성의 원리(diverse principle)란 운동에 대한 흥미를 높이고 참여도를 극대화시키기 위해 다양한 운동종목과 프로그램 등이 계획되어야 한다는 원리이다. 예를 들어, **운동과 휴식**의 조화,

힘든 것과 쉬운 것의 조화, **운동 방법의 변화** 및 **음악이나 TV**를 배치하는 등의 환경적 요소의 변화는 운동에 대한 흥미와 참여도를 높이는데 있어 감초와 같은 역할을 한다.

사. 가역성의 원리

가역성의 원리(reverse principle)란 운동에 의해 초래된 인체의 변화(근육량의 증가, 지방량의 감소, 유연성의 향상 등)는 훈련을 중지하면 곧 초기 상태로 되돌아가거나 악화된다는 원리이다. 이를 예방하기 위해서는 적어도 주당 3일은 운동을 해야 하고, **최소 2주 이상의 휴식기를 가져서는 안 된다.**

3 운동처방의 요건

운동처방이란 건강한 사람에게는 체력의 향상을, 병약한 사람들에게는 **기능적 능력**[15]의 향상을 위해서 어떤 운동을 어떻게 해야 하는지를 결정하는 일이다. 다시 말해, 운동처방이란 마치 의사가 환자를 위해서 어떤 약을 어떻게 조제하느냐 하는 문제와 비슷하다. 어떤 사람을 대상으로 체력수준을 진단하고 체력수준에 맞는 운동을 조제해 주는 것을 운동처방이라고 보면 된다. 이러한 운동처방을 위해서 반드시 고려해야 할 요건들이 바로 운동형태, 운동강도, 운동시간, 운동빈도 및 운동기간이다.

가. 운동형태

운동형태(exercise type)란 특정한 종류의 운동종목(축구, 야구, 배구 등)으로 표현하기도 하고, 산소공급의 유·무와 관련하여 유산소성 운동 또는 무산소성 운동으로 표현하기도 한다. 유산소성 운동은 '운동과 건강' 부분에서 다루어진 인체 생리기전에서 제시된 바와 같이 산소를 이용하는 항정상태 시간이 긴 운동형태 즉, 걷기, 조깅, 달리기, 자전거 타기, 수영 등을 말하며, 무산소성 운동은 산소를 이용하는 비율이 낮고 짧은 시간에 운동이 종료되는 웨이트 트레이닝, 100m 달리기, 다이빙 등을 말한다. 그러나 운동처방 분야에서는 건강관련 체력에 필요한 신체활동 종목에 초점을 맞춘다.

건강관련 체력에는 심폐지구력, 근력, 근지구력, 유연성 및 신체구성이 포함되며, 이 요소들을 발달시

15) 기능적 능력(functional capacity) : 일상생활에서의 가장 기본적이면서도 독립적으로 스스로 활동할 수 있는 능력(옷 입기, 화장실 가기, 식사하기 등)에서부터 상위의 체력적 요소를 말함. 이는 MET (metabolic equivalent)로 평가가 가능하며, 걷기 이상의 달리기는 약 5MET 이상의 기능적 능력이 필요하다.

키기 위한 운동형태는 걷기, 속보, 조깅, 달리기, 자전거 타기, 수영, 등산, 헬스(웨이트 트레이닝), 스트레칭, 유연체조 등이 있다. 참고로, 기술관련 체력요소는 순발력, 스피드, 민첩성, 평형성 및 조정력(협응력 또는 교치성)을 포함하며, 이 요소들을 발달시키기 위한 운동형태는 높이뛰기, 멀리 뛰기, 사이드 스텝, 평균대 운동과 축구, 농구, 배구, 야구, 테니스 등으로 나열해 볼 수 있다. 위와 같은 체력적 요소(건강관련 체력과 기술관련 체력)는 상호관련성이 있어 어떤 종목의 운동을 선택하여 실시할 경우에 다른 요소에도 어느 정도 영향을 미친다. 한편, 임상 운동처방에서는 일반인이나 환자들의 건강 증진을 목표로 운동을 처방 및 지도해야 함으로 기술관련 체력에 관련된 종목들 보다는 건강관련 체력에 관련된 종목을 처방한다.

나. 운동강도

운동강도(exercise intensity)란 얼마나 힘든 혹은 센 운동인가를 나타내는 것으로 달리기와 같은 유산소성 운동의 경우는 최대산소섭취량(V̇O2max), 최대심박수(maximal heart rate), 최대수축기 혈압(maximal systolic blood pressure) 및 자각인지도(ratings of perceived exertion or Borg Scale)를 운동강도로 표시하는 반면, 웨이트 트레이닝과 같은 중량부하 운동의 경우는 최대 근수축능력(one repetition maximum)을, 근관절 재활치료를 위한 환자들의 경우는 최대회전력(peak torque), 평균파워(average power), 총일량(total work) 등을 이용하여 운동강도를 표시한다. 본 장에서는 유산소성 운동형태를 처방하기 위한 운동강도의 설정을 다루고, 무산소적 중량부하 운동의 강도를 설정하는 방법은 체력검사 부분에서 다루기로 한다.

운동강도는 인체에서 얻을 수 있는 생리적 효과를 극대화하기 위해서 가장 먼저 고려해야 할 중요한 요건으로, 직접 병의원에 내원하여 운동부하 검사에 의해 도출된 자료를 토대로 운동을 처방 받는 것이 무엇보다 중요하다[부록 B]. 그러나 여러 가지 여건 등으로 직접적인 운동부하 검사를 받지 못할 경우에는 **「220-연령」 공식**을 적용하여 최대심박수를 산출하고, 이렇게 산출된 자료를 토대로 목표 운동구간 내에서 운동하는 것이 좋은 방법이다. 질병을 가지고 있는 환자들의 경우는 예외일 수 있다.

건강운동관리사는 직접검사에 의해 얻어진 최대산소섭취량, 최대심박수 및 최대수축기 혈압과 간접공식에 의해 얻어진 최대심박수를 유산소성 운동처방 공식에 접목하여 안전한계와 유효한계 범위의 목표 운동구간(TEZ; target exercise zone)을 설정하고, 그 범위 내에서 운동을 수행할 수 있도록 해야 한다.

[표 3.1]에 제시된 유산소성 운동처방 공식 중 예비심박수(HRR) 공식을 이용하여 연령이 50세이고, 안정시 심박수가 70회/분인 남성의 목표 운동구간을 설정해 보자. 유효한계를 위한 운동강도는 60%이고, 안전한계를 위한 운동강도는 85%이다[그림 3.1]. 운동의 효과적인 면을 고려할 때 위의 사람의 경우는 적어도 운동 중 심박수가 130회/분은 되어야 하며, 안전적인 면을 고

려할 때는 운동시 심박수가 155회/분을 넘어서는 안 된다. 특히, 운동강도가 90%에 달하는 운동은 심장에 부담을 가중시키거나, 근골격계에 무리를 동반하여 건강을 해칠 수 있다. 따라서 안전하고 효과적인 운동을 하기 위해서는 목표 운동구간 내에서 운동강도를 유지시킬 수 있도록 하는 것이 바람직하다.

표 3.1 **유산소성 운동처방 공식**

항 목	목표 운동구간	공 식
예비산소섭취량($\dot{V}O_2R$)공식	Target $\dot{V}O_2$	= (처방된 강도) × (최대산소섭취량 - 3.5) + 3.5
최대심박수(HRmax)공식	Target HR	= (처방된 강도) × 최대심박수 (220 - 연령)
예비심박수(HRR)공식	Target HR	= (처방된 강도) × (최대심박수 - 안정시 심박수) + 안정시 심박수
예비혈압(SBPR)공식	Target SBP	= (처방된 강도) × (최대 SBP - 안정시 SBP) + 안정시 SBP

예비(Reserve)란 : 최대치에서 최저치를 뺀 양을 의미한다. 즉, 체력의 저축량이라고 생각하면 쉽다. 예를 들어, 안정시 심박수(60회/분)가 동일한 운동선수와 노인의 예비량을 비교할 경우 20세 운동선수의 예비심박수는 {(220-20세)-60}=140회/분인 반면, 70세 노인의 예비심박수는 {(220-70세)-60}=90회/분으로 무려 50회/분가량의 차이를 보인다. 즉, 젊은 운동선수가 50회/분의 맥박을 더 뛰게 할 수 있는 저축량을 보유하고 있다고 할 수 있다.

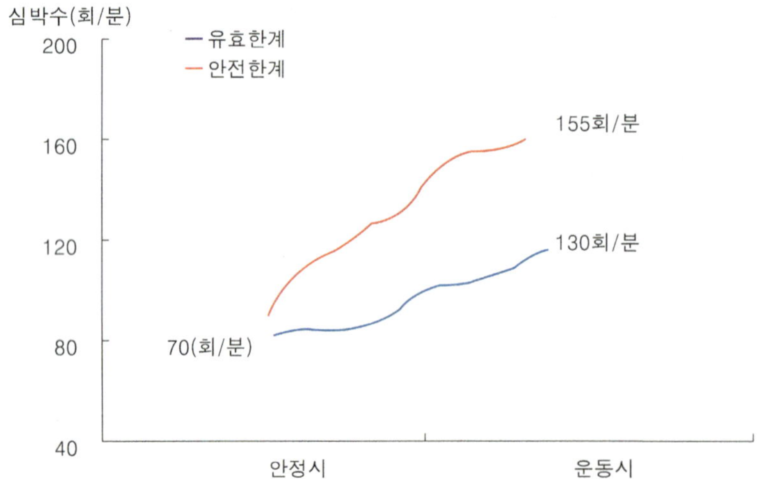

- 최대심박수 : 220-50세 = 170회/분
- 예비심박수 : 170회/분 - 70회/분 = 100회/분
- 유효한계 : (100회/분 × 60%) + 70회/분= 130회/분
- 안전한계 : (100회/분 × 85%) + 70= 155회/분

그림 3.1 **심박수의 목표 운동구간**

운동강도는 최대산소섭취량이나 심박수와 같이 생리학적 요소에 의해서 도출하기도 하지만, 심리적 피로상태를 파악하여 운동강도를 설정하기도 한다. 여기에 [그림 3.2]에 제시되어 있는

자각인지도를 사용한다. 자각인지도는 최대산소섭취량이나 심박수와 병행하여 운동검사 시 종료시점 혹은 운동처방 시 목표 운동구간 등을 설정하는데 이용하고 있다.

건강상태가 불안정한 폐질환 환자들의 경우는 **호흡곤란 척도**[그림 3.3], 협심증이나 심근경색 후 재활치료를 받아야 하는 환자들의 경우는 **협심증 척도**[그림 3.4]를 이용하여 검사 시 종료시점 혹은 운동처방시 목표 운동구간 등을 설정하는데 응용한다[부록 A].

RPE scale

7 매우 가볍다 ***very very light***

9 상당히 가볍다 ***very light***

11 가볍다 ***fairly light***

13 약간 힘들다 ***somewhat hard***

15 힘들다 ***hard***

17 상당히 힘들다 ***very hard***

19 매우 힘들다 ***very very hard***

그림 3.2 **자각인지도**

Dyspnea scale

10 더 이상 참지 못함 ***maximal***

9 매우 심함 ***very very severe***

7 상당히 심함 ***very severe***

5 심함 ***severe***

4 약간 심함 ***somewhat severe***

3 중등도로 느껴짐 ***moderate***

2 다소 느껴짐 ***slight***

1 거의 없음 ***very slight***

0.5 거의 나타나지 않음 ***nothing***

그림 3.3 **호흡곤란 척도**

Angina scale

1+ 경증. 흉통을 거의 느낄 수 없음

2+ 중증. 약간 기분이 나쁘고 피로함

3+ 중~심증. 기분이 매우 불안함

4+ 심증. 경험한 것중 가장 심한 흉통

※ 3도 이상의 협심증 증상을 보이는 경우에는 검사 및 정상적인 일상활동을 중단하고 설하에 나이트로글리세린을 투여해야 한다.

그림 3.4 **협심증 척도**

미국스포츠의학회에 의하면 자각인지도는 예비산소섭취량($\dot{V}O_2$Reserve)과 최대심박수(HRmax) 및 예비심박수(HR Reserve)의 운동강도와 관련성이 있으며, 상호 전환이 가능하다고 보고하였다[표 3.2]. 한편, 위에서 예를 든 사람의 목표 운동강도가 60~85%이었으므로, 이에 해당하는 자각인지도의 범위는 14('약간 힘들다'와'힘들다'사이)~17('상당히 힘들다')이다.

표 3.2 **자각인지도, 예비산소섭취량, 예비심박수, 최대심박수 비율간의 관련성**

RPE	%$\dot{V}O_2$R	%HRR	%HRmax
12	40%	40%	64%
13	50%	50%	71%
14	60%	60%	77%
15	70%	70%	84%
16	80%	80%	91%
17	85%	85%	94%

다. 운동시간

운동시간(exercise duration)이란 1회 운동 시 지속시간을 말하는 것으로 달리기의 경우 초, 분, 시간으로 나타낼 수 있는 반면, 웨이트 트레이닝과 같은 중량부하 운동의 경우는 반복횟수와 세트로 나타낼 수 있다. 병의원에 방문한 대상자들에게는 [표 3.3]의 공식을 이용하여 운동시간을 설정해 주는 것이 바람직하다.

표 3.3 MET에 의한 운동시간 산출식

① 최대치 MET(㎉/kg/hr) × 운동강도 ≒ X ㎉/kg/hr
② X ㎉/㎏/hr × 체중 ㎏ = Y ㎉/hr
③ Y ㎉/hr ÷ 60 = Z ㎉/min
④ 체력수준에 맞는 칼로리 ㎉ ÷ Z ㎉/min ≒ 운동시간(분)

※ 체력수준과 칼로리 처방 수준

저	중	고
5-8 MET	8-13 MET	≥13 MET
≤200 ㎉	200-400 ㎉	≥400 ㎉

※ 운동부하검사에서 도출된 최대산소섭취량이나 최대 MET를 산출한 다음, 체력수준에 맞는 칼로리량을 선택하여 공식에 대입한다.

[표 3.3]을 이용하여 병의원에 방문한 환자에게 다음과 같이 운동시간을 설정해 준다. 우선, 대상자는 32세의 남성으로 신장과 체중이 각각 175㎝/75㎏이며, 운동부하 검사에서 도출된 최대 MET값이 13 MET로 나와 체력수준이 중등도라고 가정해 보자. 이 환자에게 적용할 수 있는 최초 운동강도를 50%로 설정하여 트레드밀 위에서 8.0㎞/h로 조깅(7MET 정도의 운동)하라고 처방한 경우, 200㎉를 소모하기 위해서는 23분, 400㎉를 소모하기 위해서는 45분이 소요된다.

- 성별/연령 : M / 32세
- 신장/체중 : 175 ㎝ / 75 ㎏
- 최대 MET : 13 MET(㎉/kg/hr)
- 체력수준 : 200㎉~400㎉
- 운동강도 : 50%
- 운동시간 : ① 13 MET × 0.5 ≒ 7 MET(트레드밀에서 8.0㎞/h의 조깅 정도)
  ② 7 MET × 75 ㎏ = 525 ㎉/hr
  ③ 525 ㎉/hr ÷ 60 = 8.75 ㎉/min
  ④ 200 ㎉ ÷ 8.75 ㎉/min ≒ **23 min**
  ⑤ 400 ㎉ ÷ 8.75 ㎉/min ≒ **45 min**

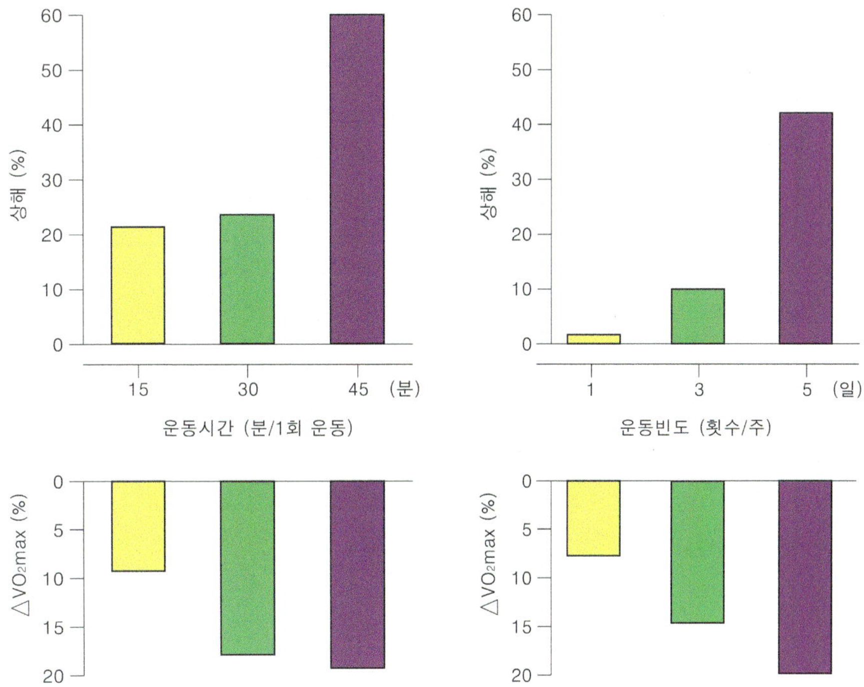

그림 3.5 **운동시간과 운동빈도에 따른 최대산소섭취량과 상해율의 비교**

미국스포츠의학회에서는 유산소성 운동을 통한 칼로리 소비를 준비운동과 정리운동 시간을 제외하고 20~60분으로 권장하고 있다. 그러나 위에서 살펴본 예문과 같이 특정한 질환을 가지고 있는 사람의 경우에는 대략적인 운동시간을 처방해 주는 것 보다는 본인의 산소섭취능력 혹은 대사적 에너지 소비능력(MET)을 고려하여 운동시간을 정확히 설정해 주는 것이 바람직하고, 심장질환이나 뇌졸중 후 재활치료를 받아야 하는 환자들의 경우에는 유산소성 운동시간을 20분 이하로 하여 여러 번 반복하도록 권장하는 것이 좋다. 이와 같이 운동시간을 엄격히 지켜야 하는 이유는 근관절에서 발생할 수 있는 상해율 때문인데, 이에 대해 일일 15분, 일일 30분, 및 일일 45분간의 운동시간을 적용하여 최대산소섭취량의 증가율과 근관절의 상해율을 비교 · 분석한 바 있다[그림 3.5].

일일 15분으로 운동한 경우 최대산소섭취량은 8% 미만으로 작은 증가를 보인 반면, 상해율은 20%가량 이었다. 한편, **일일 30분으로 운동한 경우에는 최대산소섭취량이 15%이상 증가하였고, 상해율은 25%가량**으로 나타났으며, 일일 45분으로 운동한 경우에는 최대산소섭취량이 17%가량 증가하였지만, 상해율이 55%가량으로 높았다. 즉, 운동의 효과적인 면을 고려할 때 가장 바람직한 운동시간은 일일 30분이 가장 적합한 것으로 판단할 수 있다.

그러나 단기간적으로 운동시간과 상해율 등에 대하여 연구한 것이며, 운동이 어느 정도 적응된 상태 이후에는 운동처방의 원리 중 점진성의 원리에 입각하여 시간을 최대 60분까지 연장하는 것이 바람직하다. 운동시간의 연장시점은 처방된 운동에 대하여 환자가 과도한 피로상태나 상해에 대한 징후를 보이지 않고[부록 C], 그 운동에 대해 완전히 적응되었다고 관찰되는 시기가 좋다. 보통 이 시점은 체력이 강한 운동선수의 경우는 2주 이내, 체력이 중등도인 일반 성인의 경우는 4주 이내이며, 체력이 약한 노인이나 환자의 경우는 대략 4주 이상(그 이상이 될 수도 있음)이 걸릴 수 있다. 위에서 제시한 유산소성 운동 이외에 근지구력 운동은 일일 60분미만, 근력운동도 일일 60분미만이 바람직하고, 유연성 운동은 종목당 10~30초가량으로 유지하는 것이 좋다[표 3.4].

라. 운동빈도

운동빈도(exercise frequency)란 일주일에 며칠간의 운동을 실시할 것인가를 고려하는 과정이다. 모든 과정이 마찬가지이겠지만, 운동빈도는 대상자들의 건강상태와 체력수준에 준하여 처방해야 한다. 이러한 과정을 고려하기 위하여 운동빈도는 MET를 이용하는 것이 좋다. 미국스포츠의학회의 보고에 의하면 **8 MET 이하**의 체력수준을 가진 사람에게는 반드시 전문가의 관찰이 필요하다고 하였으며, **5 MET 이하**의 체력수준을 보유한 중증의 환자는 해당 관련 질환의 여부에 따라 그 지침을 달리해야 한다고 보고한 바 있다. 그러나 특수한 질병을 가지고 있지 않은 성인의 체력수준이 약 5~8 MET로 나타난다면 운동빈도를 주당 3일로 하되 격일제 운동방식을 택하는 것이 권장되고 있으며, 체력수준이 증가되는 여부를 고려하여 5일까지 연장시킬 수도 있다. 운동빈도를 엄격히 지켜야 하는 이유는 근관절에서 발생할 수 있는 상해율 때문인데, 이에 대해 주당 1일, 주당 3일, 및 주당 5일간의 운동빈도를 적용하여 최대산소섭취량의 증가율과 근관절의 상해율을 비교·분석한 바 있다[그림 3.5]. 즉, 주당 1일로 운동한 경우 최대산소섭취량은 10%미만의 증가 양상을 보이지만, 상해율이 5%정도로 나타났다. **주당 3일로 운동한 경우에는 최대산소섭취량이 15%가량 증가하였고, 상해율은 10%미만으로 나타났으며,** 주당 5일로 운동한 경우에는 최대산소섭취량이 18%가량 증가하였지만, 상해율이 40%가량으로 높았다. 즉, 운동의 효과적인 면을 고려할 때 가장 바람직한 운동빈도는 주당 3일이 최적의 상태라고 할 수 있다.

운동빈도의 연장시점은 처방된 운동에 대하여 과도한 피로상태와 상해에 대한 징후를 보이지 않고, 운동에 대해 완전히 적응되었다고 관찰되는 시기이다. 그리고 위에서 제시한 유산소성 운동 즉, 심폐기능 운동의 빈도 이외에 근지구력 운동은 주당 2~3일, 근력운동도 주당 2~3일이 바람직하고, 유연성 운동은 일일 2~3일 이상으로 유지하는 것이 권장되고 있다[표 3.4].

마. 운동기간

운동기간(exercise period)은 몇 주 혹은 몇 달 에 걸쳐 운동을 실시하면 효과가 나타날 것인가를 고려하는 과정을 말한다. 이 과정은 '단계별 운동 계획'을 작성하는데 있어 기초 자료가 되며, 그 대상자들의 특성 다시 말해, 운동처방의 원리 중 개별성의 원리에 입각하여 처방해 주는 것이 바람직하다. 현재까지 보고되고 있는 권장 운동기간은 각 체력 항목에 따라 다르지만, 일반적으로 4~8주가량으로 처방되고 있으며, **뚜렷한 체력수준의 변화 양상을 관찰하기 위해서는 12주 정도가 가장 좋다.** 물론, 12주의 운동기간 이후에 운동을 중지해도 좋다는 의미는 아니다. 다시 말해, 운동처방의 원리 중 가역성의 원리에 입각하여 운동을 2주 이상 중지할 경우 건강상태나 체력수준이 초기 이하로 역진하는 현상이 나타나므로 운동은 구체적인 계획 하에 평생 유지되도록 하는 것이 좋다. **생활습관병**이라 함은 '낫지 않는 병' 혹은 **'평생 관리해야 하는 병'**이라고 불리고 있는 만큼 관리하기가 어려운 질병이며, 그 관리지침 중에는 운동요법이 빠지는 일이 없다. 또한 생활습관병은 젊은 시기에 잘만 관리하면 찾아오지 않는 질병이므로 운동은 평생동안 수행되어야 할 것이다. 궁극적으로 지금까지 살펴본 운동처방의 요건을 체력 항목에 따라 나열하면 [표 3.4]와 같다.

표 3.4 **운동처방의 요건**

항목	운동형태	운동강도	운동시간	운동빈도	운동기간
심폐기능 운동	✓ 큰근육 활동 ✓ 지속적인 동작 ✓ 역동적인 모션	✓ V̇O2R 40~85% ✓ HRR 40~85% ✓ HRmax 64~94% ✓ RPE 12~17	✓ 20~60분 ※ 환자의 경우 간헐적으로 분할	✓ 주당 3~5일 ※ 환자의 경우 차별화 빈도	✓ 12주 이상 ※ 환자는 성공적인 재활단계 까지
근지구력 운동 ※ 서킷 트레이닝	✓ 해당 근육군 ✓ 전체 ROM 범위 ✓ 고속형 근수축	✓ 1RM 40~50% ※ 가벼운 무게	✓ 60분 미만 ✓ 종목 : 9~12종 ✓ 횟수 : 40~100회 ✓ 세트 : 1~4	✓ 주당 2~3일 ✓ 격일제 운동	✓ 8~12주 이상 ※ 환자의 제 3단계재활프로그램
근력 운동 (근비대 향상)	✓ 주요 근육군 ✓ 전체 ROM 범위 ✓ 중속형 근수축	✓ 1RM 60~80% ※ 중등도 무게	✓ 60분 미만 ✓ 종목 : 8~10종 ✓ 횟수 : 10~25회 ✓ 세트 : 1~4	✓ 주당 2~3일 ✓ 격일제 운동	✓ 8~12주 이상 ※ 환자의 제 2단계재활프로그램
근력 운동 (신경근 발달)	✓ 주요 근육군 ✓ 전체 ROM 범위 ✓ 저속형 근수축	✓ 1RM 80~95% ※ 1RM 100%는 근파워 발달	✓ 60분 미만 ✓ 종목 : 8~10종 ✓ 횟수 : 1~10회 ✓ 세트 : 1~4	✓ 주당 2~3일 ✓ 격일제 운동	✓ 8~12주 이상 ※ 환자의 제 1단계 재활프로그램
유연성 운동	✓ 정적 스트레칭 ✓ 동적 스트레칭 ✓ PNF	✓ 약간의 통증이 느껴지는 시점	✓ 시간 : 10~30초 ✓ 세트 : 3~4	✓ 주당 2~3일 이상	✓ 8주 이상

ROM, range of motion; PNF, proprioceptive neuromuscular facilitation; V̇O2R, reserved volume of oxygen consumption; HRR, heart rate reserve; HRmax, maximal heart rate; RPE, ratings of perceived exertion

4 단계별 운동 계획

가. 일일 계획

자신에게 맞도록 처방된 운동의 목표를 성공적으로 달성하기 위해서는 일일 운동시간을 효과적으로 계획하는 것이 바람직하다. 즉, 대부분의 사람들은 운동에 참여하기를 원하면서도 한편으로는 시간이 없어 운동에 참여할 기회를 놓칠 수가 있기 때문에 운동시간과 일상생활을 적절하게 조화시켜야 한다. 그러므로 일일 계획은 자신이 운동하기에 가장 적절한 시간을 계획한 후 그 시간대에 맞는 운동 프로그램을 처방하는 것이 바람직하다. 일반적으로 일일 운동은 준비운동, 본 운동 및 정리운동으로 구성한다.

1) 준비운동

준비운동(warm up)은 본 운동 전에 실시하는 **준비 단계의 운동으로 10~15분간 실시한**다. 15분 이상의 준비운동은 본 운동에서 실시하게 될 프로그램을 실행하지 못하게 만들 수도 있기 때문에 권장시간을 준수한다. 준비운동이란 땀이 날 직전까지의 단계를 말하는 것으로 몸 전체의 열을 올려 각 관절이나 근육을 따뜻하고 부드럽게 만드는 과정이며, 체온(직장온도)을 안정시보다 1℃ 정도 높이는 단계이다. 준비운동의 형태는 각 관절을 부드럽게 하는 유연체조와 스트레칭을 적절히 병행하거나 제자리 걷기와 같이 단순한 운동을 포함시키기도 한다. 준비운동의 순서들을 지키되, **모션 당 2~3회씩 8~10회 가량**을 수행할 것을 권장한다.

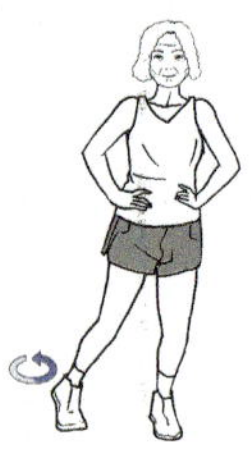

① 발목 회전운동
자연스럽게 선 자세에서 발목을 세워 정상 ROM보다 약간 크게 회전시킨다. 8~10회씩 2세트를 실시한다.

② 무릎 회전운동
다리를 모으고, 무릎을 살짝 굽혀 좌에서 우로 8회, 우에서 좌로 8회씩 회전시킨다.

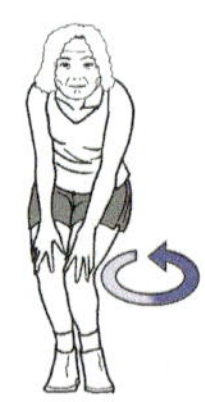

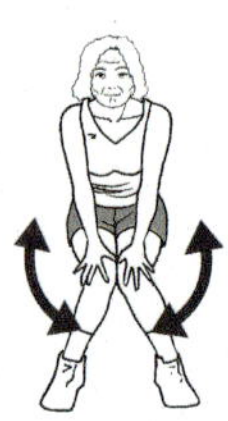

③ 무릎교차 회전운동
무릎을 어깨너비 만큼 벌리고 서서 안에서 밖으로, 밖에서 안으로 각각 8회씩 교차하여 회전시킨다.

④ 고관절 전후방 회전운동
한쪽 다리를 들어 앞에서 뒤로, 뒤에서 앞으로 8회씩 회전시킨다.

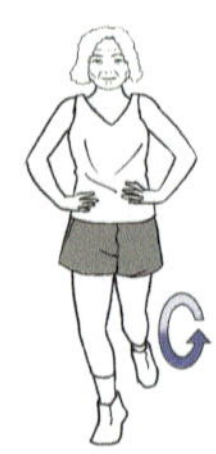

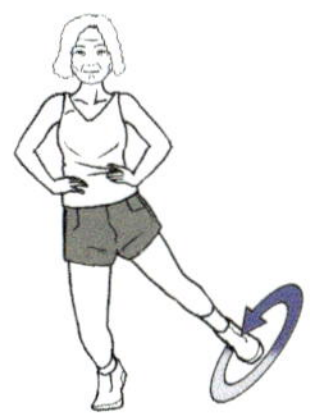

⑤ 고관절 측면에서의 회전운동
한쪽 다리를 측면으로 벌리고 안에서 밖으로, 밖에서 안으로 각각 8회씩 회전시킨다. 반대편도 동일하게 실시한다.

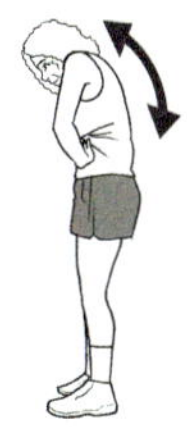

⑥ 척추 굴곡 스트레칭
턱을 최대한 가슴에 붙이고, 등을 고래등처럼 굴곡시킨 체로 10초간 유지한다. 이를 2세트 실시한다.

⑦ 척추 신전 스트레칭
고개를 최대한 뒤로 젖치고, 등을 활처럼 신전시킨 체로 10초간 유지한다. 이를 2세트 실시한다.

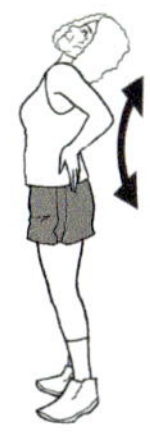

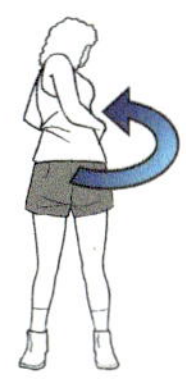

⑧ 척추 측면 스트레칭
양손을 앞뒤로 교차하여 허리를 감싼다. 시선을 최대한 뒤로하여 10초간 유지한다. 반대편도 동일하게 실시한다.

⑨ 어깨 회전운동
팔꿈치가 어깨와 나란히 하도록 하여 팔꿈치를 안에서 밖으로, 밖에서 안으로 각각 8회씩 회전시킨다.

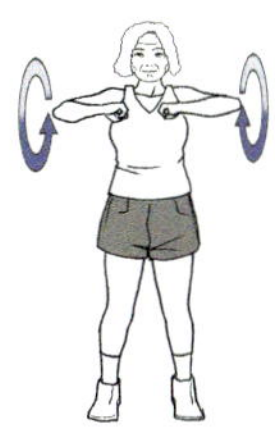

⑩ 팔꿈치 회전운동
양 팔꿈치를 90°로 하여 밖에서 안으로 8회 회전시킨다. 이를 2세트 실시한다.

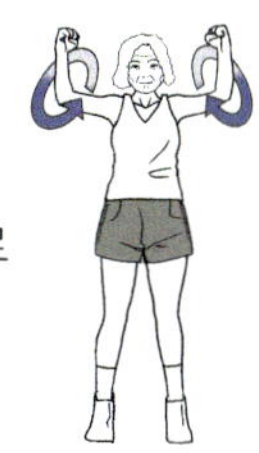

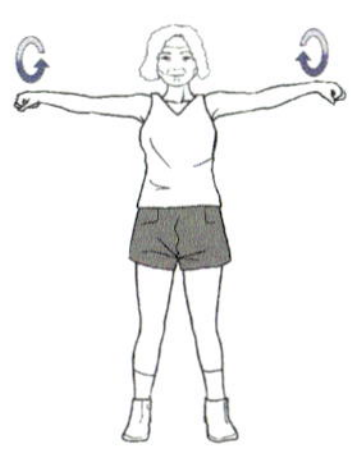

⑪ 손목 회전운동
양팔을 옆으로 벌리고 서서 견관절의 관절순 만큼만 작은 원을 안에서 밖으로, 밖에서 안으로 각각 8회씩 교차하여 회전시킨다.

⑫ 목 회전운동
고개에 힘을 빼고 아래로 내린다. 양손으로 허리를 잡고 고개를 좌에서 우로, 우에서 좌로 천천히 8회씩 회전시킨다.

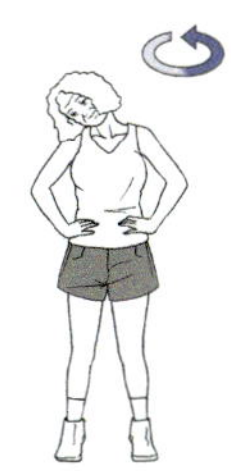

위에 제시된 준비운동의 단계는 모두 12종목으로 구성되어 있고, 마지막에는 숨쉬기를 포함시킨다. 한편, 준비운동은 심장에서 가장 먼 발목부터 시작하여 점차 심장과 가까운 부위에 이르도록 하는 것이 **쇼크 등을 방지**하는데 도움을 준다.

2) 본 운동

본 운동(work out)은 병의원에서 건강관리를 목표로 하는 사람들의 경우 단순히 걷기나 자전거 타기 등과 같은 유산소성 운동과 웨이트 트레이닝이나 탄력밴드와 같은 저항성 운동으로 구성할 수 있다. 게임스포츠를 즐기고자하는 중등도 이상의 체력수준을 가진 사람들의 경우에는 테니스, 볼링, 수영, 탁구, 배구, 농구 등이 여기에 해당한다. 본 운동의 운동시간은 **유산소성 운동의 경우 60분 이하, 웨이트 트레이닝의 경우 50분가량이 소요된다.** 그러므로 두 가지 운동형태를 모두 실시해야할 경우에는 성별, 연령, 체력상태 및 운동력 등을 고려하여 실행하도록 하는 것이 바람직하며, 일반인이나 초보자들의 경우에는 유산소성 운동은 매일 지속하되, 저항성 운동은 격일로 실시하는 것이 바람직하다.

3) 정리운동

정리운동(cool down)은 본 운동 후에 실시하는 **정리 단계의 운동으로 10~15분간 실시**하는 것이 좋다. 그러나 노인의 경우는 시간적 제한을 두지 않고 30분가량 실시하는 것이 정맥회귀량을 증가시켜 피로회복에 도움을 준다. 즉, 정리운동이란 가벼운 운동이나 스트레칭을 통해 운동 시 인체에 쌓였던 긴장과 피로를 해소하는 과정을 말하며, 준비운동의 개념과는 반대로 체온을 1℃ 떨어뜨려, 안정시 상태로 되돌리는 것을 말한다. 정리운동은 다음과 같이 스트레칭을 위주로 하며, **한 모션에 2~3회 반복과 10초를 유지**하는 것이 바람직하다.

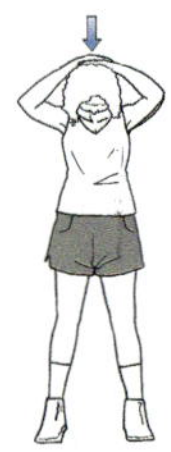

① 경부 굴곡 스트레칭

양손을 두정골에 대고 가볍게 압박을 가한다. 이때 호흡을 뱉으며 10초간 유지한다. 2세트를 실시한다.

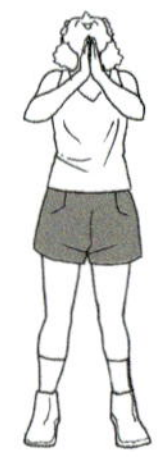

② 경부 신전 스트레칭

양손을 턱에 대고 가볍게 밀어 올린다. 이때 호흡을 뱉으며 10초간 유지한다. 2세트를 실시한다.

③ 경부 측부 스트레칭

고개를 옆으로 하여 한손으로 반대편 측두골을 잡아 경부를 신전시킨다. 이를 10초간 2세트 실시한다.

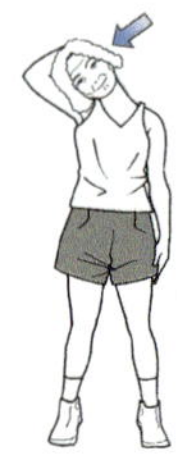

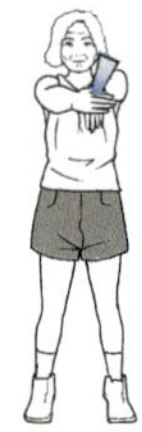

④ 손목 신전

한손을 앞으로 뻗고, 다른 한손으로 손등을 가볍게 스트레칭 시킨다. 이를 10초간 2세트 실시한다.

⑤ 어깨 상방 신전

손깍지를 끼고 양팔을 위로 들어 올린다. 이때 호흡은 뱉으며, 이를 10초간 2세트 실시한다.

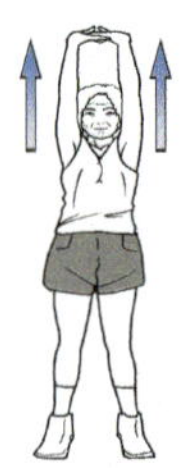

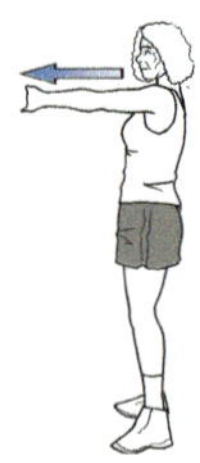

⑥ 어깨 전방 신전

손깍지를 끼고 양팔을 앞으로 밀어낸다. 이때 호흡은 뱉으며, 이를 10초간 2세트 실시한다.

⑦ 어깨 후방 신전

등 뒤에서 손깍지를 껴 위로 살짝 들어 올린다. 이때 호흡은 뱉으며, 이를 10초간 2세트 실시한다.

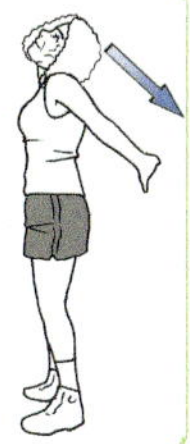

⑧ 어깨 측방 신전

한쪽 팔을 측방으로 하고, 반대팔로 팔꿈치 부분을 누른다. 고개는 반대로 하여 10초간 2세트를 실시한다.

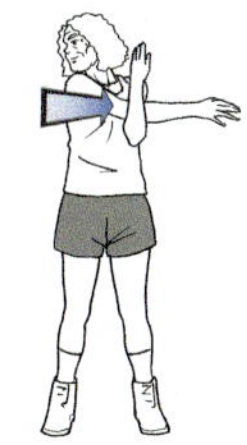

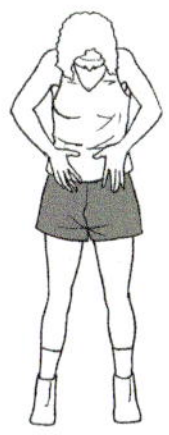

⑨ 척추 굴곡 스트레칭

턱을 최대한 가슴에 붙이고, 등을 고래등처럼 굴곡시킨 체로 10초간 유지한다. 이를 2세트 실시한다.

⑩ 척추 신전 스트레칭

고개를 최대한 뒤로 젓치고, 등을 활처럼 신전시킨 체로 10초간 유지한다. 이를 2세트 실시한다.

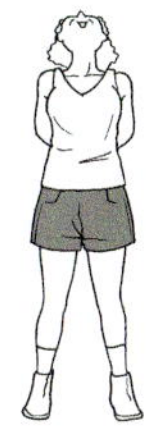

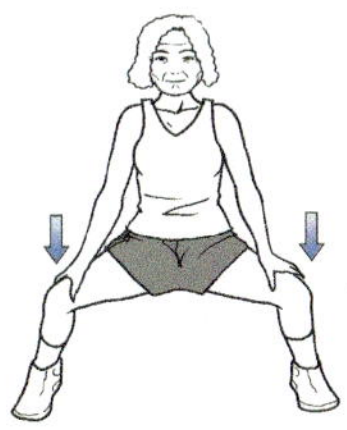

⑪ 골반 신전

양다리를 넓게 벌리고 무릎을 90°로 만든다. 양대퇴부에 팔을 편채로 기대어 10초간 유지한다.

⑫ 대퇴내측부 신전

양손을 허리에 대고 한쪽 다리를 옆으로 길게 뻗으며 앉는다. 10초간 유지하며 이를 2세트 실시한다.

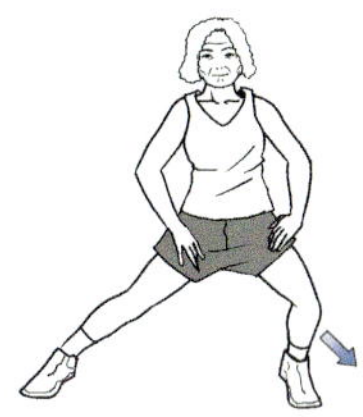

⑬ 대퇴 전방 신전

무릎이 90°가 되도록 한쪽 다리를 앞으로 길게 뻗어 앉는다. 이를 10초간 유지하며 2세트 반복한다.

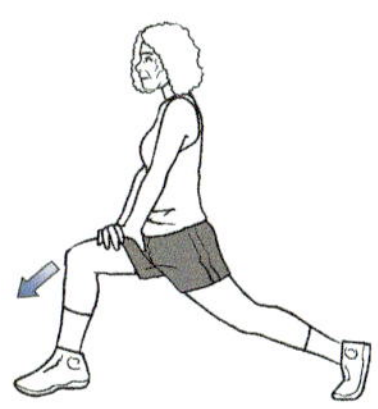

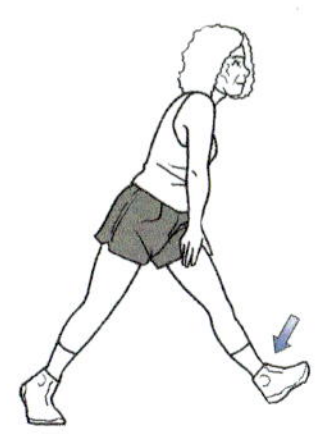

⑭ 헴스트링 신전

한쪽 다리를 앞으로 뻗고, 체중을 뒤로 싣는다. 이를 10초간 유지하며 2세트 반복한다.

⑮ 대퇴사두근 신전

한쪽 다리를 뒤로 접고, 한손으로 발앞꿈치를 잡아 10초간 유지한다. 이를 2세트 실시한다.

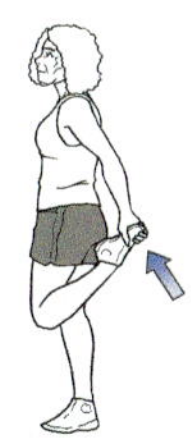

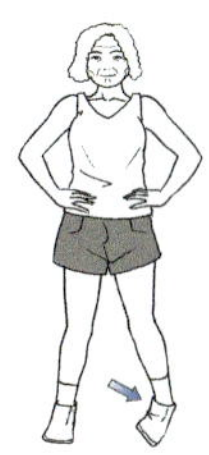

⑯ 발목 신전

한쪽 발목을 바깥쪽으로 펴듯이 가볍게 꺾는다. 10초간 2세트 실시하고, 반대편도 동일하게 실시한다.

⑯-1 발목외측과 내측 신전

한쪽 발목을 바깥쪽으로 펴듯이 가볍게 꺾는다. 너무 큰 체중으로 부하를 주면 발목에 무리가 갈 수 있다.

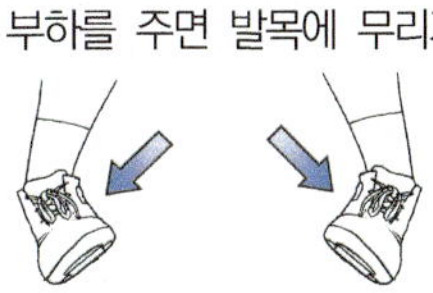

⑯-2 전경골근과 아킬레스건 신전

바로 선 자세로 발앞꿈치(이후 뒷꿈침)에 가벼운 압박을 가한다. 이를 각각 10초씩 2세트를 반복한다.

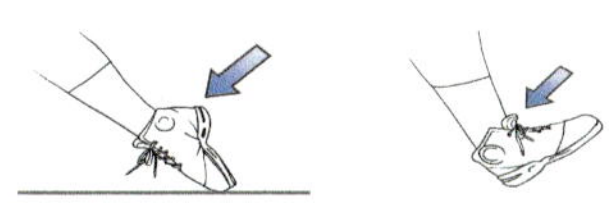

위에서 제시된 정리운동의 단계는 모두 16종목으로 구성되어 있으며, 준비운동과는 반대로 심장에서 가장 가까운 머리부터 시작하여 점차 심장과 먼 부위에 이르도록 하는 것이 **피로감 회복**에 도움을 준다.

나. 주간 계획

운동을 계획하는데 있어 편성 단위를 **주간**으로 하여 계획하는 것이 가장 이상적이다. 운동은 매일 실시하는 것이 좋으나 그렇다고 해서 하루에 여러 가지 많은 운동을 실시한다는 것은 불가능한 일이며, 또 월간으로 계획할 때에는 생리적인 운동 효과를 파악하기에 너무 광범위하기 때문에 그 편성 단위의 기본을 주간으로 계획하는 것이 바람직하다. 운동을 지속해온 사람의 주간 계획을 작성해 보면 [표 3.5]와 같다.

표 3.5 오후에 실시하는 주간 계획의 예

	월	화	수	목	금	토
7:00~7:15	준비운동	준비운동	준비운동	준비운동	준비운동	준비운동
7:15~7:45	트레드밀 걷기	수영	트레드밀 걷기	수영	트레드밀 걷기	배드민턴
7:45~7:50	5분간 휴식	정리운동	5분간 휴식	정리운동	5분간 휴식	정리운동
7:50~8:20	저항운동	샤워/탈의	저항운동	샤워/탈의	저항운동	샤워/탈의
8:20~8:30	정리운동		정리운동		정리운동	
8:30~8:40	샤워/탈의		샤워/탈의		샤워/탈의	

다. 연간 계획

연간 계획은 건강운동관리사가 1년 동안 실시할 운동에 대한 방향 설정 및 이에 대한 지도를 위하여 이용할 수 있는 최적의 도구이다. 연간 계획은 운동선수의 주기화(periodization) 원리의 개념에 기초를 두고 있다. 연간 계획은 적응단계, 증진단계, 유지단계로 나누어 계획한다.

1) 적응단계

적응단계(conditioning phase)란 운동프로그램의 초기 과정으로서 운동에 대한 인체의 적응, 운동 중 발생할 수 있는 부작용의 최소화, 운동에 필요한 근육 및 인체기관의 적응과 순화를 목적으로 실시하는 과정이다. 적응단계는 운동 경험이 전혀 없던 사람은 물론 장시간 운동을 하지 않았던 사람들에게 반드시 포함되어야 한다. 특히, 환자들의 경우에는 더욱 그러하다. 이 시기의 **운동프로그램은 준비운동과 정리운동을 강조하고, 처방된 운동 프로그램보다 10% 가벼운 강도와 시간으로 시작하도록 한다.** 예를 들어, 고혈압 환자가 혈압을 떨어트리기 위하여 운동처방을 받은 결과, 운동 시 혈압이 160/90㎜Hg로 책정되었다면 이보다 10% 낮은 145/81㎜Hg 범위가 적당하다는 얘기이다. 이와 같은 적응단계의 기간은 참여자의 연령과 질환 여부 및 체력수준에 따라 다소 차이가 있으나, 일반적으로 **4주 정도**가 권장된다.

2) 증진단계

증진단계(improvement phase)란 운동프로그램의 중간 과정으로 최대의 운동효과를 위해 실시하는 가장 중요한 단계이다. 운동프로그램은 운동처방의 구성요소에 따라 운동강도, 시간, 빈도를 고려하여 구성해야 한다. 위의 고혈압 환자를 다시 예로 든다면, 운동시 혈압이 145/81㎜Hg로 4주가량 지속하였으므로 5주차부터는 운동강도를 주당 2%씩 향상시켜 최종 160/90㎜Hg에 도달하여 꾸준히 진행할 수 있도록 한다. 즉, 5주차(×2%)때의 혈압수준은 148/83㎜Hg로, 6주차(×4%)에는 150/84㎜Hg로, 7주차(×6%)에는 154/86㎜Hg로 적용하며. 8주차(×8%)에는 157/87㎜Hg를 적용한 이후 9주차(×10%)부터는 원래의 처방강도인 160/90㎜Hg로 운동을 수행하도록 한다. 이 과정이 한 달 이상 지속된 이후에는 혈관의 탄성력 등에 대한 내성을 길러주기 위하여 수축기 혈압이 180㎜Hg정도 되는 프로그램도 간헐적으로 실시하도록 하는 것이 바람직하다. 이와 같은 증진단계의 기간은 보통 **24주** 정도로 책정한다.

3) 유지단계

유지단계(maintenance phase)란 운동프로그램의 마지막 과정으로서 향상된 체력수준을 지속적으로 유지하기 위하여 **24주 이후**에 실시하는 단계를 말한다. 유지단계는 장기적으로 지속되어야 한다는 점을 고려할 때 증진단계에서 실시했던 운동강도나 시간, 빈도를 **5~10% 낮은 범위**로 책정하여 적용하며, 운동종목도 재검토하는 것이 바람직하다. 특히, 실시하고 있는 운동이 앞으로도 **흥미**를 유발시켜 계속할 수 있겠는가를 판단해야 한다.

궁극적으로 적응단계, 증진단계, 유지단계에 대한 연간 계획을 작성해 보면 [그림 3.6]과 같고, 여기에서 재평가는 환자 혹은 일반인 등에 따라 한 달 혹은 6개월과 같이 참여자의 특성에 맞추어 측정하는 것이 바람직하며, 그 결과는 대상자들의 **동기부여**에 큰 영향을 미친다.

	1월		2월	3월	4월	5월	6월	7월	8월	9월	10월	11월	12월
	0주	~4주	~4주	~4주	~4주	~4주	~4주	~4주	~4주	~4주	~4주	~4주	~4주
적응단계	검사	RT											
증진단계							RT						
유지단계													RT

※ RT(Retest) : 재평가는 운동시작 후 1개월/ 6개월/ 12개월 후 단계별 시점에서 검사하는 것이 좋음.

그림 3.6 임상운동 처방을 위한 연간 계획

5 운동처방 절차와 사전 검사

운동은 모든 사람들에게 여러 가지 이점을 제공한다. 여기에는 낮은 심혈관계 위험뿐 아니라 낮은 관상심장질환에 대한 유병율 및 심리적인 안녕감(well-being)의 증가 등이 포함된다. 운동처방에 대한 절차를 익힌다면 운동에 대한 성공적인 향상을 더욱 기대해 볼 수 있다. 운동처방의 절차 중 사전 검사 항목들은 설문지 작성, 운동 전 상담, 의학적 검사, 신체구성 검사, 운동부하 검사, 근관절기능 검사 및 체력 검사의 순으로 이루어져야 하며, 검사 결과를 바탕으로 운동처방(운동형태, 운동강도, 운동시간 및 운동빈도)을 한 후 본격적인 운동에 참여하도록 지속적인 관심을 가져야 한다. 운동프로그램 이행 전 사전 검사는 환자의 질병 유무뿐만이 아니라 질병 발생의 위험요인을 평가하는데 매우 중요한 정보를 제공하기도 한다. 운동처방 절차에 따른 사전 검사의 항목별 순서도는 [그림 3.7]과 같다[부록 D].

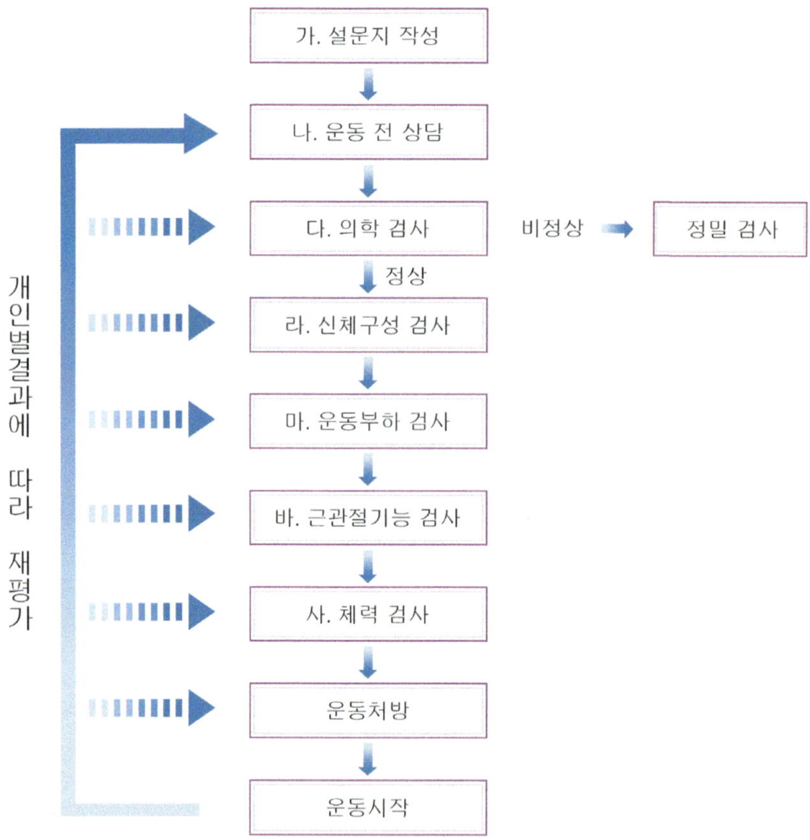

그림 3.7 운동처방의 절차

가. 설문지 작성

운동처방 전 건강관련 사전 설문지와 개인기록 카드를 작성하도록 한다. 이것은 건강에 대한 의식을 포함한 신체적 특성을 알기 위한 최소한의 내용이다[표 3.6]. 설문지에는 연령, 직업, 과거병력, 과거 운동력, 현재하고 있는 운동, 컨디션, 식욕, 수면 상태, 대변, 음주, 흡연, 생활 습관, 복용하고 있는 약의 종류 등을 기재한다(ACSM, 2018). 운동처방 전 설문지는 운동가부에 대한 '적격상태'를 파악하는 것이라 할 수 있다(표 3.6a, 3.6b, 3.6c 참조).

표 3.6 **운동 적격검사(ACSM Screening Tests)** * 자신이 경우와 일치할 때 판정란 □에 ✔표시 한다.

성명/ 연령 :	성별(남 / 여) :	신장(㎡)/ 체중(㎏) :	직업(형태) :

I. 위험 요인 (두 가지 이상이면 중등도 위험군에 속함)	판정
1. 부모형제 중 55세(남자친지)혹은 65세(여자친지)전에 심장 수술이나 급사로 사망한 사람이 있는가?	□
2. 과거 6개월 전에 흡연을 한 경험이 있는가? ※ 현재 흡연자도 해당	□
3. 평상시 혈압이 140/90mmHg 이상인가? ※ 현재 혈압강하제를 복용하는 경우에도 해당	□
4. 콜레스테롤 수준[16]은?	□
5. 공복혈당이 ≥ 126mg/dℓ 또는 식후 2시간 후 혈당이 ≥ 200mg/dℓ 인가?	□
6. 신체질량지수[17]가 30kg/㎡, 복부둘레[18]가 40인치(남) 또는 35인치(여)를 초과하는가?	□
7. 30분가량의 신체활동을 주당 3회 이상 실시하고 있는가?	□
II. 증상 요인 (한 가지 이상이면 높은 위험군에 속함)	
8. 가슴이나 가슴 주변에서 통증 혹은 불쾌감을 경험한 적이 있는가?	□
9. 자리에서 빨리 일어날 때와 다른, 실신이나 어지럼증을 경험한 적이 있는가?	□
10. 자리에 앉거나 잠을 잘 때 호흡이 어렵다고 느낀 적이 있는가?	□
11. 오래 서 있는 경우와 다른, 발목의 부종을 느낀 적이 있는가?	□
12. 가슴이 두근거리거나 맥박이 빠른 경우를 느낀 적이 있는가?	□
13. 간헐적 파행과 같은 하지통증을 느낀 적이 있는가?	□
14. 심잡음이 있다는 얘기를 들어 본 경우가 있는가?	□
15. 일상적인 활동으로도 호흡이 어렵거나 이례적인 피로감을 느낀 적이 있는가?	□
III. 기타 요인 (각 항목별 기준치에 준함)	
16. 현재 연령은 몇 세 인가? ※ 남자 45세, 여자 55세 이상인 경우는 위험군에 속함	□
17. 운동을 하면 악화되는 뼈나 관절에 문제를 가지고 있는가? ☑인 경우 검사를 연기 혹은 수정된 검사 적용	□
18. 현재 감기나 기타 감염에 걸려 있는가? ☑인 경우 검사를 연기 혹은 상태에 따라 수정된 검사 적용	□
19. 현재 임신 중 인가? ☑인 경우 검사를 다음으로 연기	□
20. 격렬한 운동을 어렵게 만드는 다른 문제를 가지고 있는가? ☑인 경우 검사를 연기 혹은 수정된 검사 적용	□
21. 심장질환, 말초혈관질환, 뇌혈관질환, 만성기관지염, 천식, 간질성폐질환, 낭포성섬유증, 당뇨병, 갑상선질환, 신장질환, 간질환 중 어느 한 가지를 가지고 있는가? ☑인 경우 높은 위험군에 속함	□

표 3.6a **운동 적격검사(ACSM Screening Tests)에 대한 평가 및 판정**

I. 위험 요인(두 가지 이상이면 중등도 위험군에 속함)

1. 부모형제 중 55세(남자친지)혹은 65세(여자친지)전에 심장 수술이나 급사로 사망한 사람이 있는가?	예 (①)	모름 (②)	아님 (③)

① 심장질환으로 사망한 친지가 있는 경우에는 병의원을 방문하여 정밀검사를 받도록 권장함.
② 심장질환력을 모르는 경우에는 정상으로 판정하나, 남자 45세/여자 55세 이상인 경우는 주의해야 함.
③ 심장질환력이 없는 경우에는 정상이며, 건강상태가 양호함을 의미함.

2. 과거 6개월 전에 흡연을 한 경험이 있는가?	예 (①)	모름 (②)	아님 (③)

① 흡연을 하고 있는 경우에는 심장 및 뇌혈관질환을 초래할 수 있으므로 금연을 권장해야 함.
② 금연 기간을 모르는 경우에는 정상이나, 남자 45세/ 여자 55세 이상인 경우는 주의하도록 충고함.
③ 흡연 경험이 없는 경우에는 정상이며, 건강상태가 양호함을 의미함.

3. 평상시 혈압이 140/90mmHg 이상인가?	예 (①)	모름 (②)	아님 (③)

① 혈압이 높은 경우에는 심장 및 뇌혈관질환을 일으킬 수 있으므로 정기 진단을 받도록 권장함.
② 수치를 모르는 경우에는 위험군으로 간주하며, 남자 45/여자55세 이상인 경우는 더욱 주의 줌.
③ 혈압이 낮은 경우에는 정상이며, 건강상태가 양호함을 의미함. ※ 최적의 수준은 115/75mmHg

4. 콜레스테롤 수준은?	예 (①)	모름 (②)	아님 (③)

① 콜레스테롤이 높은 경우에는 심장 및 뇌혈관질환을 일으킬 수 있으므로 정기 진단을 받도록 권장함.
② 수치를 모르는 경우에는 비정상 가능으로 간주하며, 남자 45/여자 55세 이상인 경우는 더욱 주의를 줌.
③콜레스테롤 수치가 낮은 경우에는 정상이며, 건강상태가 양호함을 의미함.

5. 공복혈당이 ≥ 126mg/dℓ 또는 식후 2시간 후 혈당이 ≥ 200mg/dℓ 인가?	예 (①)	모름 (②)	아님 (③)

① 고혈당인 경우에는 당뇨 합병증 등을 초래할 수 있으므로 정기 진단을 받고, 치료를 받아야 함.
② 혈당 수준을 모르는 경우에는 위험으로 간주하며, 남자 45세/여자 55세 이상인 경우는 주의하도록 함.
③ 혈당 수준이 정상인 경우에는 건강상태가 양호함을 의미함.

6. 신체질량지수가 30kg/㎡, 복부둘레가 40인치(남) 또는 35인치(여)를 초과하는가?	예 (①)	모름 (②)	아님 (③)

① BMI가 ≥30kg/㎡이며, 허리둘레가 남>90㎝, 여>85㎝인 경우는 복부비만이므로 치료를 받아야 함.
② BMI와 허리둘레를 모르는 경우는 위험으로 간주하며, 남자 45/여자 55세 이상인 경우는 주의를 줌.
③ BMI가 18.5~24.9kg/㎡이거나, 허리둘레가 남90㎝, 여85㎝이하인 경우 건강상태가 양호함을 의미함.

7. 30분 가량의 신체활동을 주당 몇 3회 이상 실시하고 있는가?	예 (①)	모름 (②)	아님 (③)

① 심혈관계와 근골계 등에 매우 유의한 효과를 제공하며, 현재 건강상태가 양호함을 의미함.
② 운동의 규칙성 여부를 모르고 있는 경우는 비정상으로 간주되며, 운동부하 검사를 받도록 권장함.
③ 규칙적인 운동을 실시하지 않고 있는 경우는 비정상이며, 건강상에 악영향을 초래할 수 있음.

---

16) 콜레스테롤 농도: LDL ≥ 130mg/dℓ, TC ≥ 200mg/dℓ, HDL < 40mg/dℓ는 이상지질혈증 수준을 나타내며, HDL이 ≥ 60mg/dℓ일 경우 위험요인에서 1점 삭감.

17) 신체질량지수(body mass index): ≥ 30kg/㎡은 비만.

18) 복부둘레: 남성의 경우 40인치(102㎝), 여성의 경우 35인치(88㎝)를 초과할 경우 내장지방이 높은 상태로 간주함.

표 3.6b 운동 적격검사(ACSM Screening Tests)에 대한 평가 및 판정

II. 증상 요인 (한 가지 이상이면 높은 위험군에 속함)

8. 가슴이나 가슴 주변에서 통증 혹은 불쾌감을 경험한 경우가 있는가?	예 (①)	모름 (②)	아님 (③)

① 통증을 자주 느끼는 경우에는 위험한 상태이므로 병의원을 방문하여 정밀검사를 받도록 권장함.
② 통증을 느끼지 못하는 경우는 정상이나, 남자 45/여자 55세 이상인 경우는 부하검사를 받아야 함.
③ 통증을 느끼지 않는 경우에는 정상이며, 건강상태가 양호함을 의미함.

9. 자리에서 빨리 일어날 때와 다른, 실신이나 어지럼증을 경험한 경우가 있는가?	예 (①)	모름 (②)	아님 (③)

① 어지럼증을 자주 느끼는 경우에는 위험한 상태이므로 병의원을 방문하여 정밀검사를 받도록 권장함.
② 어지럼증을 느끼지 못하는 경우는 정상이나, 남자45/여자55세 이상인 경우는 부하검사를 받아야 함.
③어지럼증을 느끼지 않는 경우에는 정상이며, 건강상태가 양호함을 의미함.

10. 자리에 앉거나 잠을 잘 때 호흡이 어렵다고 느낀 적이 있는가?	예 (①)	모름 (②)	아님 (③)

① 호흡곤란을 경험한 경우에는 위험한 상태이므로 병의원을 방문하여 정밀검사를 받도록 권장함.
② 호흡곤란을 느끼지 못하는 경우는 정상이나, 남자45/여자55세 이상인 경우는 더욱 주의를 줌.
③ 호흡곤란을 느끼지 않는 경우에는 정상이며, 건강상태가 양호함을 의미함

11. 오래 서 있는 경우와 다른, 발목의 부종현상을 느낀 적이 있는가?	예 (①)	모름 (②)	아님 (③)

① 다리가 자주 붓는 경우에는 건강상의 적신호이므로 병의원을 방문하여 정밀검사를 받도록 권장함.
② 다리가 붓는 것을 모르는 경우에는 정상이나, 남자 45세/ 여자 55세 이상인 경우는 주의하도록 함.
③ 다리가 붓지 않는 경우에는 정상이며, 건강상태가 양호함을 의미함.

12. 가슴이 두근거리거나 맥박이 빠른 경우를 느낀 적이 있는가?	예 (①)	모름 (②)	아님 (③)

① 두근거림을 자주 경험하는 것은 위험한 상태이므로 병의원을 방문하여 정밀검사를 받도록 권장함.
② 두근거림을 느끼지 못하는 경우에는 정상이나, 남자 45세/ 여자 55세 이상인 경우는 주의하도록 함.
③ 두근거림을 느끼지 않는 경우에는 정상이며, 건강상태가 양호함을 의미함.

13. 간헐적 파행과 같은 다리의 통증을 느낀 적이 있는가?	예 (①)	모름 (②)	아님 (③)

① 다리 저림을 자주 경험하는 것은 위험한 상태이므로 병의원을 방문하여 정밀검사를 받도록 권장함.
② 다리 저림을 느끼지 못하는 경우는 정상이나, 남자 45/여자 55세 이상인 경우는 주의하도록 함.
③ 다리 저림을 느끼지 않는 경우에는 정상이며, 건강상태가 양호함을 의미함.

14. 심잡음이 있다는 얘기를 들어 본 경우가 있는가?	예 (①)	모름 (②)	아님 (③)

① 심장이 약하다는 이야기를 자주 들었던 경우에는 정밀검사를 받도록 권장함.
② 심장이 약한지를 모르는 경우에는 정상이나, 남자 45세/ 여자 55세 이상인 경우는 주의하도록 함.
③ 심장이 약하다는 이야기를 들어본 경험이 없는 경우에는 정상이며, 건강상태가 양호함을 의미함.

15. 일상적인 활동으로 호흡이 어렵거나 이례적인 피로감을 느낀 적이 있는가?	예 (①)	모름 (②)	아님 (③)

① 극심한 호흡곤란과 피로감은 건강상의 적신호이므로 병의원을 방문하여 정밀검사를 받도록 권장함.
② 호흡곤란과 피로감을 모르는 경우는 정상이나, 남자 45/여자 55세 이상인 경우는 주의하도록 함.
③ 호흡곤란과 피로감을 느끼지 않는 경우에는 정상이며, 건강상태가 양호함을 의미함.

표 3.6c 운동 적격검사(ACSM Screening Tests)에 대한 평가 및 판정

III. 기타 요인 (각 항목별 내용에 준하고, 21번 항목만을 환자에게 전달함)

21 심장질환, 말초혈관질환, 뇌혈관질환, 만성기관지염, 천식, 간질성폐질환, 낭포성섬유증, 당뇨병, 갑상선질환, 신장질환, 간질환 중 어느 한 가지를 가지고 있는가?

☐ 병의원 진단내역

항 목	체 크	항 목	체 크
1. 심장질환	(①)	6. 당뇨병	(⑥)
2. 말초혈관 질환	(②)	7. 갑상선 질환	(⑦)
3. 뇌혈관 질환	(③)	8. 신장질환	(⑧)
4. 폐질환	(④)	9. 간질환	(⑨)
5. 천식	(⑤)	10. 기타(근골계 질환)	(⑩)

해당 질환에 ☑을 한 경우 높은 위험군에 속해 여러 가지 운동에 대한 제약이 있지만, 정확한 진단을 받고 치료를 하고 있는 경우에는 전문가와 상의하면서 안전하게 운동을 실시할 수 있음.

[표 3.6c]에 제시되어 있지 않은 운동 시 상해 등은 [부록 C]를 참조하고, 그 치료 방법과 예방법에 대해서도 숙지하도록 한다. [표 3.6]을 참조하여 대상자들을 [표 3.7]과 같이 분류한다. 분류된 환자들에게 권장되는 운동검사의 종류와 운동 프로그램의 정도를 정확히 제시해 주는 것이 바람직하다.

표 3.7 건강상태의 위험 수준에 따른 권장 운동검사와 처방의 범주

	위험 정도	권장 운동검사와 처방 범주
정상 Low risk level (낮은 위험)	• 중년 이하 성인 (남45세, 여55세 이하) • 관상심장질환 위험요인[§]이 없거나 1가지 이하 • 기타 질환이 없거나 증상이 없는 경우 • 13MET 이상 대사능력을 가진 경우	• 최대운동검사 가능 • 400㎉ 이상 소모 가능 • 주당 5일 이상 • 실외운동 가능
비정상 가능 Moderate risk level (중등도 위험)	• 중년 이상 성인 (남45세, 여55세 이상) • 관상심장질환 위험요인[§]이 2가지 이상 • 8~13 MET 사이의 대사능력을 가진 경우	• 최대하(85%) 운동검사 가능 • 200~400㎉ 소모 가능 • 실내운동이 바람직함
비정상 High risk level (높은 위험)	• 심장 및 폐질환에 대한 증상이 하나 이상 • 심혈관, 폐질환, 대사질환을 가지고 있는 경우 • 5~8 MET 사이의 대사능력을 가진 경우	• 의사 없이 검사 불가능 • 200㎉ 이하로 전문이와 운동 • 전문가와 함께 실내운동

[§]관상동맥 위험요인: 고혈압, 당뇨병, 50세 이전에 관상동맥질환 가족력, 비만, 흡연, 이상지질혈증, 좌업생활

나. 운동 전 상담

환자가 직접 작성한 설문지를 토대로 의학적 검사와 운동처방을 위한 정밀검사에 대하여 간략히 설명하고, 환자들이 궁금해 하는 검사유형과 운동 종류 등에 대하여 설명해 준다. 또한 상담

실의 분위기를 전체적으로 차분하고 전문적인 지식을 전달 할 수 있는 분위기로 구성하며, 상담 중에는 상담을 알리는 팻말을 붙이도록 한다. 상담실의 가구 배치는 최대한 상담에 집중 할 수 있도록 단순하고 통일된 색채를 사용하고 정돈된 느낌을 주어야 한다. 상담자의 용모는 항상 단정한 느낌을 줄 수 있도록 상담 전에 항상 거울을 보고 복장을 단정히 하도록 한다. 또한 구강 청결을 위해 식후 양치질을 반드시 실시한다[그림 3.8].

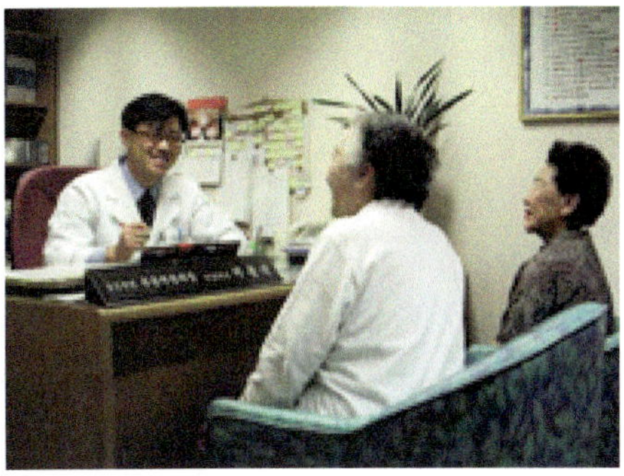

- 설문지를 토대로 의학적 검사와 운동처방에 대한 설명
- 검사유형과 운동 종류에 대하여 설명
- 상담실 환경을 차분한 분위기로 구성
- 상담을 알리는 팻말을 부착
- 상담자 용모를 단정히 하고, 구강 청결을 실시
- 운동 전 검사가 필요한 경우 [표 3.8]을 적용
- 간단한 설문지(PAR-Q)를 숙지하여 질문 및 상담

그림 3.8 **운동 전 상담과정**

오랫동안 좌업생활을 수행해 온 사람들을 갑자기 활동적으로 만든다는 것은 매우 힘들고 어려운 일이다. 이를 방지하기 위해서는 운동 시 발현되는 부정적인 심혈관계 반응의 증가된 위험 정도를 식별하는 것이 매우 중요하다. 미국스포츠의학회에서는 이러한 위험요인들에 노출되기 쉬운 사람들을 식별하기 위하여 [표 3.7]과 같은 분류표를 만들어 검사 및 평가여부를 적용하고 있다.

[표 3.8]에서 보는 바와 같이 3가지 위험요인의 범주는 환자들의 연령과 관상동맥 위험요인 혹은 이미 관상심장질환에 노출된 상태로 분류한 것이다. 연령에 대한 구분은 운동프로그램을 시작하기에 앞서 전문가에 의해 반드시 평가를 받아야 한다. 구분된 연령이하의 사람들은 운동 시 나타날 수 있는 부적반응이 적은 사람들을 말한다. 즉, 건강그룹에 속한 사람들은 운동처방의 원리에 대하여 초기 교육만을 받고, 감독 없이 운동을 이행할 수 있다.

표 3.8 **운동전 검사*가 필요한 연령대**

위험 범주†		연령	참조
건강그룹‡	남성	≥45	*심폐계/혈관계/근골격계/대사계/내분비계에 이상 유무를 판별하기 위해 직접적인 측정을 요함. †미스포츠의학회 분류(ACSM, 1988). ‡건강그룹이란 관상동맥 위험요인이 없는 집단을 말함. §한 가지 이상의 관상동맥 위험요인(고혈압, 당뇨병, 50세 이전 CAD 가족력, 비만, 흡연, 이상지질혈증, 좌업생활)을 보유하고 있는 집단. ¶심장 혹은 폐질환을 앓고 있거나 증상이 있는 집단.
	여성	≥55	
위험그룹§	남성	≥35	
	여성	≥40	
질환그룹¶		모든 연령층	

한편, 위험그룹을 식별하기 위한 간이 방법으로 [표 3.9]와 같은 **7개 문항(PAR-Q)**의 설문지도 있다. 이 설문 문항은 임상에서뿐만 아니라 지역사회의 클럽에서도 쉽게 사용할 수 있다. 이 설문조사지의 어떠한 문항에 'Yes'라고 답한 항목이 있다면 반드시 운동프로그램을 이행하기에 앞서 전문가에게 상담을 받는 것이 바람직하다.

표 3.9 신체활동 예비 설문지(Physical Activity Readiness Questionnaire: PAR-Q)

1. Heart problems : 의사에게 심장에 문제가 있다는 얘기를 들어본 적이 있는가?
2. Chest pain : 가슴 통증을 자주 느낍니까?
3. Faint or dizziness : 주저앉고 싶은 느낌이나 심한 어지럼증을 경험한 적이 있는가?
4. Hypertension : 의사에게 혈압이 너무 높다는 얘기를 들어본 적이 있는가?
5. Bone or joint problems : 운동 시 유발되거나 악화되는 관절염 계통의 질환이 있는가?
6. Physical reason : 운동을 원하지만, 운동을 못하게 하는 특별한 원인이 있는가?
7. Aging : 나이가 65세 이상이거나 격렬한 운동에 익숙해 있지 않는가?

다. 의학 검사

의학 검사는 체격 및 신체구성 검사, X-선 검사, 혈액 및 생화학 검사 등으로 이루어진다. 의학 검사의 결과들은 다음 단계의 검사의 여부, 금기사항 등을 반영하는데 도움이 된다. 특별히 의학 검사 상에서 **안정시 심박수 100회/분 이상, 수축기 혈압 160㎜Hg, 이완기 혈압 90㎜Hg이상, 총콜레스테롤 260㎎/㎗ 이상, 혈당 300㎎/㎗ 이상이거나, 심전도 상에 이상**이 있는 경우에는 의사에게 알리고 조치를 받는 것이 바람직하다.

의학검사 중에서도 혈액 및 생화학 검사는 질병의 진단과 치료를 목적으로 실시하는 가장 간단하면서도 중요한 지표가 되기 때문에 구체적으로 살펴볼 필요가 있다. 그리고 이 검사는 환자들 이외의 건강한 사람들의 경우에도 건강에 대한 확신과 생활양식에 대한 각성하도록 하기 때문에 권장되는 항목이다.

의학검사에서 비정상으로 판정되는 경우

- [빈맥] 안정시 심박수 100회/분 이상
- [고혈압 2단계] 수축기 혈압 160㎜Hg/ 확장기 혈압 90㎜Hg이상
- [이상지질혈증] 총콜레스테롤 260㎎/㎗ 이상
- [당뇨병] 혈당 수치 300㎎/㎗ 이상
- [심장질환] 심전도 상의 비정상 반응(부정맥, 전도장애, 심근허혈, 심근경색 등)

1) 혈액검사시 성분과 해석

혈액은 혈관 내를 순환하는 유동성 조직으로 혈관과 조직 세포막 사이에는 여러 가지 물질교환이 이루어져 신체의 내부 환경을 일정하게 유지한다. 혈액량은 체중의 8%를 차지하며, 혈액성분은 [그림 3.9]와 같이 100㎖ 시험관에 채혈한 혈액을 넣고 응고 방지제를 첨가한 후 10분가량 1,000~3,000rpm으로 원심 분리시키면, 분자량이 무거운 세포성분은 아래로, 분자량이 낮은 혈장성분은 위로 분리된다. 이렇게 분리된 성분들 중 세포성분이 차지하는 백분율을 헤마토크리트(hematocrit)라 한다. 구체적인 성분들을 나열하면 아래와 같다.

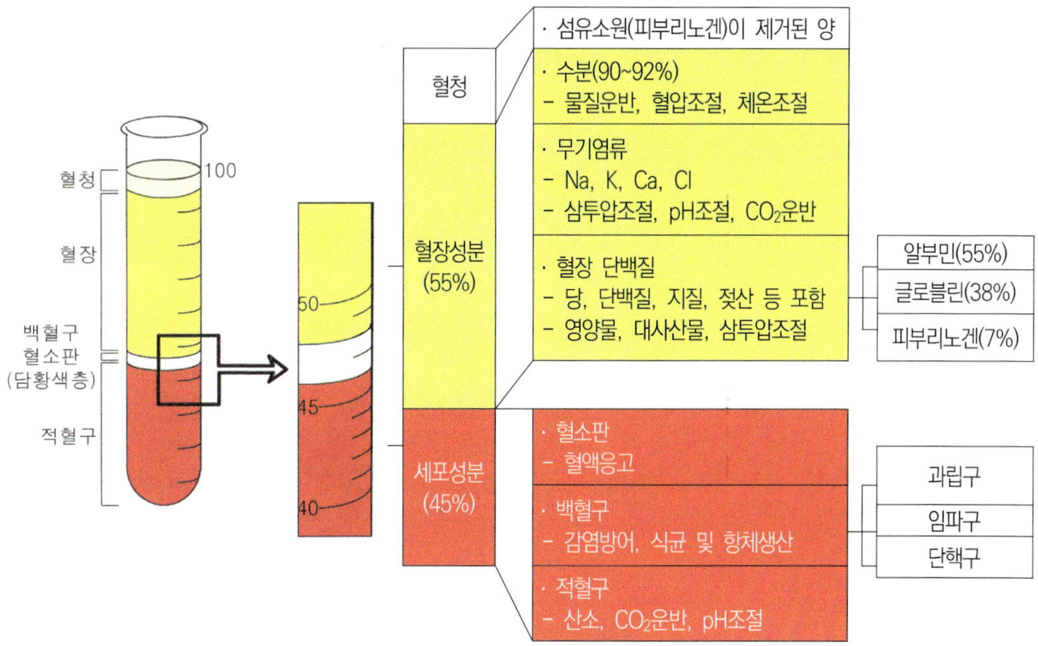

그림 3.9 혈액의 성분과 기능

■ 알부민(albumin)

간기능을 평가하는데 이용되는 알부민은 혈액과 조직 사이의 삼투압을 조절한다. 검사를 할 때 알부민과 글로불린의 비율 및 총단백질 검사를 병행하면 신장기능 및 영양실조 등도 평가한다. 참고치는 **3.5~5.3g/㎗**이다.

■ 빌리루빈(bilirubin)

간기능을 평가하는데 이용되는 빌리루빈은 헤모글로빈의 분해 산물이다. 이것은 간에서 혈액으로 방출되기 때문에 간기능을 측정하는데 이용되며, 빌리루빈은 황달징후를 가져온다. 간경변, 담낭, 췌장 질환 및 적혈구 파괴성 황달도 평가한다. 참고치는 **0.1~1.2㎎/㎗**이다.

■ **총단백질 (total protein)**

간 기능을 평가하는데 이용되는 총단백질은 혈중에서 질소를 포함하고 있는 화합물이다. 여기에는 피브리노겐, 알부민, 알파 글로불린, 베타 글로불린이 포함되어 있는데 이들 모두가 간에서 생성된다. 혈액 단백질의 주요 성분인 알부민은 삼투압의 균형을 유지하는데 기여하는 한편 항체를 만드는 역할도 한다. 총단백질은 간질환이나 신장질환이 있을 때 감소하고 골수종이 있을 때 증가한다. 참고치는 6.3~8.0g/dℓ이다.

■ **AST와 ALT**

간 기능의 손상정도를 평가하는데 이용되는 AST와 ALT는 아스파테이트아미노전달효소(aspartate aminotransferase, AST)와 알라닌아미노전달효소(alanine aminotransferase, ALT)를 의미한다. 이 둘은 간 이외에도 심장, 근육, 신장, 췌장에서 발견되는 효소로 혈청에서 수치가 높으면 해당 기관에 질병이 있는 것으로 간주한다. 즉, 해당 기관의 세포가 괴사되거나 손상되면, AST와 ALT가 혈청으로 유출되어 수치가 높아진다. 참고치는 AST의 경우 8~40IU[19)]/ℓ이며, ALT의 경우는 4~44IU/ℓ이다.

■ **혈중 요소(blood urea nitrogen, BUN)**

신장 기능을 평가하는데 이용되는 BUN은 간에서 대사되는 단백질의 최종산물이다. 질소 함유물인 요소는 신장의 주요 배출 산물로 신장의 손상정도와 신장병 및 간기능 장애(간염, 간경변)를 진단하는데 도움을 준다. 참고치는 8~22㎎/dℓ이다.

■ **크레아틴(creatine)**

신장 기능을 평가하는데 이용되는 크레아틴은 근육의 크레아틴 인산의 분해로 인해 생긴 물질이다. 혈중에 크레아틴이 높으면 신장기능과 혈압에 이상이 있는 것으로 간주한다. 참고치는 0.5~1.3㎎/dℓ이다.

■ **요산(uric acid)**

신장 기능을 평가하는데 이용되는 요산은 Purine bodies로 근세포에서 주로 배출되는 물질이다. 통풍 시 요산 수치가 높고 백혈병, 폐렴, 임신 중독증 및 신장에 손상이 있는 경우에도 증가한다. 또 알코올 중독, 스트레스, 부신기능에 의한 간 손상 등을 진단하기도 한다. 참고치는 2.2~9.0㎎/dℓ이다.

---

19) IU : 효소의 국제단위(International Uint의 약자)로 효소가 최적 조건하에서 1분당 1umol의 기질을 생성물로 변환시키는데 필요한 효소의 양을 1단위(1IU 혹은 1umol/min)라 함. 보통 효소의 농도는 1㎖ 또는 1ℓ 중의 효소를 단위수로 표시한다. 예를 들어 IU/㎖, IU/ℓ, 또는 m IU/ℓ 등으로 표시.

■ **칼슘(calcium)**

골대사의 기능을 평가하는데 이용되는 칼슘은 뼈의 조직, 근육활동, 혈액응고 기전에 필수적인 물질이다. 칼슘은 갑상선 기능, 골암, 구루병 및 영양실조를 평가한다. 참고치는 8.5~10.1㎎/㎗이다.

■ **인(Phosphorus)**

골대사의 기능을 평가하는데 이용되는 인은 에너지 저장과 분해 및 탄수화물과 지질의 중간대사에서 필수적인 물질이다. 인은 신장병, 부갑상선 기능저하, 및 비타민 과잉 섭취 시 혈중에서 그 농도가 증가하는 반면, 구루병, 부갑상선 기능항진, 신장병이 있을 경우에는 감소한다. 즉, 인은 간질환, 골질환 및 갑상선 기능을 진단하며, 참고치는 2.4~4.7㎎/㎗이다.

■ **콜레스테롤 (cholesterol)과 중성지방(triglycerides)**

심혈관 기능의 상태를 평가하는데 이용되는 콜레스테롤은 간에서 지방분해로 파생된 하나의 알코올 성분이다. 간은 콜레스테롤 대사와 분비의 주요한 역할을 하고 있기 때문에 이 검사는 간기능 검사의 한 부분으로도 사용한다. 검사결과를 가지고 식사습관이나 생활방식을 평가하기도 하며, 동맥경화와 허혈성 심장질환의 위험성을 진단하기도 한다. 참고치는 저밀도지단백질 콜레스테롤의 경우 130㎎/㎗이하, 고밀도지단백질 콜레스테롤은 40㎎/㎗ 이상, 총콜레스테롤은 200㎎/㎗ 이하이며, 중성지방은 150㎎/㎗이하이다.

■ **젖산 탈수소 효소(lactic dehydrogenase)**

지질대사를 평가하는데 이용되는 LDH는 혈청과 여러 기관에 들어 있는 효소로 초성포도산이 젖산으로 전환되는 과정을 촉진시킨다. LDH는 대사에 필요한 거의 모든 세포에서 발견되지만 골격근, 간, 심장 등에서 그 농도가 높게 나타난다. 따라서 이들 조직이 손상된 경우에 혈청 LDH가 높아진다. 참고치는 100~450IU/ℓ이다.

■ **혈당(glucose)**

당대사를 평가하는데 이용되는 혈당은 근육을 비롯한 신체기관에서 인슐린에 의해 조절된다. 이것은 체내에 인슐린 농도가 충분하지 않으면 혈당 농도가 높아져 고혈당이되고 당이 체내에 흡수되지 않고 뇨로 배출되는 당뇨병을 의심하게 한다. 참고치는 60~110㎎/㎗이다.

■ **당화혈색소(HbA1c)**

당화혈색소[20]는 혈액 속으로 들어온 포도당이 산소를 운반하는 적혈구의 Hb(혈색소)에 결합

20) 당화혈색소(HbA1c) : 적혈구내에는 혈색소(헤모글로빈)인 단백질이 있다. 혈당이 높아지면 당이 혈색소

하여 당화헤모글로빈(glycosylated hemoglobin)이 되는데 이를 HbA1c(당화혈색소)라 한다. 혈당의 높은 정도와 적혈구가 포도당에 노출된 기간에 비례해 증가하며, 과거 2~3개월 동안의 평균적인 **혈당조절** 상태를 나타내는 지표이다. 정상인의 당화혈색소 범위는 4~6%이고 당뇨인의 당화혈색소 조절 목표는 6.5%이하로 유지하는 것이다. 당화혈색소가 1% 올라가는 것은 혈당치가 평균 30mg/dL 정도 올라가는 것을 의미한다.

■ **소디움(sodium)**[21]

나트륨이라고도 불리 우는 이것은 체내 수분의 평형을 유지하는데 중요한 무기질이다. 염분을 과다하게 섭취할 경우 여분의 소디움이 신장에서 소변으로 배출되는데, 이러한 경우는 **심혈관계 질환**의 한 원인이 될 수 있다. 또한 소디움이 부족하면 설사, 열사병 및 신장병이 발생할 수 있다. 참고치는 **136~142meq/ℓ**이다.

■ **갑상선 호르몬**

갑상선 호르몬(thyroid hormone)은 **신진대사** 기능을 원활하게 하고 조직의 산소 소비량을 증가시켜 발육이나 성장 및 변형에 관여한다. 즉, 이 호르몬은 대사에 관여하며 T3(삼요오드티로닌)과 T4(티록신)의 두 종류가 있다. 갑상선 기능항진은 호르몬의 과잉 분비로 일어나는 바제도병(체중감소)이 대표적이며 T3와 T4가 증가한다. 한편, 갑상선 기능저하는 호르몬의 분비 부족으로 일어나는 점액수종(체중증가), 크레틴병 또는 하시모토병을 의심한다. 참고치는 T3의 경우 **0.58~1.65ng/㎖**, T4의 경우 **0.70~1.48ng/㎖**, TSH(갑상선자극호르몬)의 경우는 **0.35~4.94μU/㎖**이다.

■ **헤마토크리트(hematocrit)**

빈혈이나 혈액병을 진단하는데 사용하는 이것은 원심분리기에 의해 분리된 혈액을 뜻하는 것으로, 헤마토크리트의 수치는 혈장에 있는 적혈구의 수를 나타낸다. 참고치는 여성의 경우 **40%(40~54㎎/㎗)**, 남성의 경우는 **45%(36~47㎎/㎗)**정도이다.

■ **헤모글로빈(hemoglobin)**

빈혈을 진단하는데 사용하는 이것은 철분 복합체인 헴과 단백질인 글로빈으로 구성되어 있다. 이것은 산소 혹은 이산화탄소와 결합함으로써 호흡을 용이하게 한다. 문제가 생기면 적혈구와 헤모글로빈 수치가 감소하여 빈혈이 일어난다. 참고치는 여성의 경우 **14~18g/㎗**, 남성의 경우 **12~16g/㎗**이다.

일부와 결합하게 되는데, 혈색소에 당이 결합된 형태를 당화혈색소라고 한다.

21) Sodium : Na라고도 하며, 이것이 많은 음식물을 섭취할 경우 심장질환을 야기시킬 수 있다.

■ **백혈구(leukocyte)**

감염이나 질병으로부터 인체를 보호하는 혈액 성분으로 호중구, 호산구, 호염기구, 단구, 림프구(T림프구, B림프구, NK세포)로 세분화한다. 백혈구는 **식균작용**과 **면역작용**을 하는 단백질로 백혈병, 염증성 질환 및 스트레스를 진단하는데 사용한다. 참고 치는 남녀 차이 없이 **4,000~10,000 cells/㎣** (약 7,000개/㎣)이다.

■ **적혈구(erythrocyte)**

전체 혈구의 45%를 차지하고 있는 적혈구는 산소 및 이산화탄소를 운반한다. 적혈구는 골수에서 생성되고 3개월 된 적혈구는 간과 비장에서 파괴된다. 이때 헤모글로빈도 분해되어 새로운 적혈구를 만드는데 재사용된다. **빈혈**을 진단하며, 참고치는 여성의 경우 **350~450만 cells/㎣**, 남성의 경우 **400~550만 cells/㎣**이다[그림 3.10].

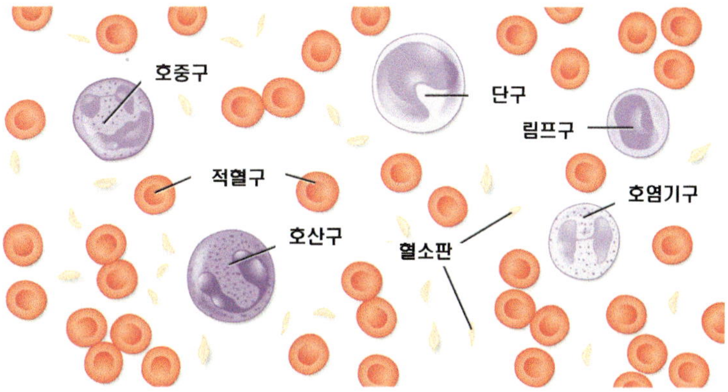

그림 3.10 **현미경으로 본 혈구 성분**

2) 소변 성분과 해석

소변검사란 소변 속의 화학물질을 분석하는 과정을 말한다. 신장은 혈액으로부터 여분의 물과 여러 가지 물질을 걸러내는 곳이므로 소변은 신장 기능을 평가하는데 사용한다. 소변검사는 색깔과 농도, 산도를 관찰함과 동시에 정상적인 경우에 발견되지 않는 화학물질 즉, 케톤, 당, 단백질, 혈액, 담즙색소, 미생물 등을 확인할 수 있다.

■ **케톤(ketone)**

통풍을 진단하는데 사용하는 케톤은 지방 대사의 산물이며, 보통 근조직에서 에너지원으로 사용된다. 그러나 체내에서 비정상적으로 많은 양의 지방이 대사 되는 경우에는 근육이 케톤체를 모두 사용할 수 없게 되어 케톤산이 소변으로 유출된다. 참고치는 **음성(negative)**이다.

■ **소변색**

정상적인 소변의 색깔은 **담황갈색**이다. 그러나 사람에 따라 무색에서부터 진한 황갈색까지 투명도는 다양하다. 이러한 차이는 '**유로빌린**(urobilin)이나 유로크롬'이라는 색소의 함유량이 다르기 때문이다. 소변색의 변화는 **병리학적 징후**이다. 예를 들면, 소변에 피가 섞여 나오는 경우에는 소변색이 빨간색 혹은 갈색을 띈다.

■ **요당(glucose)**

정상 소변 속에는 당이 섞여 나오지 않는다. 그러나 혈중 글루코스의 농도가 너무 높아지면 소변 속에 당이 섞여 나온다. 이것은 당뇨병의 징후를 말하며, 참고치는 **1~15㎎%**이다.

■ **단백질(protein)**

신장에 장애가 생기면, 소변 속에서 알부민, 글로불린이 검색된다. 요-단백검사는 신장병을 알아보기 위한 가장 중요한 검사방법이며, 참고치는 **음성(negative)**이다.

■ **소변비중(specific gravity, Gs)**

소변의 농축 능력은 비중으로 확인한다. 소변비중의 정상범위는 **1,003~1,020**로, 숫자가 클수록 농도가 진하고 더 많은 물질이 녹아 있는 것을 의미한다. 소변 속에 나타나는 용해 물질의 양을 검사하는 것으로서 노폐물을 제거하는 신장의 기능을 평가하는 검사방법이다. 주로 당뇨병 환자에서 **신장 기능**을 진단하는데 사용한다.

■ **소변 산성도(pH)**

소변의 pH는 음식물의 섭취에 따라 다르며, 보통 **5.0~6.0**의 약산성이 참고치이다. 소변의 pH가 7.0이상이면 알카리성 소변이라 한다. 산성뇨와 관련된 질환은 기아, 탈수, 설사, 발열, 산성화 세균, 육류 섭취 등인 반면, 알카리뇨 질환은 구토, 식물성 음식물 섭취 및 급성 또는 만성 신질환인 경우 초래된다. 소변의 산성도는 주로 **신장 기능**을 진단한다.

라. 신체구성 검사

신체구성 검사는 신체조성 또는 체성분 검사라고도 부른다. 인체의 구성성분을 생체전기저항 분석법(bioelectrical impedance analysis, BIA)을 통해 분석한다. 이것은 개인의 인체를 구성하고 있는 근육량, 지방량 및 수분량 등을 평가하고 기초대사량과 이상체중 등을 분석한다[그림 3.11]. 생체전기저항 분석법은 인체에 무해한 고주파수(500~800KHz)를 전신에 전도시켜 지방조직과 비지방조직의 전기저항 차이를 이용하는 방법이다. 이 측정기기는 편이성과 안전성이 높아 미국 FAD의 공식적인 인정을 받았다. 그러나 이 분석법은 약 3%의 오차가 있고, 비만자는 과소 측정되는 반면, 세장형 대상자는 과대 측정되는 경향을 보이기도 한다. 따라서 측정 대상의 성별과 연령을 감안한 후 측정 오차를 최소화해야 한다. 오차를 최소화하기 위해서는 검사 7일 전부터 이뇨제 복용을 금하고, 검사 48시간 전 금주와 검사 12시간 전 운동을 삼간다. 한편, 검사 4시간 전 음식물 섭취를 제한하고, 검사 30분전에는 반드시 배뇨를 해야 한다.

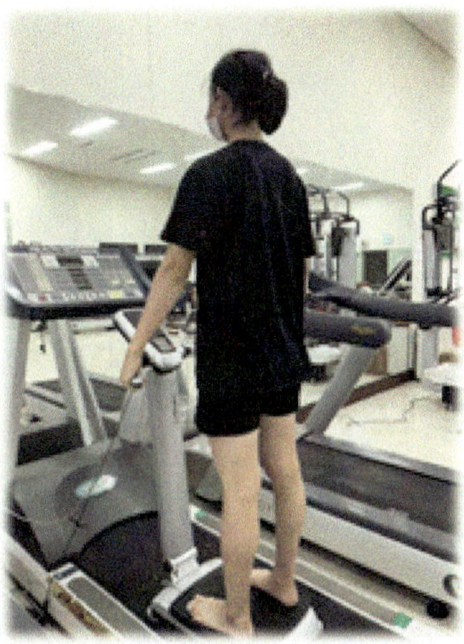

- 검사 7일 전 이뇨제 복용 금지
- 검사 2일 전 금주
- 검사 12시간 전 운동 삼가
- 검사 4시간 전 음식물 섭취제한
- 검사 30분 전 배뇨

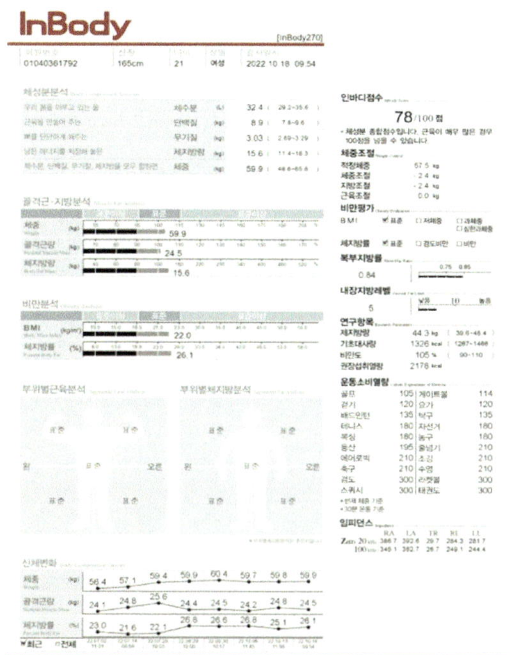

그림 3.11 신체구성 검사

마. 운동부하 검사

1) 운동부하 검사의 필요성과 목적

운동부하 검사란 [그림 3.12]와 같이 트레드밀 위에서 걷거나 달리면서 혹은 고정식 자전거에 앉아 페달링을 하면서 심전도(EKG)와 호흡 가스(산소와 이산화탄소의 농도)를 측정하는 정밀검사로, 개인별 환자에게 알맞은 프로토콜(protocol)을 이용하여 운동시 나타나는 최대산소섭취량, 혈압, 심박수, 심전도 파형, 및 호흡가스의 변인을 관찰한다. 이렇게 얻어진 데이터는 평상시에 이상이 없으나, 운동 중에 발생할 수 있는 심폐기능의 위험정도를 가늠할 수 있게 하며 심장의 운동능력과 폐환기 능력을 평가할 수 있다. 특히, 과거에 운동을 멀리 하였다가 다시 시작하고자 하거나 흡연력이 있는 중년층 이상의 성인과 비만, 당뇨병, 이상지질혈증, 고혈압 등이 있는 경우에 운동부하 검사가 권장되며, 개인별 운동강도를 설정할 수 있도록 한다.

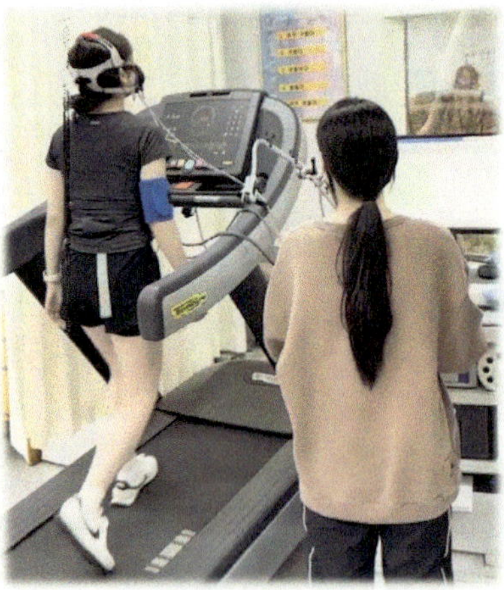

- 운동 중 잠재적인 심폐기능의 위험 정도 예측
- 심장의 운동능력과 폐환기 능력 평가
- 심장 수술 후 회복상태 평가
- 약물 효과에 대한 심장기능 평가
- 개인별 운동강도 설정

그림 3.12 운동부하 검사

운동부하 검사가 권장되어야 하는 가장 큰 이유는 다음에서 제시한 7가지 정도로 나열해 볼 수 있다. 첫째, 규칙적인 운동에 참여하고 있는 건강한 사람에게는 질병에 대한 예방효과를 확신시켜 줌으로서 긍정적인 피드백을 제공한다. 둘째, 관상동맥 협착이나 관상동맥경화를 발견하도록 한다. 셋째, 심근허혈과 부정맥을 발견할 수 있다. 넷째, 불안정성 고혈압을 발견할 수도 있고, 다섯째, 관상동맥 우회로술(coronary bypass surgery)과 같은 심장관련 환자들의 수술결과 혹은 심장의 건강상태를 파악하게 해주며, 혈관성형술(angioplasty) 후 재협착의 가능성을 예측할 수 있다. 여섯째, 환자의 치료과정 시 약물에 의한 효과를 판정하도록 하며, 마지막으로 안전하고 효과적인 운동 시 목표 심박수 구간을 설정할 수 있다[부록 B].

2) 운동부하 검사 프로토콜

실험실 내에서 이루어지는 운동부하 검사 프로토콜은 **피험자들의 상태에 따라 최대(maximal) 혹은 최대하(submaximal) 검사**로 진행할 것인가를 미연에 결정해야 한다. 일반적인 프로토콜은 2MET 이상의 강도로 부하가 증가되지만, 중증환자나 노인들의 경우에는 2MET 이하의 강도로 부하가 증가된다. 검사 동안에 환자의 증세와 증상 및 심박수, 혈압을 관찰하되, 협심증 척도와 호흡곤란 척도를 활용한다. 환경적인 면도 함께 고려되어야 안전하고 정확한 검사를 유도할 수 있다.

- 최대 혹은 최대하 검사의 진행 여부 결정
- 중증환자나 노인의 경우 2MET 이하의 부하 증가
- 자각인지도, 협심증 척도, 호흡곤란 척도 활용
- 환경적인 면(온도 20~22℃, 습도 50~60%) 고려
- 최대 혹은 최대하 검사의 기준은 '예측치 최대심박수(220-연령)'공식 적용

환자의 상태에 따라 정해지는 프로토콜은 최대 혹은 최대하 검사로 진행하게 되는데, 이에 대한 기준은 '예측치 최대심박수(220-연령)' 공식을 이용한다. 우선, 최대 운동부하 검사는 환자가 더 이상 운동을 지속할 수 없는 **탈진(all-out) 상태**까지 검사를 지속시키는 방법으로, 심박수가 더 이상 증가하지 않거나 지속적인 능력이 한계에 달할 때까지의 검사를 말한다. 최대하 운동부하 검사는 환자가 최대 운동수준에 도달하기 전 검사를 종료시키는 방법으로, 신체반응을 이용한 최대수준의 상태를 추정하는 방법이다. 최대하 검사의 종료시점은 **예측치 최대심박수의 85%**이다.

운동부하 검사 방법으로는 첫째, 대상자를 트레드밀 검사의 경우 의자에, 자전거의 경우 안장에 앉게 한 후 5분가량 휴식을 취하게 하며, 검사방법을 간단히 설명해 준다. 둘째, 대상자에게 검사자와의 의사소통 방법인 자각인지도, 협심증 척도 또는 호흡곤란 척도에 대해 설명하고, 셋째, 심전도 검사를 위한 심전도 리드와 자동 혈압기를 대상자에게 고정시킨 후 안정 시 심전도를 검사 및 출력한다. 넷째, 호흡 가스검사를 위해 입과 코에 마스크를 고정시키고, 마스크가 새지 않는지 확인한다. 마지막으로, 안정 시 가스 상태를 기록하면서 운동 시 대상자에게 적용할 수 있는 프로토콜을 선정하여 컴퓨터에 입력한다. 이렇게 준비가 완료되면 선택된 프로토콜에 따라 검사를 진행하고 최종 심전도와 호흡가스 기록지를 출력한다.

3) 운동부하 검사 장비와 프로토콜

운동부하 검사로 이용하는 장비는 트레드밀, 자전거 에르고미터 및 암 에르고미터(팔 자전거)이다. 트레드밀은 일반적인 활동 형태인 걷기와 달리기를 부하로 하여 검사를 유도하기 때문에 적응시간을 단축할 수 있는 장점이 있는 반면, 상체의 흔들림 등으로 인하여 정확한 심전도 검사

와 혈압 측정이 어려울 수 있다는 단점이 있다. 한편, 자전거 에르고미터는 자전거의 바퀴 회전수와 페달에 가해지는 장력을 이용하여 운동강도를 조절하는 장비로 상체의 흔들림이 적기 때문에 심전도 검사와 혈압 측정이 정확하다는 장점이 있는 반면, 하체만을 이용하기 때문에 하지의 근피로 등으로 인한 조기 검사 중지와 같은 단점이 있다.

트레드밀 경사도의 퍼센트(%) 산출

트레드밀의 경사도는 %로 나타낸다. 이것은 탄젠트(tangent)에 100을 곱함으로써 얻어질 수 있지만, 경사각의 측정이 용이하지 않고, 정확하지도 못하기 때문에 [그림 3.13]에서 나타낸 바와 같이 **싸인(sin)식**으로 높이와 벨트의 길이를 고려한 값에 100을 곱하는 것이 더욱 정확한 방법이다. 이러한 이유는 탄젠트식을 이용할 경우 지면에 대한 높이의 변화만을 고려하기 때문에 직각 삼각형 사변에 대한 변화를 고려할 수 없으므로 싸인 공식에 의한 경사각과 %경사도를 산출하는 것이 보다 타당함으로 이 식을 적용하는 것이 바람직하다.

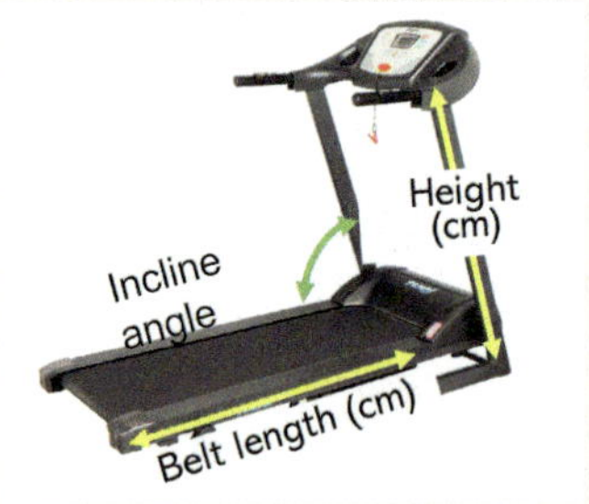

sin δ = 높이 / 벨트 길이

- δ= 경사각(°)
- 예] 높이가 8㎝이고, 벨트길이가 58㎝인 경우
- sinδ= (8/58) = 0.1379[δ = 7.9°]가 된다.
- % 경사도 = 0.1379 × 100 = 13.8%가 됨.

그림 3.13 **트레드밀 경사도의 퍼센트(%) 산출식**

4) 프로토콜 선정 시 고려사항

트레드밀이나 자전거 등을 이용한 운동부하 검사는 심장의 기능, 예를 들어 심박수, 혈압, 심전도 유형을 파악하고, 폐기능, 예를 들어 호흡상, 산소 섭취량, 이산화탄소 배출량, 환기역치를 파악한다. 위와 같은 변인들은 다양한 프로토콜들에 의해 검사할 경우 그 결과 또한 다양하게 나타날 것이다. 따라서 일정한 양식의 프로토콜을 이용하여 검사하는 것이 일정한 결과를 나타내기 때문에 다른 사람들과의 비교가 가능하다. 우리나라의 경우는 부르스 프로토콜을 가장 많이 이용하고 있는데, 이것은 3분마다 경사도가 2%씩 증가되고, 속도도 일정하지가 않아 노인이나 환자에게 적용하는 것은 좋지 않다. 따라서 부르스 프로토콜은 규칙적인 운동을 수행하고 있는 사람들이나 운동을 하고 있지 않더라도 젊은 사람들의 경우가 적합하다. 반면, 발케/웨어 프로토콜이나 수정형 부르스 프로토콜은 노인이나 심폐계 질환 환자들에게 적합하다. 프로토콜의 특징들은 [그림 3.14~3.16]과 같다.

부루스 프로토콜
Bruce Protocol

- 부하 유형 : 지속형
- 검사 대상 : 정상군
- 초기 부하 : 속도 1.7mph
  경사도 10%/3분 단계

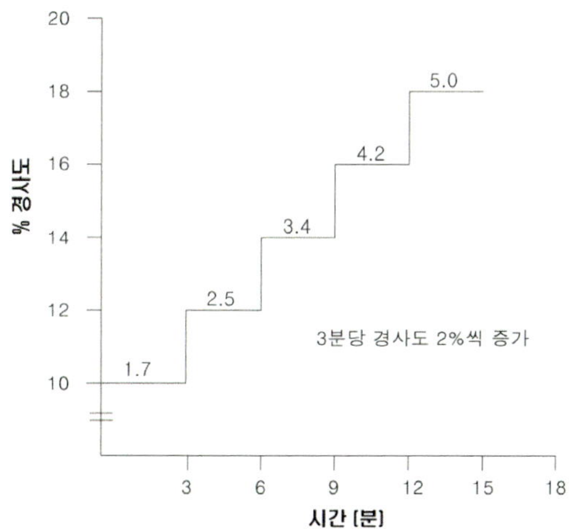

수정형 부루스 프로토콜
Modified Bruce Protocol

- 부하 유형 : 지속형
- 검사 대상 : 높은 위험군
- 초기 부하 : 속도 1.7mph
- 경사도 0~5%/ 3분 단계

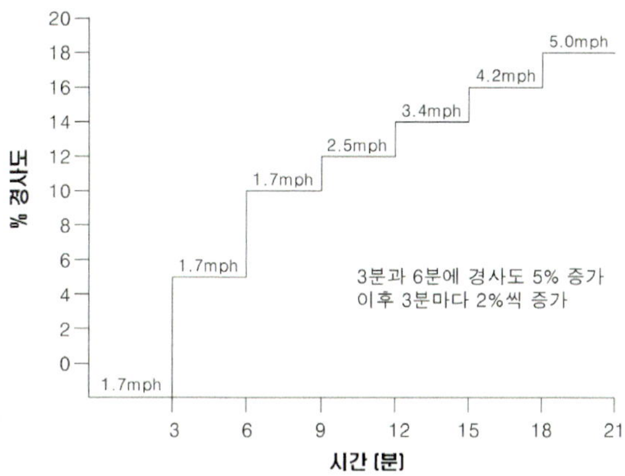

그림 3.14 **트레드밀 프로토콜**

카스틸/폭스 프로토콜
Costill/Fox Protocol

- 부하 유형 : 지속형
- 검사 대상 : 단련된 훈련군
- 준비 운동 : 10분 걷기 내지 달리기
- 초기 부하 : 속도 8.9mph
  경사도 0%/ 2분 단계

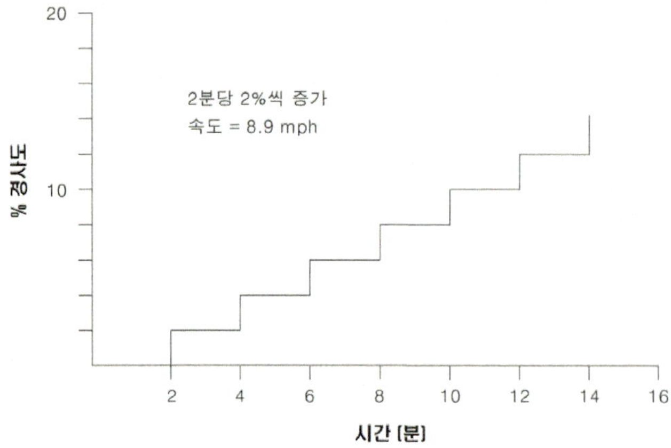

막수드/ 코우츠 프로토콜
Maksud/Coutts Protocol

- 부하 유형 : 지속형
- 검사 대상 : 단련된 훈련군
- 준비 운동 : 속도 3.5mph
  경사도 0%에서 10분 걷기
- 초기 부하 : 속도 7mph
  경사도 0%/2분 단계

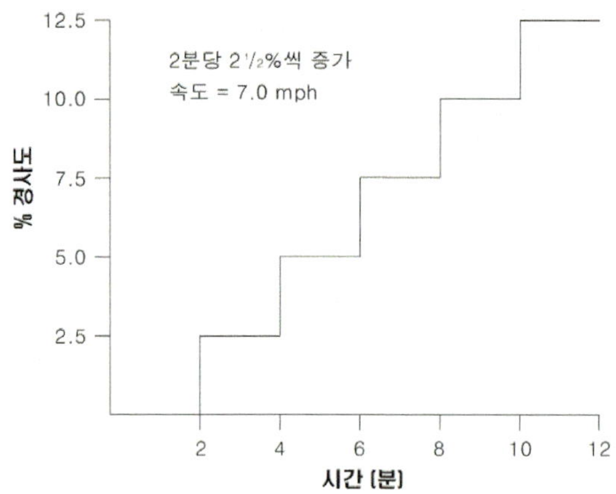

수정형 아스트란드 프로토콜
Modified Astrand Protocol

- 부하 유형 : 지속형
- 검사 대상 : 단련된 훈련군
- 준비 운동 : 5분 걷기 내지 조깅
- 초기 부하 : 속도 5~8mph
  경사도 0%/ 3분 단계

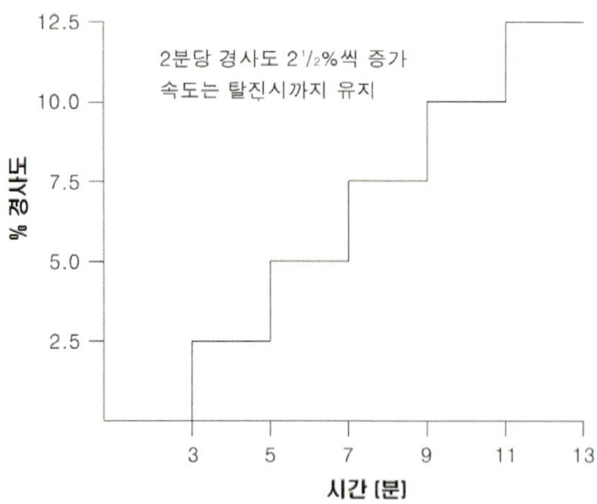

그림 3.14 트레드밀 프로토콜(계속)

노턴 프로토콜

Naughton Protocol

- 부하 유형 : 지속형
- 검사 대상 : 심장질환자/높은 위험군
- 초기 부하 : 속도 1.0mph
  경사도 0%/2분 단계

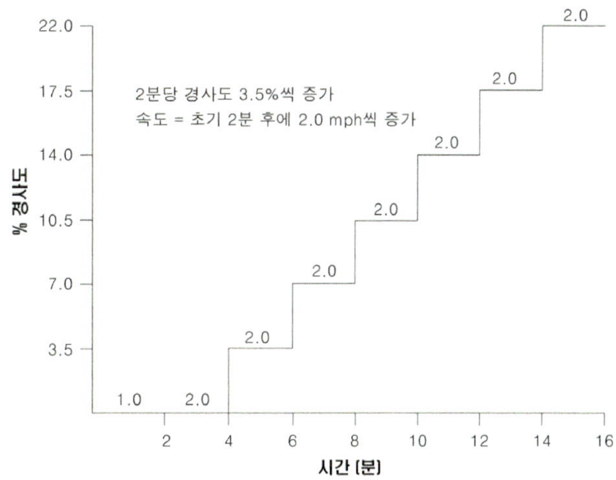

윌슨 프로토콜

Wilson Protocol

- 부하 유형 : 지속형
- 검사 대상 : 심장질환자/높은 위험군
- 초기 부하 : 속도 1.5mph
  경사도 0%/3분 단계

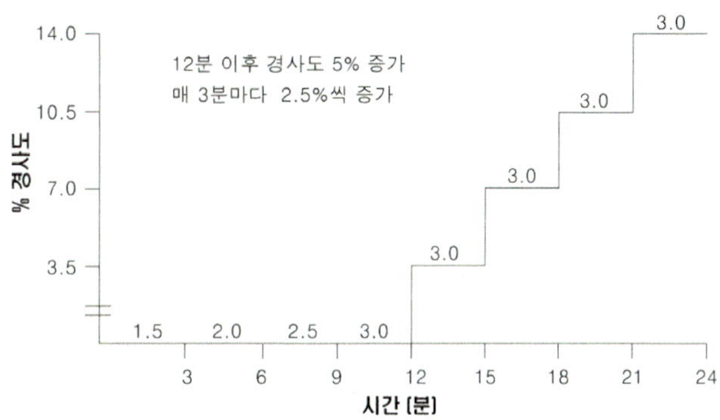

테일러 프로토콜

Taylor Protocol

- 부하 유형 : 간헐적 방식
- 검사 대상 : 단련된 훈련군
- 준비 운동 : 속도 3.5mph
- 경사도 10%로 10분 걷기/조깅
- 초기 부하 : 속도 7mph
  경사도 0%/3분 단계

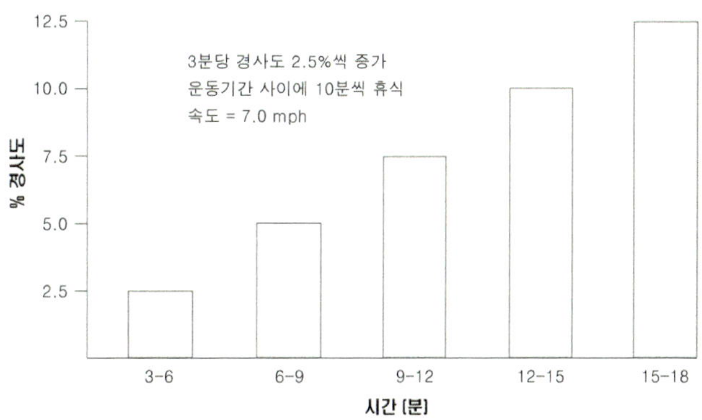

그림 3.14 **트레드밀 프로토콜(계속)**

발케/웨어 프로토콜
Balke/Ware Protocol

- 부하 유형 : 지속형
- 검사 대상 : 정상군과 위험군
- 초기 부하 : 속도 3.4mph
  경사도 0%/1분 단계

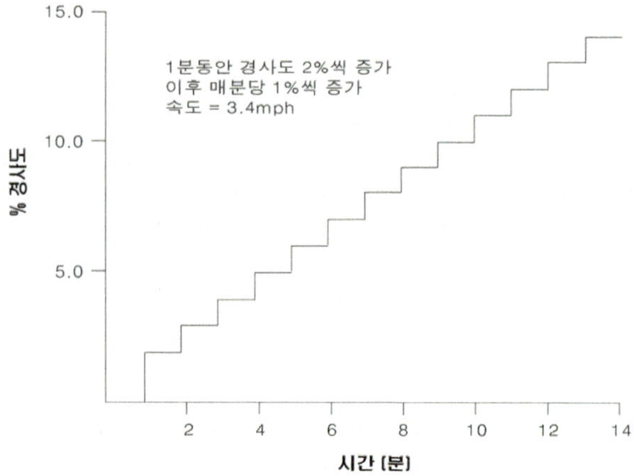

카투스 프로토콜
Kattus Protocol

- 부하 유형 : 지속형
- 검사 대상 : 심장질환자/높은 위험군
- 초기 부하 : 속도 1.5mph
  경사도 10%/3분 단계

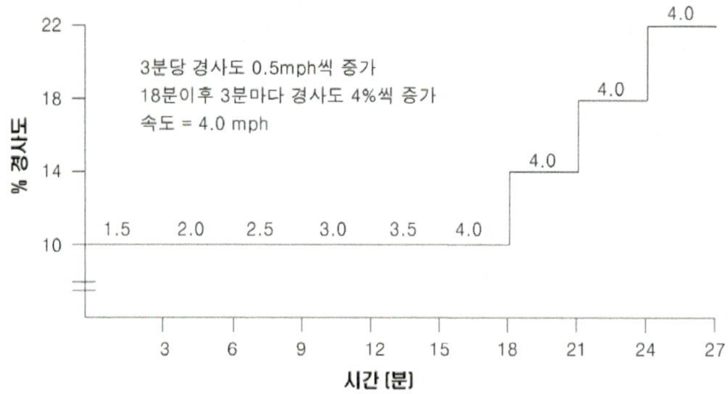

그림 3.14 트레드밀 프로토콜(계속)

아스트란드 프로토콜
Åstrand Protocol

- 부하 유형 : 지속형
- 검사 대상 : 정상군과 위험군
- 초기 부하 : 남성 600kgm
  (100W)
  여성 300kgm
  (50W)

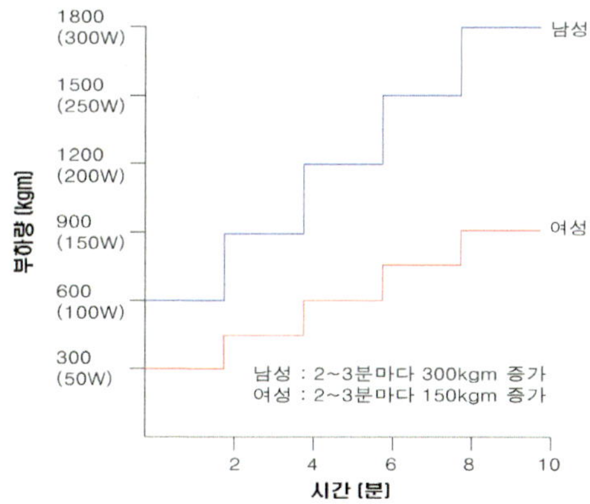

아스트란드 프로토콜
Åstrand Protocol

- 부하 유형 : 간헐적 부하
- 검사 대상 : 정상군과 위험군
- 초기 부하 : 720kgm
  (120W)

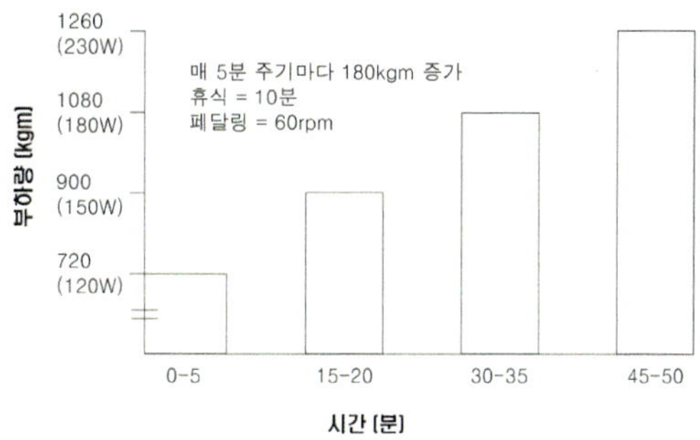

맥카들 프로토콜
McArdle Protocol

- 부하 유형 : 지속형
- 검사 대상 : 정상군과 위험군
- 초기 부하 : 900kgm
  (150W)

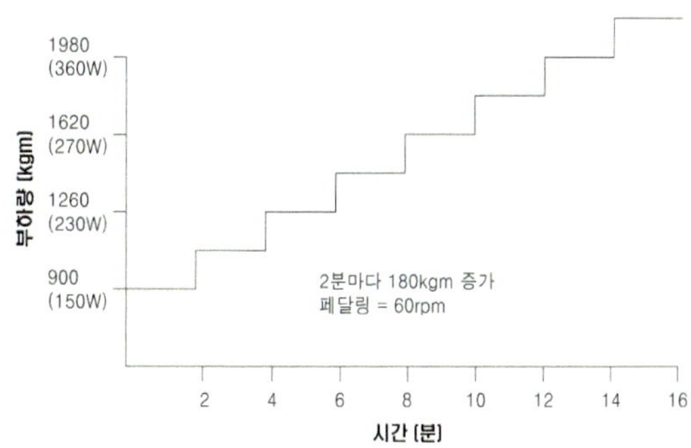

폭스 프로토콜
Fox Protocol

- 부하 유형 : 간헐적 부하
- 검사 대상 : 정상군과 위험군
- 초기 부하 : 남성 750~900kgm
  (125~150W)
  여성 450~600kgm
  (75~100W)

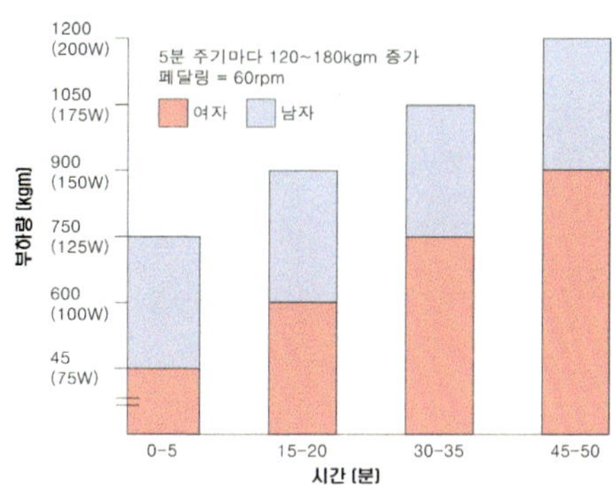

그림 3.15 자전거 프로토콜

5) 암 에르고미터 검사

암 에르고미터 검사는 하지와 관련된 상해나 골격근 장애 등으로 인해 트레드밀이나 자전거 에르고미터를 수행하기 어려운 환자(주로 하지마비 환자)에게 사용하며, 간혹 상지의 운동능력(카누, 카약과 같은 조정선수)을 평가하는데 이용하기도 한다[그림 3.16]. 암 에르고미터를 이용한 상지검사는 하지를 이용한 검사 방법들과 비슷하지만 동원되는 근육군이 적고, 운동초기에 이용되는 운동단위 수가 적으며, 하지 근육에 비해 유산소성 분해효소 등이 적어 트레드밀 검사에서 도출된 최대산소섭취량보다 **20~30% 적게 나타나고, 최대심박수 또한 낮게 도출된다.**

암 에르고미터 프로토콜-I

- 부하 유형 : 지속형
- 검사 대상 : 심혈관계 질환군
- 초기 부하 : 50rpm으로 3분마다 5W씩 증가

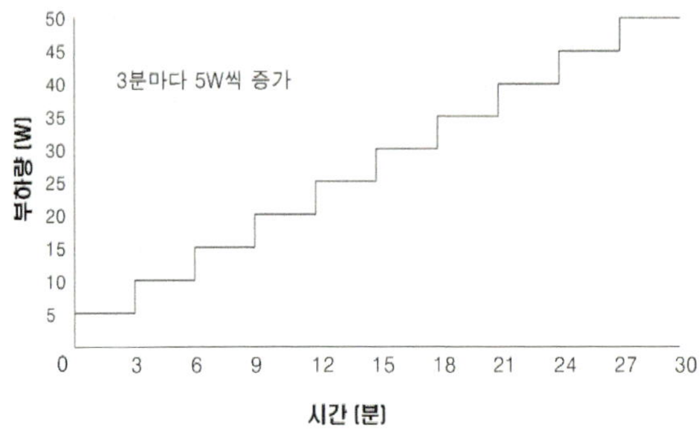

암 에르고미터 프로토콜-II

- 부하 유형 : 지속형
- 검사 대상 : 정상군
- 초기 부하 : 60rpm으로 2분마다 25W씩 증가

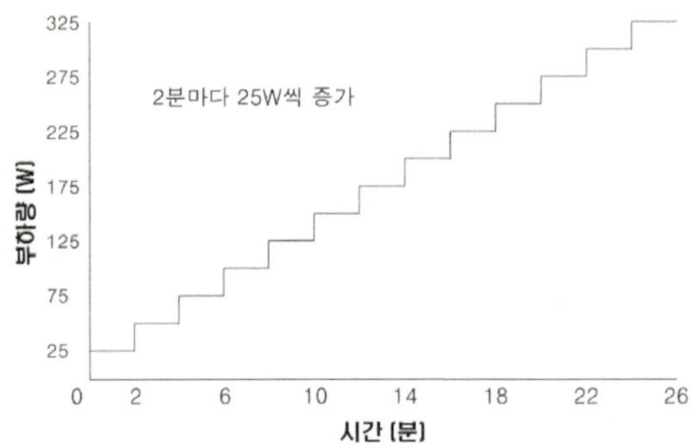

그림 3.16 암 에르고미터 프로토콜

6) 운동부하 검사 결과의 활용

운동부하 검사는 안정 시, 운동 중 및 운동 종료 후 12리드 심전도 장비를 통해 심장 기능의 이상 유무를 진단하고, 호흡가스 장비를 통해 최대산소섭취량과 환기역치 수준 등을 산출한 후 최대 운동능력과 그에 따른 운동강도를 결정하는데 활용한다. 관찰할 수 있는 변인들은 심전도 장비에서 도출된 혈압, 심박수 및 심전도 파형[그림 3.17a]이며, 호흡가스 장비에서 도출된 산소섭취량, 환기량, 환기역치, 호흡교환율, 에너지 대사량(MET)[그림 3.17b]과 검사 시 파악한 자각인지도, 협심증 척도 또는 호흡곤란 척도에서의 데이터 등이다.

EVENT	TIME	SPEED (mph)	GRADE (%)	HR (bpm)	ER (bpm)	BP (mm Hg)	HR×BP	ST LEVEL (mm) II	ST LEVEL (mm) V_2	ST LEVEL (mm) V_5
REST	SITTING	-	-	75	0	115 / 75	8625	1.1	1.2	1.1
Stage 1	01:00	1.7	10.0	135	0	117 / 66	15795	0.7	1.2	0.8
	02:00	1.7	10.0	138		122 / 68	16836	0.6	1.3	0.9
	03:00	1.7	10.0	141		128 / 69	18048	0.4	1.1	1.0
Stage 2	01:00	2.5	12.0	145	0	132 / 68	19140	0.6	0.9	0.9
	02:00	2.5	12.0	156		136 / 66	21216	0.5	0.7	0.7
	03:00	2.5	12.0	163		139 / 70	22657	0.4	1.0	1.1
Stage 3	01:00	3.4	14.0	166	0	151 / 73	25066	1.1	1.1	0.9
	02:00	3.4	14.0	165		156 / 70	25740	0.9	1.0	1.2
	03:00	3.4	14.0	171		155 / 69	26505	0.8	0.9	0.8

그림 3.17a 심전도 분석기에서 도출된 결과지 일부

Test Time	Speed MPH	Grade %	Heart Rate	VO_2 STPD	VO_2 /KG	VCO_2 STPD	R	VT BTPS	VE BTPS	RR /min	MET	KCAL /min	Work Watts	VEO_2	$VECO_2$	SBP	DBP	RPE
0:30	0.0	0.0	75	0.30	3.5	0.29	0.77	0.45	11.0	16	1	1	0	30	36	115	75	-
1:00	1.7	10.0	135	0.37	5.3	0.31	0.83	0.47	12.0	26	2	2	0	29	35	117	66	7
:	:	:	:	:	:	:	:	:	:	:	:	:	:	:	:	:	:	:
6:00	2.5	12.0	163	0.58	8.5	0.50	0.86	0.64	16.3	26	2	3	0	28	33	139	70	11
7:00	3.4	14.0	166	0.60	9.0	0.53	0.91	0.65	17.0	27	3	3	0	27	32	151	73	13

그림 3.17b 호흡가스 분석기에서 도출된 결과지 일부

[그림 3.17a]에서 수행된 프로토콜은 부르스 프로토콜이었고, 심전도의 변화를 수치로 나타낸 결과지이다. 구체적으로 HR은 심박수(heart rate)를 나타내는 것으로 운동에 따른 심장의 기능을 파악할 수 있는 기본적인 지표이며, 그 의미는 신체 각 조직에 혈액을 공급하기 위하여 심장이 1분 동안 박동한 횟수를 말한다. 부르스 프로토콜의 부하에 따라 일반적으로 심박수는 증가하지만, 체력이 좋은 사람일수록 심박수가 낮게 나타나되 최고 시점에 도달할 경우 최대심박수 범위를 상회하기도 한다.

BP는 혈압(blood pressure)의 약자로 혈관을 통과하는 혈액의 압력을 뜻한다. 안정 시 정상 혈압은 120/80mmHg로 앞에 수치는 심장의 대동맥이 수축할 때의 압력 즉, 수축기 혈압(systolic blood pressure, SBP)을 말하며, 뒤에 표시된 수치는 좌심실의 충만압이 증가하면서 대동맥의 수축능력이 감소되었을 때의 압력, 즉 이완기 혈압(diastolic blood pressure, DBP)을 뜻한다.

HR×BP는 심근의 산소소비량(Rate Pressure Product; RPP)을 나타내며, 심근이 어느 정도의 산소를 소비하였는가를 추정한 수치를 의미한다. 한편, ST LEVEL(II, V_2, V_5)은 심전도 파형 중 ST분절의 변화를 사지유도 리드 II와 흉부유도 V_2, V_5에서 관찰한 것을 정량적으로 나타내고 있는 것이다. 여기서 리드 II는 심장의 수직적 기울기를, 흉부유도 V_2는 심방의 전기적 흥분정도를,

흉부유도 V_5는 심실의 전기적 흥분정도를 나타내는 것이며 안정시(Sitting 자세)의 기저선들을 중심으로 **-2mm 이상이 감소된 경우에는 의미 있는 심근허혈(ischemia)로 판정**한다.

[그림 3.17b]에서 주로 관찰하는 변인들은 VO_2/KG(체중당 산소섭취량), R(호흡 교환율), VE(환기량)과 MET이다. 우선 체중당 산소섭취량은 안정시 및 운동시에 필요한 개인별 산소섭능력을 말하며, 운동강도를 나타내는 지표이다. 이 변인은 운동을 최대로 수행하고 종료한 직후의 상태를 최대산소섭취량이라 하며 그 수준이 높을수록 심폐기능이 우수한 것으로 평가한다. 참고로 최대산소섭취량을 결정하는 요인은 5가지로 첫째, 운동강도가 증가하는 데에도 불구하고 산소섭취량이 증가하지 않거나, 둘째, 운동강도가 증가하는데 심박수가 증가하지 않으며, 최대심박수 95% 이상에 도달한 경우, 셋째, 호흡교환율이 1.15 이상인 경우, 넷째, 혈중 젖산농도가 8mmol/L이상인 경우 및 다섯째, 자각인지도에서 주관적 운동강도가 17이상인 경우로 판정한다. 이와 같은 최대산소섭취량의 결정 요인들은 정상인의 경우에만 해당하며, 중증 환자나 허약자 및 고령자 등은 최대하 운동부하 검사로 산소섭취량을 도출하기 때문에 검사종료 후 15%를 더 감안하여 최대산소섭취량을 추정하는 것이 바람직하다. **R은 호흡 교환율**(respiratory quotient, RQ 혹은 R)을 말하며, 검사 시 호기한 이산화탄소량을 흡기한 산소량으로 나눈(VCO_2/VO_2) 비율로, 에너지원의 이용여부를 간접적으로 보여주는 지표이다. 참고로 R값이 1에 가까우면 탄수화물을, 0.7에 가까우면 지방을 에너지원으로 사용했다고 평가한다.

VE는 환기량(minute ventilation)을 말하는 것으로, 그 의미는 안정시와 운동시 산소공급을 위해 1분 동안 흡기한 공기의 양을 의미한다. VE는 폐를 통한 공기의 공급능력과 관련이 있으나 체격의 크기와 관련성이 보다 높기 때문에 심폐기능의 정확한 지표로서는 적절하지 못하다. **MET는 에너지대사 당량(Metabolic EquivalenT)의 지표로 '단위 시간당 체중에 대한 열량소비'를 의미하며, 단위는 ㎉/㎏/hr이다.** 보통 안정시에 소비되는 산소소비량은 3.5㎖/㎏/min이므로 이것을 1MET라고 하며, 만일 어느 환자가 최대 운동부하 검사 직후에 산출된 MET가 10으로 나왔다면, 산소소비량은 35㎖/㎏/min에 해당한다. RPE는 자각인지도(ratings of perceived exertion)를 말하며, 운동검사 시 심리적인 피로정도 및 운동강도의 한 지표이다. 이것은 일반인들보다도 심혈관계 환자들의 운동강도로 활용하는 것이 바람직해 보인다.

마지막으로 [그림 3.17b]에서는 제시되어 있지 않지만, 지구성 운동능력을 판정하기 위하여 환기역치를 고려한다. 환기역치(Ventilatory Threshold, VT)란 무산소성 역치 중의 하나로 호흡가스 변인을 이용한 신체의 피로 정도를 판정하는 지표이다. VT는 환기량이 산소섭취량에 비해 급격히 증가하는 시점으로 판정하며, 이 수준이 늦게 나타날수록 운동부하에 대한 피로를 적게 느끼며 심폐기능이 좋은 것으로 판정한다.

7) 운동부하 검사의 종료시점과 중지시점

정상적으로 운동부하 검사를 종료하기 위한 종료 시점은 최대검사에서 목표 심박수에 도달한 경우, 최대하 검사에서 85%에 도달한 경우, R값이 1.15에 달하였거나, 혈압이 250/115㎜Hg 이상인 경우 및 환자의 요구 등이다. 한편, 검사가 종료된 이후에도 1~2분간 걷기를 수행하도록 하는 것이 좋으며, 잠재적인 심장질환을 가진 환자들의 경우는 회복기에 이상반응이 잘 나타나므로 5분이상의 회복기 단계를 갖도록 한다. 이 단계에서 환자가 심한 호흡곤란을 호소하거나 얼굴이 창백할 경우 침대에 눕지 않도록 한다. 누운 자세가 호흡의 회복을 더 악화시키기 때문에 의자에 앉아서 휴식을 취하도록 한다. 전술한 내용 이외에도 비정상적인 반응에 대한 중지시점은 [표 3.10]과 같다[부록 B와 C].

표 3.10 운동부하 검사를 중지해야 하는 경우(ACSM, 2017)

절대적 중지사항 (무조건 검사를 중지해야 하는 경우)	상대적 중지사항 (환자의 상태를 고려하여 검사가능)
• 운동부하가 증가하는데 SBP가 ≥10㎜Hg 떨어지면서 허혈 반응을 보이는 경우 • 중증 이상의 협심증(Angina scale에서 +3점 이상) • 신경계 증상(실어증/ 어지럼증/ 실신)의 악화 • EKG나 혈압 측정이 어려운 경우 • V1이나 aVR이외에 다른 유도에서 Q파의 변화 없이 ST가 ≥1.0㎜ 상승하는 경우 • 지속적인 심실 빈맥 • 창백한 얼굴 • 환자의 검사 중지 요구	• 운동부하가 증가하는데 SBP가 ≥10㎜Hg 떨어지면서 허혈 반응을 나타내지 않는 경우 • ST분절이 〉2㎜ 이상 하강하거나 QRS군이 현격히 변하는 경우 • 심실빈맥과 다른 부정맥(다소성 PVCs, 상심실성 빈맥/차단, 서맥성 부정맥)이 지속적으로 나타나는 경우 • 피로감, 호흡곤란, 천식, 하지 파행으로 인한 통증호소 • 심실 빈맥과 구분할 수 없는 각차단 또는 심실간전도 지연 유발 • 흉통 증가 • 혈압이 250/115㎜Hg 이상 상승

표 3.11 운동부하 검사 전 금기사항

절대적 금기사항 (무조건 검사를 하지 말아야 하는 경우)	상대적 금기사항 (환자의 상태를 고려하여 검사를 수행할 수 있는 경우)
• 최근 안정시 EKG에서 허혈/ 심근경색(이틀 전부터)/ 급성 심장질환을 경험 • 불안정한 협심증 • 조절되지 않는 심실 부정맥 • 증상을 일으키거나 혈류역학적 변화가 조절되지 않는 부정맥 • 심증의 대동맥 협착증 • 조절되지 않는 울혈성 심부전증 • 급성 폐색전이나 폐경색 • 급성 심근염이나 심낭염 • 해리성 동맥류 • 급성 감염	• 좌측 관상동맥협착 • 중증 심판막질환 • 전해질 이상(저칼륨혈증/ 저마그네슘혈증) • 동맥성 고혈압(〉200/110mmHg) • 빈맥성 혹은 서맥성 부정맥 • 비대성 심근병증과 기타 혈행 출구의 차단 • 운동에 의해 악화되는 신경근/ 근골격/ 류마토이드 장애 • 심증의 방실차단 • 심실 동맥류 • 조절되지 않는 대사성 질환(당뇨병/ 갑상선 중독증/ 점액수종) • 만성 감염질환(단핵구증가증/ 간염/ AIDS)이 있는 경우

운동부하 검사는 [표 3.10]과 같이 검사 도중에 중지하는 경우가 있는 반면, [표 3.11]과 같이 검사를 시작하기 전에 반드시 준수해야 할 금기사항도 있다. 그러나 이러한 금기사항 중에서도 비정상적인 반응을 어느 정도 감안하면서도 위급한 상황을 초래하지 않을 수도 있는 경우에는 상대적 금기사항을 준수할 필요도 있다.

8) 운동부하 심전도 검사의 민감도와 특이도

운동부하 검사와 관련한 심전도 검사가 임상적으로 얼마나 정확한 가를 알고 있는 것은 중요한 일이다. 운동부하 심전도 검사는 허혈성 심장질환이나 관상동맥질환의 이상 유무를 정확하게 진단하는 것이 목적이지만 어느 정도의 오류도 있다. 심전도 검사의 신뢰도를 위해서는 민감도(sensitivity)와 특이도(specificity)를 알고 있어야만 한다. 민감도와 특이도를 산출하는 공식은 [표 3.12]와 같다.

표 3.12 운동 부하 검사의 민감도와 특이도 산출식

산출식	설명
민감도 = $\frac{\text{진양성}}{\text{진양성 + 위음성}}$	• 진양성(true positive): ST분절의 이상반응으로 운동을 끝까지 수행하지 못하였으며 실제 관상동맥질환이 있다고 판정된 경우 • 위음성(false negative): 특별한 이상반응을 보이지 않고 검사를 끝냈으나 실제로는 관상동맥질환 환자일 가능성이 높은 경우
특이도 = $\frac{\text{위양성}}{\text{위양성 + 진음성}}$	• 진음성(true negative): 특별한 이상반응 없이 끝까지 검사를 수행하였으며 실제로 관상동맥질환이 없을 가능성이 높은 경우 • 위양성(false positive): ST분절의 이상반응으로 끝까지 검사를 수행하지 못하였으나 실제로는 관상동맥질환이 없다고 판정된 경우

구체적으로 **민감도**란 심장질환을 가진 환자가 운동부하 검사를 받았을 때 이상 반응이 나타날 확률, 즉 **"환자가 환자로 판명될 수 있는 확률"**을 말하며, **특이도**란 정상인이 운동부하 검사를 받았을 때 정상으로 나타날 확률, 즉 **"건강한 사람이 건강한 것으로 판명될 수 있는 확률"**을 말한다.

인체 세포의 내부는 안정된 상태일 때 음성(-)을 띄며, 이때를 "정상"이라고 말한다. 반면, 인체 세포의 내부가 불안정한 경우에는 양성(+)을 띄며, 이때를 "비정상"이라고 말한다. 이해를 돕기 위해 민감도와 특이도의 흐름을 [그림 3.18]과 같이 나타낼 수 있으며, 그림에 나타난 진양성은 "진짜 비정상", 위양성은 "가짜 비정상" 즉, "정상"을 의미한다. 또 진음성은 "진짜 정상", 위음성은 "가짜 정상" 즉, "비정상"을 의미하는 것이다. 이와 관련된 한 연구에 의하면 112명의 심장질환 환자들을 대상으로 운동부하 심전도 검사의 양성반응은 관상동맥이 75% 이상 협착되어 있을 때 비례적으로 상승한다고 보고한 바 있다. 구체적으로 단일 혈관손상 즉, 관상동맥 중 우측이나 좌측 회선관상동맥(circumflex coronary arteries)이 손상된 환자들이 양성의 심전도 반응을 보인 경우는 44%인 반면, 좌측전하행 관상동맥(left anterior descending artery)이 손상된 환자들의 양성 심전도 반응은 77%로 나타났다. 두 개의 혈관에서 손상되었을 때 91%로, 세 개 이상의 혈관이 손상되었을 때는 100%의 양성 반응을 나타내는 것으로 보고하고 있다. 즉, **운동부하 심전도검사는 중증 이상의 환자들에서 '민감도'가 더욱 높게 나타난다.**

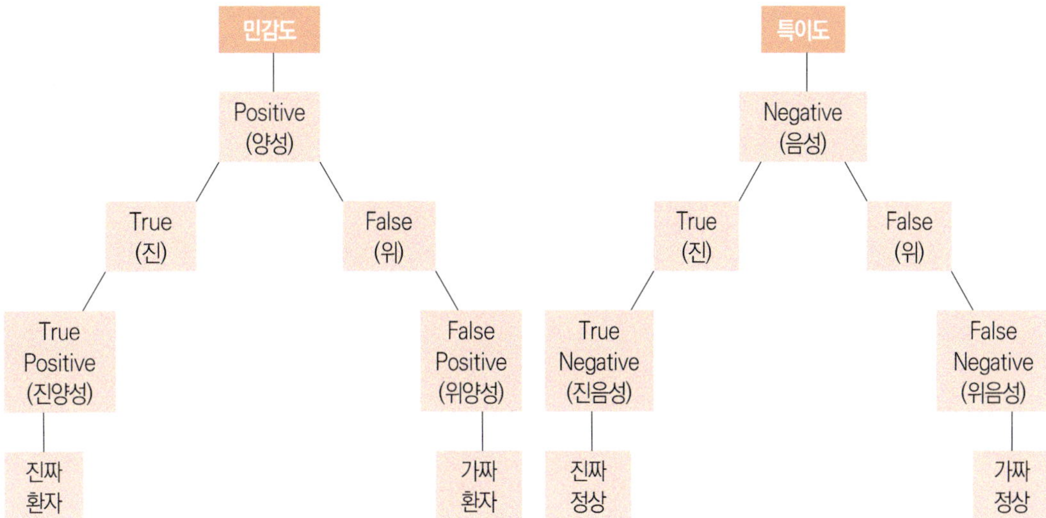

그림 3.18 **민감도와 특이도의 흐름도**

바. 심장의 신경전도 체계

심장은 심근(cardiac muscle)의 주기적인 수축과 이완을 통해 혈액을 전신으로 운반한다. 각 기관에서 돌아온 혈액(정맥)이 심실로 들어오면 폐로 들어가 맑은 혈액으로 바뀌어 각 신체부위와 폐로 혈액을 뿜어내는데 이 단계를 **수축기**(systole)라하며, 폐와 신체 각 부위로부터 심방과 심실로 혈액이 유입되는 단계를 **이완기**(diastole)라고 한다. 이러한 심근의 수축과 이완은 심근 안쪽에 있는 신경에 의해서 가능하다.

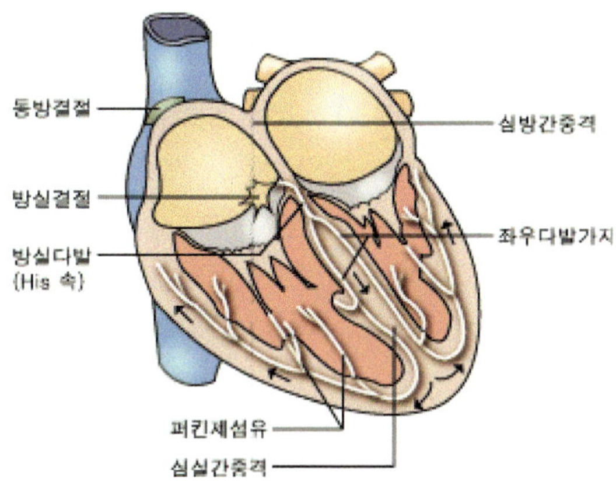

그림 3.19 **심장의 신경전도 체계**

심장은 [그림 3.19]와 같이 우심방 안쪽 상대정맥의 입구에 위치한 신경 결절 중 **동방결절**(sinoatrial node, SA node)의 자율적인 흥분에 의해 수축을 시작한다. 이 부위는 심박조율기(pacemaker)라고도 한다. 동방결절에서 발생한 흥분자극이 우심방 벽을 따라 심방전체를 흥분시키며, 심실과 접해 있는 **방실결절**(atrioventricular node, AV node)을 통해 **방실다발**(His 속)

로 전해지고, 이후 좌우 심실 벽에 분포되어 있는 **퍼킨제 섬유**(Purkinje fibers)[22]를 따라 심실 전체로 퍼진다. 이 과정을 심장의 신경전도체계라 한다. 이 전도체계에서 일어나는 전기적 활동을 피부 표면에서 유도해내는 것을 '**심전도(electrocardiogram, ECG or EKG)**'라 명명한다. 참고로, **Electrocardiogram은 심전계에서 생성된 그래픽 기록지를 말하는 반면,** Electrocardiograph는 심장의 활동에 의해 신체 각 부분에서 발생하는 전위의 미세한 차이를 감지하여 기록하는 검류계 장치를 말한다.

1) 심장의 전기 생리기전

심전도의 원리를 쉽게 알기 위해서는 심근내부에 있는 신경세포의 활동성을 이해해야 한다. 심장의 신경세포는 심장의 근육을 수축과 이완시킬 수 있도록 전기자극을 발생시키고 전도시킬 수 있다. 이 전기자극은 양이온(Na^+, K^+, Ca^{++})이 심장의 세포막을 통해 양쪽방향으로 빠르게 이동하기 때문에 일어난다. 세포막에 있는 양이온 농도의 차이를 **전위차**(mV로 측정)라 한다. 이 전위차는 심전도 상에서 등전위선을 유지한 채로 파형이 그려지지 않는 상태를 **휴지 상태**라 하며, **안정막 전위**라고도 한다. 반면, 심전도 상에서 파형이 위나 아래로 그려지게 되는 상태를 **탈분극(재분극 포함)** 상태라 하며, 전위차에 의해 일어난다. 한편, 탈분극이 일어나기 위해서는 특정한 수준의 전위상태로 재분극이 되어야 심근세포가 흥분되어 수축이 될 수 있는데 이 수준을 **역치전위**라 부른다.

가) 휴지상태

심근세포가 휴지 상태에 있을 때 Na^+농도는 세포 밖에 많은 반면, K^+농도는 세포 안에 많이 존재한다. 세포막을 중심으로 Na^+과 K^+은 확산을 통해 농도차를 유지하려 한다[그림 3.20]. K^+은 세포막에 대한 투과성이 높아 세포 안에서 밖으로의 이동이 자유로운 반면, Na^+은 투과성이 낮아 세포 밖에서 안으로의 이동이 느리다. 이러한 이유로 세포막에서는 ATP를 소비하여 Na^+은 세포 밖으로, K^+은 세포 안으로 이동을 시킨다. 그러나 K^+이 Na^+보다 더 빠른 속도로 세포 밖으로 이동하기 때문에 세포막의 내부는 음전하를 띈다. 이러한 상태를 **분극(polarization)**이라 한다. 즉, 휴지 상태에 있는 심근세포의 전위차를 안정막전위라 하며, 심방과 심실의 안정막전위는 -90mV이며, 동방결절과 방실결절의 안정막전위는 -70mV이다.

나) 탈분극과 재분극

분극상태의 심근세포막이 흥분되면 Na^+이온이 세포 안으로 투과되어 음전하가 조금 떨어진다. 즉, -90mV에서 -70mV로 저하되면 소듐통로가 순간적으로 열리면서 Na^+이 세포막으로 투과되어

22) **푸르키네 섬유**(Purkinje fibers) : 심실 안쪽 벽에 위치하며, 심장속막 바로 아래에 심장속막밑(subendocardium)이라고 하는 공간 내에 존재한다. 푸르키네 섬유는 전기적으로 흥분 가능한 세포로 구성된 특수 전도성 섬유

세포 안으로 들어온다. 이로 인해 세포 밖은 음전하가 되고, 세포 안은 양전하가 되면서 **탈분극(depolarization)**이 일어난다. 한편, 동방결절과 방실결절은 빠른 소듐통로 대신에 막전위가 -70mV에서 -50mV로 떨어질 때 열리는 **느린 칼슘-소듐 통로**를 가지고 있다. 이 통로는 양전하의 Ca^{++}과 Na^{+}이 탈분극 동안에 느리게 세포 안으로 들어간다. 심근세포가 탈분극되면 K^{+}은 세포 밖으로 이동하여 세포가 안정화되고, 분극상태로 되돌아가는 과정을 시작한다. 이를 **재분극(repolarization)**이라 한다. 심근세포의 탈분극은 심전도 상에서 P파와 QRS파로, 재분극은 T파로 그려진다.

다) 역치전위

심근세포는 -90mV로 완전히 재분극된 후에만 자극을 받아 탈분극을 하는 것이 아니라, -70mV(심근세포)로 재분극되거나, -30mV(동방결절과 방실결절)로 재분극되어야 탈분극이 일어난다. 즉, 세포가 다시 탈분극하기 위해 재분극되어야 하는데 이때를 **역치전위(threshold potential)**라 하며, 이 수준에 도달하지 않으면 심근에서의 **활동전위(action potential)**는 일어나지 않는다.

라) 활동전위

심근세포에서의 활동전위는 탈분극과 재분극이 일어나는 동안의 막전위의 변화과정을 말한다. 이를 5단계로 나누어 설명하면 [그림 3.20]과 같다.

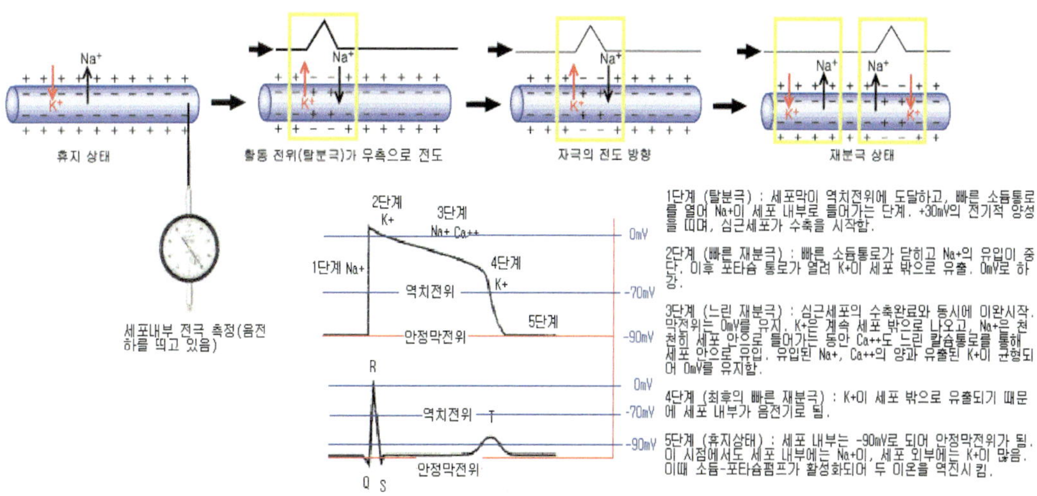

그림 3.20 심장의 전기 생리기전

- 1단계(탈분극 단계): 세포막이 역치전위에 달하고, 빠른 소듐통로를 열어 Na^{+}이 세포 내부로 들어가는 단계이다. 이때 막전위는 +30mV의 양전하를 띠며, 심근세포가 수축을 시작한다.

- 2단계(빠른 재분극 단계): 빠른 소듐통로가 닫히고 Na^+의 유입이 중단된다. 이후 포타슘 통로가 열려 K^+이 세포 밖으로 유출된다. 이때의 막전위는 0mV로 하강한다.
- 3단계(느린 재분극 단계): 심근세포의 수축이 끝남과 동시에 이완이 시작되는 단계이다. K^+은 계속 세포 밖으로 유출되고, Na은 천천히 세포 안으로 유입된다. 유입된 Na^+과 Ca^{++}의 양이 유출된 K^+의 양과 균형을 이루어 여전히 0mV를 유지한다.
- 4단계(최후의 빠른 재분극 단계): K^+이 세포 밖으로 유출되기 때문에 세포 내부가 음전하로 된다.
- 5단계(휴지 상태): 세포의 내부가 -90mV로 바뀌는 안정막전위 상태가 된다. 그러나 여전히 세포의 내부는 Na^+이 많은 반면, 세포의 외부는 K^+이 많은 상태이다. 이 시점에서 소듐-포타슘 펌프가 활성화되어 Na^+은 세포 밖으로, K^+은 세포 내부로 이동한다.

마) 불응기와 과도정상기

탈분극의 초기시점과 재분극의 종료시점은 다른 전기적 자극이 들어와도 또 다른 탈분극이 일어나지 않는데, 이 시점을 **불응기(절대불응기, 상대불응기)**라 한다. 그리고 T파의 거의 마지막 부분인 심근세포의 안정막전위로 돌아오는 직적에는 정상적인 자극보다 약한 자극에 의해서도 탈분극이 일어날 수 있는데, 이를 **과도정상기**라 한다[그림 3.21].

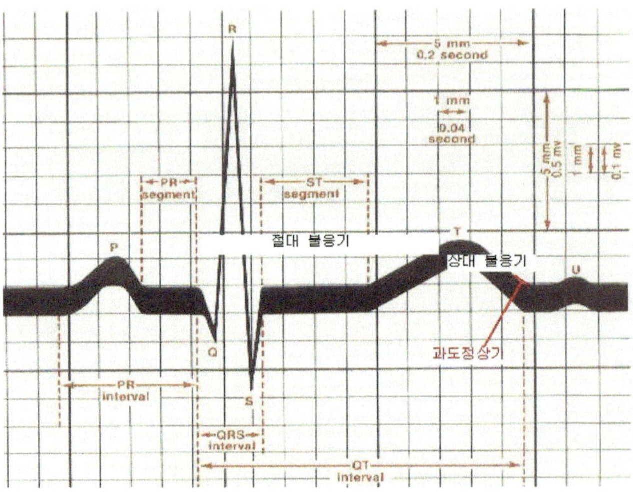

그림 3.21 **불응기와 과도정상기**

사. 심전도 리드

심장의 자극 전도계에서 생성된 전기적 활동은 [그림 3.22]와 같이 10개의 리드를 통해 얻어지며, 수직 전도계와 수평 전도계를 통해 설명한다. 수직 전도계는 RA(right arm), LA(left arm), RL(right leg), LL(left leg)을 통해 **사지유도**(Ⅰ, Ⅱ, Ⅲ)를 만들어 내며, 음극의 중심단자와 양극의 사지를 통해 **증폭유도**(aVL, aVR, aVF)를 만들어 낸다. 수평적 전도계는 6개의 리드를 통해 **흉부유도**(V1, V2, V3, V4, V5 및 V6)를 그려낸다.

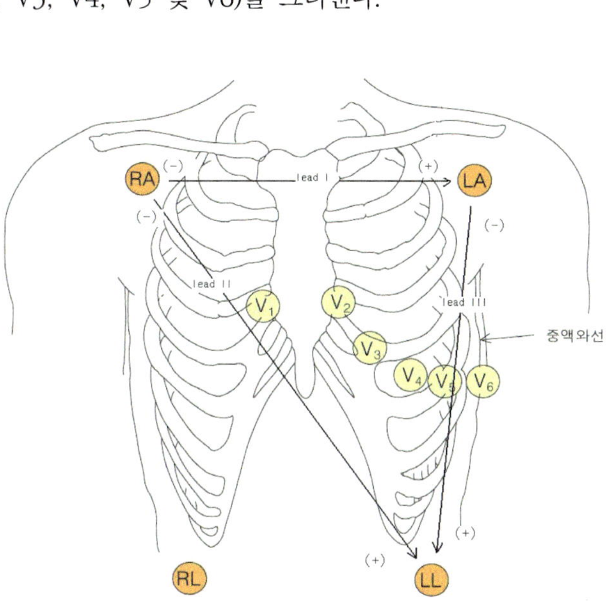

그림 3.22 **리드의 점착지점**

사지유도와 증폭유도 및 흉부유도를 모두 합하면 12개의 유도가 만들어지기 때문에 이를 **'12 유도 심전도'**라고 부른다. 12유도는 각각 양전극과 음전극을 이용하여 얻게 되며, 추가로 부착하게 되는 접지전극은 체내에 전류방해를 흡수하기 위해 우측발이나 다른 부위에 부착한다. 한편, 탈분극이 심전도에 그려지는 경우는 세 가지로 첫째, 양극으로 가까워지는 탈분극파는 **양성파**(⌒)로 기록된다. 둘째, 양극에서 멀어지는 탈분극파는 **음성파**(⌣)로 기록된다. 전극과 직각방향으로 향하는 탈분극파는 파형이 없거나 **작은 파형**(—)으로 기록된다.

1) 사지유도

사지유도는 양극유도로 두 점에서 전기변화를 측정하여 그 차이를 기록하게 된다. [그림 3.22]에서 보이는 바와 같이 제Ⅰ유도는 우측 어깨 하단 RA리드(-)에서 좌측 어깨 하단 LA리드(+)로부터, 제Ⅱ유도는 우측 어깨 하단 RA리드(-)에서 좌측 12번 늑골 하단 LL리드(+)로 부터, 제Ⅲ유도는 좌측 어깨 하단 LA리드(-)에서 좌측 12번 늑골 하단 LL리드(+)로부터 발생한 전기적 차이를 기록한다. 우측 12번 늑골 하단에 부착하는 RL리드는 접지이다.

2) 증폭유도

증폭유도는 단극유도로 중심단자는 음극으로 다른 쪽 사지는 양극으로 하여 얻는다. 증폭유도는 원래 단극유도에 대한 중심단자를 우측 발, 좌측 팔 및 좌측 발에 연결하여 얻었기 때문에 VR, VL, VF라고 하였으나, 이 연결이 중심단자에서 단절되어 있기 때문에 파형이 낮게 나타난다. 이를 크게 유도하고자 증폭유도가 개발되었고 중심단자가 심전도에서 파형의 크기를 증가시키기 때문에 단극유도를 '증폭(augmented)'으로 표현하고 각각 augmented voltage right (aVR), augmented voltage left (aVL) 및 augmented voltage foot (aVF)으로 명명하게 되었다. aVR은 양극을 우측 팔에, 음극을 중심단자(좌측 팔과 좌측 발)에 부착하며, aVL은 양극을 좌측 팔에, 음극을 중심단자(우측 팔과 좌측 발)에 부착하고, aVF는 양극을 좌측 발에, 음극을 중심단자(우측 팔과 좌측 발)에 부착하여 얻는다[그림 3.23].

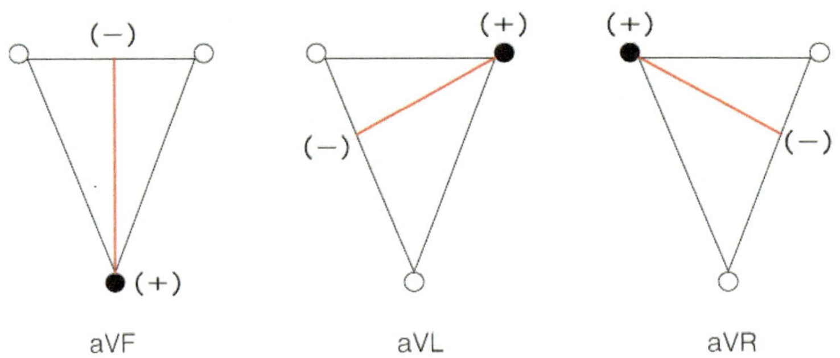

그림 3.23 증폭유도

세 개의 증폭유도의 축에 의해 종단면 내에 생겨난 3축 참고도는 사지유도와 같이 이웃한 유도와 60°씩 떨어져 있으나 제로 참고점 주위에 약간 다른 각도로 유도축을 가지고 있다. 사지유도에서 증폭유도 3축은 참고도를 덧씌우면 6축 참고도를 형성한다. 각각의 증폭유도는 사지유도에 수직이므로 유도축은 30°씩 떨어지게 된다[그림 3.24].

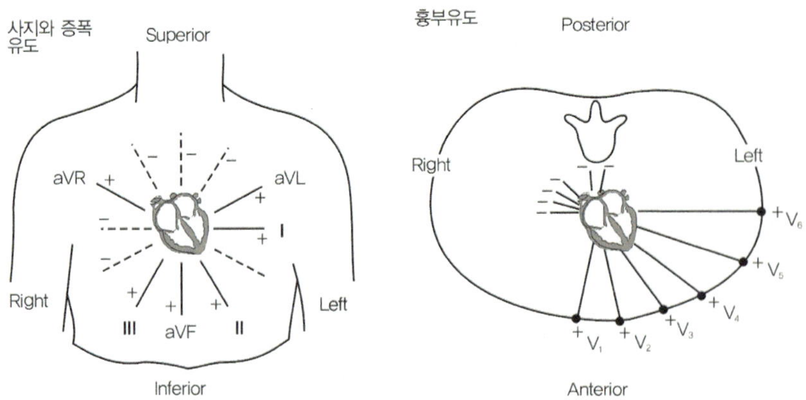

그림 3.24 12유도의 양극과 음극

3) 흉부유도

심장의 수평 전도를 나타내는 흉부유도는 6개의 리드(V_1, V_2, V_3, V_4, V_5 및 V_6)를 통해 나타난다. V_1~V_6은 우측 팔, 좌측 팔과 좌측 발의 세 개의 사지 전극을 연결하여 생긴 중심 단자를 음극으로 하여 전흉벽에 위치한 장소에서 양극을 유도한다. 흉부유도는 중심단자와 흉부전극 사이의 전기부하차를 측정한다. 흉부전극은 우측에서 좌측으로 전흉부벽을 따라 놓여 있기 때문에 각각 우심실, 심실중격, 좌심실의 전측면 위에 위치하게 된다[그림 3.24]. 전극의 위치는 [그림 3.25]와 같이 부착한다.

V_1 : 4번 늑골 간에 있는 우측 흉골연
V_2 : 4번 늑골 간에 있는 좌측 흉골연
V_3 : V_2~V_4 사이의 5번 늑골 가운데
V_4 : 5번 늑골 간에 있는 중앙쇄골선
V_5 : V_4와 수평한 높이의 전면 액와선
V_6 : V_5와 수평한 높이의 중앙 액와선

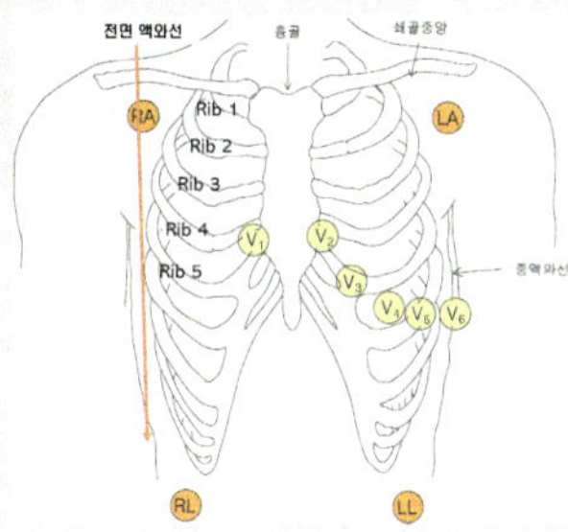

그림 3.25 흉부유도 부착위치

아. 심장의 축

심장의 축은 기울기가 정상인지 또는 좌측, 우측으로 편위되어 있는지를 판정하기 위해 사용한다. 심장의 축은 각 유도에 있어 음극에서 양극을 향하는 방향을 유도 축이라하며, 사지유도 3개와 증폭유도 3개를 교차시켜 분석한 좌표계를 **6축 좌표계**라고 한다[그림 3.26]. 한편, 좌우측 편위가 나타나는 경우는 일반적이기도 하며 질병으로 인한 경우도 있다.

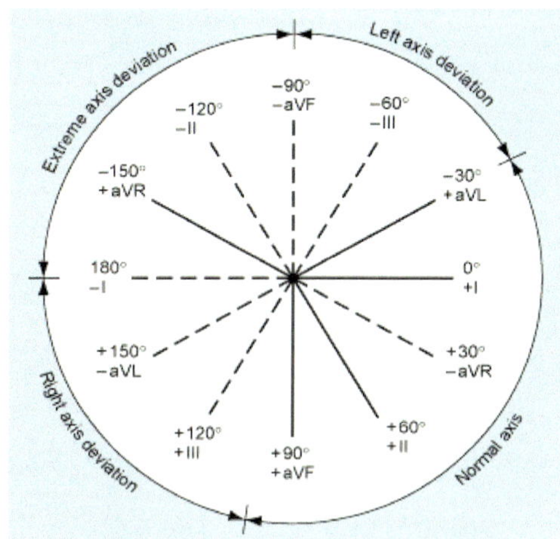

그림 3.26 6축 좌표계의 심장의 축

자. 심전도 기록지

심장의 파형과 박동이 기록지에 그려지므로 특성을 파악할 수 있지만, 기록지에는 특정한 약속이 있다. 먼저 가로로 그려지는 횡선은 시간(sec)을 나타내며, 세로로 그려지는 종선은 진폭

(㎜)을 나타낸다[그림 3.27]. **작은 사각형의 횡선은 1칸을 0.04초**로 계산하고, **작은 사각형의 종선은 1칸을 1㎜**로 계산한다. 표준 기록지의 속도는 초당 25㎜로 측정된다.

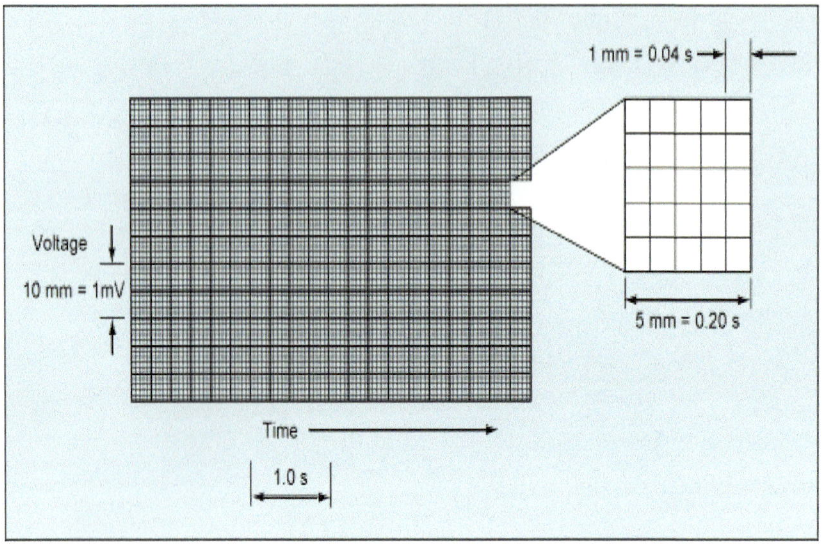

그림 3.27 **심전도 기록지**

차. 심전도 파형과 간격의 생성

전술한 바와 같이 동방결절에서 발생한 흥분이 심장 전체로 확산되기까지의 전기적 활동은 P파, Q파, R파, S파, T파 및 U파를 형성한다[그림 3.28]. 실제로 심장은 몸 밖에 꺼내 놓아도 박동을 한다. 심장 박동은 내부에 심박조율기가 있어 외부 신경의 지배 없이도 심방수축, 심실수축, 심실이완의 순서를 거치게 되는데, 이를 **근원성박동(myogenic rhythmicity)**이라 한다.

심장 박동이 기록지에 그려지는 순서는 먼저 동방결절에서 전기가 발생하여 방실결절에 전파된다. 이 과정은 [그림 3.28]에서 보이는 바와 같이 ①, ②, ③의 과정을 마친 셈인데, 구체적으로 ① 우심방 수축이 시작되고, 이후 ② 좌심방이 수축되며, ③ 심방수축이 완료된다. 즉, 심전도 기록지에 P파가 그려진다. 이 과정 이후에 ④ 잠재기가 발생하는데, 이때는 심방이 수축한 다음 심방내의 혈액이 심실로 보내지기 위한 시간으로 PR간격이 나타나는 시점이다. 이후의 전기적 흥분은 방실결절을 생성하고, 심실중격에 위치한 히스번들(His' bundle), 좌우각 가지(bundle branches)를 통해 퍼킨제섬유로 확산된다. 즉, ⑤ 심실수축시작과 ⑥ 심실수축의 완료가 이루어지며, 기록지에 QRS파가 형성된다.

이후 ⑦ T파가 형성되는데, 이 파형은 심실의 흥분이 가라앉고, 이완기가 시작되는 시점을 나타낸다. 그러나 심실의 이완기는 S파형이 끝난 시점부터 이기 때문에 심실의 이완기는 ST파형이라고 해야 한다. 한편, 이 ST파형이 이루어지는 간격에는 **J point**라는 지점이 형성되는데, 이 지점이 심하게 상승하거나 함몰되면 심근경색 혹은 심근허혈이나, 심비대, 전도차단 및 약물복용에 의한 결과 등으로 생각할 수 있다.[23] RR간격은 심박수를 나타내며, 운동 시 RR간격은 짧아지고, 질병이 있는 부정맥의 경우는 불규칙하게 그려진다. 이와 같은 파형과 간격은 심장질환을 판단하는 기초 자료로 활용한다.

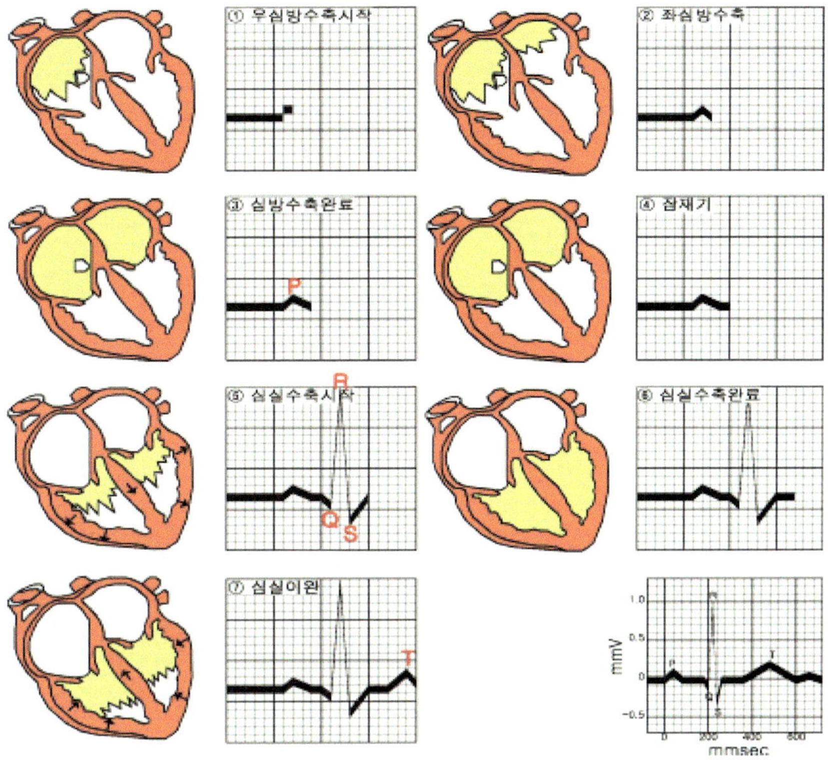

그림 3.28 심전도의 생성 순서도

카. 심전도 판독

심전도를 판독하는 방법은 여러 가지가 있으나 12리드로 검사하여 전체적인 파형을 분석하는 것이 이상적이다.

[그림 3.29]는 51세 여성의 운동부하검사 전 의자에 앉아 안정 시 심전도 상태를 기록한 것이다. 이 기록지는 10mm/mV로 얻어졌고 기록지 롤링 속도는 초당 25mm로 기록되었다. 운동부하검사를 실시하고자 하는 프로토콜은 Bruce이었고, 심박수(current heart rate)는 71회/분,

23) 심전도의 유용성: 심전도에 의해 심장의 이상을 모두 알 수 있는 것은 아니나, 협심증, 심근경색, 허혈성 심질환, 심실비대, 심근염이나, 부정맥을 진단하는데 유용하다.

수축기 혈압(SBP)은 129mmHg, 안정시 이완기 혈압(DBP)은 88mmHg를 가리키고 있다. 좌측 상단에 기록된 목표 심박수(target heart rate)는 144회/분을 가리키고 있는데, 이 수치는 최대 심박수 즉, {(220-51세)*0.85}를 계산하여 얻어진 값이다. 참고로, 이 사람의 운동 시 즉 스트레스를 심장에 부여했을 때 이상 반응이 있는지를 밝히기 위하여 최대능력의 85%만을 부여한 최대하검사방법을 적용하고 있다. 12리드 심전도는 각각의 의미를 가지고 있다. 즉, 리드 I과 aVL은 **좌심실의 전측벽**을, 리드 II, III, aVF는 **심실의 하면과 후벽**을, aVR은 **심실내강**을 나타낸다. 또 V_1, V_2는 **우심실**을, V_3, V_4는 **심실중격**을, V_5, V_6은 **좌심실**을 나타낸다. [그림 3.29]에 제시된 심전도 파형들에서 각 위치를 나타내고 있는 12리드 중 어느 하나에 높이와 길이 및 방향이 달라지는 경우에는 '비정상'으로 판독한다.

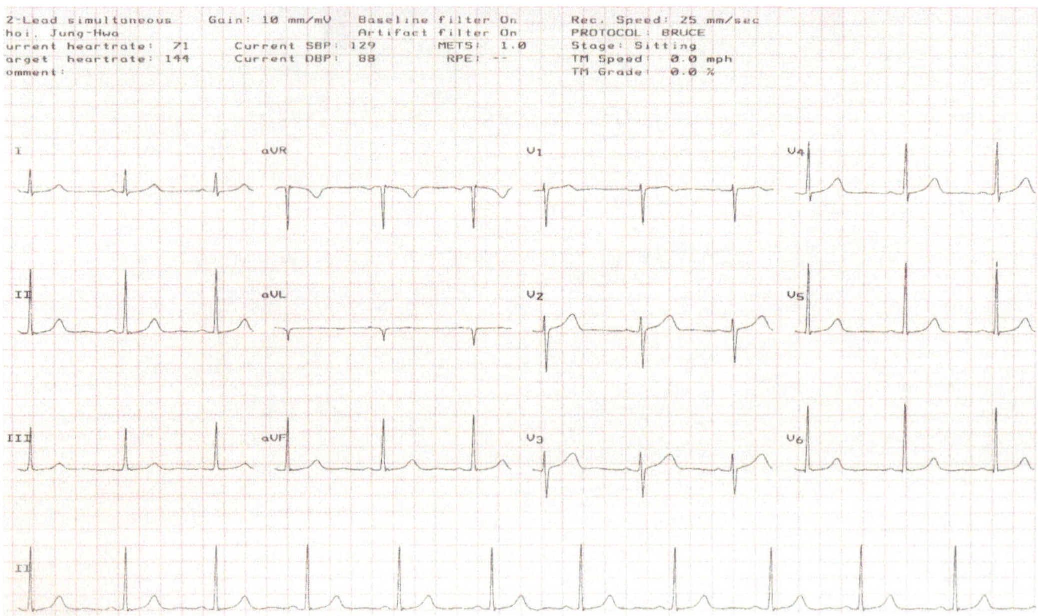

그림 3.29 **12리드 검사 결과지**

심전도를 체계적으로 분석하기 위해서는 ① 심장의 축, ② 심박수/ 리듬, ③ P파, ④ PR간격, ⑤ QRS파, ⑥ Q파, ⑦ ST분절, ⑧ T파, ⑨ U파 및 ⑩ QT간격의 순으로 해석하는 것이 권장된다.

① 심장 축	② 심박수/ 리듬	③ P파	④ PR간격	⑤ QRS파
⑥ Q파	⑦ ST분절	⑧ T파	⑨ U파	⑩ QT간격

1) 심장 축의 판독

심장 축은 QRS파을 이용하며, 6축 좌표계를 활용하여 정상축을 가려낸다. **정상 QRS축은 전면에서 -30~+90°사이에 놓인다.** 정상축의 범위를 기점으로 사지유도 Ⅰ, Ⅱ, Ⅲ의 QRS는 모두 양극(-⌃-)을 나타낸다. 증폭유도 aVR은 중심단극에서 -150°로 향하는 양극 방향의 반대쪽이 정상축의 범위이므로 QRS축은 음극(-⌄-)이 되며, aVL은 중심단극에서 -30°로 향하는 방향에 놓여 있으므로 QRS축은 음극(-⌄-)이 된다. aVF는 중심단극에서 +90°로 향하므로 QRS축은 양극(-⌃-)이 된다. 한편, 심장의 정상축 판독은 사지유도 Ⅰ과 Ⅲ의 QRS 높낮이로 간단히 이해할 수도 있다[표 3.13].

표 3.13 사지유도에 의한 전기축 판독법

	Ⅰ	Ⅲ
정상 축	양극(-⌃-)	양극(-⌃-)
좌측편위	양극(-⌃-)	음극(-⌄-)
우측편위	음극(-⌄-)	음극(-⌄-) or 양극(-⌃-)

※ -⌃-, -⌄- 는 QRS의 높낮이를 나타내는 것임.

정상축 범위에서 벗어난 축 예를 들어, +90~180°의 QRS축은 **우측편위(right axis deviation, RAD)**로, -30~-90°의 QRS축은 **좌측편위(left axis deviation, LAD)**로 간주한다[그림 3.26]. 한편, 좌측편위를 동반한 QRS군은 항상 비정상으로 간주하고, 우측편위를 동반한 QRS군은 환자의 연령이나 체격에 따라 정상으로 간주할 수도 있으나, **성인기에 나타나는 우측편위는 심장질환이나 폐질환**을 의심할 수 있다. 좌측편위와 우측편위의 원인은 [표 3.14]와 같이 요약해 볼 수 있다.

표 3.14 좌측편위와 우측편위의 원인

분류	원인	진단명	축
좌측편위	• 좌심실 비대	• 고혈압 • 허혈성심질환 • 대동맥협착	• Left axis deviation: aVL -30°~aVF -90°
	• 좌각차단	• 허혈성심질환 • 대동맥판막협착 • 류머티스성질환 • 심낭염 or 심근염	
우측편위	• 우심실 비대	• 만성폐쇄성폐질환 • 폐색전 • 고혈압 • 폐성심 • 선천성 심장질환	• Right axis deviation: aVF +90° ~ Ⅰ -180° • Extreme axis deviation: Ⅰ -180°~aVF -90°
	• 우각차단	• 만성관상동맥 • 고혈압성 심질환 • 급성심부전 • 심낭염 or 심근염	

구체적인 심장 축의 해석은 임의의 축을 선정하여 그 축의 QRS파가 양성인지 아니면 음성인지를 확인한다. 그 후 임의의 축에 대해 90°로 그려진 축을 찾아 공통된 지역이 확정되면 원형의 축에서 각도를 읽도록 한다[그림 3.30].

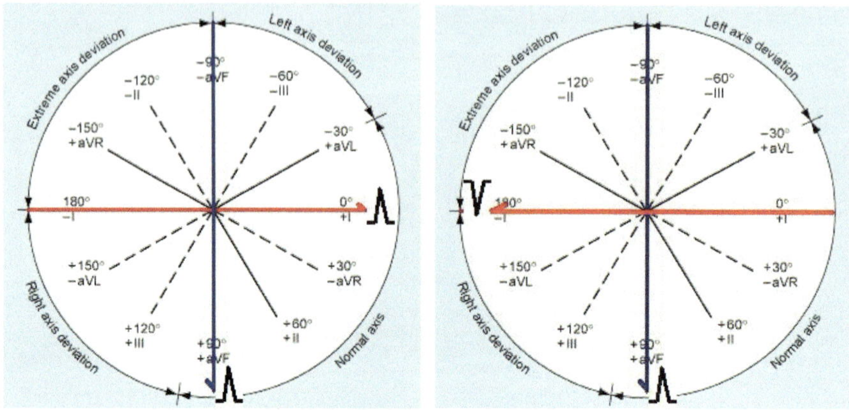

그림 3.30 정상축(왼쪽)과 우측편위(오른쪽)

[그림 3.30]에서 리드 I에서 QRS파가 양성이고, aVF에서 QRS파가 양성이므로 겹치는 범위의 각도는 0°~+90°이므로 정상축이라 할 수 있는 반면, 리드 I에서 QRS파가 음성으로 나타나고, aVF에서의 QRS파가 양성으로 나타났기 때문에 이 축의 범위는 -180°에서 +90°사이에 놓이게 되므로 우측편위가 된다.

2) 심박수와 리듬의 판독

리듬은 RR간격을 말하며 심박수라고도 한다. 이것이 일정하게 나타나면 규칙적인 리듬이라 하고, 그렇지 않은 경우 부정맥(arrhythmia)이라고 한다. 즉, 12리드 심전도에서 전체적인 리듬 혹은 간격을 살피는 것이 중요하다. 심박수를 측정하는 방법으로는 여러 가지 방법이 있으나, 가장 단순하면서도 편리한 방법은 첫 번째 R파와 두 번째 R파 사이의 작은 칸의 수를 헤아려 그 수로 1,500을 나누어 계산하는 **'작은 사각눈금 계산법'**이다.[그림 3.31]에 나타난 R파와 R파 사이에 작은 칸은 14칸이므로 {1500/14 =107회/분}이 된다.

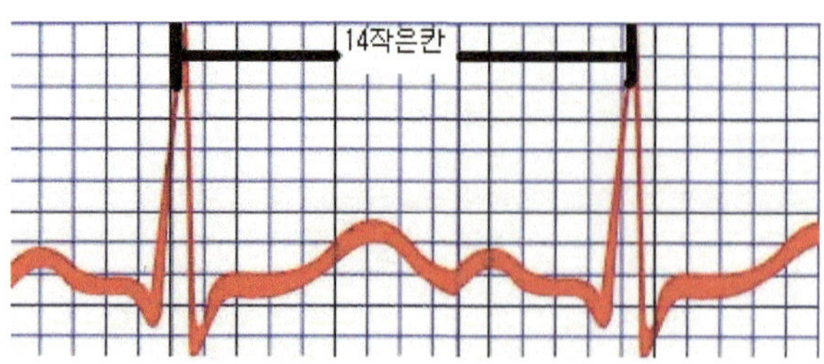

그림 3.31 작은 사각눈금 계산법

심박수를 계산하는 다음 방법은 두 개의 QRS파 사이에 존재하는 5mm 박스의 수를 '300-150-100-75-60-50'에 적용시켜 계산하는 **3배수 계산법**이다[그림 3.32]. 그림에 나타난 심박수는 60회/분에 해당한다. 그러나 최근 심전도 장비들은 심박수를 자동으로 계산해 주기 때문에 큰 어려움이 없이 심박수를 관찰할 수 있다.

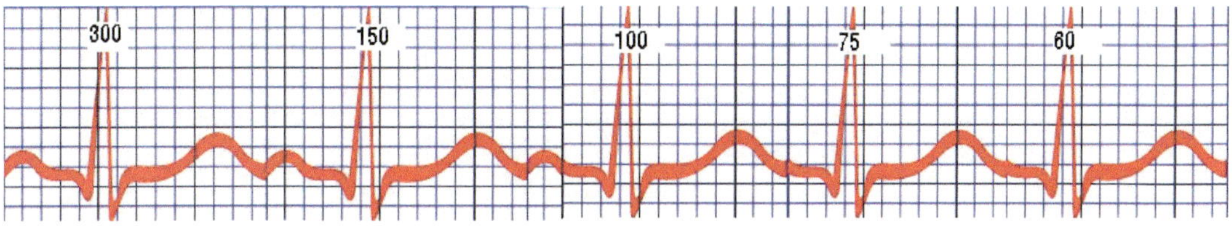

그림 3.32 **3배수 계산법**

3) P파의 판독

- 사지유도 Ⅱ에서 P파가 규칙적이고 상향.
- 1개의 QRS군 앞에 1개의 P파가 있음(1:1).
- 동일한 리드에서 P파 모양은 같음.
- Ⅰ, Ⅱ, 및 V_6에서 P파는 상향.
- Ⅱ에서 P파 높이는 2.5mm미만, 폭은 0.12초미만(작은 사각형 3칸).

4) PR간격의 판독

- P파의 시작부터 QRS군 시작까지의 간격.
- 동일한 리드에서 간격은 일정하며 0.12~0.20초(작은 사각형 3~5칸).
- 전체 심전도 상에서 규칙적이면서 지속적이어야 함.
- PR 간격이 일정하게 나타나지 않으면 방실차단 의심.

5) QRS파의 판독

- QRS폭은 0.09초 이하 혹은 0.12초보다 작음.
- 유도에서 QRS군의 최고 높이는 5mm이상.
- V_5 또는 V_6에서 R파 높이는 27mm 미만.
- {V_5의 R파 높이} + {V_1의 S파 깊이} = 35mm (큰 사각형 7칸) 미만이어야 함.
- 또는 {V_6의 R파 높이} + {V_2의 S파 깊이}= 35mm (큰 사각형 7칸) 미만이어야 함.
- 폭이 넓으면 좌각 또는 우각차단 의심.

6) Q파의 판독

- Q파의 깊이는 R파의 25%미만이며(RQ비), 폭이 0.04초 미만이어야 함.
- 의미 있는 Q파는 심근손상, 동맥류 의심.

7) ST분절

- 등전위선과 일치하나 1mm이하의 하강 또는 2mm이하의 상승 가능성.
- ST분절은 안정시 심전도 형태와 약물에 의해 영향 받음.
- ST분절의 변화는 [표 3.15]와 같다.

표 3.15 ST분절의 변화

ST분절 상승	ST분절 정상화	ST분절 하강
• 안정시 심전도에서 출현. • 심박수가 증가하면서 등전위선으로 복귀가능. 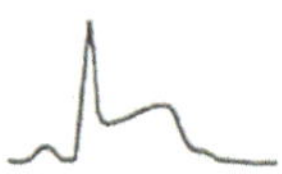 ST elevation (≥ 1mm) 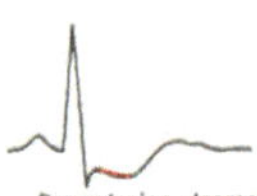 Downsloping depression (≥ 1mm)	• CAD 환자는 안정 심전도 상 T파 역위, ST분절의 하강 등이 있으나 운동 중에는 정상으로 나타나기도 함. • ST분절의 정상화는 ST분절의 상승으로 해석. 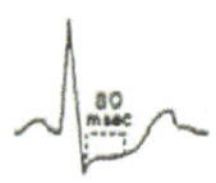 Horizontal ST depression (≥ 1mm for 80 msec) 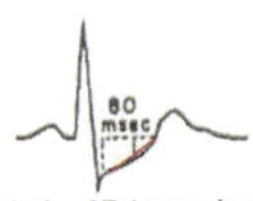 Upsloping ST depression (≥1.5mm at 80 msec)	• 운동-유발성 심근허혈 • J점으로부터 0.08초 사이에 등전위선으로부터 1mm 이상의 ST분절 하강은 양성. • ST분절의 하강에서 하행형과 수평형은 심근허혈 가능성 높고, 상행형과 접합부형은 가능성 낮음. • ST분절 하강은 허혈부위와 침범된 관상동맥과는 무관. 단, ST하강이 여러 리드에서 나타나면 심근허혈 중증. • 좌각 or 우각차단 환자인 경우에는 ST분절 변화가 심근허혈을 나타냄. • V_1, V_2, V_3에서의 ST분절 변화는 의미 없고, V_4, V_5, V_6에서의 ST 변화는 심근허혈을 나타냄.

8) T파의 판독

- 리드 Ⅰ, Ⅱ 및 V_6에서 상향이다.
- V_1, V_2에서 대부분 하향이나 상향 가능성.

9) U파의 판독

- 높이는 T파의 25%이하이며, V_2-V_4에서 가장 크게 출현.
- 심전도 기록지에서 거의 보이지 않음.

10) QT간격의 판독

- QRS군 시작지점에서 T파가 끝나는 지점까지의 간격을 말함.

- QT간격은 0.42~0.43초미만이면 정상.

지금까지 설명한 심전도의 파형과 간격 및 분절을 요약하면 [그림 3.33]과 같다.

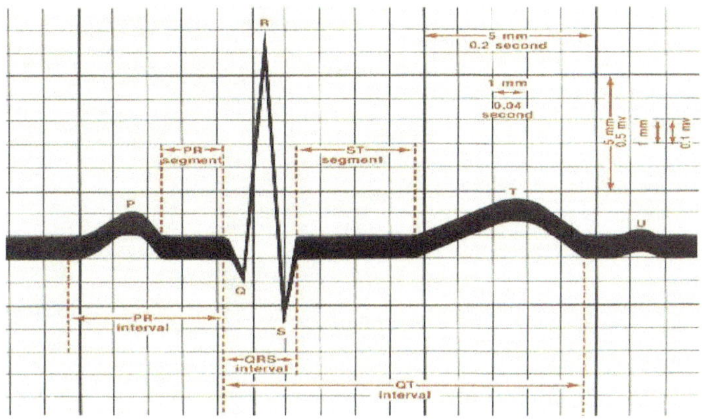

그림 3.33 심전도의 파형(wave), 간격(interval), 분절(segment)

타. 비정상 심전도의 해석

1) 부정맥(arrhythmia)

부정맥이란 심전도 체계의 이상을 말하며, 심박수는 규칙적 혹은 불규칙적이기도 하다. 부정맥은 증상이 없고 장애를 주지 않아 치료가 필요 없는 경우도 있으나, 현기증, 실신이 발생한 경우 응급처치를 시행해야 한다. 부정맥의 종류는 동성빈맥, 동성 부정맥, 심방빈맥, 심방조동, 심방세동, 조기심실수축, 심실빈맥과 심실세동으로 나눌 수 있다. 종류별 구체적인 사항과 파형은 아래와 같다.

동성 빈맥 Sinus Tachycardia

- 규칙성 : 규칙적
- 속도 : 안정시 100~160회/분
- P파 : 상향, P : QRS = 1:1
- PRI : 0.12~0.20(일정함)
- QRS : 〈0.12초

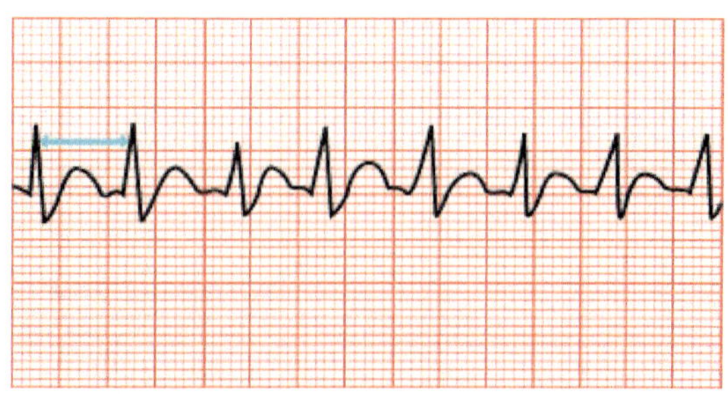

동성 부정맥 Sinus Arrhythmia

- 규칙성 : 불규칙적
- 속도 : 50~100회/분
- P파 : 상향, P : QRS = 1:1
- PRI : 0.12~0.20(일정함)
- QRS : 〈0.12초

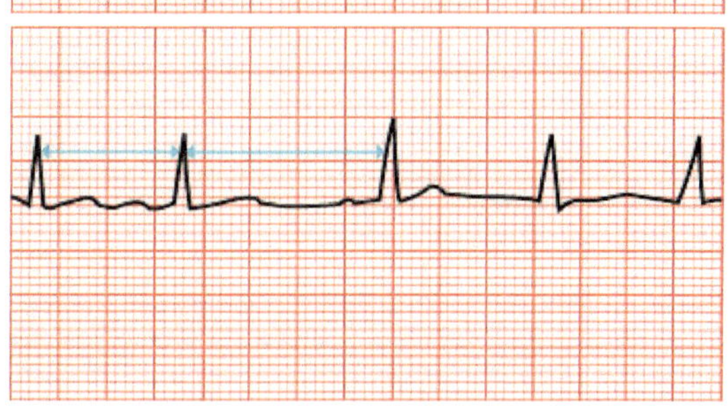

심방세동 Atrial Fibrillation

- 원인 : 과로/ 음주로 발생
- 규칙성 : 전반적으로 불규칙적
- 속도 : 〉350회/분(심방)+
- P파 : 판별할 수 없음
- PRI : 측정불가
- QRS : 〈0.12초

※ 승모판막증, 허혈성심질환, 갑상선기능항진증

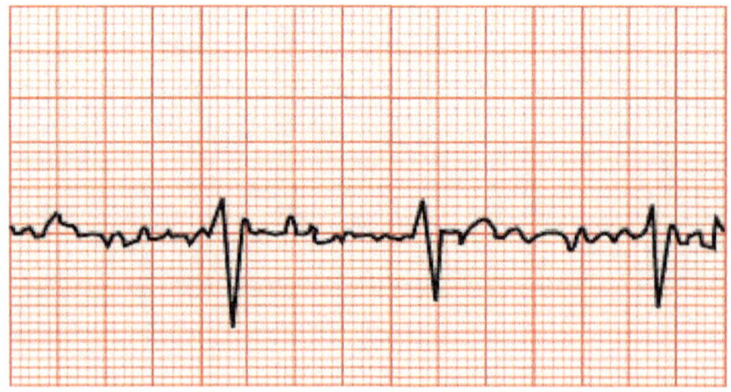

조기심실수축 Premature Ventricular Contraction

- 규칙성 : 규칙적 혹은 불규칙적
- QRS : 〉0.12초, 정상속도보다 빨리 나타남.
- 산발성(1개 PVC/분), 다발성(5개 PVC 이상/분)
- 2단맥(1개 정상+1개 PVC), 3단맥(2개 정상 +1개 PVC)

※ 허혈성심질환, 심근염, 고혈압성심질환, 심부전, 갑상성기능항진증

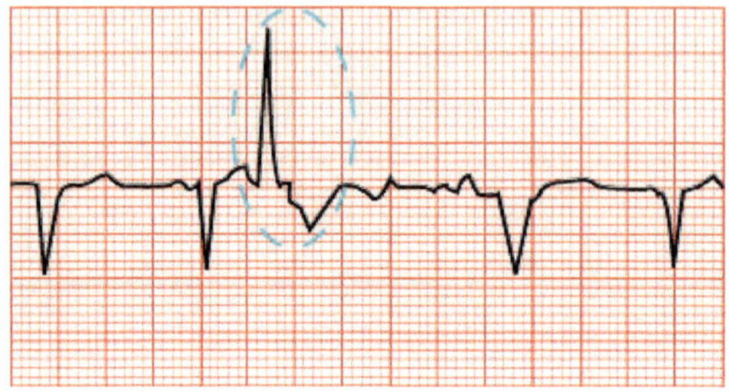

심방빈맥 Atrial Tachycardia

- 규칙성 : 규칙적
- 속도 : 150~250회/분
- P파 : T파에 의해 사라지기도 함 (P : QRS = 1:1, 간혹 2:1)
- PRI : 0.12~0.20(일정 함)
- QRS : 〈0.12초

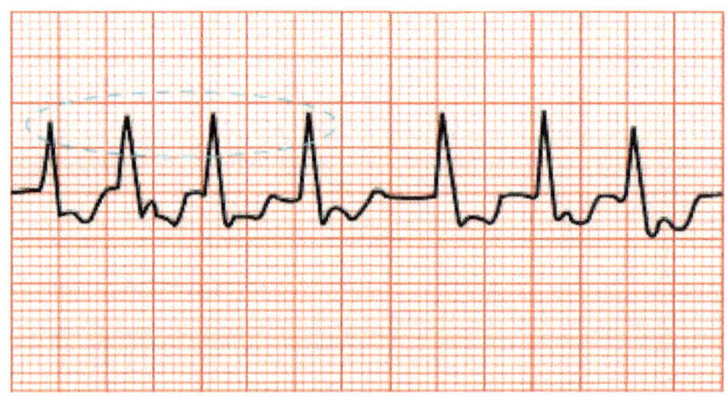

심방조동 Atrial Flutter

- 규칙성 : 규칙적
- 속도 : 250~350회/분(심방)
- P파 : 톱날 모양(P : QRS = 3:1 혹은 4:1)
- PRI : 측정 불가
- QRS : 〈0.12초

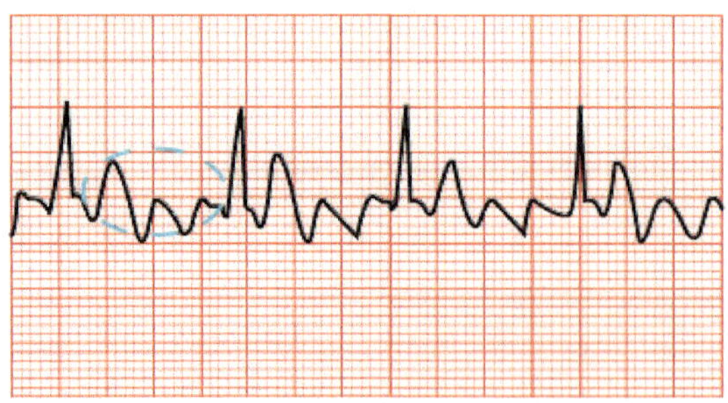

심실빈맥 Ventricular Tachycardia

- 규칙성 : 규칙적
- 속도 : 150~163회/분
- P파 : 나타나지 않음.
- PRI : 측정불가.
- QRS : 0.16초

※ 중증~말기심질환, 승모판탈출, 쇼크 등.

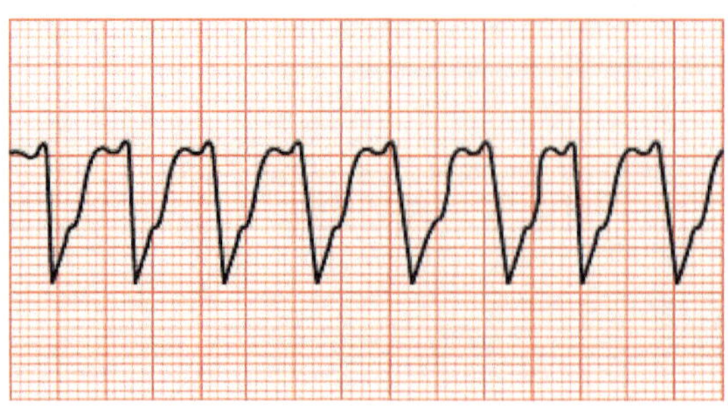

심실세동 Ventricular Fibrillation

- 규칙성 : 불규칙적
- 속도 : 150~300회/분
- 거친(coarse) 심실세동파
- 응급처치 필요

※ 쇼크, 말기심질환, 급성심근경색, 저(고)칼륨혈증, 저(고)칼슘혈증, 저산소증, 약물중독

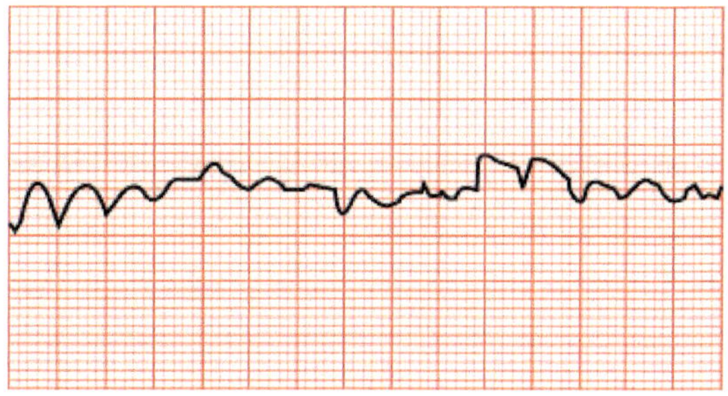

2) 전도장애

전도장애는 정상인에서 발생되기도 하며, 일반적으로 관상동맥성 심장질환, 고혈압, 대동맥판막 협착증, 심근증, 약물중독(특히, 디지털리스) 등과 관련되어 있다. 소아에서는 선천적인 경우가 대부분이다. 전도장애의 종류는 1도 방실차단, 2도 방실차단(모비츠 I과 모비츠 II), 3도 방실차단, 우각차단 및 좌각차단으로 나눌 수 있다. 종류별 구체적인 사항과 파형은 다음과 같다.

1˚방실차단 1˚AV Blocks

- 원인 : 노인/미주신경↑
- 규칙성 : 동성리듬/ 불완전 차단
- 속도 : 정상 동성속도
- P파 : 동성(약물복용도 포함)
- PRI : 〉0.20초(일정함)
- QRS : 〈0.12초

※ 심근경색, 허혈성심질환, 고혈압성심질환, 류머티즘성 심질환

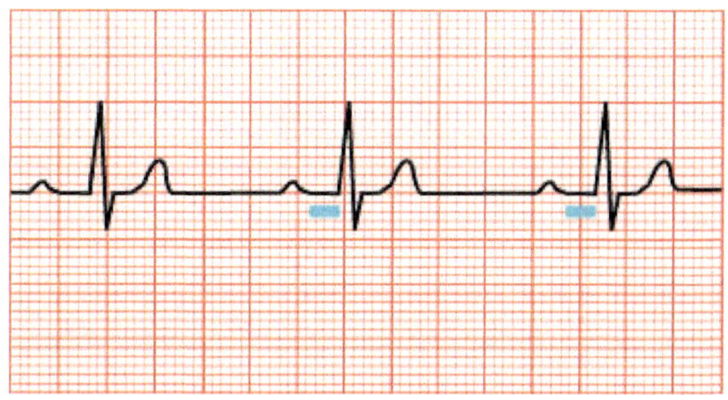

2˚방실차단 Type I, Mobitz I, Wenchebach

- 규칙성 : 동성리듬/ 불완전 차단
- 속도 : 정상 동성속도, 서맥, 빈맥
- P파 : 동성(가끔씩 차단)
- PRI : 점차 연장 이후 1개 탈락.
- QRS : 〈 0.12초

※ 1˚와 같고, 심근염, 심근증을 포함

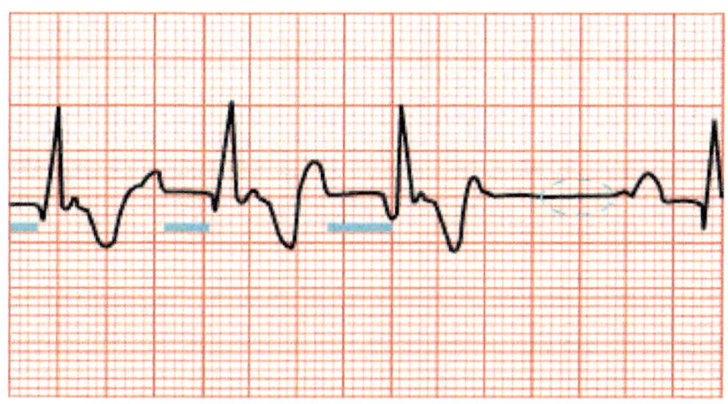

■ 2˚방실차단 Type II, Mobitz II

- 규칙성 : 동성리듬/ **불완전 차단**
- 속도 : 정상리듬
- P파 : 동성(차단된 P파 증가)/ P:QRS=2:1 혹은 3:1
- PRI : 일정하게 나타남.
- QRS : 〈 0.12초

※ 심질환, 약물복용, 정상인에겐 나타나지 않음

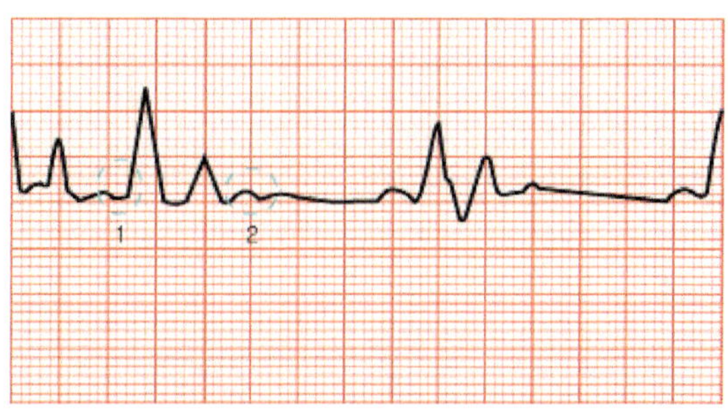

3° 방실차단 3° AV Blocks

- 규칙성 : 심실리듬이 사라진 동성리듬/**완전차단**
- 속도 : 정상 동성속도, 서맥, 빈맥
- P파 : 동성(40~50회/분)/ QRS와 무관.
- PRI : 측정불가
- QRS : 결절성 〈0.12초, 심실성 〉0.12

※ 촉진시 부정맥이 없음

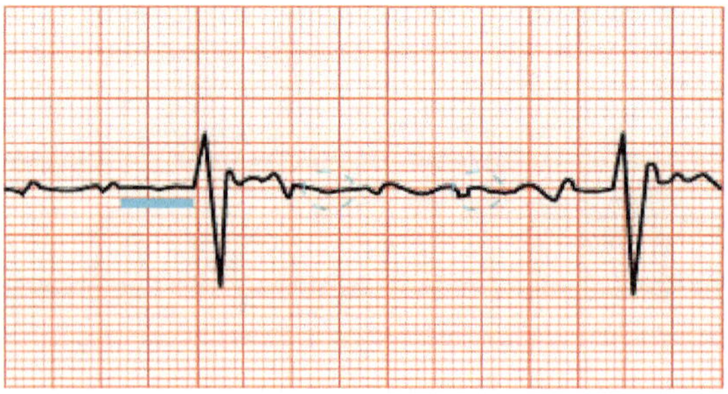

우각차단 Right Bundle Branch Blocks

- V_1에서 QRS(≥0.12) : 완전
- V_1에서 QRS(0.1~0.12) : 불완전
- V_1과 V_2에서 rSR, rSRs 출현.
- 일반적으로 리드 I 과 V_6에서 넓은 S파 출현.

※ 만성관상동맥, 고혈압성심질환, 급성심부전, 심낭염, 심근염

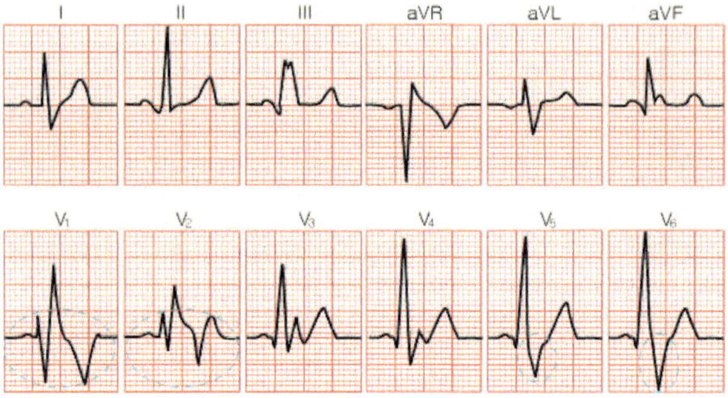

좌각차단 Left Bundle Branch Blocks

- 원인 : 주로 노인에서 우세
- V_1에서 QS(≥0.12) : 완전
- V_1에서 QS(0.1~0.12) : 불완전
- 넓은 QRS파(≥0.12) 동성리듬
- V_5, V_6에서 ST하강
- V_1, V_2에서 ST상승(T증고)

※ 허혈성심질환, 고혈압성심질환, 대동맥판막협착증, 류머티스성질환, 성심부전, 심낭염, 심근염.

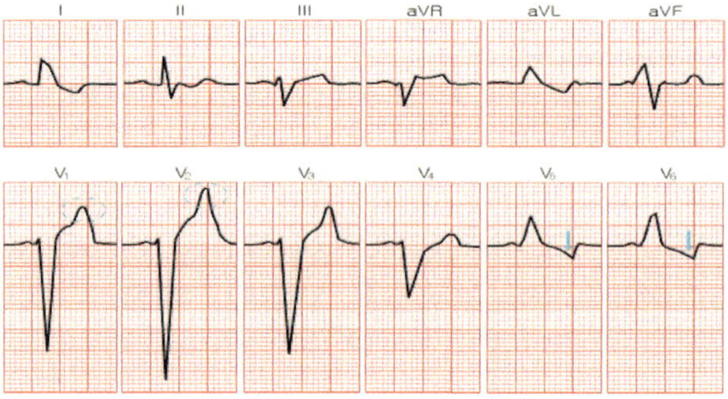

3) 심비대

심방벽이나 심실벽 중 어느 한쪽 혹은 둘 다 비정상적으로 두꺼워진 상태를 말하며, 심장으로 유입되는 혈류의 과도한 압력으로 인해 발생한다.

좌심방 비대
Left Atrial Hypertrophy

- 리드 I , II 에서 P파폭 0.12초 이상
- 넓고 함몰된 P파(승모판성 P)

※ 승모판협착증, 폐쇄부전증, 좌심실비대

※ P mitrale 형성

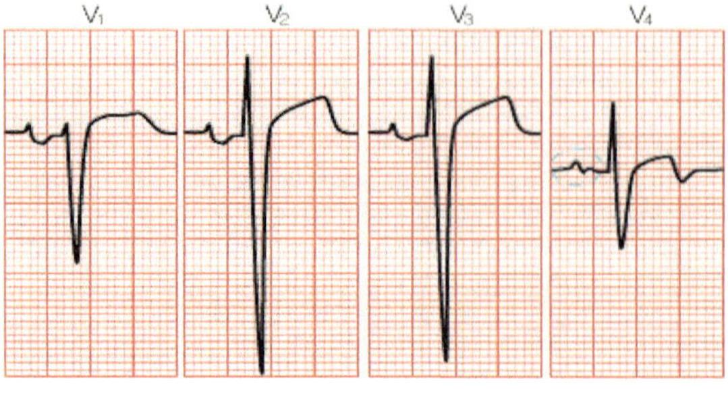

우심방 비대
Right Atrial Hypertrophy

- 리드Ⅱ, Ⅲ, aVF에서 높이가 2.5mm이상
- 크고 뾰족한 P파
- V_1에서도 위와 비슷한 모양의 P파가 나타남

※ 삼첨판협착증, 폐쇄부전증, 우심실비대, COPD

※ P pulmonale 형성

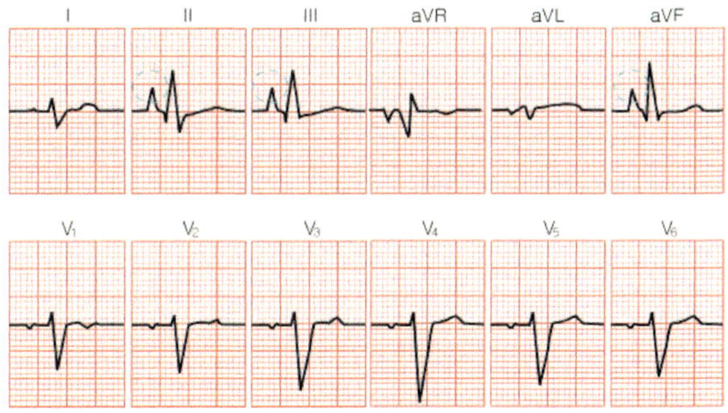

우심실 비대
Right Ventricular Hypertrophy

- 우측 편위 〉90°
- V_1에서 R/S파의 비율이 〉1.0
- V_1, V_2, V_3에서 ST하강/ T역위.

※ 만성폐성심, 원발성폐고혈압증, 폐동맥판협착, 만성폐쇄성 폐질환

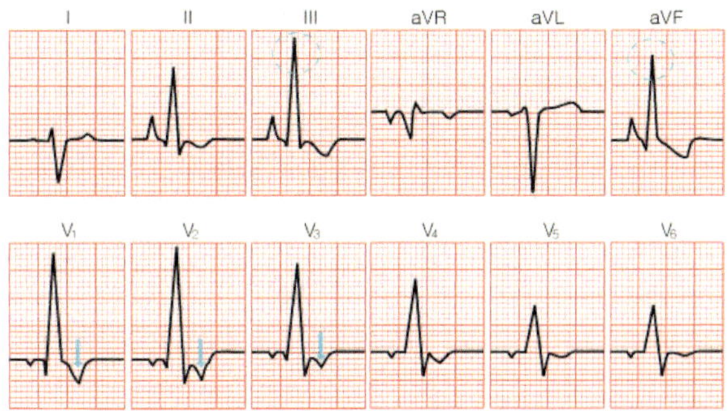

좌심실 비대
Left Ventricular Hypertrophy

- 좌측 편위 〉 -15°
- 모든 사지유도의 R파 〉15㎜
- V_5(R) + V_2(S) = 〉35㎜
- V_1에서 P파의 음성깊이 0.04이상

※ 고혈압, 대동맥판막증, 심근증, 승모판폐쇄부전, 심실중격 결손

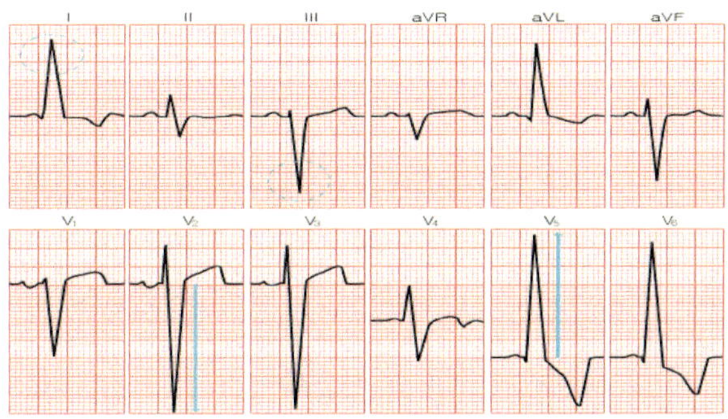

4) 심근허혈과 심근경색

심근으로의 일시적이며 가역적인 혈류의 감소는 관상동맥경화가 가장 많고, 좌심실 비대, 대동맥판막 협착증, 폐동맥고혈압, 빈혈 등도 보고되고 있다. 심근허혈로 인한 흉통이 있을 경우 임상적으로 협심증(angina pectoris)이라고 하며, 광범위하게 심근허혈 자체를 협심증이라고도 한다. 이 상태가 악화되어 심근으로의 혈액공급이 단절될 경우에는 심근에 괴사가 일어나 심근경색(myocardial infarction)으로 진전되는 경우도 있다. 심근경색의 원인은 심근허혈과 동일하다. 단, 관상동맥의 완전폐쇄로 발생하기도 하지만, 불완전폐쇄라로 인해 심근으로의 혈액공급이 갑자기 감소하면 발생하기도 한다. 그러나 관상동맥의 완전폐쇄가 있더라도 측부순환(collateral circulation)이 잘 발달되어 있으면 심근경색은 발생하지 않는다.

심근허혈(Myocardial Ischemia)

- ST분절 하강 : ≥1㎜(3㎜)
- ST분절 상승 : ≥1㎜
  (심한 심근허혈을 의미함)
- R파 : 심한 심근허혈시 운동으로 좌심실 용적이 증가 혹은 심실내 전도장애가 발생하여 R파가 커짐

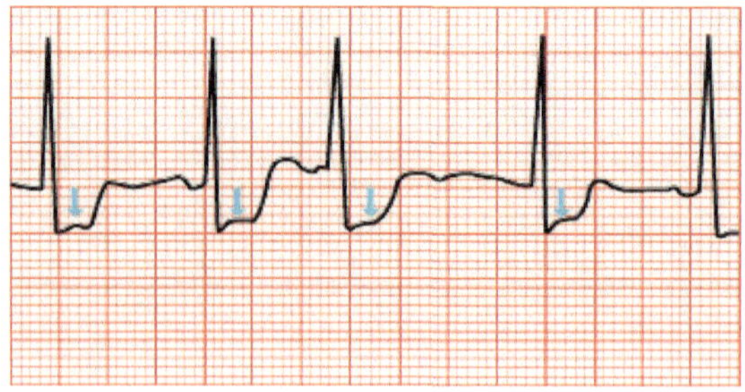

심근경색(Myocardial Infarction)

- 의미 있는 Q파 : ≥0.04초
  (QR비율이 ≥25%)
- ST분절 상승 : 심근경색 부위의 리드에서는 위로 상승하며, 반대 리드에서는 하강
- T파 역위 : 손상된 심근내에 K^+이 세포외액으로 누출되어 발생

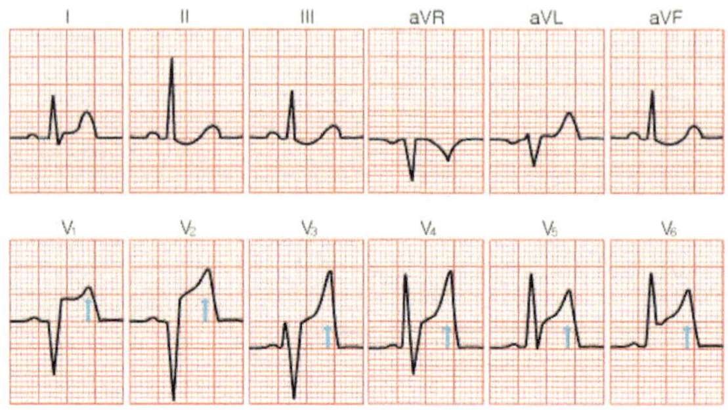

바. 근관절기능 검사

근관절기능 검사는 무게 중심이 아닌 속도 중심의 장비인 등속성 기기로 검사하기 때문에 안정성이 높고 신뢰할 만하다. 체력 검사에 앞서 주요 근관절 부위를 검사함으로써 안정성을 확보하고, 이상 부위(involved side) 발견시 재활치료의 자료로 활용한다[그림 3.34].

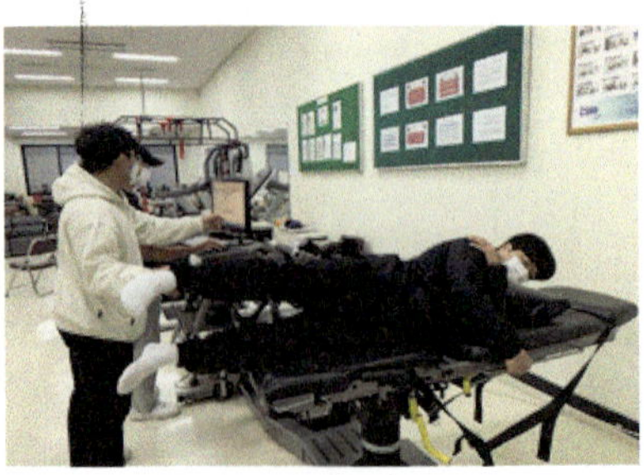

- 근골격계의 역학적 변화나 동통/ 근피로의 조절
- 관성의 영향 없이 전관절가동범위의 최대 근수축 유도
- 근육의 길이에 대한 장력 발생을 그대로 이용
- 운동을 반복할 때마다 결과를 기록 및 관찰
- 근기능 손상 환자의 경우 동통을 최소화하며 이용
- 자동 속도 조절 장치로 기능회복에 도움

그림 3.34 **근관절기능 검사**

등속성 기기의 장점은 다음과 같다. 첫째, 운동시 나타나는 근골격계의 역학적 변화나 동통 및 근피로 등을 자동으로 조절하여 중증의 근골격계 환자들도 이용할 수 있다. 둘째, 등장성 운동시 나타나는 관성(inertia) 또는 가속성(acceleration)을 피하고 전-관절가동범위에 걸쳐 최대 근수축을 유도한다. 셋째, 근육의 길이에 대한 장력 발생 기능을 그대로 이용 할 수 있다. 넷째, 운동하는 사람의 능력 혹은 안정된 범위 내에서 스스로 운동을 반복할 때마다 그 결과를 기록할 수 있다. 다섯째, 근경련(spasticity)과 떨림(tremor)이 있는 환자도 동통을 극복하며 사용할 수 있

다. 여섯째, 속도 조절이 가능하므로 적합한 속도를 부과하여 기능회복에 도움을 준다. 반면, 단점으로는 첫째, 장비가 고가이며, 둘째, 병의원에서 숙련된 테크니션이 부족하다. 셋째, 장비를 이동시키는 데 불편하며, 넷째, 검사 및 치료시간이 비교적 오래 걸린다. 구체적인 등속성 근관절기능 검사의 내용은 다음과 같다.

1) 등속성 장비의 유용성

등속성 운동(isokinetic exercise)에 관한 연구는 근관절 기능에 대한 중요한 자료를 제공한다. 임상에서뿐만 아니라 스포츠 현장에서도 등속성 운동을 일반적인 저항운동 형태로 받아들여 그 효용성 입증하고 있다. 등속성 운동의 특징은 전체 관절가동범위(range of joint motion; ROM)에서 근수축을 유도할 뿐만 아니라, 움직임의 속도가 일정하기 때문에 피험자가 발휘하는 저항에 따라 저항값이 변화된다는 장점이 있다. 즉, 등속성 운동은 속도를 중심으로 근수축을 유도하기 때문에 상해 유발의 가능성이 낮다. 또 근수축시 중력, 운동자세, 팔의 길이에 따른 변화 등을 최소화하기 때문에 효과적으로 목표 근육에 부하를 제공하는 이점이 있다.

2) 등속성 훈련의 특성

등속성 장비는 다양한 각속도에서의 정밀한 근기능 검사를 이행할 수 있고, 결과를 토대로 재활이 필요한 부분에는 재활을, 근력강화가 필요한 부분에는 근력강화 훈련을 제공할 수 있다. 예를 들어, **저속도(60°/sec 이하)에서의 양측 근기능의 차이는 주로 "근력의 결손"을, 고속도(180°/sec 이상)에서의 양측 근기능의 차이는 주로 "순발력과 근지구력의 결손"을 나타내기 때문에, 재활치료시 결손 요소를 고려하여 프로그램을 설정할 수 있다.** 등속성 운동은 일반적인 스포츠 활동시의 속도를 만족시키지는 못하더라도 다각적인 속도에서 운동을 유도하기 때문에 다양한 근섬유에 자극을 부여할 수 있다. 또한 등속성 운동에서의 고속 부하는 관절에 대한 압력을 감소시킬 수 있기 때문에 부종(swelling)과 통증(pain)을 최소화하면서 근육을 강화할 수 있다. 더욱이 환자가 검사나 훈련 시 통증으로 인해 갑자기 근수축을 멈추더라도 저항이 즉각적으로 감소되고, 주어진 힘의 양을 초과하지 않기 때문에 임상적으로 안전하다. 이러한 안정성은 **등속성 검사 시 통증 감소와 관절의 윤활작용(joint lubrication)을 개선시켰다**는 보고에 의해 그 의미가 더욱 중시되고 있다.

3) 등속성 검사와 훈련의 원칙

등속성 검사는 아무런 증상이 없는 건강한 사람들의 경우에는 문제가 없지만, 근골격계나 심혈관계에 문제점을 가지고 있는 환자들에게는 검사 전에 의사에 의한 동의를 구한 후 검사에 임하는 것이 중요하다. 다음 사항들은 등속성 검사나 운동 전에 반드시 고려해야 하는 사항들을 살펴보자.

가) 환자교육

등속성 검사는 일반인들에게 매우 새로운 감각적 형태의 검사방법이다. 따라서 신뢰할 만하고, 타당한 검사를 위해 환자 자신이 가능한 한 강하고, 빠르게 근수축을 해야만 최대 능력이 기록된다는 점을 알려주어야 한다. 또 편심성 근수축 프로토콜(eccentric contraction protocol)뿐 아니라 램프 프로토콜(ramp protocol) 등 다양한 형태의 검사 및 훈련을 적용할 경우 이를 알려줄 필요가 있다. 등속성 검사에 대한 친화기간과 안정성을 위해 각기 다른 검사 속도에 대한 준비운동 세트를 설정해 둔다. 일반적으로 등속성 검사시 준비운동은 3~4회의 최대하 운동을 실시하며 검사 세트 중간에 30초에서 1분 사이의 휴식이 필요하다.

나) 자세고정 및 관절 조정

검사나 훈련을 위한 목표 근육군 이외의 다른 부수적인 근육들이 근수축에 동원되는 것을 방지하기 위하여 검사나 훈련을 하고자 하는 근육군 이외에 다른 사지 및 몸통은 스트립으로 고정시킨다. 예를 들어, 슬관절 검사시 피험자의 허리와 가슴을 스트립으로 고정시킨다. 한편, 상지 근육군 검사시 양발이 바닥과 떨어지게 함으로써 순수한 상지 검사만이 이루어지도록 하는 것도 좋은 예이다. 단, 평형성이 결여된 환자들이나 노인들의 경우에는 검사의 정확성보다는 안정성을 중시하여 손잡이를 잡도록 하는 것이 좋다. 한편, 검사 해당 부위의 근육군을 고정시키기 위해서는 항상 인체의 해부학적 자세를 숙지해두는 것이 좋다.

다) 중력 보정

인체의 근기능은 중력에 의해 가속화되면 토크는 증가하는 반면, 그 반대상황에서는 토크가 감소된다. 따라서 순수한 근기능만을 측정하기 위해서는 중력에 의한 영향을 최소화해야 한다. 등속성 근기능 측정기의 가장 큰 장점 중의 하나인 이 중력보정은 대퇴사두근[24]과 햄스트링[25]의 근육군을 측정할 때 그 차이점을 쉽게 이해하도록 해준다. 예를 들어, 보정을 하지 않고 검사를 행할 경우 대퇴사두근의 근력은 4~43%의 차이를 보이며, 햄스트링은 15~510% 정도의 차이를 보인다. 또 중력 보정을 잘못 시행하였을 경우에는 체중에 의한 상대적 근기능 비율을 결정하기가 어렵다.

라) 오버슈트 현상

근수축 과정에서 갑자기 힘을 가속시킬 경우에 일시적인 토크 곡선이 나타나는데, 이것을 “오

---

24) 대퇴사두근(quadricep muscle) : 대퇴직근(rectus femoris), 외측광근(vastus lateralis), 내측광근(vastus medialis), 중간광근(vastus intermedius)으로 구성된 네 개의 근육군을 말함.

25) 햄스트링근(hamstrings muscle) : 반건양근(semitendiosus), 장두 대퇴이두근(long headed bicep femoris), 단두 대퇴이두근(short headed bicep femoris), 반막양근(semimembranosus)으로 구성된 근육군으로 슬괵근이라고도 함.

버슈트(overshoot) 혹은 스파이크(spike)" 현상이라고 한다. 이러한 일시적이고 인공적인 스파이크는 피험자의 진정한 최대 근수축 능력을 평가하는데 혼동을 준다. 따라서 많은 연구진들과 기술자들은 이러한 문제점을 해결하기 위하여 "댐프(damp)", "램프(ramp)" 혹은 "전부하(preload)"방식을 채택하여 오버슈트 현상을 방지해 오고 있다. 더욱이 최근에는 "등가속성(isoaccleration) 소프트웨어"를 개발하여 저항성 운동 중에 일어날 수 있는 가속이나 감속을 사전에 방지하도록 하고 있다.

마) 등속성 검사시 혼동요인

힘을 발생시키는 근육의 최대능력은 '근육-건 단위'가 손상되지 않고, 신경계로부터 정상적인 신경자극 전달을 받으며, 통증이 없는 경우에 발휘된다. 그러므로 일부 경우에는 신경근 결함 부위가 존재하는 인체 부위에 최대하 등속성 훈련을 하도록 권장하고 있다. 그러나 검사시 피험자가 통증을 호소하고 있다면, 단일 근육군에서 토크, 일량 혹은 파워와 같은 각 변인의 결함 요소를 정확히 평가하기가 쉽지 않다. 이에 대한 예들을 [그림 3.35]와 [그림 3.36]를 살펴보면서 이해해 보도록 하자.

[그림 3.35]는 우측 하지의 전방십자인대 파열이 있는 환자의 건측[26]과 환측[27] 슬관절을 등속성 검사를 통해 얻어낸 결과이다. 이 그림에서 통증이 없고 건강한 슬관절 부위(LT or Left)의 신전근 그래프가 환측 부위(RT or Right)의 것보다 훨씬 높다는 것을 육안으로도 확인할 수 있다. 즉, 환측 부위에서 나타난 그래프는 크기가 작고, 피크토크가 없는 **'근허약 지점(weakest point)'이 나타난다.** 일반적으로 이 지점에서 통증이 가장 높게 나타난다. 한편, [그림 3.36]는 연골 연화증 환자의 슬관절에서 나타난 통증과 근허약 지점을 나타내고 있는 것이다.

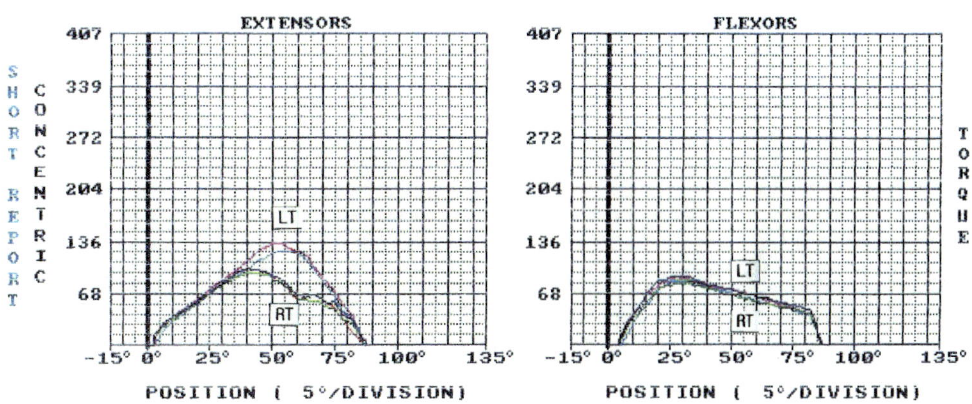

그림 3.35 **전방십자인대 손상환자의 슬관절 신전근에서 나타난 통증과 근허약 지점.**

26) 건측(Uninvolved side or Uninjured side) : 상해나 통증이 없는 건강한 사지.
27) 환측(Involved side or Injured side) : 상해를 입었거나 통증이 유발되는 사지.

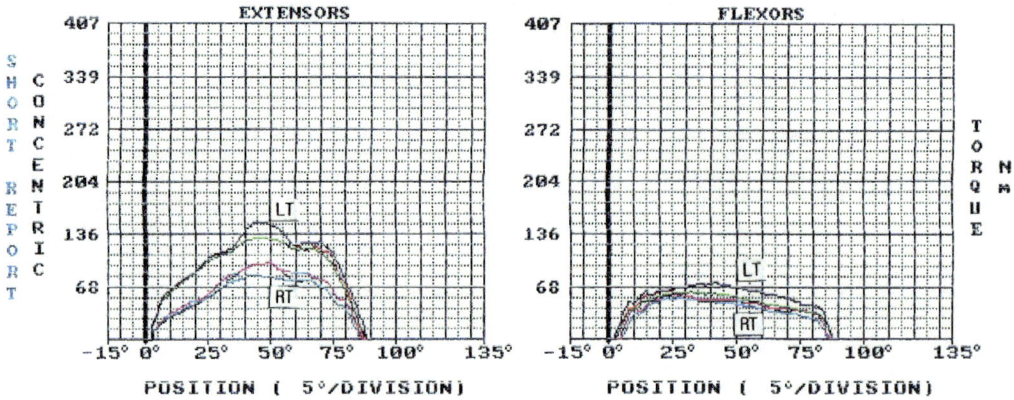

그림 3.36 연골 연화증 환자의 슬관절 신전근과 굴곡근에서 나타난 통증과 근허약 지점.

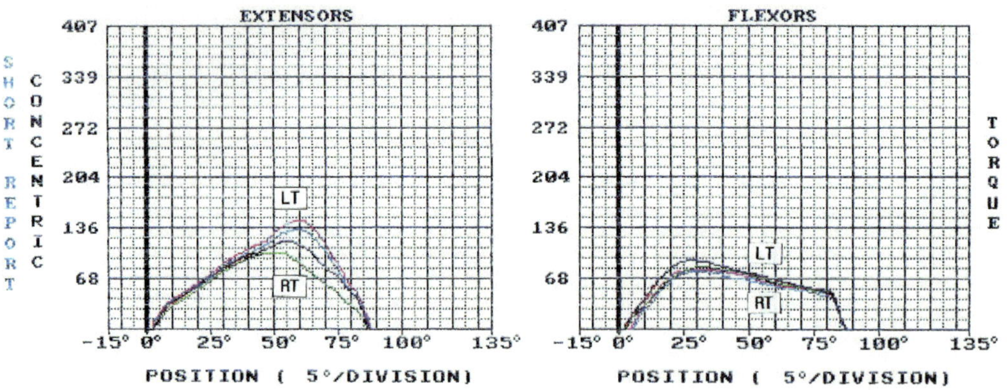

그림 3.37 전방십자인대 손상환자의 슬관절 신전근에서 나타난 통증과 근허약 지점의 소실단계.

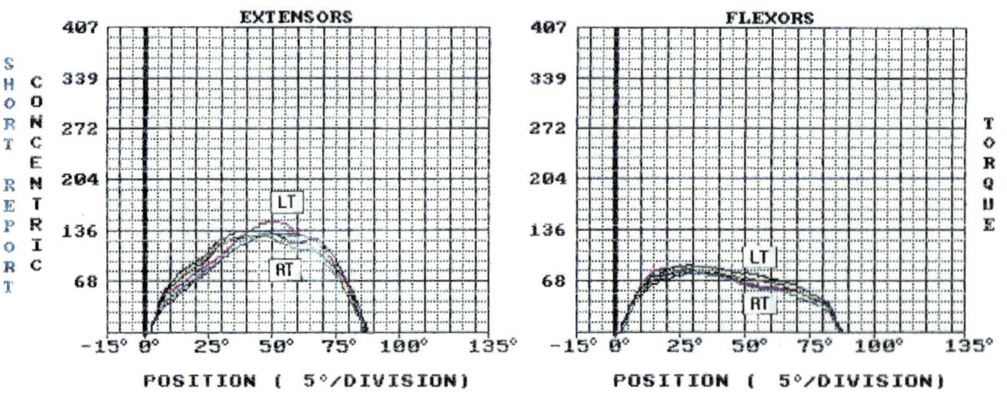

그림 3.38 연골 연화증 환자의 슬관절 신전근과 굴곡근에서 나타난 통증과 근허약 지점의 소실단계.

사실, 등속성 검사시 근관절에 손상이 있는 환자의 경우는 정확한 검사와 평가가 어렵다. 그러나 이러한 근골격계 환자들을 평가하는데 있어 혼동 요인이 많다 하더라도 몇 주간의 적극적인 재활치료를 통해 근기능이 회복될 경우 통증이나 근허약 지점 등이 감소되어 혼동 요인을 줄이는 결과를 낳는다. [그림 3.37]과 [그림 3.38]에 제시된 환자들의 근기능은 초기에 검사에 대한 혼동요인이 많았으나, 각각 12주와 18주 재활치료 후 혼동요인들이 배제되었음을 알 수가 있었다. 역설적으로 말해, 초기의 혼동요인은 치료를 위한 하나의 매개변수로서 혹은 결정적인 치료 목표로서 작용하기도 한다.

바) 검사 프로토콜

등속성 검사의 프로토콜은 매우 다양하다. 공통적으로 이 프로토콜들은 토크와 일량, 그리고 파워 등과 같은 변인들을 측정할 수 있도록 구성되어 있지만 무엇보다도 검사 프로토콜은 안정성과 신뢰성이 확보되어야 한다. 구체적인 내용은 아래와 같고, 요약은 [표 3.16]과 같다.

표 3.16 등속성 검사시 권장 방법

1. 근골격계에 대한 시진와 촉진 검사	9. 저속에서 최대 검사 (4~6회 반복)
2. 일반적인 스트레칭과 준비운동	10. 휴식 (30초~1분)
3. 안정성을 고려한 환자 고정	11. 고속에서 최대 검사 (4~6회 반복)
4. 동력기 회전축에 대한 관절 조정	12. 휴식 (30초~1분)
5. 등속성 운동에 대한 개념 설명	13. 많은 반복횟수로 지구력 검사 (보통 24회~50회)
6. 특정 관절에 대한 중력 보정	14. 다른 쪽 사지 검사
7. 준비운동 (3~4회 최대하 근수축)	15. 재측정을 위한 검사의 기록 및 보관
8. 휴식 (30초~1분)	16. 환자에게 결과 설명

(1) 준비 운동

안정적이고 효과적인 검사를 수행하기 위해서는 3~4회의 최대하 운동과 3회의 최대 운동이 준비운동으로써 필요하다. 즉, 준비 운동을 수행한 후 신뢰할 만한 피크토크, 일량 및 파워를 얻어 낼 수 있다. 더욱 안정적이고 효율적인 검사를 위해서는 실제 검사를 수행하기 전 하루 내지 이틀간의 적응훈련을 실시하는 것이 검사의 신뢰도를 높일 수 있는 방법이기도 하다.

(2) 휴식 시간

등속성 검사의 반복 횟수와 속도 사이에는 일정한 휴식 시간이 필요하다. 그러나 휴식 시간은 검사의 종류와 특성에 따라 다르게 조정해야 한다. 즉, 4회의 최대 반복 후 회복하기에 충분한 시간은 30초에서 1분간의 휴식 시간인 반면, 25회에서 30회 반복하는 지구성 검사는 적어도 1분간 또는 그 이상의 휴식 시간이 요구된다. 또한 피험자들의 특성에 따라 휴식 시간을 제공하는 것도 중요하다.

(3) 검사 속도

등속성 검사의 속도는 운동단위 동원유형과 하나의 근육 혹은 근육군의 근섬유 비율정도를 면밀히 관찰하기 위하여 저속(60°/sec 이하)과 중속(60~180°/sec) 및 고속(180°/sec 이상)에서 다양하게 이루어져야 한다. 등속성 장비에 관한 경험이 제한된 피험자들에게 고속의 검사가 저속의 검사보다 선행되었을 경우 신뢰도가 낮을 수 있다. 한편, 고속의 등속성 운동이 선수들에게서 보이는 근관절의 움직임 속도와 비슷하다는 것은 잘못된 생각이다. 왜냐 하면, 프로 야구투수의 볼투구 동작시 가속 단계(acceleration phase) 동안 출력되는 견관절 내측 회전력은 약 6,180°/sec이며, 가장 높은 선수의 경우는 9,198°/sec이므로, 이러한 최고 각속도는 등속성 장비의 가장 빠른 검사 속도인 550°/sec와 약 18배의 차이를 보이기 때문이다. 그러나 등속성 장비가 선수들의 실제 근기능 상태를 측정하지 못한다 하더라도, 근기능 역할에 필요한 신경성분대 근섬유의 동원유형 등을 측정할 수 있어 재활치료 및 운동프로그램 작성시 큰 기여를 한다.

(4) 반복 횟수

등속성 검사의 반복 횟수는 각속도와는 상관없이 힘과 토크의 최대값을 얻기 위하여 반드시 일정한 횟수가 필요하다. 등속성 검사에 의한 피크토크는 3~5회 반복할 때 큰 피크토크를 얻을 수 있다. 일정한 반복 횟수를 통해 피크토크를 얻어내는 시각적 중복기법(visual overlay technique) 또는 시각적 피드백이 유용해 보인다. 즉, 이 기법은 각각의 중복되는 반복 횟수의 그래프가 심리적인 동기유발을 자극하여 이전의 반복한 결과를 압도하도록 유도한다.

(5) 동기 유발

구두로 사기를 북돋아 주는 동기부여(verbal encouragement)는 실행 여부에 따라 결과가 다양하게 도출된다. 즉, 어떤 종류의 측정을 하느냐에 따라 동기부여를 **'큰 목소리'**로 혹은 '과묵한 상태'로 실행하는 것이 좋은 가를 판단해야 한다.

궁극적으로 등속성 검사의 프로토콜은 매우 다양하다. 그러나 전술한 바와 같이 피험자들의 안정성과 신뢰성이 확보된 후 준비 운동, 휴식시간, 검사 속도, 반복 횟수, 동기유발 및 시각적 피드백의 원리를 적절히 적용하여 프로토콜을 구성하는 것이 바람직하다. 이를 요약하면 [표 3.16]과 같고, 임상적으로 권장되고 있는 프로토콜의 예들은 [표 3.17]과 같다.

표 3.17 등속성 검사 프로토콜

	1세트	2세트	3세트	4세트	5세트		1세트	2세트	3세트	4세트	5세트
	슬관절 신전/ 굴곡						족관절 저측굴곡/ 배측굴곡(슬관절 굴곡자세)				
각속도(°/s)	60	180	300			각속도(°/s)	60	180	180		
횟수(회)	4	4	30			횟수(회)	3	20	20		
휴식(초)	20	20	1			휴식(초)	20	90	1		
각속도(°/s)	60	180	240			각속도(°/s)	30	120	180		

횟수(회)	3	3	20		
휴식(초)	20	20	1		

슬관절 경골축 내회전/ 외회전					
각속도(˚/s)	60	120			
횟수(회)	4	4			
휴식(초)	20	1			
각속도(˚/s)	30	120	180		
횟수(회)	3	3	20		
휴식(초)	20	20	1		

족관절 저측굴곡/ 배측굴곡(슬관절 신전자세)					
각속도(˚/s)	60	180	180		
횟수(회)	3	20	20		
휴식(초)	20	90	1		
각속도(˚/s)	30	120	30		
횟수(회)	3	3	20		
휴식(초)	20	20	1		

견관절 신전/ 굴곡					
각속도(˚/s)	120	300	300		
횟수(회)	4	20	20		
휴식(초)	20	90	1		
각속도(˚/s)	60	180	240		
횟수(회)	3	3	3		
휴식(초)	20	20	1		

견관절 수평 외전/ 내전					
각속도(˚/s)	60	180			
횟수(회)	3	4			
휴식(초)	20	1			
각속도(˚/s)	60	180	240		
횟수(회)	3	3	20		
휴식(초)	20	20	1		

횟수(회)	3	3	20		
휴식(초)	20	20	1		

족관절 내번/ 외번					
각속도(˚/s)	60	150			
횟수(회)	3	15			
휴식(초)	20	1			
각속도(˚/s)	30	120	30		
횟수(회)	3	4	3		
휴식(초)	20	20	1		

견관절 외전/ 내전					
각속도(˚/s)	120	300			
횟수(회)	4	20			
휴식(초)	20	1			
각속도(˚/s)	60	180	240		
횟수(회)	3	3	20		
휴식(초)	20	20	1		

견관절 내회전/ 외회전(수정 자세)					
각속도(˚/s)	60	120	180		
횟수(회)	3	4	20		
휴식(초)	20	20	1		
각속도(˚/s)	60	180	240		
횟수(회)	3	3	25		
휴식(초)	20	20	1		

전완근 회내/ 회외					
각속도(˚/s)	30	150			
횟수(회)	4	15			
휴식(초)	20	1			
각속도(˚/s)	60	150	150		
횟수(회)	4	15	15		
휴식(초)	20	90	1		

	1세트	2세트	3세트	4세트	5세트
견관절 내회전/ 외회전(90˚외전자세)					
각속도(˚/s)	60	120	180		
횟수(회)	3	4	20		
휴식(초)	20	20	1		
각속도(˚/s)	60	180	240		
횟수(회)	3	3	25		
휴식(초)	20	20	1		
손목 신전/ 굴곡					
각속도(˚/s)	30	60	120	120	
횟수(회)	3	3	15	15	
휴식(초)	20	20	20	1	

	1세트	2세트	3세트	4세트	5세트
견관절 내회전/ 외회전(90˚ 굴곡자세)					
각속도(˚/s)	60	120	180		
횟수(회)	3	4	20		
휴식(초)	20	20	1		
각속도(˚/s)	60	180	240		
횟수(회)	3	3	25		
휴식(초)	20	20	1		
주관절 신전/ 굴곡					
각속도(˚/s)	60	180	240	240	
횟수(회)	3	4	20	20	
휴식(초)	20	20	90	1	

각속도(°/s)	30	120	180	각속도(°/s)	60	180	240		
횟수(회)	3	3	20	횟수(회)	3	3	25		
휴식(초)	20	20	1	휴식(초)	20	20	1		
손목 요골/ 척골 편위				요부 신전/ 굴곡					
각속도(°/s)	30	60	120	각속도(°/s)	30	60	90	60	
횟수(회)	3	3	15	횟수(회)	4	4	4	4	
휴식(초)	20	20	1	휴식(초)	30	30	30	1	
각속도(°/s)	30	120	180	각속도(°/s)	30	60	90	120	150
횟수(회)	3	3	20	횟수(회)	4	4	4	4	20
휴식(초)	20	20	1	휴식(초)	30	30	30	30	1
고관절 굴곡/ 신전				고관절 외전/ 내전					
각속도(°/s)	30	60	120	각속도(°/s)	60	120	150		
횟수(회)	3	4	15	횟수(회)	3	4	4		
휴식(초)	20	20	1	휴식(초)	20	20	1		
각속도(°/s)	30	120	180	각속도(°/s)	30	120	150		
횟수(회)	3	3	20	횟수(회)	3	4	15		
휴식(초)	20	20	1	휴식(초)	20	20	1		

(6) 주의 및 금기사항

검사 프로토콜의 선택은 몇 가지 요인에 의해 영향을 받는다. 그 요인으로는 검사시 요구된 근육군, 재활 프로그램의 진행단계 그리고 환자나 선수의 신체적 상태와 연령을 포함한다. 예를 들어, 수술이 필요한 습관성 견관절 탈구 환자의 경우는 최대 외측 회전검사는 배제해야 하고, 등속성 운동과 검사는 제한된 관절가동 범위에서만 이루어져야 한다. 또한 고령이나 심혈관계에 문제가 있는 환자들은 등속성 검사나 운동시 주의해야 한다. 왜냐 하면, 몸통과 사지의 저속 혹은 고속의 등속성 운동은 심혈관계에 악영향을 미칠 수도 있기 때문이다. 특히 저속의 등속성 운동은 등척성 형태의 저항운동과 비슷하여 흉강압(intrathoracic pressure)과 복강압(intraabdominal pressure)을 증가시키는 '발살바 조작(valsalva maneuver)'[28]을 초래한다. 이 발살바 조작은 심할 경우에 생명에 위험을 초래할 수도 있기 때문에 최대 등속성 저항운동은 심호흡계에 문제가 있는 환자들에게 금기되어야 한다. 그

표 3.18 등속성 검사시 금기사항

절대적 금기사항	상대적 금기사항
• 연부조직 상해 • 심한 통증 • 과도하게 제한된 관절가동 범위 • 심한 관절 삼출 • 불안정한 관절 • 급성 좌상 • 만성 3도 좌상 • 임신	• 경미한 통증 • 제한된 관절가동 범위 • 삼출 또는 활액낭염 • 아급성 염좌

28) Valsalva maneuver(발살바 조작) : 근수축시 호흡을 중지함으로써 일어나는 흉곽내압의 증가로 인한 고혈압 유발현상.

러나 금기된 환자라 할지라도 어떠한 경우에는 상대적으로 등속성 검사를 허용할 수도 있기 때문에 [표 3.18]과 같이 '절대적 금기사항'과 '상대적 금기사항'을 숙지하는 것이 좋다.

4) 훈련 프로토콜의 선정

등속성 훈련 프로토콜을 선택할 때는 운동의 시간과 속도, 훈련을 해야 하는 관절의 가동범위 및 훈련하고자 하는 근육군의 길이와 장력(length-tension)간의 관계 등을 고려해야 한다.

가) 훈련시간

근육 내 효소활성을 증가시키는데 필요한 자극은 짧은 훈련주기를 여러 차례 반복 수행하여 얻은 총일량 보다, 한 번의 훈련에서 소요된 시간과 더욱 밀접한 관련이 있기 때문에 등속성 훈련의 시간은 반복 횟수에 의한 요소보다는 오히려 시간적 요소를 고려하여 구성하는 것이 좋다.

나) 속도 변환 운동

속도 변환 훈련 프로토콜을 사용하는 이유는 골격근에서의 근섬유와 근동원 형태가 다르다는데 기초를 두고 있다. 그러나 등속성 근수축시 요구되어지는 최대 힘의 출력은 각속도와는 독립적으로 최대 수준의 ST와 FT 섬유소들이 동원된다. 즉, 두 섬유소들의 동원패턴은 운동 속도에 따른 선택적인 동원보다는 두 섬유소들이 동시적으로 동원된다는 것이다. 따라서 등속성 훈련에 있어 속도 변환 훈련은 어느 특정한 근섬유만을 발달시키는 것이 아니라 두 가지 형태의 근섬유소들을 모두 발달시킨다고 할 수 있다.

다) 관절가동범위와 근길이-장력의 관계

등속성 훈련은 가능하면 근절 내에서 액틴과 미오신의 수축-공유과정(contraction- coupling process)을 최적화하기 위해 전 관절가동범위에서 일어나도록 해야 한다. 그러나 관절에 문제가 있는 경우에는 가동범위를 제한해야 하기 때문에 전체적인 근기능의 발달이 어렵다. 이러한 경우에는 통증이 낮게 나타나거나 거의 없는 관절 각도 내에서만 등속성 훈련을 하도록 권장한다. 한편, 등속성 훈련을 위한 관절가동범위의 선정과 더불어 등속성 훈련 프로토콜을 설정하기 위해서는 부하가 적용되는 근육군의 길이와 장력간의 관계에 대하여 특별한 관심을 가져야 한다. 특히, 이러한 관련성은 동작이 이루어지는 일상생활 또는 신체활동 중 피험자의 활동성을 모방한 자세로부터 기인하는 것이 좋다. 그 예로, 야구 투수의 회전근개(rotator cuff) 발달을 위한 훈련은 투수의 피칭 모션과 유사한 90° 외전 자세(abducted position)에서의 훈련이 더욱 효과적이라는 것이다.

라) 최대하 등속성 운동

등속성 저항운동의 가장 중요한 이점은 근육군의 최대부하가 관절의 전 가동범위 내에서 이루어진다는 것이다. 그러나 신경근계 또는 근관절계에 상해가 일어나 최대수축이 불가능하거나 부적절한 경우에는 건측의 피크토크 비율을 고려하여 환측의 최대하 운동을 수행하도록 한다.

종합적 말해, 등속성 훈련 프로토콜은 재활이 필요한 환자에게는 재활프로그램을, 근기능 보강 훈련이 필요한 선수에게는 근기능 발달 프로그램을 제공할 수 있다. 그러나 이 부분은 이론적으로만 접근하기에는 어렵기 때문에 임상적인 경험을 쌓는 것이 더욱 중요하다. [표 3.19]를 숙지하여 '프로그램 표준화 작업'을 지속적으로 연구해 보자.

표 3.19 등속성 운동시 권장 프로토콜

1. 근골격계에 대한 관찰용으로 이용	7. 휴식
2. 운동 전 스트레칭과 준비운동	8. 중속(30초가량)에서의 준비운동과 본 운동
3. 대상자의 활동형태와 유사한 모션을 고려하고, 근길이-장력을 추정하여 장비 셋업	9. 휴식
	10. 고속(30초가량)에서의 준비운동과 본 운동
4. 동력기 회전축에 대한 관절 조정	11. 반대편에서 본 운동 반복
5. 운동속도를 알 수 있도록 최대하 준비운동	12. 일반적인 스트레칭과 정리운동
6. 저속(30초가량)에서의 본 운동	13. 환측 관절 혹은 근육군에 20분가량의 아이스 적용

※ 주의사항 : 등속성 운동프로토콜은 구심성과 편심성 근수축 형태가 함께 포함되어야 한다. 만일 편심성 수축형태를 적용할 수 없는 상황이라면, 등장성 장비나 프리웨이트를 실시하게 함으로써 편심성 근수축 형태를 행하도록 해야 한다.

5) 등속성 훈련의 효과

등속성 훈련은 환자나 선수들에게 많은 이점을 제공한다. 등속성 장비는 단지 속도에만 의존하는 근수축 훈련 형태 이외에도 연속적인 수동적 운동(continuous passive motion, CPM)과 등척성 프로토콜 및 등장성 프로토콜 등이 내장되어 있어 그 용도에 대한 이해를 돕는 것이 바람직하다. 한편, 등속성 훈련의 효과는 많은 선행 연구들에 의해 긍정적인 연구 결과들을 도출해 내고 있다. 특히, 근관절계에 손상을 입은 선수들의 경우 최대 구심성 등속성 훈련을 몇 주 혹은 몇 달을 시행한 경우 피크토크와 일량 및 파워 등이 개선된다고 보고되고 있다. 이에 대한 일부 연구들 중 후방십자인대에 Grade II이하 상해를 입은 럭비선수들을 대상으로 8주간 재활운동치료를 실시한 결과, 슬관절 환측 다리에서 느끼는 통증정도는 재활운동치료 적용 후 매 주마다 개선되어 프로그램이 끝날 무렵에는 68% 감소되었고, 관절가동범위 또한 치료 전에 비해 20% 향상되어 정상 ROM을 확보할 수가 있었다. 대퇴사두근의 피크토크는 86%, 햄스트링의 피크토크는 76%씩 증가하였고, 평균파워와 총일량 및 가속시간 등에서도 바람직한 결과를 나타내었다. 한편, 견관절에 손상을 입은 환자들의 경우와 축구, 무용수 및 마라톤 선수와 같이 족관절에 상해를 입은 환자들의 경우에서도 긍정적인 결과가 보고되고 있다.

6) 등속성 검사의 해석과 평가

가) 토크(Torque)

근육은 일단 수축을 하면 힘을 발생시킨다. 만일 이 힘이 관절의 회전축에서 측정된다면, 힘의 모멘트는 토크(torque)로 표시된다. 등속성 동력기의 회전축으로부터 근육에 의해 발생된 장력을 측정하는 방법은 이러한 토크를 측정하는 것이다. 즉, 동력기의 저항 패드로부터 장력을 발생시키기 위한 근육의 능력을 측정하는 것은 힘(force)이지만, 관절의 회전축으로부터 저항 패드까지의 길이를 계산하는 것은 토크를 산출하는 것이다.

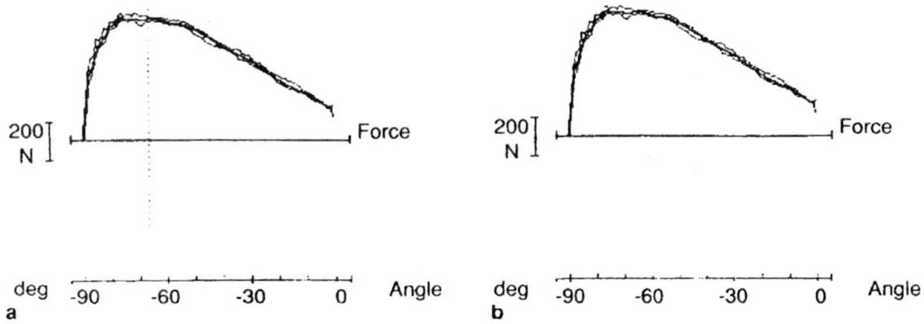

그림 3.39 **특정 각도에 따른 토크 값(Angle-specific torque; AST)**

a는 60°에서 토크 값을 제시한 그림이며, b는 특정 각도를 나타내지 않은 그림이다.
즉, 그림 a는 특정각도에서 재활치료를 하는데 도움을 준다.

피크토크는 관절가동범위 중에서 가장 강한 토크가 발생된 지점에서의 생성된 힘을 말하며, 평균토크는 측정된 모든 관절가동범위에 걸쳐 발생된 장력을 말한다. 구체적으로 피크토크는 여러 차례의 등속성 검사시 나타난 토크 곡선 중 하나의 가장 높은 지점에서 얻어지지만, 평균토크는 하나 또는 몇몇의 연속적인 곡선의 완전한 파형으로부터 얻어진다. **평균토크를 산출함으로써 얻게 되는 장점은 검사를 수행하고 있는 팔과 다리 혹은 레버암의 힘을 감속하는 경우에 유발되는 '부정조작(artifact)'을 막을 수 있다는 것이다.** 따라서 정확한 검사를 위해서는 검사하고자 하는 환측과 건측 사이의 관절가동범위가 일정한 가를 확인해야 하고, 재활프로그램 기간 동안에는 환측의 ROM과 근기능 상태, 특히 평균토크 값을 지속적으로 평가하는 것이 중요하다. 궁극적으로 피크토크나 평균토크는 인체의 근기능 수행능력을 평가하기 위해 자주 사용하는 변수이지만, 동력기에서는 관절가동범위를 지나는 어떤 지점에서의 토크를 결정할 수 있게 하는 '특수한 토크(angle-specific torque; AST)'를 제공해 주기도 한다[그림 3.39].

나) 일량(Work)과 파워(Power)

만일 주어진 근수축의 힘과 거리를 알 수 있다면, 근육에서 발생된 장력의 일량을 구할 수 있다. 이를 총일량(total work)이라 한다. 일량을 산출하기 위해 요구되는 시간의 양을 알 수 있다면, 파워 또한 산출할 수 있다. [그림 3.40]에서와 같이 좌측에서 첫 번째 그림이 건측이고, 두 번째 그림이 환측이라면 이를 중복시킬 경우에 세 번째 그림과 같이 일량의 결손(work deficit)을 나타내 주기 때문에, 재활프로그램의 또 다른 목표를 제공해 주기도 한다.

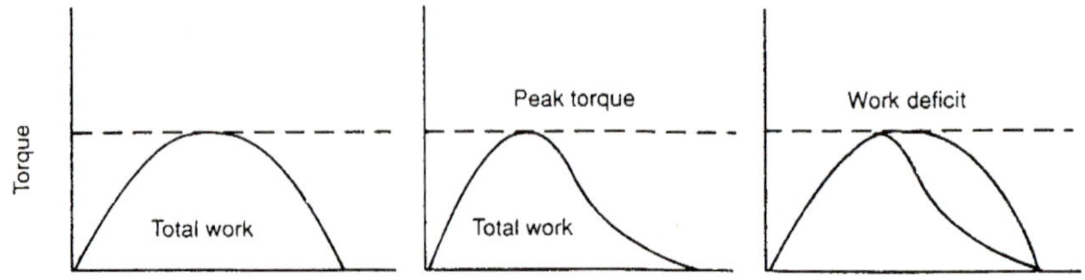

그림 3.40 **총일량(Total work)의 비교**

다) 지구력 측정

지구력은 일련의 연속적인 등속성 수축에 걸쳐 힘을 발생시킬 수 있는 근육의 능력을 말한다. 등속성 장비에서 지구력을 측정하기 위해서는 저자마다 견해가 다르지만, 현재는 등속성 동력기를 통해 일의 양을 산출할 수 있기 때문에 등속성 수축에서 발생된 총일량은 측정된 근육군에 대한 지구적 능력을 대변해 준다. 이에 대해 **25회 반복 중 마지막 5회 동안 수행한 일량과 총일량은 근피로 즉, 지구성 능력을 가늠하게 한다**.

라) 구심성 수축과 편심성 수축

관절의 일부분이나 전 범위에 걸쳐 장력을 발생시키는 근육의 능력을 '동적 수축(dynamic contraction)' 이라 한다. 근육은 '짧아짐'이나 혹은 '길어짐' 두 가지 방법을 통해 동적 장력을 만들어 내는데, 예를 들어, 관절의 이동 방향이 중력과 반대 방향이고, 근육의 장력이 외부저항에 대항할 때, 근수축은 곧 짧아지는 형태의 구심성(concentric) 수축이 되는 반면, 관절의 움직임이 중력의 방향이고, 외부 저항이 근육의 힘을 초과하게 되면, 근수축은 곧 길어지는 형태의 편심성(eccentric) 수축이 된다. 한편, 편심성 운동시 형성된 힘-속도 곡선은 구심성 근수축에서 기인한 곡선과는 매우 다르다. 다시 말해, **구심성 근수축은 검사 속도가 증가할 때 감소하는 반면, 편심성 근수축은 검사 속도가 증가할 때 높아진다.** 이러한 구심성 및 편심성 근수축에 따른 힘과 속도간의 불일치는 생리학적 기전에서 볼 때, **액틴과 마이오신의 결합능력과 근방추를 비롯한 골지건 기관에서의 신경근 억제기전 등의 차이로 설명**해 볼 수 있다. 다시 말해, 각속도가 증가할수록 편심성 근수축의 토크곡선과 총일량 및 파워 등이 구심성 근수축 보다 더욱 높게 나타나는 것은 인체의 상해 방지 기전인 신경계의 억제기전이 동원되기 때문일 것이다.

마) 정상 토크 곡선과 비정상 토크 곡선

등속성 운동의 '근길이-장력 관계'와 '근수축의 효율성'을 분석할 경우 토크는 전 관절가동범위의 중간 부분에서 가장 높게 나타나고, 시작과 마지막 부분에서는 낮게 산출된다[그림 3.41]. 다시 말해, 토크 곡선은 한 근육이 관절가동범위에서 수축할 때 힘을 발생시키기 위한 능력의 변화를 반영한다. 한편, 등속성 검사에서 부하의 충돌을 피하고, 감속의 충격을 최소화하기 위해 '전부하 힘(preload force)'을 사용한다. 전부하의 개념은 등속성 수축이 시작되기 전에 '미리 설정된 힘의 양'을 뜻한다. 전부하 힘을 사용한 등속성 검사로부터 얻어진 토크 곡선[그림 3.41b]는 그렇지 않은 곡선[그림 3.41a]에 비해 약간의 차이를 보인다.

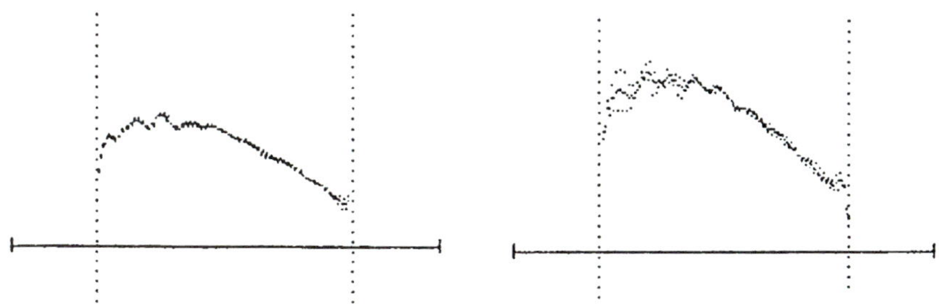

a b

그림 3.41 구심성(a)/ 편심성(b) 토크 곡선

그림 b는 75N의 전부하로 90°/sec에서 발생한 편심성 곡선.
즉, 곡선이 baseline부터 시작하지 않고 있다.

사실, 정상적이고, 부드러우며, 조화로운 등속성 토크 곡선은 여러 가지 요인들이 작용하지만, 이러한 요인들 중에서도 근육군이나 관절의 통증이 없어야 하는 것이 가장 중요하다. 등속성 동력기는 환자가 힘을 잘 발휘하지 못할 때 필연적으로 부하를 줄이고, 통증이 유발했음을 암시해 준다. 그러나 하나의 근육군과 교차하고 있는 관절 내에서 근육-건 단위로부터 발생한 통증은 토크 곡선 상에서 부정조작의 결과로 받아들여질 수도 있다. 그러나 이러한 단점은 임상적인 경험과 환자의 증상 등을 통해 식별이 가능하다. 예를 들어, [그림 3.37]과 같이 전방십자 인대 손상 환자의 등속성 검사 결과는 두 개의 피크토크 곡선을 갖는 특성을 보인다. 이러한 특성 중 첫 번째 피크토크 곡선에 대한 기전은 대퇴사두근이 수축하기 시작할 때 '근위 경골(proximal tibia)'에서 발생한 전방 전이(anterior translation)와 관련이 있으며, 중간에 움푹 들어가는 부분은 통증이나 근허약으로 인한 일시적인 파워출력의 감소 및 두 번째 작게 나타난 피크토크 곡선은 무릎에 대한 기타 다른 연부조직 구조가 잠재적으로 경골의 전방 전이를 극복하기 위한 곡선으로 해석해 볼 수 있다. 등속성 검사의 토크 곡선을 통해 **연골연화증(chondromalasia patella), 슬개골 아탈구(patella subluxation) 및 추벽증(knee plica syndrome)**도 식별해낼 수 있다.

바) 체중으로 환산한 토크 값

여러 근육군의 정상적인 절대 근육 값에 대한 많은 자료들이 보고되고 있다. 그러나 이러한 정보는 적절한 피크토크 수준의 기초를 제공하지만, 체중에 대한 피크토크의 차이는 매우 크기 때문에 반드시 체중을 고려한 상대 값을 산출해야 한다. 부가적으로 모든 피험자들의 체격, 성별 및 연령 또한 고려하는 것도 중요하다. 실제로 등속성 검사결과에 대한 체중의 영향은 남성과 여성을 비교하면 쉽게 알 수 있는데, 체중을 고려하지 않은 피크토크의 절대 값은 남녀별 차이가 큰 반면, 체중을 고려할 경우에는 그 상대 값의 차이는 그다지 크지 않다. 오히려 여성이 남성에 비해 더욱 높은 피크토크를 가지고 있는 경우도 있다. 피크토크의 상대 값은 제지방량(lean body mass)을 적용할 경우 남녀별 차이는 더욱 감소한다.

사) 양측 근육군의 비율

인체 사지의 양측 근육군을 비교하여 평가하는 것은 단측 사지의 근육군만을 평가하는 것보다 여러 가지 이점을 제공한다. 평가의 정확성을 위해서는 우측과 좌측에 대한 검사 프로토콜이 모든 상황에서 일치해야 한다. 특히, 환측 사지의 등속성 평가시 관절가동범위가 제한되어 있는 경우 건측의 관절가동범위를 환측과 동일시해야만 평균토크의 비교시 혹은 총일량 등의 평가시 혼동을 초래하지 않는다. 이러한 보정과정을 마친 이후에 검사된 **양측 사지의 근육군에 대한 차이 비율**(bilateral ratio)**은 {(좌측-우측)/ 우측×100} 혹은 {(우측-좌측)/ 좌측×100}의 공식으로 산출한다.**

그러나 근관절에 손상이 있는 환자들은 일반적으로 관절가동범위가 감소되어 있기 때문에 반대쪽의 정상적인 관절가동범위와 비교하여 환측에서의 부족한 범위만큼을 늘리는 것이 재활운동치료의 한 목적으로 구성된다. 예를 들어, 전방십자인대 손상 환자의 환측 사지에서 확인된 관절가동범위가 90°라면, 정상범위(140°)로 복귀하기 위한 ROM은 50°가 된다. 현재까지 대부분의 연구자들은 양측 사지의 토크 범위가 ±10~15% 이내여야만 '정상'으로 판정하는 데에 같은 맥락을 하고 있다. 양측 사지의 비율 범위를 [표 3.20]로 참고하자. **양측 사지의 근기능 범위가 ±10% 이내인 경우는 '정상'이며, ±10~20%인 경우는 '비정상 가능'인 반면, ±20% 이상의 차이를 보일 경우는 '비정상'이다.**

표 3.20 양측 사지의 근기능 범위

비율	판정
10% ↓	정상
10~20%	비정상 가능
20% ↑	비정상

아) 동측 근육군의 비율

근육군이 원하는 관절 활동을 위한 움직임은 주동근이 담당하며, 그 반대의 관절 활동은 길항근이 담당한다. 예를 들어, 슬관절 신전시 대퇴사두근은 주동근으로, 햄스트링은 길항근으로 작용한다. 반대로, 슬관절 굴곡시에는 햄스트링이 주동근으로, 대퇴사두근이 길항근으로 작용한다.

따라서 **동측 근육군의 비율**(ipsilateral ratio)**은 {길항근/ 주동근×100}의 공식으로 산출한다.** 동측 근육군 비율에 있어 과도한 불균형을 보이는 해당 부위는 상해가 쉽게 일어날 수 있다. 이에 대해 등속성 기기에 의한 **슬관절 검사시 동측 굴신비(flexion/extension ratio)가 50% 이하**일 때 다시 말해, 햄스트링의 근기능이 대퇴사두근의 근기능 보다 50%이하 일 때 상해가 일어날 수 있다. 한편, **슬관절의 동측 굴신비가 75% 이하일 경우에 상해가 일어날 수 있다는 연구보고도 있어 이 또한 참고해야 한다.**

슬관절의 동측 근육군비는 각기 다른 연구진들에 의해 수행된 연구결과들과 다소 차이가 있고, 또 슬관절 이외의 기타 다른 근관절에서의 비율이 다르며, 운동선수들의 종목별 특성이나, 검사한 등속성 각속도 등에 있어 그 차이가 상이함으로 [표 3.21]부터 [표 3.28]까지를 참조하여 각 근관절 평가 시에 고려하는 것이 바람직하다. [표 3.21]은 일반인들이나 사지를 균형적으로 이용하는 선수들에게는 적용할 수 있는 지표들이지만, 양측 사지를 불균형적으로 사용하는 스포츠 선수들 예를 들면, 테니스선수나 투창선수 등은 주측(dominant) 근육군에 기능이 비주측(non-dominant) 근육군의 기능보다 15% 높은 것으로 나타나고 있다. 즉, 각 종목별 선수들의 정확한 양측 근력비를 산출하기 위해서는 많은 선수들의 등속성 평가가 우선적으로 이루어져야만 한다.

표 3.21 슬관절 굴곡/신전의 동측 굴신비

각속도	연구자(년도)/대상	성별	연령 (세)	주측 굴곡/ 신전	비주측 굴곡/ 신전
60°/sec	Berg 등 (1985)/ 농구선수	여	20	63%	67%
	Appen와 Duncan (1986)/ 육상선수	남	18~21	54%	-
90°/sec	Stafford와 Grana (1984)/ 미식축구선수	남	20	67%	68%
	Chmelar 등 (1988)/ 발레리나 및 덴서	여	25	67%	-
120°/sec	Berg 등 (1985)/ 농구선수	여	20	67%	71%
	Bumie (1987)/ 기계체조선수	여	11	67%	71%
150°/sec	Colliander와 Tesch (1989)/ 일반인	여	27	70%	-
		남	27	69%	-
180°/sec	Stafford와 Grana (1984)/ 미식축구선수	남	20	73%	75%
	Kannus (1988c)/ ACL환자군	여/남	35	78%(건측)	88%(환측)
240°/sec	Berg 등 (1985)/ 농구선수	여	20	76%	79%
	Chmelar 등 (1988)/ 발레리나 및 덴서	여	25	90%	-
300°/sec	Stafford와 Grana (1984)/ 미식축구선수	남	20	82%	85%
	Appen와 Duncan (1986)/ 육상선수	남	18~21	84%	-

표 3.22 족관절 배측굴곡/ 저측굴곡의 동측 배저비와 외번/ 내번의 동측 외내비

부위	연구자(년도)/대상	성별	연령(세)	각속도	주측 배측/ 저측 굴곡	비주측 배측/ 저측 굴곡
동측 배저비	Berg 등 (1985)/ 농구선수	여	20	30°/sec	39%	37%
				60°/sec	44%	43%
				90°/sec	49%	46%
				120°/sec	54%	54%
				150°/sec	60%	59%
부위	**연구자(년도)/대상**	**성별**	**연령(세)**	**각속도**	**주측 외번/ 내번**	**비주측 외번/ 내번**
동측 외내비	Wong 등 (1984)/ 일반인	남	29	30°/sec	87%	-
				60°/sec	90%	-
				120°/sec	86%	54%

표 3.23 척추관절의 굴신비

각속도	연구자(년도)/대상	성별	연령(세)	굴곡/ 신전
30°/sec	Davies와 Gould (1982)/ 육상선수	남/여	21/20	80% / 80%
	Thompson 등 (1985)/ 일반인	남/여	43/38	93% / 97%
60°/sec	Davies와 Gould (1982)/ 육상선수	남/여	21/20	91% / 88%
	Thompson 등 (1985)/ 일반인	남/여	43/38	97% / 102%
90°/sec	Davies와 Gould (1982)/ 육상선수	남/여	21/20	99% / 98%
	Thompson 등 (1985)/ 일반인	남/여	43/38	102% / 106%
120°/sec	Davies와 Gould (1982)/ 육상선수	남/여	21/20	110% / 110%
	Thompson 등 (1985)/ 일반인	남/여	43/38	105% / 105%

표 3.24 고관절 굴곡/ 신전의 동측 굴신비와 외전/ 내전의 동측 외내비

부위	연구자(년도)/대상	성별	연령(세)	각속도	주측 굴곡/ 신전	비주측 굴곡/ 신전
동측 굴신비	Smith 등 (1981)/ 프로 아이스하키 선수	남	24	30°/sec	64%	-
				180°/sec	59%	-
부위	**연구자(년도)/대상**	**성별**	**연령(세)**	**각속도**	**주측 외전/ 내전**	**비주측 외전/ 내전**
동측 외내비	Poulmedis (1985)/ 축구 선수	남	26	30°/sec	74%	-
	Donatelli 등 (1991)/ 일반인	여	26	60°/sec	41%	-
		남	26		48%	

표 3.25 주관절 굴곡/ 신전의 동측 굴신비

각속도	연구자(년도)/대상	성별	연령(세)	주측 굴곡/ 신전	비주측 굴곡/ 신전
60°/sec 180°/sec 240°/sec	Berg 등 (1985)/ 농구선수	여	20	90% 104% 104%	86% 92% 90%

표 3.26 견관절 외전/ 내전의 동측 외내비

각속도	연구자(년도)/대상	성별	연령(세)	주측 외전/내전	비주측 외전/내전
60°/sec	Connelly Maddux 등 (1989)/ 일반인	남/여	34/27	66%/61%	65%/66%
90°/sec	Alderink와 Kuck (1986)/ 야구투수	남	18	54%	57%
120°/sec	Alderink와 Kuck (1986)/ 야구투수	남	18	54%	57%
180°/sec	Connelly Maddux 등 (1989)/ 일반인	남/여	34/27	49%/74%	56%/82%
300°/sec	Alderink와 Kuck (1986)/ 야구투수	남	18	51%	50%

표 3.27 견관절 외회전/ 내회전의 동측 외내비

각속도	연구자(년도)/대상	성별	연령(세)	주측 외회전/내회전	비주측 외회전/내회전
60°/sec	Connelly Maddux 등 (1989)/정상인	남 여	34 26	63% 70%	62% 71%
90°/sec	Alderink와 Kuck (1986)/ 야구투수군	남	18	66%	70%
120°/sec	Alderink와 Kuck (1986)/ 야구투수군	남	18	68%	72%
180°/sec	Cook 등 (1987)/ 야구투수군 비운동군	남 남	18~25 18~25	70% 83%	81% 78%
300°/sec	Cook 등 (1987)/ 야구투수군 비운동군	남 남	18~25 18~25	70% 87%	81% 79%

표 3.28 견관절 굴곡/ 신전의 동측 굴신비

각속도	연구자(년도)/대상	성별	연령(세)	주측 굴곡/ 신전	비주측 굴곡/ 신전
60°/sec	Berg 등 (1985)/ 농구선수	여	18~22	77%	81%
90°/sec	Alderink와 Kuck (1986)/ 야구투수	남	18	52%	55%
120°/sec	Berg 등 (1985)/ 농구선수	여	18~22	80%	79%
180°/sec	Cook 등 (1987)/ 야구투수	남	18~25	74%	81%
300°/sec	Cook 등 (1987)/ 야구투수	남	18~25	70%	71%

7) 현장으로의 복귀

근기능의 수행능력은 몇 가지 요소들에 의해 제한을 받는다. 특히, 근좌상(strain), 파열(tearing), 건염(tendinitis)과 같은 근육-건 단위의 상해는 힘을 발생시키는 근육의 능력을 더욱 제한한다. 또한 관절이나 주변 근육군의 상해로 인한 고정(immobilization)은 관절의 전위(laxity)와 근육의 위축(atrophy)을 초래하여 근육에 대한 신경계로부터의 부적절한 전이 현상을 초래할 수 있다. 등속성 훈련은 이러한 신경근 관절계의 손상에 적당한 재활도구로 이용되며, 현장으로의 안전한 복귀 시기를 결정하는데 유용하게 쓰인다. 특히, 등속성 검사결과의 수준은 **근골격계 상해의 재활 목표(건측 사지의 90% 이상 도달)와 함께 환측 부분을 평가(동측 사지 근기능비)하는데 있어 매우 필요한 항목**이 되며, 이 밖에도 유연성, 고유감각수용기 상태, 기능적 능력 및 심리적 상태는 현장으로 복귀하는데 부수적인 요소들이 된다.

건강체력요소	기술체력요소
1) 유연성	6) 순발력
2) 심폐지구력	7) 스피드
3) 근력	8) 민첩성
4) 근지구력	9) 평형성
5) 신체구성	10) 조정력

사. 체력 검사

개인의 건강 상태와 체력에 알맞게 운동처방을 실시하기 위해서는 체력의 요소, 즉, 운동형태를 비롯하여 운동을 발현시키는 인체의 근기능 요소(근력, 근지구력, 근파워), 운동을 지속적으로 유지시키는 호흡순환계 능력(심폐지구력), 운동을 조정하는 근신경계 요소(평형성, 민첩성, 유연성, 교치성, 협응성)를 측정해야 한다. 체력의 요소는 다음과 같이 건강체력(health-related fitness)요소와 기술체력(skill-related fitness)요소로 나누어 볼 수 있다.

1) 유연성의 검사 방법 및 평가

유연성의 검사 방법을 구분하면 길이로 측정하는 '거리법', 각도로 측정하는 '각도법' 및 비율로 측정하는 '지수법'이 있다. 일반적으로 계측하기가 용이한 거리법이 많이 활용되고 있다. 거리법에는 '윗몸 앞으로 굽히기(sit & reach flexion test)'와 '윗몸 뒤로 젖히기(back extension test)' 방법이 있다.

가) 윗몸 앞으로 굽히기 측정법

상향 25㎝, 하향 40㎝의 눈금자를 면에 수직으로 부착한 검사대를 이용한다. 우선 피험자의 양 거골(talus bone)을 붙이고, 두 다리를 약 5㎝ 벌린 상태로 검사대에 발을 부착시키도록 한다. 그 다음 숨을 크게 들어 마신 후 숨을 내쉬면서 몸통을 앞으로 굽혀 손끝을 최대한 최하단에 위치시키도록 한다[그림 3.42]. [표 3.29]의 유연성 평가표에서 측정대의 기준이 26㎝에 맞춰진 것이다. 즉, 그 지점이 zero이며 20세 남자가 40㎝를 기록하였다면 측정된 길이는 14㎝인 것이다.

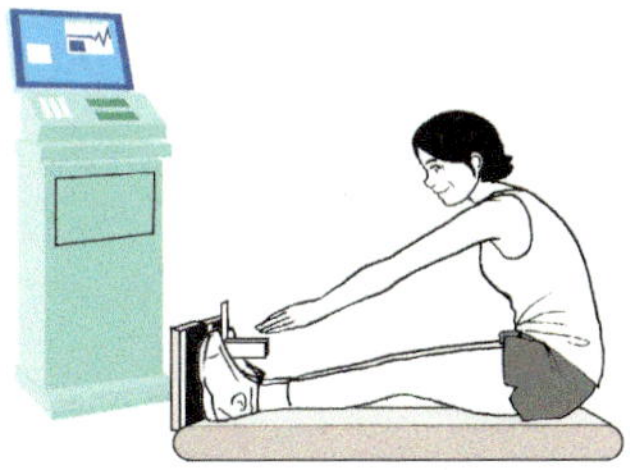

그림 3.42 앉아 윗몸 앞으로 굽히기 검사

※ 검사요령과 주의사항

- 양손의 손끝을 가지런히 모으고 측정기에 발을 붙인다.
- 허리에 반동을 주며 앞으로 몸을 굽히지 않도록 한다.
- 앞으로 몸통을 굽힐 때 머리를 양팔 사이에 넣도록 노력한다.
- 무릎을 굽히지 않고, 호기하면서 양손으로 측정기를 민다.
- 굽힌 자세를 2초가량 정지 한 채로 멈춘다.
- 2회 측정 후 최고치를 기록한다[표 3.29].

표 3.29 앉아 윗몸 앞으로 굽히기 평가표 (단위 : ㎝)

		연령									
		20~29세		30~39세		40~49세		50~59세		60~69세	
		남	여	남	여	남	여	남	여	남	여
매우 우수	90점	42	43	40	42	37	40	38	40	35	37
우수	80점	38	40	37	39	34	37	32	37	30	34
	70점	36	38	34	37	30	35	29	35	26	31
평균	60점	33	36	32	35	28	33	27	32	24	30
	50점	31	34	29	33	25	31	25	30	22	28
	40점	29	32	27	31	23	29	22	29	18	26
저조	30점	26	29	24	28	20	26	18	26	16	24
	20점	23	26	21	25	16	24	15	23	14	23
매우 저조	10점	18	22	17	21	12	19	12	19	11	18

2) 심폐지구력 검사 방법 및 평가

심폐지구력은 병의원에서 운동부하 검사를 통해 측정하는 것이 가장 이상적이며, 그 평가 변인은 최대산소섭취량($\dot{V}O_2max$)을 이용한다[표 3.30]. 일반적으로 최대산소섭취량은 **체중 당 섭취**

표 3.30 최대산소섭취량 평가표 (단위 : ㎖/㎏/min)

		연령									
		20~29세		30~39세		40~49세		50~59세		60세 이상	
		남	여	남	여	남	여	남	여	남	여
매우 우수	90점	51.4	44.2	50.4	41.0	48.2	39.5	45.3	35.2	42.5	35.2
우수	80점	48.2	41.0	46.8	38.6	44.1	36.3	41.0	32.3	38.1	31.2
	70점	46.8	38.1	44.6	36.7	41.8	33.8	38.5	30.9	35.3	29.4
평균	60점	44.2	36.7	42.4	34.6	39.9	32.3	36.7	29.4	33.6	27.2
	50점	42.5	35.2	41.0	33.8	38.1	30.9	35.2	28.2	31.8	25.8
	40점	41.0	33.8	38.9	32.3	36.7	29.5	33.8	26.9	30.2	24.5
저조	30점	39.5	32.3	37.4	30.5	35.1	28.3	32.3	25.5	28.7	23.8
	20점※	37.1	30.6	35.4	28.7	33.0	26.5	30.2	24.3	26.5	22.8
매우 저조	10점※	34.5	28.4	32.5	26.5	30.9	25.1	28.0	22.3	23.1	20.8

※ 연령과 성별에 관계없이 최대산소섭취량이 20점 이하인 경우에는 관상동맥질환으로 인한 사망율이 급증한다(Blair 등, 1989).

하는 산소섭취량(㎖/㎏/min)으로 판단한다. 최대산소섭취량을 측정하기 위한 운동부하 검사의 부하 장비는 주로 트레드밀을 이용하지만, 걷기가 불편한 환자의 경우에는 고정식 자전거를, 하지 마비 환자의 경우에는 상지자전거를 이용한다.

심폐지구력의 평가는 실험실 내에서 이루어지는 검사 이외에도, 필드에서 측정하는 방법도 있다. 전자의 장단점은 정확한 분석을 할 수 있지만, 시간적 소요와 경제적 부담 및 전문가가 부족하다는 것이다. 반면, 후자의 장단점은 집단으로 실시하여 시간적 소요가 적고, 경제적 부담이 적은 반면, 계절적·환경적 영향으로 인해 부정확한 데이터가 산출될 수 있다. 본 장에서는 실험실 내에서 얻어진 최대산소섭취량 자료를 심폐지구력 평가지표로 제시하였다[부록 B].

3) 근력 측정 방법 및 평가

근력의 측정은 정적근력(static strength)의 측정과 동적근력(dynamic strength)의 측정으로 나누어 설명할 수 있다. 정적근력은 피험자의 최대 등척성 근력을 측정하는 것으로 여기에는 악력과 배근력이 포함된다. 한편, 동적근력은 피험자의 최대 등장성 근력을 측정하는 것으로 벤치프레스(bench press)와 레그프레스(leg press)를 이용한 방법이 포함된다.

가) 정적근력 측정법

정적근력의 측정방법은 아래와 같고, 그 평가등급은 [표 3.31]과 같이 악력 및 배근력을 따로 분류하여 평가가 가능하며, 총 점수를 합산하여 절대적 정적근력으로 평가할 수 있고, 절대치를 체중으로 나누어 상대적 정적근력으로 평가할 수도 있다.

(1) 악력(grip strength test) 측정법

네 개의 손가락과 엄지손가락의 협응 작용에 의한 상지의 최대 근력을 측정하는 것으로 스메들리(smedley)식 악력계를 사용한다. 악력과 관련 있는 근육군은 지굴근(flexor digitorum)과 수근굴(flexor carpi)이며 전완근의 정적 근력을 측정하는 것이다 [그림 3.43, 표 3.31].

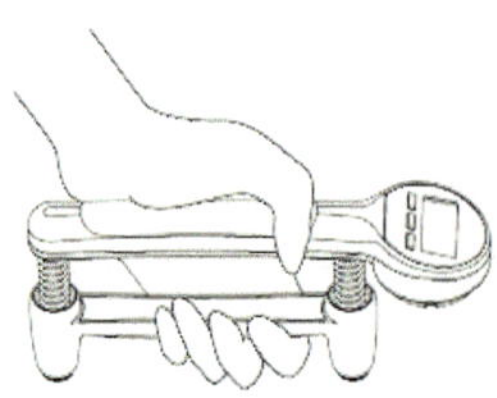

그림 3.43 **악력 검사**

※ 검사요령과 주의사항

- 악력계 위로 엄지손가락을 대고 나머지 손가락은 제1관절과 2관절 사이에 대고 가볍게 쥔다.
- 대상자가 준비가 되면 두 발은 어깨 너비만큼 벌리고 서서 두 팔을 아래고 가볍게 내리도록 한다.
- 악력계를 쥐는 연습을 가볍게 실시한다.
- 검사시 몸을 지나치게 굽히거나 무릎을 구부리지 않도록 한다.
- 또 몸의 측면 밖으로 팔이 벗어나지 않도록 한다.
- 좌측과 우측에 대해 2회씩 실시하고 최고치를 기록한다.

(2) 배근력(Back strength test) 측정법

배근력계(back dynamometer)에 부착된 손잡이를 두 손으로 잡고, 등을 펴면서 상지, 하지, 요부의 근육근을 포함한 등배근 위주의 정적 근력을 측정하는 것이다[그림 3.44, 표 3.31].

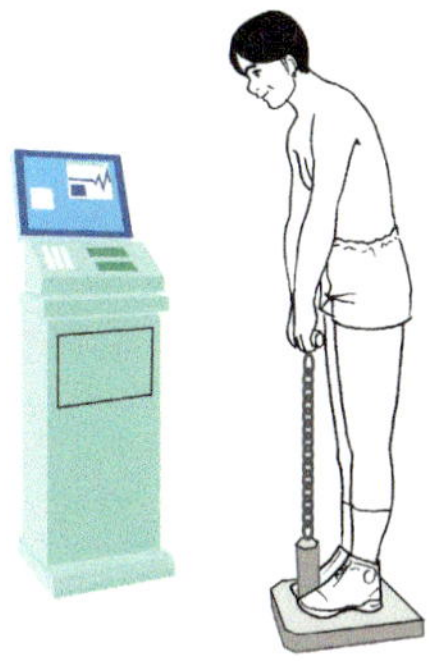

그림 3.44 배근력 검사

※ 검사요령과 주의사항

- 배근력계 위에서 상체를 30° 굴곡하고 손잡이의 길이를 조정한다.
- 손잡이는 회내형(pronated grip)으로 잡는다.
- 예행연습을 가볍게 실시한다.
- 몸통을 일직선으로 유지한 채 손잡이를 서서히 당겨 올려 10초가 되는 무렵에 최대의 힘을 발휘한다.
- 1분간의 휴식을 취하고 나서 본 검사를 실시하며 최고치를 기록한다.
- 팔이나 무릎이 굽혀지거나, 몸이 뒤쪽으로 넘어가지 않도록 주의한다.

표 3.31 정적근력의 평가표 (단위 : kg)

	평가등급†	좌악력	우악력	배근력
남자	매우 우수	≥68	≥70	≥209
	우수	56~67	62~69	177~208
	평균	43~55	48~61	126~176
	저조	39~42	41~47	91~125
	매우 저조	≤38	≤40	≤90
여자	매우 우수	≥37	≥41	≥111
	우수	34~36	38~40	98~110
	평균	22~33	25~37	52~97
	저조	18~21	22~24	39~51
	매우 저조	≤17	≤21	≤38

나) 동적근력 측정법

동적근력의 측정방법은 다음과 같고, 그 평가등급은 벤치프레스(bench press)의 경우 [표 3.32]와 같고, 레그프레스(leg press)의 경우는 [표 3.33]과 같다. 동적근력의 측정 방법은 자신이 최대로 들어 올리거나 밀어낼 수 있는 근력(1RM)을 측정함으로써 평가가 가능하다.

(1) 벤치프레스(bench press) 측정법

벤치프레스는 과거에 누워서 무게를 밀어 올리는 벤치형이 주로 이용되었으나, 최근에는 안정성을 고려하여 앉아서 밀어내는 싯티드(seated)형을 권장하고 있다. 벤치프레스는 대흉근

(pectoralis)을 포함한 관련 근육군의 동적 근력을 측정하는 것이다[그림 3.45].

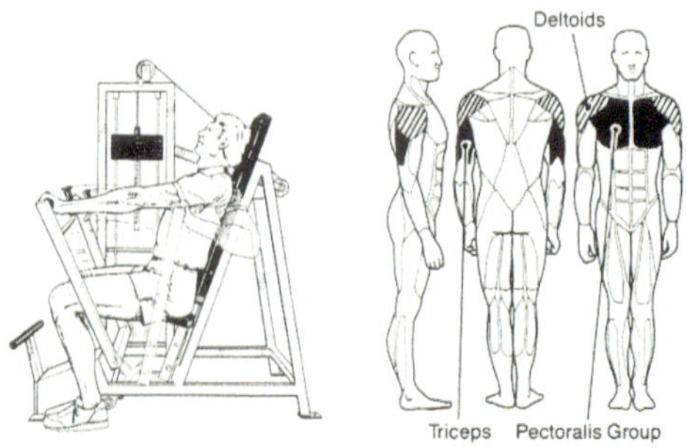

그림 3.45 **벤치프레스에 의한 동적근력 측정**

※ 검사요령과 주의사항

- 벤치프레스의 손잡이 높이가 가슴에 오도록 안장 높이를 조절한다.
- 손잡이를 밀어낼 때 팔꿈치의 높이가 가슴선 높이에서 밀어지는가를 확인한다.
- 1RM 측정을 하기 전 최대 예측치의 40~60%에 해당하는 무게로 5~10회 가벼운 준비운동을 실시한다.
- 1분 휴식 후 가벼운 스트레칭을 하고, 최대 예측치의 60~80%에 해당하는 무게로 3~5회를 들어 본다.
- 어느 정도 부하량이 증가하면 중간에 2~3분 정도의 휴식시간을 둔다.
- 벤치에서의 무게를 5~10lbs씩 증가시키면서 최대 1회를 들어 올릴 때까지 반복한다.
- 1RM이 결정되면, 자신의 파운드 체중으로 무게를 나누어 환산한다.
- 벤치프레스에 의한 평가는 [표 3.32]와 같다.

표 3.32 **벤치프레스에 의한 동적근력 평가표**

		연령				
		20~29세	30~39세	40~49세	50~59세	60세 이상
남자	매우 우수	≥1.26	≥1.08	≥0.97	≥0.86	≥0.78
	우수	1.17~1.25	1.01~1.07	0.91~0.96	0.81~0.85	0.74~0.77
	평균	0.97~1.16	0.86~1.00	0.78~0.90	0.70~0.80	0.64~0.73
	저조	0.88~0.96	0.79~0.85	0.72~0.77	0.65~0.69	0.60~0.63
	매우 저조	≤0.87	≤0.78	≤0.71	≤0.64	≤0.59
여자	매우 우수	≥0.78	≥0.66	≥0.61	≥0.54	≥0.55
	우수	0.72~0.77	0.62~0.65	0.57~0.60	0.51~0.53	0.51~0.54
	평균	0.59~0.71	0.53~0.61	0.48~0.56	0.43~0.50	0.41~0.50
	저조	0.53~0.58	0.49~0.52	0.44~0.47	0.40~0.42	0.37~0.40
	매우 저조	≤0.52	≤0.48	≤0.43	≤0.39	≤0.36

※ 35세이면서 70㎏의 남자가 벤치프레스를 200lbs 들어 올렸다면 이 사람의 동적근력의 등급은 {(70㎏×2.2)= 154lbs}→{(200lbs÷154lbs)=1.29}이므로 "매우 우수"에 해당한다.

(2) 레그프레스(leg press) 측정법

레그프레스(leg press)는 과거에 무게를 어깨에 매고 들어 올리는 스쿼트형을 이용하였으나, 최근에는 안정성을 고려하여 누워서 무게를 밀어내는 세미-싯티드(semi-seated)형을 권장하고 있다. 레그프레스(leg press)는 대둔근(gluteals)을 포함한 관련 근육군의 동적 근력을 측정하는 것이다[그림 3.46].

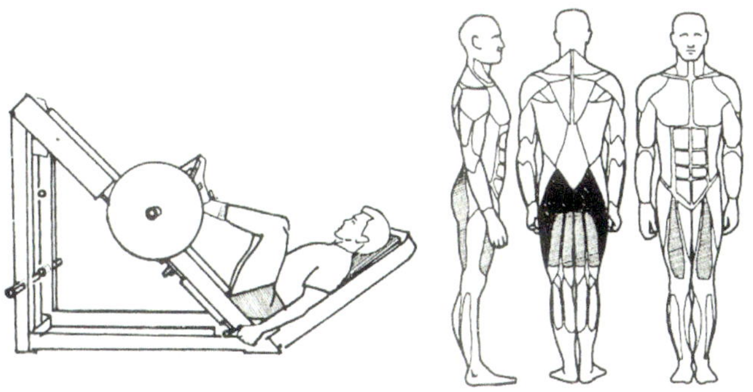

※ 검사요령과 주의사항

- 무릎의 각도가 90~110가량 구부러지도록 바의 높이를 조절한다.
- 바를 밀어낼 때 무릎이 외측이나 내측으로 벗어나지 않는지 확인한다.
- 1RM 측정방법은 벤치프레스와 같은 방법으로 실시한다.
- 레그프레스에 의한 평가는 [표 3.33]과 같다.

그림 3.46 **레그프레스에 의한 동적근력 측정**

표 3.33 **레그프레스에 의한 동적근력 평가표**

		연령				
		20~29세	30~39	40~49	50~59	60 이상
남자	매우 우수	≥2.08	≥1.88	≥1.76	≥1.66	≥1.56
	우수	2.00~2.07	1.80~1.87	1.70~1.75	1.60~1.65	1.50~1.55
	평균	1.83~1.99	1.63~1.79	1.56~1.69	1.46~1.59	1.37~1.49
	저조	1.65~1.82	1.55~1.62	1.50~1.55	1.40~1.45	1.31~1.36
	매우 저조	≤1.64	≤1.54	≤1.49	≤1.39	≤1.30
여자	매우 우수	≥1.63	≥1.42	≥1.32	≥1.26	≥1.15
	우수	1.54~1.62	1.35~1.41	1.26~1.31	1.13~1.25	1.08~1.14
	평균	1.35~1.53	1.20~1.34	1.12~1.25	0.99~1.12	0.92~1.07
	저조	1.26~1.34	1.13~1.19	1.06~1.11	0.86~0.98	0.85~0.91
	매우 저조	≤1.25	≤1.12	≤1.05	≤0.85	≤0.84

4) 근지구력 측정 방법 및 평가

근지구력의 측정 · 평가에는 자신의 체중을 이용한 턱걸이나 디핑, 싯업과 같은 필드형 검사와 7종의 기구를 이용한 동적 근지구력검사(dynamic muscle endurance tests)가 있다. 동적 근지구력검사는 복잡한 측정장치 없이 바벨(barbell)이나 덤벨(dumbbell) 등의 트레이닝 기구 등을 부하로 하여 근지구력을 측정한다.

가) 필드형 근지구력 검사법

근지구력 검사에 이용될 수 있는 필드 검사법은 턱걸이(pull-ups), 오래 매달리기(flexed arm-hang), 윗몸 일으키기(curl-ups), 및 팔굽혀펴기(push-ups)가 이용되지만, 본 장에서는 실내에서 실시할 수 있는 윗몸 일으키기와 팔굽혀펴기를 설명하고자 한다.

(1) 윗몸 일으키기

윗몸 일으키기(curl-ups)는 [그림 3.47]과 같이 복근군의 지구력을 측정하는 종목으로, 비록 현재까지 과학적인 자료는 부족하나 복근군의 지구력이 약할 경우에는 요통(lower back pain)을 유발할 가능성이 높은 것으로 여겨지고 있다.

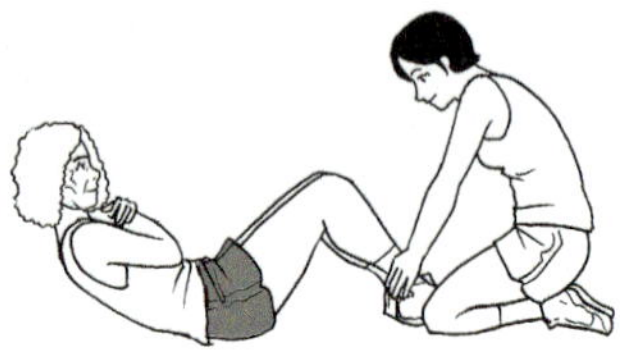

그림 3.47 윗몸 일으키기

※ 검사요령과 주의사항

- 매트 위에 누워 발을 약 30㎝ 넓이로 벌리고 눕는다.
- 보조자가 양팔로 발목을 잡아주거나, 발을 고정할 수 있는 곳에 거치시킨다.
- 무릎은 90° 각도로 굽히고, 두 손은 가슴 부위에서 교차시킨다.
- 시작과 함께 윗몸을 일으켜 세워 팔꿈치가 무릎에 닿도록 한다.
- 양 팔꿈치가 무릎에 닿고 등이 바닥에 닿는 순간을 1회로 간주한다.
- 1분간 최고치를 기록한다[표 3.34].

표 3.34 윗몸 일으키기의 평가표

단위 : 회

		연령									
		20~29세		30~39세		40~49세		50~59세		60~69세	
		남	여	남	여	남	여	남	여	남	여
매우 우수	90점	75	70	75	55	75	50	74	48	53	50
우수	80점	56	45	69	43	75	42	60	30	33	30
	70점	41	37	46	34	67	33	45	23	26	24
평균	60점	31	32	36	28	51	28	35	16	19	19
	50점	27	27	31	21	39	25	27	9	16	13
	40점	24	21	26	15	31	20	23	2	9	9
저조	30점	20	17	19	12	26	14	19	0	6	3
	20점	13	12	13	0	21	5	13	0	0	0
매우 저조	10점	4	5	0	0	13	0	0	0	0	0

※ 복근력이 약할 경우 요통(LBP)을 유발할 가능성이 높음(Jackson 등, 1998).

(2) 팔굽혀펴기

팔굽혀펴기(push-ups)는 [그림 3.48a, b]와 같이 상체에 큰 힘이 요구되는 종목으로 남성에게 적합하다. 그러나 여자의 경우도 무릎을 굽힌 자세로 수정하여 근지구력 항목으로 측정할 수 있다.

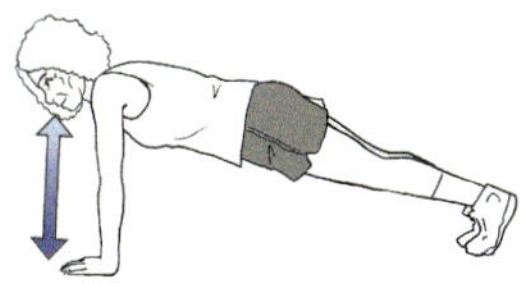

그림 3.48a **남자형 팔굽혀펴기**

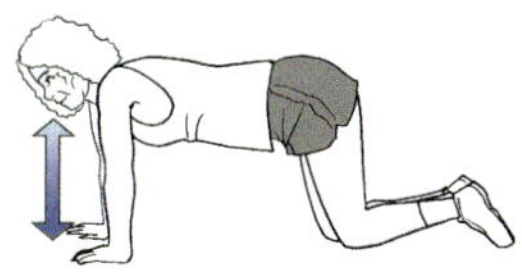

그림 3.48b **여자형 팔굽혀펴기**

※ 검사요령과 주의사항

- 양팔을 몸통과 수직으로 하여 엎드린 자세를 취한다.
- 여자의 경우는 양 무릎을 구부려 남자와 같은 동작을 취한다.
- 시작 신호와 함께 팔을 굽혀 가슴이 바닥에 닿을 정도까지 유지한다.
- 초기 자세로 돌아 온 상태를 1회로 한다.
- 1분간 측정에서 최대 횟수를 기록한다[표 3.35].

표 3.35 **팔굽혀펴기의 평가표**

단위 : 회

		연령									
		20~29세		30~39세		40~49세		50~59세		60~69세	
		남	여	남	여	남	여	남	여	남	여
매우 우수	90점	41	32	32	31	25	28	24	23	24	25
우수	80점	34	26	27	24	21	22	17	17	16	15
	70점	30	22	24	21	19	18	14	13	11	12
평균	60점	27	20	21	17	16	14	11	10	10	10
	50점	24	16	19	14	13	12	10	9	9	6
	40점	21	14	16	12	12	10	9	5	7	4
저조	30점	18	11	14	10	10	7	7	3	6	2
	20점	16	9	11	7	8	4	5	1	4	-
매우 저조	10점	11	5	8	4	5	2	4	-	2	-

※ 근지구력이 약할 경우 일상생활의 피로감에 대한 회복능력이 매우 떨어짐.

나) 동적 근지구력 검사법

실내에서 이루어지는 이 검사는 [그림 3.49]와 같이 암컬(arm curl), 트라이셉 익스텐션(triceps extension), 벤치프레스(bench press), 라테랄풀다운(lateral pull down), 레그익스텐션(leg extension), 레그컬(leg curl)과 싯업(sit-up)으로 구성하여 총합계 점수로 평가한다. 동적 근지구력 평가에 대한 예를 들어 보면, 1RM의 70%를 설정하고 그 무게를 어느 정도 들어 올릴 수 있는 가를 측정하는 것으로 그 순서는 다음과 같다. ① 암컬에서 ⑥ 레그컬에 이르기 까지 모두 15회 반복을 성공적으로 마쳤을 경우, 각 15회에다 해당 지수를 곱한다. 즉, 남자의 경우 암컬의 반복횟수 15×지수 0.33= 4.95점이며, 트라이셉스는 4.95점, 벤치프레스는 9.9점, 라테랄풀다운도 9.9점, 레그익스텐션은 7.5점이며 레그컬은 4.95점이다. 이를 모두 합하면 42.15점이 되며, 여기에 싯업을 1분 동안 50회 실시하였다면 총 92.15점으로 "최상급"에 속하게 된다.

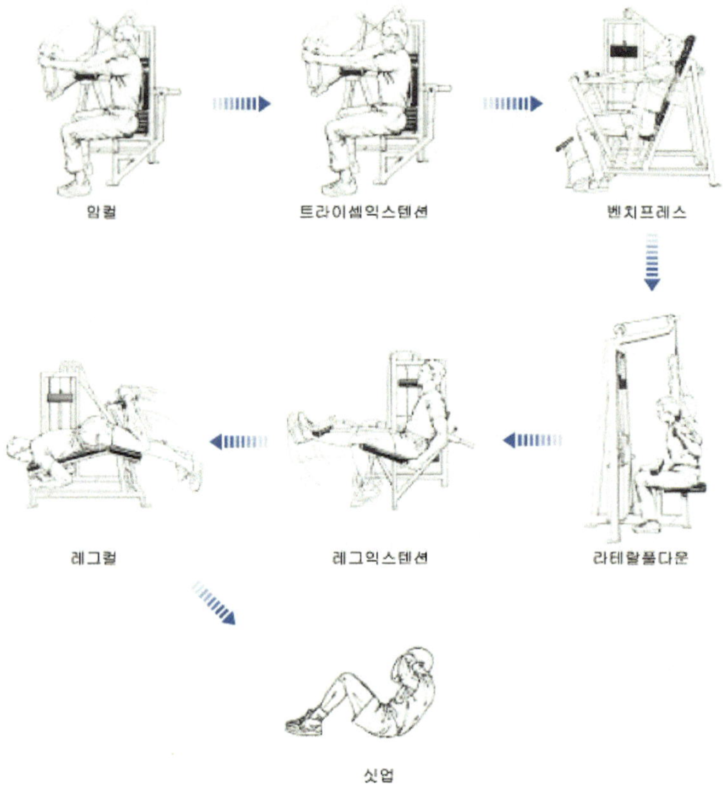

그림 3.49 **7종의 동적 근지구력 검사**

※ 검사요령과 주의사항

- 동적 근지구력은 1RM이나 자기 체중을 이용하여 가능한 한 많은 반복횟수를 기록해야 좋은 평가를 받을 수 있다.
- 웨이트 장비를 이용할 경우는 1RM의 70%를 설정하고 최대 15회를 들어 올릴 수 있는가를 평가한다.
- 6종의 웨이트 장비에서 들어 올린 반복횟수에 체중에 대한 지수를 곱한다.
- 싯업은 1분 동안 실시한 횟수로 평가한다.
- 총 반복횟수를 합산하여 근지구력을 6단계로 평가한다[표 3.36].

표 3.36 동적 근지구력 검사의 평가표 (단위 : 회)

	지수*			평가		
	남	여		반복횟수(15)	총반복횟수	평가등급
① Arm curl	0.33	0.25	=	________	91~105	최상급
② Triceps extension	0.33	0.33	=	________	77~90	매우 우수
③ Bench press	0.66	0.50	=	________	63~76	우수
④ Lateral pull down	0.66	0.50	=	________	49~62	평균
⑤ Leg extension	0.50	0.50	=	________	35~48	저조
⑥ Leg curl	0.33	0.33	=	________	〈35	매우 저조

* 지수는 250명의 남녀 대학생을 기준으로 만들어진 자료임(Heyward, 1991).

5) 신체구성 검사 방법 및 평가

신체구성 검사는 위에서 설명한 생체전기임피던스에 의한 방법 이외에도 신체질량 지수와 복부/둔부 비율, 피부두겹집기법, Bone Scan 및 컴퓨터단층촬영으로도 신체구성 성분을 산출할 수 있다.

가) 신체질량 지수

신체질량 지수29)는 체중/신장의 제곱[kg/m²]으로 계산되며, 선수들의 경우는 신체가 가볍거나, 중간 정도 또는 무거운가를 구분하는데 이용하지만, 일반인의 경우에는 비만도를 예측하는데 사용한다[표 3.37]. 비만은 3단계로 나누어 놓았는데 그 범주 상에서 1도 비만은 식이요법과 운동만 하더라도 정상으로 회복될 수 있음을 의미하는 것이며, 2도 비만의 경우는 식이요법과 운동 및 약물치료를 고려할 수 있음을 의미하는 것이다. 마지막 3도 비만은 병적비만이기 때문에 2도 비만의 치료과정에 수술을 고려할 수 있음을 의미한다.

표 3.37 신체질량지수의 범주와 관리방법

BMI(kg/㎡)	범주	관리/치료
〈 18.5	저체중	식이증량+운동
18.5~24.9	정상	-
25.0~29.9	과체중	
≥ 30.0	비만	
30.0~34.9	1도 비만	식이감량+운동
35.0~39.9	2도 비만	식이+운동+약물
≥ 40.0	3도 비만	식이+운동+약물+수술

나) 허리/둔부 비율

허리/둔부 비율(waist/hip ratio, WHR)은 복부의 비만정도를 결정하는 것으로 간단하지만, 신뢰도가 높다. 정상범위는 남성의 경우 0.80~0.95이며, 여성 경우는 0.70~0.85이다. 이 방법은 만성질환에 걸릴 위험율을 추정하기도 한다[표 3.38].

29) 신체질량지수 : Body mass index (BMI)를 말하며 신장(키)에 대한 체중(몸무게)의 정도를 가늠하는 지수이다. 전 세계적으로 널리 사용되며 공식적으로 인정되어 있는 지수이다.

표 3.38 WHR에 의한 만성질환 위험율 평가표

	연령	만성질환 위험율			
		낮음	보통	높음	매우 높음
남자	20~29세	0.83 ⇩	0.83~0.88	0.89~0.94	0.94 ⇧
	30~39세	0.84 ⇩	0.84~0.91	0.92~0.96	0.96 ⇧
	40~49세	0.88 ⇩	0.88~0.95	0.96~1.00	1.00 ⇧
	50~59세	0.90 ⇩	0.90~0.96	0.97~1.02	1.02 ⇧
	60~69세	0.91 ⇩	0.91~0.98	0.99~1.03	1.03 ⇧
여자	20~29세	0.71 ⇩	0.71~0.77	0.78~0.82	0.82 ⇧
	30~39세	0.72 ⇩	0.72~0.78	0.79~0.84	0.84 ⇧
	40~49세	0.73 ⇩	0.73~0.79	0.80~0.87	0.87 ⇧
	50~59세	0.74 ⇩	0.74~0.81	0.82~0.88	0.88 ⇧
	60~69세	0.75 ⇩	0.76~0.83	0.84~0.90	0.90 ⇧

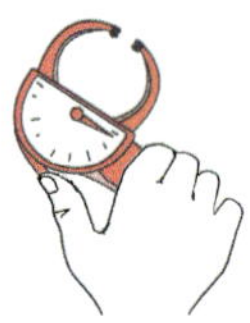
caliper

※ 검사요령과 주의사항

- 측정은 피험자가 주측으로 쓰는 부위에서 실시한다.
- 엄지와 집게손가락으로 피부를 집는다.
- Caliper로 피부의 두께를 측정한다. 단위는 mm이다.
- 3회 측정하여 중간 값을 얻을 때까지 실시한다.
- 매회 측정 시 오차가 2㎜ 이하 인가를 확인한다.

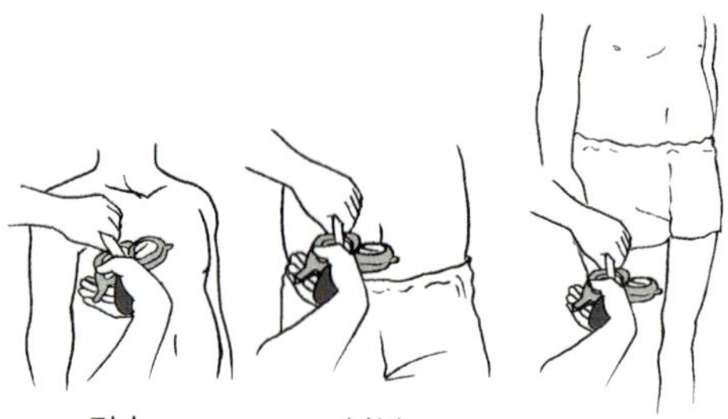

그림 3.50 남자의 체지방 측정부위와 산출공식

※ 검사 부위와 요령

- 가슴 : 액와선과 젖꼭지 사이의 약 1/2지점을 집는다.
- 복부 : 배꼽으로부터 약 2㎝ 떨어진 곳을 수직으로 잡는다.
- 허벅지 : 무릎과 대퇴 사이의 중간을 수직으로 집는다.

※ 산출 공식

- 신체밀도(body density, BD) = {1.10938-0.0008267 (×3부위 합)}+{0.0000016(×3부위 합)×2}-0.0002574 (×연령)
- 체지방율(fat %) = (457÷BD)-414.2

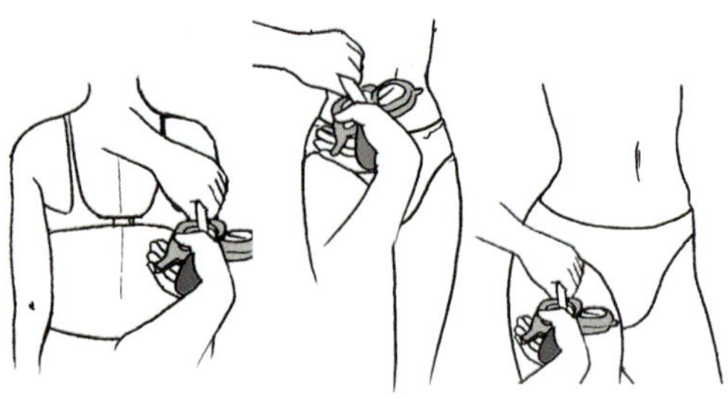

그림 3.51 여자의 체지방 측정부위와 산출공식

※ 검사 부위와 요령

- 삼두근 : 어깨와 팔꿈치의 중간 지점을 수직으로 집는다.
- 상장골 : 상장골의 바로 윗부분을 자연스러운 흐름의 대각선 방향으로 집는다.
- 허벅지 : 무릎과 대퇴 사이의 중간을 수직으로 집는다.

※ 산출 공식

- 신체밀도(body density, BD) = {1.099421-0.0009929 (×3부위 합)} + {0.0000023(×3부위 합)×2}-0.0001392 (×연령)
- 체지방율(fat %) = (495÷BD)-450

다) 피부두겹집기법

피부두겹집기법(skin fold)을 이용하여 지방의 무게를 계산하는 경우에는 체중에서 지방 무게를 뺀 수치가 제지방량이 된다. 제지방 무게는 근육, 뼈, 인체의 기관들 그리고 인체 수분 등을 포함한다. 한편, 지방은 인체에 반드시 존재해야 하는 물질로 지방이 과다하면 경기력이 저하되거나 성인병 등의 유병율을 높일 수 있으며, 너무 적을 경우(젊은 남자의 경우 5~7%, 여자는 11~13% 이하)에도 건강상에 해로운 영향을 미친다. 즉, 적정량의 지방량을 유지하는 것은 중요한 일이다. **현재까지 알려진 적정한 양의 체지방 수준은 남자의 경우 10~20%이며, 여자의 경우는 18~25%**이다. 한편, 남자의 경우 체지방량이 20.1~25%이면 과체중으로, 25.1% 이상이면 비만으로 판정하는 반면, 여자의 경우는 체지방량이 25.1~29.9%이면 과체중이고, 30% 이상이면 비만으로 판정한다[그림 3.50, 3.51].

라) Bone Scan

Bone Scan은 원래 골밀도와 그 관련변인(칼슘량, 골 미네랄 함량 등)을 측정하도록 개발된 장비이지만, 신체 구성 성분 또한 출력이 가능하다[그림 3.52]. 이 장비에 대한 특징은 정확도와 민감도가 대체적으로 높으며, 검사 시간이 짧고, 방사선 노출이 적은 Dual Energy X-ray Absorptiometry에 의한 DPX-L(Dual energy X-ray bone densitometer, 1992)를 이용한다는 점이다. 한편, 이전에 골밀도를 측정하던 부분별 스캔과는 달리 전신스캔(whole body scan)을 실시하여 환자들의 전체 부위별 골밀도 수준과 신체구성 성분 등을 출력할 수 있다. 단, 측정시 오차를 최소화하기 위하여 동일 조사자가 기계를 조작하도록 하는 것이 바람직하다.

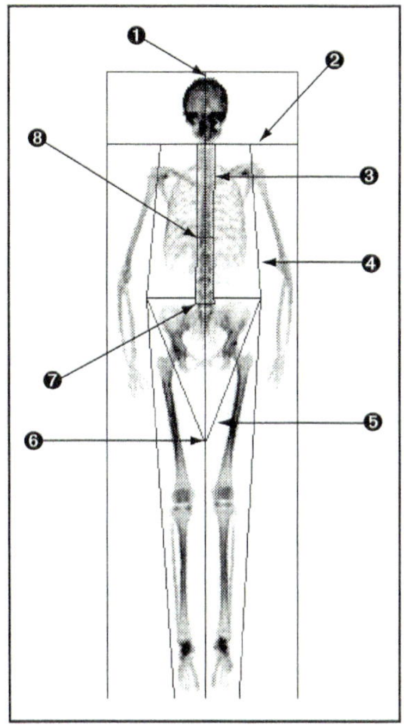

❶ Center : 중심 ❷ Neck : 경추
❸ Ribs : 늑골 ❹ Arms : 상지
❺ Pelvis : 골반 ❻ Pelvis Tip
❼ Lumbar : 척추
❽ Dorsal : 등 부위

그림 3.52 Bone Scan 결과

마) 컴퓨터 단층촬영

컴퓨터 단층촬영(computer tomography, CT)은 인체의 내부 구조를 보기 위한 장비로 X-ray가 단순한 골조직만을 나타내는 단점을 보완하여 만들어졌다. 이 검사 기법은 체내의 구조나 조직 상태를 화상으로 비치는 기능을 갖추었으며, 체내의 여러 조직을 수직 혹은 수평으로 분

열할 수 있는 장점이 있다. 물론, 최근에는 이 장비보다 영상이 뛰어난 MRI가 사용 중에 있으나, 단순히 신체구성을 분석하기에는 경제적 부담이 크므로, CT의 사용 비중이 높다. 특히, CT는 복부 비만을 정확히 판독하기 위하여 BMI가 30kg/㎡ 이상인 환자들에게 권장되고 있다. 복부 CT는 일반적으로 내장지방과 피하지방의 면적을 고려하는 검사로, 검사부위는 요추 4~5번을 중심(배꼽)으로 횡단적으로 슬라이싱한다[그림 3.53]. 내장지방과 피하지방의 면적은 커서를 이용하여 지정해야 하고 그 경감범위는 약 -190에서 -30 Hounsfield 단위가 량이 적절하다. 복부 CT를 촬영한 결과지의 예는 [그림 3.54]와 같다.

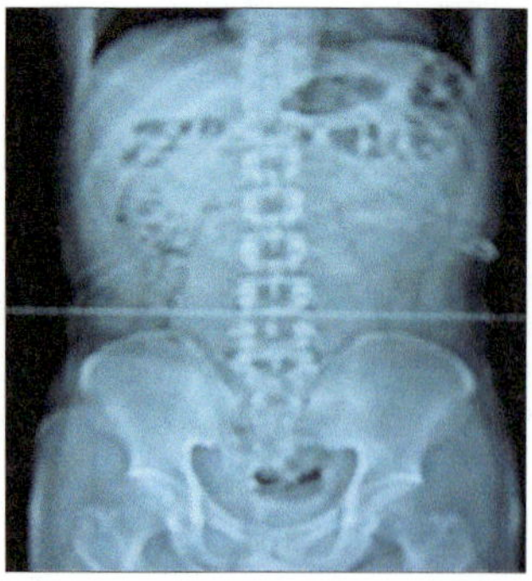

그림 3.53 복부 CT의 기준점

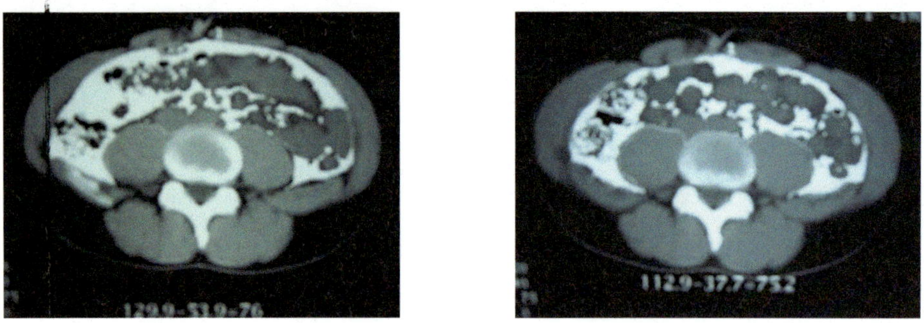

Abdominal site before exercise　　Abdominal site after exercise

그림 3.54 복부 CT 검사의 결과

6) 민첩성 검사 방법 및 평가

민첩성(agility)이란 어떤 자극에 대하여 반응하는 능력을 말한다. 즉, 민첩성은 균형을 잃지 않으면서 방향과 스피드를 빠르게 바꿀 수 있는 능력으로 근력, 근지구력, 순발력, 평형성, 유연성 등이 그 바탕이 된다. 민첩성 훈련은 요구되는 동작들을 중심으로 정확하고 빠른 속도로 반복 학습하는 것이 가장 효과적이다. 검사는 10m왕복달리기(shuttle run), 지그재그런(zig zag run), 버피테스트(burpee test), 전신반응시간(reaction time), 사이드스텝(side step) 등이 있으나, 사이드스텝 [그림 3.55, 표 3.39]과 전신반응시간[그림 3.56, 표 3.40]을 아래와 같이 소개하였다.

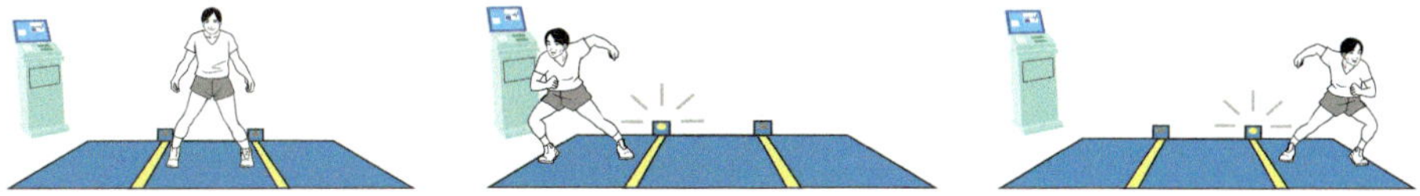

그림 3.55 사이드스탭 검사

※ 검사요령과 주의사항

- 남자의 경우 1.2m, 여자의 경우 1m 간격의 세 줄의 선을 그린다.
- 중앙선을 중심으로 양발을 어깨 너비로 벌려서 선다.
- 시작과 함께 한쪽 발이 우측 선을 넘게 하고, 다시 중앙선으로 돌아와 좌측 선을 넘게 한다.
- 30초간 실시 한 총 횟수를 측정하여 평가한다[표 3.39].

표 3.39 사이드스텝의 평가표

	연령									
	20대 미만		20~29세		30~39세		40~49세		50대 이상	
	남	여	남	여	남	여	남	여	남	여
매우 우수	≥46	≥40	≥45	≥40	≥45	≥38	≥41	≥36	≥35	≥31
우수	42~45	37~39	42~44	37~39	41~44	34~37	38~40	32~35	33~34	27~30
평균	38~41	33~36	38~41	33~36	37~40	27~33	35~37	27~31	30~32	20~26
저조	34~37	30~32	32~37	29~32	32~36	22~26	31~34	20~26	26~29	15~19
매우 저조	≤33	≤29	≤31	≤28	≤31	≤21	≤30	≤19	≤25	≤14

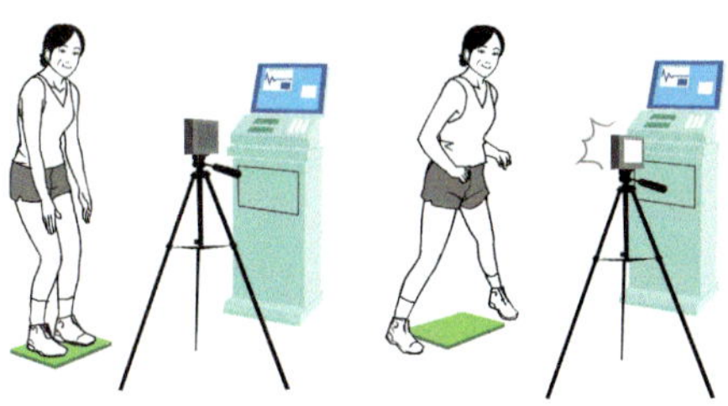

그림 3.56 전신 반응시간

※ 검사요령과 주의사항

- 측정에 앞서 원점 스위치를 사용하여 시간을"0"에 맞춘다.
- 무릎을 가볍게 굽힌 상태로 준비하게 한다.
- 판 위에서 자극을 인지하자마자 그 판을 벗어나도록 한다.
- 반응신호는 청각 또는 시각자극을 예고 없이 사용할 수 있다[표 3.40].

표 3.40 전신반응 시간의 평가표 (단위 : msec)

	연령									
	20~29세		30~39세		40~49세		50~59세		60~69세	
	남	여	남	여	남	여	남	여	남	여
매우 우수	≥305	≥386	≥321	≥389	≥322	≥370	≥341	≥400	≥373	≥442
우수	356~306	443~387	380~322	454~390	395~323	454~371	422~342	483~401	463~374	531~443
평균	423~357	512~444	456~381	538~455	490~396	562~455	527~423	592~484	579~464	646~532
저조	475~424	567~516	514~457	602~539	563~491	645~563	608~528	676~593	668~580	735~647
매우 저조	≤476	≤568	≤515	≤603	≤564	≤646	≤609	≤677	≤669	≤736

※ 전신반응 시간이 높을수록 수명이 길다는 연구가 있음.

7) 평형성 검사 방법 및 평가

평형성(balance)은 정적 또는 동적인 상태에서의 균형감각 혹은 신체 무게중심을 유지하는 능력을 말한다. 평형성이 좋을 경우 나이가 들어도 쉽게 넘어지지 않을 뿐만 아니라 어지럼증도 덜하게 된다. 즉, 안정성의 측면에서 매우 중요하다. 이러한 평형성은 체내 자동 조절능력과 피드백 조절기전이 관여한다. 가장 일반적인 평형성 검사는 눈감고 외발서기가 대표적이다[그림 3.57].

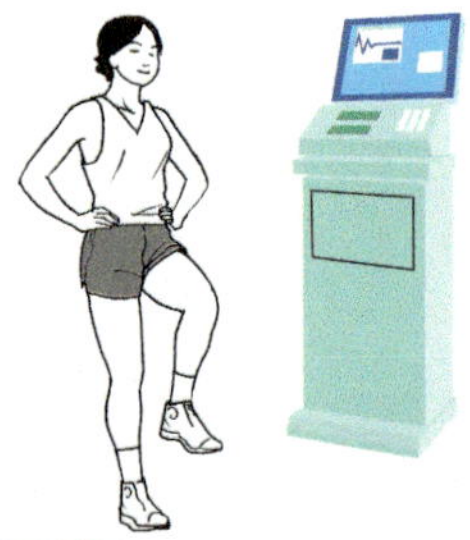

그림 3.57 **눈감고 외발서기 검사**

※ 검사요령과 주의사항

- 피험자는 양팔을 허리에 대고 준비 자세를 취한다.
- 시작과 동시에 서서히 한발을 들고 눈을 감은 다음 균형을 유지한다.
- 들어 올린 다리를 땅에 닿게 하거나 팔을 내리면 검사를 종료한다.
- 종료시점까지 3회를 시행하여 가장 좋은 측정치를 기록한다.
- [표 3.41]을 참조하여 평가한다.

표 3.41 **눈감고 외발서기의 평가표 (단위 : sec)**

	연령									
	20~29세		30~39세		40~49세		50~59세		60대 이상	
	남	여	남	여	남	여	남	여	남	여
매우 우수	≥216	≥213	≥157	≥157	≥110	≥110	≥75	≥75	≥45	≥50
우수	141~215	139~212	102~156	102~156	72~109	72~109	50~74	50~74	34~44	34~49
평균	44~140	43~138	31~101	31~101	21~71	22~71	16~49	16~49	12~33	12~33
저조	20~43	20~42	16~30	16~30	12~20	12~21	8~15	8~15	4~11	4~11
매우 저조	19≤	≤19	≤15	≤15	≤11	≤11	≤7	≤7	≤3	≤3

※ 평형성이 감소되어 있는 노인의 경우 낙상에 대한 위험이 높으며, 이로 인해 사망하는 사례도 많음.

8) 조정력 검사 방법 및 평가

교치성이라고도 하는 조정력(coordination)은 표현하고자 하는 동작을 정확하게 묘사할 수 있는 능력 즉, 복잡한 운동 기술의 정확한 수행능력이라고 말할 수 있다. 이를 측정하기 위하여 3개의 막대를 준비한다[그림 3.58]. 조정력 검사는 양손에 24인치 길이의 막대를 잡고, 똑같은 길이의 막대를 그 위에 올려놓은 후 중앙에 놓인 막대를 공중으로 튀어 올려 반 바퀴를 돌게 한 다음 잡는 방법과 중앙에 놓인 막대를 공중에서 한 바퀴 돌게 하여 잡는 방법이 있다.

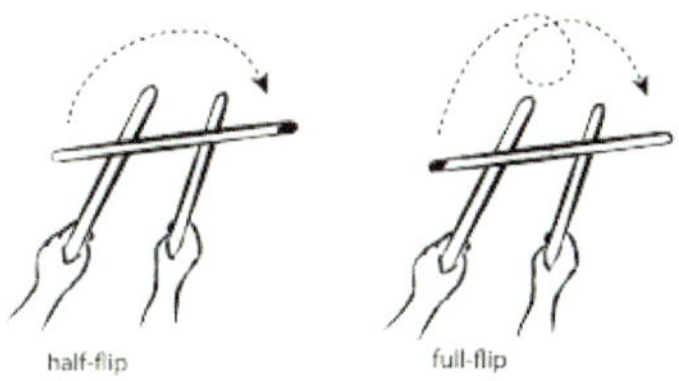

그림 3.58 막대 돌리기 검사

※ 검사요령과 주의사항

- 검사 전 반 바퀴 돌리기와 한 바퀴 돌리기를 연습한다.
- 준비가 되면 막대 돌리기를 5회 실시한다.
- 반 바퀴를 돌린 경우 1점을, 한 바퀴 돌리면 2점으로 기록한다[표 3.42].

표 3.42 막대 돌리기 평가표 (단위 : 회)

	남 성	여 성
매우 우수	14~15	13~15
우수	11~13	10~12
평균	5~10	4~9
저조	3~4	2~3
매우 저조	≤2	≤1

9) 순발력 검사 방법 및 평가

순발력(power)이란 단위 시간당 이루어지는 작업량으로 가능한 짧은 시간에 폭발적인 힘을 발휘할 수 있는 능력을 말한다. 즉, 순발력은 힘을 빠르게 발휘할 수 있는 능력으로서 힘과 속도의 결합(순발력 = 근력 × 속도)에 의하여 좌우된다. 그러므로 순발력을 증가시키기 위해서는 근력이나 근력발휘의 속도를 증가시켜야 한다. 한편, 인체 근육의 경우 큰 힘을 발휘할수록 속도는 느린 반면, 작은 힘을 발휘 할 때는 속도가 빨라진다. 순발력은 근력을 바탕으로 발휘되는 능력이기 때문에 순발력 향상을 위한 트레이닝은 근력 트레이닝이 기초가 되어야 한다. 따라서 근력 트레이닝시 보다 낮은 부하로 그 스포츠에서 요구되는 동작을 이용하여 빠른 속도로 훈련하는 것이 효과적이다. 순발력은 제자리높이뛰기, 제자리멀리뛰기, 마가리아 칼맨테스트, 50m달리기, 윙게이트테스트, 루이스 노모그램 방법 등이 있으나, 본 단원에서는 제자리높이뛰기를 소개하고자 한다[그림 3.59].

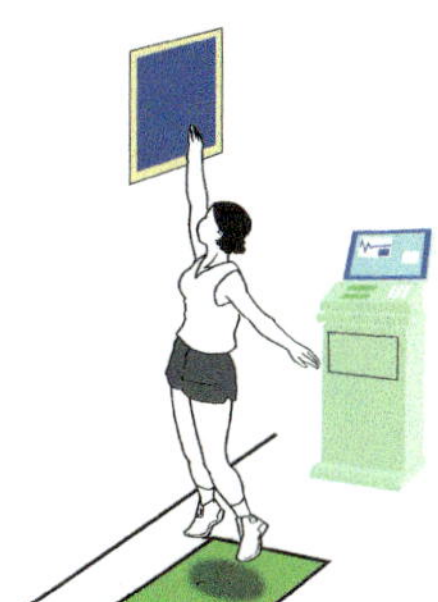

그림 3.59 제자리높이뛰기

※ 검사요령과 주의사항

- 직선 위에 다리를 모으고 측정판을 향하여 측면으로 선다.
- 주측 손을 완전히 펴고 위로 올려 측정판을 조절한다.
- 손가락 끝을 판 밑에 가만히 댄다.
- 조절된 측정판의 위치를 고정시킨다.
- 가능한 한 높이 뛰어 올라 손가락 끝으로 측정판을 가볍게 가격한다.
- 2회를 측정하여 평균치로 평가한다[표 3.43].

표 3.43 제자리높이뛰기의 평가표 (단위 : ㎝)

	연령									
	20~29세		30~39세		40~49세		50~59세		60~69세	
	남	여	남	여	남	여	남	여	남	여
매우 우수	≥67	≥44	≥61	≥40	≥55	≥36	≥49	≥31	≥43	≥26
우수	61~66	40~43	55~60	35~39	49~54	31~35	43~48	27~30	37~42	22~25
평균	52~60	33~39	46~54	28~34	41~48	25~30	35~42	21~26	30~36	16~21
저조	46~51	28~32	40~45	24~27	35~40	21~24	30~34	17~20	24~29	12~15
매우 저조	45≤	≤27	≤39	≤23	≤34	≤20	≤29	≤16	≤23	≤11

※ 순발력이 높은 경우 운동능력이 좋고, 파워풀한 게임이나 경기를 이끌어가기 쉬움.

10) 스피드 검사 방법 및 평가

스피드란 운동의 속도를 빠르게 할 수 있는 능력이라고 정의한다. 스피드 달리기 테스트를 하기 위해서는 달리기를 할 수 있는 충분한 공간과 정밀한 초시계 및 호각이 필요하다[그림 3.60]. 이 검사는 주로 40대 이하의 젊은 층만을 대상으로 실시한다.

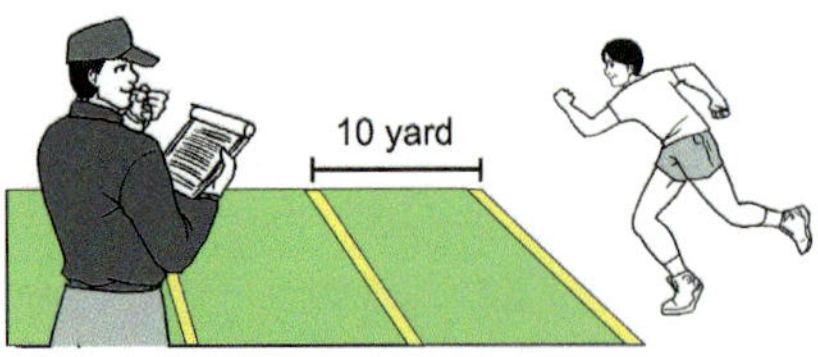

그림 3.60 스피드 달리기

※ 검사요령과 주의사항

- 출발선과 9개의 선을 10야드(0.9m)씩 표시한다.
- 출발 신호와 함께 가능한 한 빨리 달린다.
- 출발선을 지날 때 초시계를 누른다.
- 초시계가 켜진 후에 정확히 3초 후 호각을 분다.
- 검사자는 호각을 분 위치를 정확히 표시한다.
- 점수는 3초 후 도착한 거리로 하며, 두 차례 실시한 검사에서 가장 멀리간 거리를 점수로 한다[표 3.44].

표 3.44 스피드 달리기 평가표 (단위 : yard)

	남 자	여 자
매우 우수	24~26	22~26
우수	22~23	20~21
평균	18~21	16~19
저조	16~17	14~15
매우 저조	≤15	≤13

핵심정리 연구문제

1. 운동처방이라는 용어는 1960년대 일본의 (이가오미찌오)박사에 의해, 독일의 (호루만)박사에 의해 창안되었다.

2. 임상이라는 말은 (병의원)과 연구기관 등에서 사람을 대상으로 실험, 재활, 시술 또는 수술을 하는 경우를 말한다.

3. 운동처방의 원리는 운동을 하면 해당부위의 근육 및 관련 요소에만 변화가 생긴다는 (특이성) 원리, 일상적인 부하보다 높은 부하를 주어야만 체력적 요소가 발달 한다는 (과부하)의 원리, 부하나 시간을 계획적으로 늘려나가야 한다는 (점진성)의 원리, 각 개인의 성별, 연령, 과거 운동력, 체력 수준 등을 고려해야 한다는 (개별성)의 원리 및 흥미를 높이고 운동참여를 극대화시켜야 한다는 (다양성)의 원리가 있다.

4. 특이성의 원리와 다소 상이한 운동처방의 원리로 한쪽 사지를 운동시킬 경우 다른 쪽 사지도 어느 정도 발달한다는 (신경교차)의 원리가 있으며, 이를 (전이)효과라고 부른다.

5. 운동으로 증가된 인체의 변화는 휴식을 취할 경우 다시 제자리로 돌아가게 되는데, 이 원리를 (가역성)의 원리라고 하며 최소 (2)주이상의 휴식기를 두어서는 안 된다.

6. 기능적 능력이란 일상생활에서 가장 기본적이면서도 (독립)적으로 활동할 수 있는 옷 입기, 화장실 가기, 식사하기 등에서부터 상위의 체력적 요소를 말하며, 이는 MET로 평가가 가능하며 걷기 이상의 달리기는 약 (5)METs 이상의 기능적 능력이 필요하다.

7. 예비산소섭취량(VO2R) 공식은 처방된 강도 × { (최대산소섭취량) - 3.5 } + 3.5이다.

8. 예비심박수(HRR) 공식은 처방된 강도 × { (최대심박수) - 안정시심박수 } + 안정시심박수이다.

9. 산소섭취량이나 심박수로 운동강도를 처방하지 못할 경우에는 (자각인지도)를 사용한다.

10. 폐기능에 문제가 있는 경우 산소섭취량이나 심박수로 운동강도를 처방하지 못할 경우에는 (호흡곤란척도)를 사용한다.

11. 협심증이나 심근경색 환자가 산소섭취량이나 심박수로 운동강도를 처방하지 못할 경우에는 (협심증척도)를 사용한다.

12. HR Reserve 공식을 적용하여 연령이 60세이고, 안정시 심박수가 80회/분인 사람의 60%의 운동강도는 (128)회/분이고, 90%의 운동강도는 152(회/분)이다.

13. 안정시 심박수가 65회/분이고, 연령이 30세인 비만환자가 목표심박수 160회/분으로 달리기를 하고 있을 때 운동강도는 (77)%이며, 자각인지도는 (16)에 해당한다.

14. ACSM은 FITT원리에서 심폐기능을 향상시키려면 운동빈도를 (3~5)일, 운동강도를 HRR

(40/50~85)%, 운동시간을 (20~60)분가량으로 권장하고 있다.

15. ACSM은 FITT원리에서 근력기능을 향상시키려면 주당 (2~3)일, 운동강도를 (60~80)%로 8~10종목을 선택하라고 권장하고 있다.

16. METs로 운동시간을 산출하려고 한다. 체중이 60kg 나가는 사람이 운동부하검사를 받았을 때 최대 METs가 13이 나왔고, 체력수준이 높아 400kcal를 소모할 수 있다고 가정하였을 때 운동강도를 50%로 처방할 경우 운동시간은 (61.54)분이 산출된다.

18. 어떤 운동의 형태이던 간에 체력수준의 증가를 관찰하기 위해서는 적어도 (12)주 이상의 운동을 꾸준히 해야 한다.

19. 성인병이란 '낫지 않는 병' 또는 (평생 관리해야 하는 병)이라고 불린다.

20. 운동을 계획하는데 있어서 편성 단위를 (주간)단위로 하는 것이 가장 이상적이다.

21. 운동의 연간계획은 적응단계 (4)주, 증진단계 (24)주 및 유지단계 (24)주 이후로 권장한다.

22. 준비운동은 본 운동전에 실시하는 운동으로 (10~15)분간 실시하고, (유연)체조와 (스트레칭)을 병행하거나 제자리걷기 등이 포함되어 한다.

23. 준비운동은 (직장)온도를 1℃ 올리는 것으로, 준비운동의 순서는 심장에서 먼 발목부터 시작하여 점차 심장과 가까운 부위에 이르도록 한다. 이유는 (쇼크)방지에 있다.

24. 본 운동에서 유산소성 운동과 웨이트트레이닝을 병행할 경우 각각 (60)분과 (50)분으로 할당하는 것이 좋다.

25. 정리운동은 준비운동과는 반대로 (직장)온도를 1℃ 내리는 것으로, 정리운동의 순서는 심장에서 가까운 머리부터 시작하여 점차 심장과 먼 부위에 이르도록 한다. 이유는 (피로감)해소에 있다.

26. 운동 전 실시하는 ACSM 운동적격 검사 설문지 중 (위험)요인, (증상)요인 및 기타요인으로 분류하여 평가하는 이유는 각 개인의 건강상태 위험수준에 따라 운동검사와 처방의 범주를 구성하기 위함이다.

27. ACSM 운동적격 검사 설문지 중 위험요인의 7개 문항에서 (두)가지 이상이 걸리면 (중등도) 위험군에 속하기 때문에 운동검사는 최대하검사, 즉 최대강도의 (85)%를 Endpoint로 하고, 운동은 200~400kcal를 소모할 수 있도록 처방한다.

28. ACSM 운동적격 검사 설문지 중 증상요인의 8개 문항에서 (한)가지 이상이 걸리면 (높은)위험군에 속하기 때문에 운동검사는 의사 없이 검사가 불가능하며, 운동은 200kcal이하로 소모할 수 있도록 처방한다.

29. ACSM 운동적격 검사 설문지를 통해 환자를 분류할 수 없을 때에는 7개의 문항으로 이루어진 (신체활동예비)설문지로 대처한다.

30. 운동처방의 절차 중 정밀진단의 여부를 판정하게 되는 단계는? (라)

가. 상담　　나. 신체조성 검사　　다. 근관절기능 검사　　라. 의학검사

31. 정밀진단을 요하는 경우에 해당하는 것은? (다)

가. 안정시 심박수 100회/분 이상　　나. 수축기 혈압 160mmHg이상

다. 혈당 250mg/dℓ 이상　　라. 총콜레스테롤 260mg/dℓ 이상

32. 운동에 대한 적격검사 중 HDL콜레스테롤이 어느 정도 수준일 때 "negative"로 판정하는가? (라)

가. 35mg/dℓ 이상　　나. 40mg/dℓ 이상　　다. 50mg/dℓ 이상　　라. 60mg/dℓ 이상

33. ACSM에서 분류한 '낮은 위험군'에 해당하지 않는 경우는? (가)

가. 중년이하로 남자 45세 이상, 여자 50세 이상인 경우.　　나. 관상심장질환이 없거나 하나 이하인 경우.

다. 질환이 없거나 증상이 없는 경우.　　라. 최대운동검사가 가능한 경우.

34. ACSM에서 분류한 '중증도 위험군'에 해당하지 않는 경우는? (나, 라)

가. 관상심장질환이 두 가지 이상인 경우.　　나. 관상심장질환이 세 가지 이상인 경우.

다. 최대하 운동검사를 해야 하는 경우.　　라. 운동을 200칼로리 이하로 소모해야 하는 경우.

35. 혈액검사 중 간기능을 판정하는데 필요한 성분으로 틀린 것은? (라)

가. 알부민　　나. 빌리루빈　　다. AST와 ALT　　라. 콜레스테롤

36. 혈액검사 중 신장기능을 판정하는데 필요한 성분으로 틀린 것은? (다)

가. 요소　　나. 크레아틴　　다. 중성지방　　라. 요산

37. 심장질환의 위험도를 높이는 혈중지질의 수준으로 틀린 것은? (라)

가. 중성지방 150mg/dℓ 이상　　나. 총콜레스테롤 240mg/dℓ 이상

다. LDL콜레스테롤 160mg/dℓ 이상　　라. HDL콜레스테롤 35mg/dℓ 이상

38. 헤마토크리트는 빈혈을 진단하는데 이용된다. 올바른 수준으로 표시된 것은? (나)

가. 남자 40%, 여자 45%　　나. 남자 45%, 여자 40%

다. 남자 45%, 여자 45%　　라. 남자 40%, 여자 40%

39. 호흡기 질환, 스트레스 등을 진단하는 백혈구는 정상수준이 얼마인가? (다)

가. 평균 5천개/㎣　　나. 평균 6천개/㎣　　다. 평균 7천개/㎣　　라. 평균 8천개/㎣

40. 소변으로 당뇨를 진단하는 경우 참고치는? (가)

가. 15mg%이하　　나. 15mg%이상　　다. 150mg%이하　　라. 150mg%이상

41. 신체조성 검사의 검사절차를 정확히 하기 위한 절차로 올바른 것은? (나)

가. 검사 4시간 전에 탄수화물을 섭취하도록 한다.　　나. 검사 이틀 전 금주를 하도록 한다.

다. 검사 일주일전 이뇨제를 섭취하게 한다.　　라. 검사 30분전 소변을 참도록 한다.

42. 운동부하검사의 목적으로 타당하지 않은 것은? (라)

가. 평상시 이상이 있어서 검사를 요하는 경우.

나. 평상시 이상이 없으나, 잠재적인 질환여부를 검토하기 위한 경우

다. 운동중 발생할 수 있는 심폐기능의 위험도를 예측하기 위한 경우.

라. 운동후 발생할 수 있는 심폐기능의 위험도를 예측하기 위한 경우.

43. 근관절기능검사의 대상자로 틀린 것은? (다)

가. 전방십자인대 손상환자　나. 후반십자인대 손상환자　다. 슬관절 과굴곡 환자　라. 슬관절 관신전 환자

44. 근관절기능 검사의 절대적 금기사항으로 틀린 것은? (다)

가. 극심한 통증　나. 극히 제한된 관절가동 범위

다. 운동할 만한 수준의 임신　라. 근육이나 건의 급성좌상

45. 등속성 검사 후 슬관절의 동측사지에 대한 정상범위는? (다)

가. 50~60%　나. 45~60%　다. 50~70%　라. 45~65%

46. 등속성 검사 후 슬관절의 양측사지에 대한 정상범위는? (나)

가. ±10%이상　나. ±10%이하　다. ±20%이상　라. ±20%이하

47. 체력의 요소 중 건강관련 체력에 해당하지 않는 것은? (라)

가. 심폐지구력　나. 근력과 근지구력　다. 유연성　라. 순발력

48. 1RM 검사방법 및 주의사항으로 틀린 것은? (나)

가. 최대 예측치의 40~60%에 해당하는 무게로 5~10회 들어본다.

나. 1분 휴식 후 60~80%에 해당하는 무게로 4~5회 들어본다.

다. 어느 정도 부하량이 증사하면 중산에 2~3분간의 휴식시간을 둔다.

라. 이후무게를 5~10파운드씩 증가시키면서 최대 1회를 들어 올릴 때까지 반복한다.

49. 동적근지구력 검사의 종류로 맞는 것은? (가)

가. 암컬, 트라이셉 익스텐션, 벤치프레스, 라테랄풀다운, 레그익스텐션, 레그컬, 싯업

나. 암컬, 트라이셉 익스텐션, 레그프레스, 라테랄풀다운, 레그익스텐션, 레그컬, 싯업

다. 암컬, 써비칼 익스텐션, 벤치프레스, 라테랄풀다운, 레그익스텐션, 레그컬, 싯업

라. 암컬, 트라이셉 익스텐션, 벤치프레스, 백익스텐션, 레그익스텐션, 레그컬, 싯업

50. 2도 비만환자를 위한 처치방법으로 맞는 것은? (라)

가. 식이요법과 운동요법으로 처치한다.

나. 식이요법과 운동요법 및 수술처치가 가능하다.

다. 운동요법과 약물요법으로 처치한다.

라. 식이요법과 운동요법 및 약물요법으로 처치한다.

51. 체지방을 판정하기 위한 피부두겹집기법 중 여자의 측정부위로 맞는 것은? (나)

가. 가슴, 복부, 허벅지　나. 삼두근, 상장골, 허벅지　다. 가슴, 상장골, 허벅지　라. 삼두근, 복부, 허벅지

52. 민첩성 검사의 종류로 틀린 것은? (라)

가. 10m 왕복달리기　　나. 지그재그런　　다. 전신반응　　라. 써전트 점프

53. 본운동에 대하여 틀리게 표현된 것은? (나)

가. 중등도 이상의 체력을 가진 사람에게 테니스, 볼링, 수영 등이 포함된 운동.

나. 유산소운동과 중량부하운동을 병행할 경우, 전자는 45분, 후자는 30분이 좋다.

다. 유산소운동과 중량부하운동을 병행할 경우, 전자는 매일, 후자는 격일이 좋다.

라. 유산소운동과 중량부하운동을 병행할 경우, 성별과 연령을 고려하는 것이 좋다.

마. 유산소운동과 중량부하운동을 병행할 경우, 운동력과 체력상태를 고려하는 것이 좋다.

54. 연간계획에서 적응단계에 대한 내용으로 틀린 것은? (다)

가. 운동 중 발생할 수 있는 부작용의 최소화 기간.

나. 운동에 필요한 근육 및 기관의 적응과 순화기간.

다. 처방된 운동프로그램 보다 2% 가벼운 강도와 시간을 적용.

라. 기간을 4주정도로 할당하는 것이 좋다.

55. 연간계획에서 증진단계에 대한 내용으로 틀린 것은? (나)

가. 최대의 운동효과를 위해 실시하는 기간.

나. 적응단계에서 실시한 운동을 꾸준히 실시하는 기간.

다. 처방된 운동프로그램에 맞도록 2%씩의 향상을 기대하며 실시하는 기간.

라. 기간을 6개월 정도로 할당하는 것이 좋다.

56. 심전도 상에서 부정맥에 해당되지 않는 것은? (가)

가. 좌각차단　　나. 심방세동　　다. 심방빈맥　　라. 심실세동

57. 심근경색, 허혈성 심질환, 고혈압성 심장질환으로 발생하며 심전도에서 PRI가 0.20초 이상이며, QRS간격이 0.12초 이하의 특징을 보이는 전도장애는? (가)

가. 1도 방실차단　　나. 2도 방실차단　　다. 3도 방실차단　　라. 우각차단

58. 승모판협착, 폐쇄부전증 또는 좌심실비대에 의해 발생하며 심전도 리드I과 II에서의 P파 폭이 0.12초 이상이고, 넓고 함몰된 P파의 특징을 보이는 심비대는? (라)

가. 좌심실비대　　나. 우심실비대　　다. 우심방비대　　라. 좌심방비대

59. 고혈압, 대동맥판막증, 심근증 또는 심실중격결손에 의해 발생하며 심전도 V_5의 QRS 높이와 V_2의 QS의 깊이를 합쳐 35mm이상의 특징을 보이는 심비대는? (가)

가. 좌심실비대　　나. 우심실비대　　다. 우심방비대　　라. 좌심방비대

60. 말기심질환이나 급성심근경색 또는 쇼크 등에 의해 발생하며 파형이 매우 불규칙하고 속도가 150-300회/분의 특징을 보이는 부정맥은 무엇인가? (나)

가. 심방조동　　나. 심실세동　　다. 심방세동　　라. 조기심실수축

4 임상 운동론

Clinical Exercise Training

학습 이해 목표

- 건강관련 운동법의 실제를 익힌다.
- 유연성 운동의 방법에 대하여 이해한다.
- 심폐지구력 운동 방법에 대하여 이해한다.
- 근력 운동 방법에 대하여 이해한다.
- 근지구력 운동 방법에 대하여 이해한다.

1 유연성 운동

관절의 가동성을 높이며 유연성을 개선시키는 운동을 스트레칭(stretching)이라고 한다. 스트레칭은 반동을 이용하여 펴는 **동적 스트레칭**(ballistic 혹은 dynamic stretching)과 반동을 이용하지 않고 가동범위 내에서 몸을 신전시키는 **정적 스트레칭**(static or passive stretching) 및 두 가지를 혼합한 **고유감각신경근촉진법**(proprioceptive neuromuscular facilitation; PNF)이 있다.

동적 스트레칭은 운동선수의 상해 방지를 위하여 주로 사용하는 운동으로써 몸에 동적인 반동을 이용해 근육을 늘려 주기 때문에 무의식중에 건이나 인대에 손상을 초래할 수도 있다. 따라서 임상에서는 환자들에게 가능한 관절운동범위의 한계점에서 15~30초 정도 동작을 정지하여 늘여주는 정적 스트레칭 방법을 권장한다. 스트레칭은 제자리 걷기와 같이 준비운동이 끝난 직후 혹은 본 운동이 끝난 이후에 수행하는 것이 좋다.

가. 고유감각신경근촉진법

고유감각신경근촉진법은 파트너와 함께 실시하는 스트레칭 방법으로 그 원리는 근육과 건에 있는 방추(spindle)에 핵심이 있다. 근육에 있는 근방추는 근육이 갑자기 늘어나면 근육을 수축시키도록 하지만, 건에 있는 건방추는 건이 지나치게 수축하면 오히려 건을 늘어나게 한다. 이 두 가지 신호가 동시에 작용하면 수축신호보다는 이완신호가 먼저 작용하여 근육은 한계점 이상으로 더 늘어날 수 있다. 즉, 우리의 근육과 건에 있는 방추는 하나의 보호장치로 이것이 지나치게 신전되면 대뇌에 신호를 보내어 이완기전을 일으킨다. **신전과 이완 신호가 동시에 작용하면, 이완이 수축에 우선하기 때문에 근육은 과이완(over-relaxation)이 일어난다.** 고유감각신경근촉진법은 정지-이완기법(hold-relax technique)과 정지-이완-수축기법(hold-relax-contract technique) 등이 있다.

정지-이완기법
- 등척성 수축을 8~15초 정도 실시
- 2~3초 정도 이완
- 정적 스트레칭을 10~15초 정도 실시
- 20초간 이완
- 첫 번째에서 네 번째 동작을 3~5회 반복

정지-이완-수축기법
- 등척성 수축을 8~15초 정도 실시
- 2~3초 정도 이완
- 길항근에 대한 등척성수축을 15초간 실시
- 20초간 이완
- 첫 번째에서 네 번째 동작을 3~5회 반복

나. 정적 스트레칭

정적 스트레칭은 자연스럽게 되는 동작을 선택하여 실시하며 이후에는 전체동작을 할 수 있도록 노력해야 한다. 이 스트레칭은 근육을 부드럽게 신전시키며, 신전된 근육군에 의식을 집중하면서 그 상태를 10~30초간 유지한다. 해당 근육군을 신전시킬 때의 호흡은 호기상태를 유지하도록 한다[그림 4.1].

호흡이 자연스럽지 않거나, 신전된 근육군에서 편안한 감각을 느끼지 못하고 통증을 느낀다면 약간 덜 신전시키도록 하되 이 상태를 15초 정도 유지한다. 한 자세의 스트레칭이 끝날 때마다 5~10초 정도 휴식을 취한 후 다음 자세로 진행한다. 그리고 종목이 모두 끝나면 원하는 동작을 반복하는 것도 좋다. 이를 하루 중 2회 정도 실시하도록 하되 노인의 경우에는 젊은이들이 수행하는 전체 스트레칭 시간보다 20% 줄여서 실시하는 것이 바람직하다. 임상이나 가정에서 실시할 수 있는 인체 부위별 스트레칭 방법은 아래와 같다.

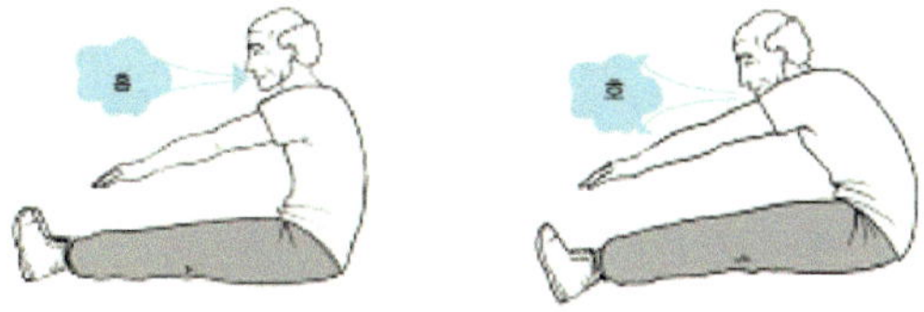

그림 4.1 정적 스트레칭시 호흡 방법

스트레칭(1)

하루에 40분씩 1주일에 3일을 훈련할 경우 유연성의 개선을 물론 건강상태에 큰 변화를 가져다준다. 아래의 스트레칭은 가장 기본적인 동작이며, 잠에서 깨어남과 동시에 또는 취침 전에 실시하면 일상생활과 운동 상황에서 일어날 수 있는 상해를 예방할 수 있다.

명 칭	동 작	운동 방법
전신 스트레칭	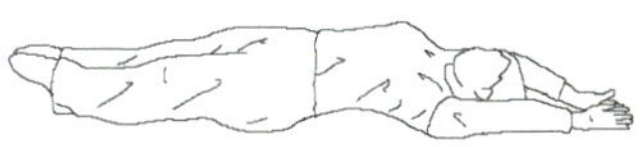	바닥에 바로 누워 양팔과 발을 최대한 늘려준다. 8~10초간 유지하고 최초 2세트에서 적응된 이후에는 3세트로 증가시킨다.
옆으로 누워 전신 스트레칭	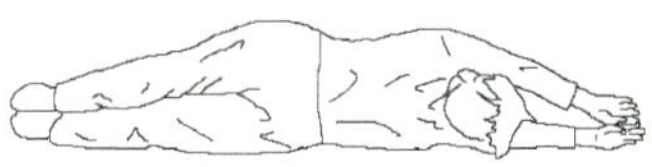	바닥에 옆으로 누워 양팔과 발을 최대한 늘려준다. 8~10초간 유지하고 최초 2세트에서 적응된 이후에는 3세트로 증가시킨다.
항문 조이며 엉덩이 들기	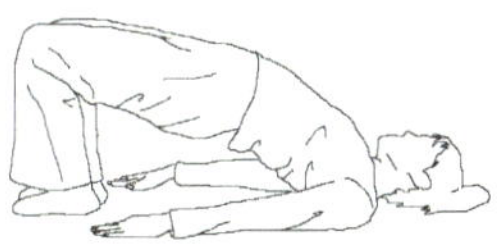	바닥에 누워 항문을 조이고, 엉덩이를 최대한 들어 올린다. 8~10초간 유지하고 최초 2세트에서 적응된 이후에는 3세트로 증가시킨다.
엉덩이 들어 다리 펴기	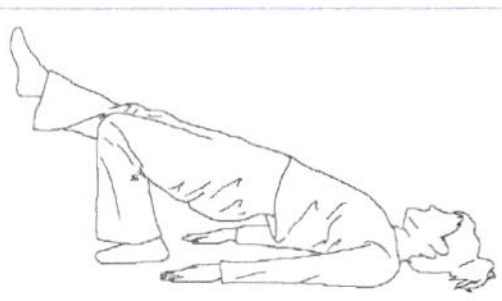	바닥에 누워 양팔을 편 채로 몸통을 고정하고, 한쪽 발을 들어준다. 8~10초간 유지하고 최초 2세트에서 적응된 이후에는 3세트로 증가시킨다.
복부에 힘주어 올리기	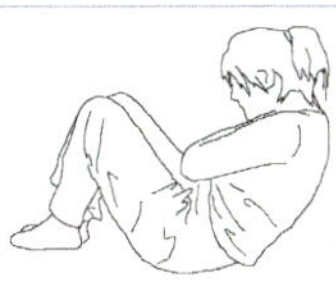	바닥에 누워 두 손을 가슴에 X자로 포개고, 45도에서 10초간 멈춘다. 8~10초간 유지하고 최초 2세트에서 적응된 후에는 3세트로 증가시킨다.
다리 모아 옆으로 비틀기	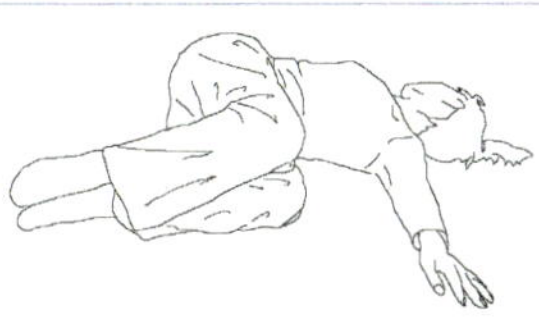	바닥에 누워 양팔을 옆으로 벌리고 양쪽 무릎을 세운다. 숨을 내쉬며 양쪽 무릎을 왼쪽 바닥으로 내린다. 시선은 다리와 반대 방향으로 향하게 하고 팔꿈치와 머리, 어깨는 바닥에 붙인다. 8~10초간 유지하고 최초 2세트에서 적응된 후에는 3세트로 증가시킨다.

스트레칭(2)

손, 손목, 팔, 어깨, 등, 및 골반의 근육을 스트레칭 하는데 초점을 맞추어야 하며, 스트레칭 방법은 낮은 강도에서 시작하여 점차 강도를 올려 약간의 통증이 유발되는 시점까지 실시한다.

명 칭	동 작	운동 방법
다리 들어 펴기	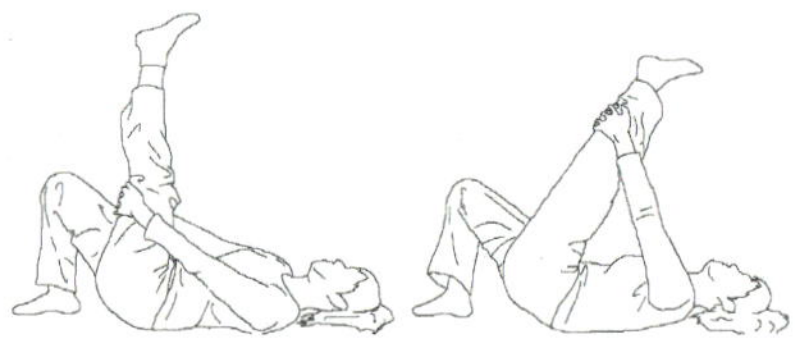	바닥에 누워 무릎을 세우고 발을 엉덩이 가까이 붙인다. 오른쪽 다리를 위로 들어올려 두 손으로 깍지끼어 잡는다. 숨을 내쉬며 무릎을 편 채 천천히 얼굴 쪽으로 당긴다. 8~10초간 유지하고 최초 2세트에서 적응된 이후에는 3세트로 증가시킨다.
무릎 가슴으로 당기기	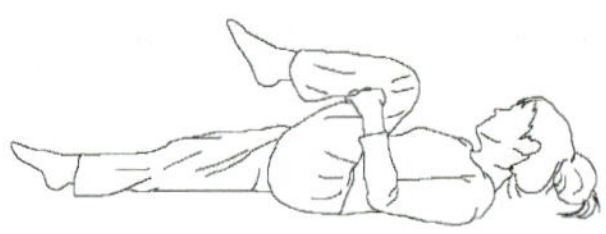	두 손은 깍지끼어 무릎 위(오금)를 감싼다. 숨을 들이쉬며 오른쪽 무릎을 가슴으로 당긴다. 8~10초간 유지하고 최초 2세트에서 적응된 이후에는 3세트로 증가시킨다.
무릎 구부려 몸통틀기	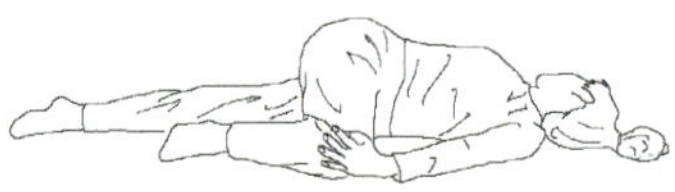	바닥에 누워 양쪽 다리를 뻗고, 오른손으로 왼쪽 무릎을 잡는다. 숨을 내쉬며 무릎을 잡아당겨 몸통이 교차되도록 한다. 8~10초간 유지하고 최초 2세트에서 적응된 이후에는 3세트로 증가시킨다.
무릎 펴서 몸통틀기	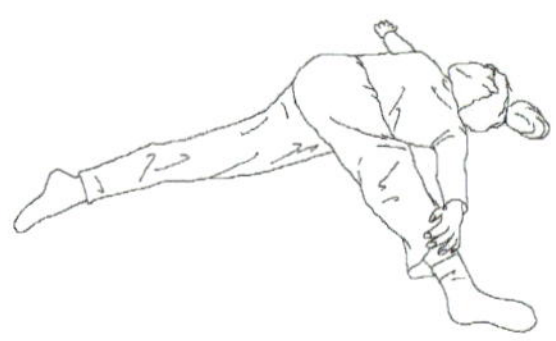	바닥에 누워 두 팔을 벌리고 오른쪽 다리를 들어 올려 무릎을 곧게 편다. 숨을 내쉬며 오른쪽 다리를 왼쪽 손위에 내린다. 8~10초간 유지하고 최초 2세트에서 적응된 이후에는 3세트로 증가시킨다.
옆으로 누워 다리 들어 내리기	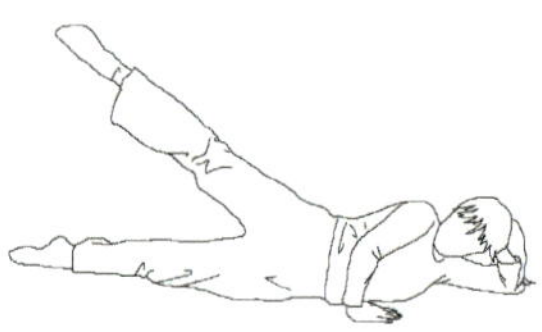	바닥에 옆으로 누워 한 손으로 머리를 받친다. 한쪽 다리를 곧게 펴서 위로 올렸다 내리고, 다른 한쪽도 같은 방향으로 실시한다. 8~10초간 유지하고 최초 2세트에서 적응된 이후에는 3세트로 증가시킨다.
허리와 등배 운동(1)	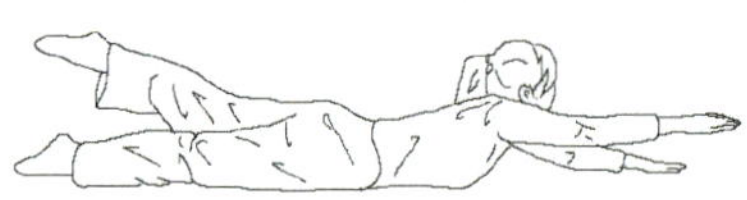	바닥에 엎드려 배와 오른쪽 팔 왼쪽 다리를 바닥에 댄다. 왼쪽 팔과 오른쪽 다리를 곧게 편다. 8~10초간 유지하고 최초 2세트에서 적응된 이후에는 3세트로 증가시킨다.

스트레칭(3)

스트레칭 방법은 낮은 강도에서 시작하여 점차 강도를 올려 약간의 통증이 유발되는 시점까지 실시해야 한다. 이를 30분 이상할 경우 요가의 효과도 기대해 볼 수 있다.

명 칭	동 작	운동 방법
허리와 등배 강화 운동(2)	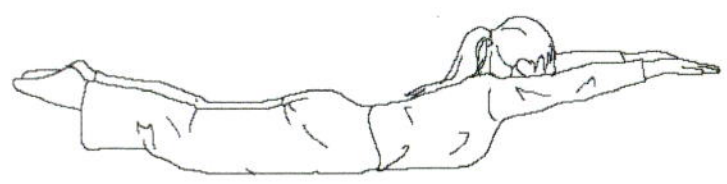	바닥에 엎드려 머리는 바닥을 향하고 배를 바닥에 댄다. 두 팔과 다리를 쭉 핀다. 8~10초간 유지하고 최초 2세트에서 적응된 이후에는 3세트로 증가시킨다.
허리 및 등배 강화 운동(3)	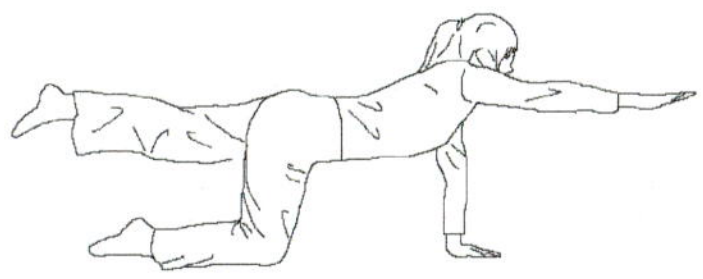	왼쪽 무릎과 오른쪽 손바닥을 바닥에 댄다. 오른쪽 다리와 왼쪽 팔을 곧게 핀다. 8~10초간 유지하고 최초 2세트에서 적응된 이후에는 3세트로 증가시킨다.
무릎 구부려 장 들어올리기	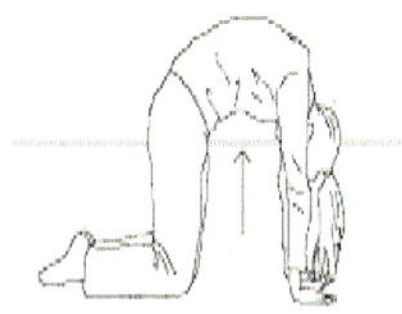	바닥에 그림의 자세로 엎드려 두 손은 어깨넓이로 벌린다. 숨을 들이쉬고 복부에 힘을 주고 등을 구부려 올린다. 8~10초간 유지하고 최초 2세트에서 적응된 이후에는 3세트로 증가시킨다.
장 내리기	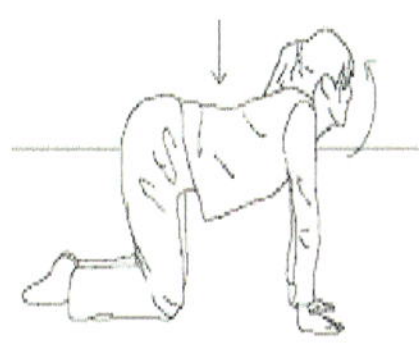	바닥에 네발기지 자세로 엎드려 두 손은 어깨넓이로 벌린다. 숨을 들이쉬고 복부에 힘을 주고 등을 밑으로 내린다. 8~10초간 유지하고 최초 2세트에서 적응된 이후에는 3세트로 증가시킨다.
어깨 펴기	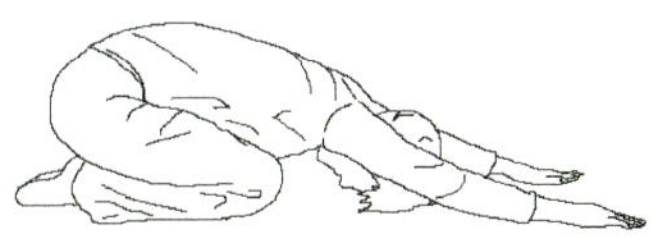	바닥에 네발기지 자세로 엎드려 양쪽 팔을 바닥에 댄다. 두 팔을 바닥에 대고 몸을 뒤로 당긴다. 8~10초간 유지하고 최초 2세트에서 적응된 이후에는 3세트로 증가시킨다.
복부 신전하기	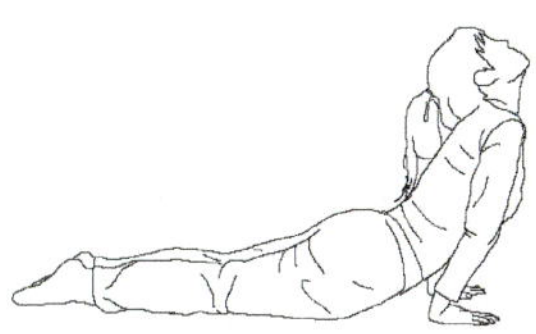	바닥에 엎드려 양쪽 발바닥이 위로 향하도록 한다. 팔을 굽혀 손가락이 전방을 향하도록 손을 짚고, 양쪽 허벅지는 바닥에 붙인 채 숨을 내쉬며 팔을 쭉 핀다. 8~10초간 유지하고 최초 2세트에서 적응된 이후에는 3세트로 증가시킨다.

스트레칭(4)

일상생활 중에 상해를 입지 않기 위하여 기상 후 또는 취침 전 스트레칭을 실시한다.

명 칭	동 작	운동 방법
몸통 틀며 윗몸 일으키기	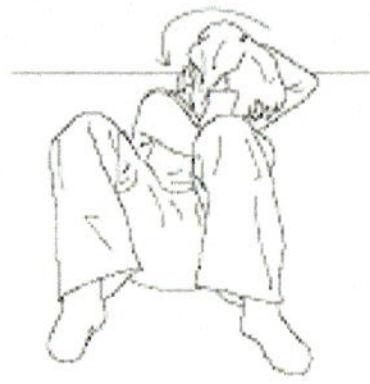	바닥에 누워 두 손을 머리에 댄다. 윗몸일으키기 자세를 취하고 45도 올라와 멈춘다. 8~10초간 유지하고 최초 2세트에서 적응된 이후에는 3세트로 증가시킨다.
골반 벌리기	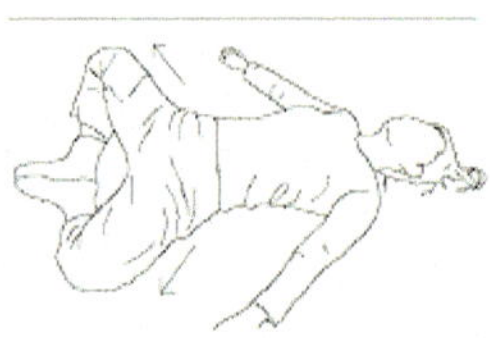	바닥에 누워 무릎을 굽히고 다리를 오므려 엉덩이 쪽으로 당긴다. 숨을 내쉬며 최대한 무릎을 넓게 벌려 바닥에 붙인다. 8~10초간 유지하고 최초 2세트에서 적응된 이후에는 3세트로 증가시킨다.
다리 걸어 옆으로 골반 늘리기	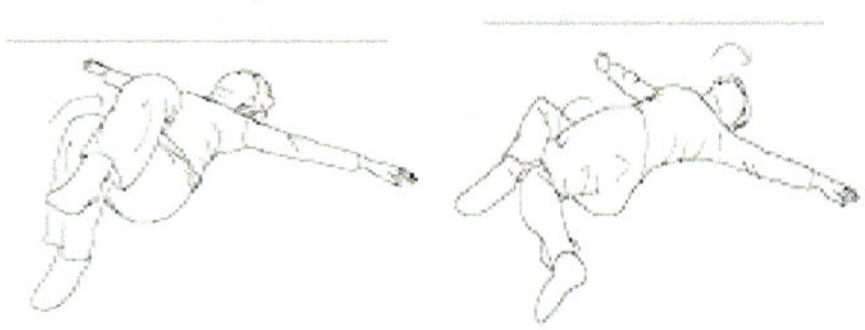	왼쪽 다리를 들어 오른쪽 무릎 위에 포갠다. 왼쪽 다리를 당겨 오른쪽 바닥 쪽으로 누른다. 8~10초간 유지하고 최초 2세트에서 적응된 이후에는 3세트로 증가시킨다.
공중에서 자전거 타기	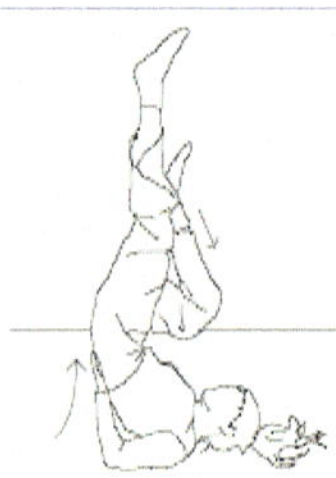	바닥에 누워 손바닥을 허리 밑에 붙인다. 숨을 내쉬며 양손으로 바닥을 누르고 무릎을 세워 다리를 올리고 양손은 엉덩이를 받혀 지탱한다. 8~10초간 유지하고 최초 2세트에서 적응된 이후에는 3세트로 증가시킨다.
오뚜기	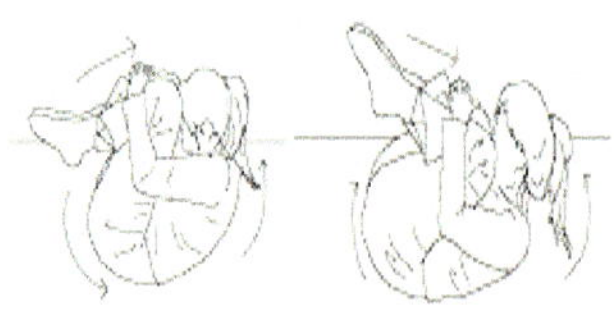	바닥에 누워 무릎을 굽혀 가슴 쪽으로 당긴다. 무릎 뒤쪽을 양손으로 껴안듯 잡는다. 무릎을 가슴과 어깨 쪽으로 당기며 엉덩이를 올린다. 8~10초간 유지하고 최초 2세트에서 적응된 이후에는 3세트로 증가시킨다.
전신 스트레칭	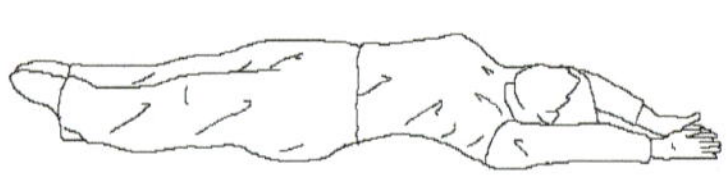	바닥에 바로 누워 양팔과 발을 최대한 늘려준다. 8~10초간 유지하고 최초 2세트에서 적응된 이후에는 3세트로 증가시킨다.

의자체조(1)

의자 체조는 대부분 책상이나 컴퓨터 앞에 앉아 좁은 공간에서도 실시할 수 있는 장점이 있다. 이 스트레칭은 평형성이 떨어져 있는 노인들이나 허약자들에게도 효과적이다.

명 칭	동 작	운동 방법
발목 돌리기	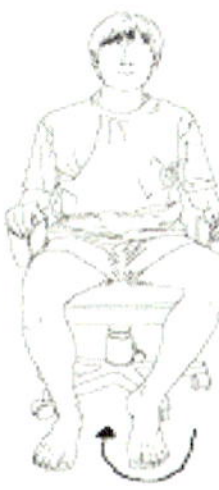	의자에 편하게 앉은 상태에서 양손은 의자 손잡이나 무릎에 가볍게 올려놓고, 왼발부터 가볍게 바깥쪽으로 회전시키고, 다른 한쪽도 같은 방법으로 실시한다. 8~10초간 유지하고 최초 2세트에서 적응된 이후에는 3세트로 증가시킨다.
발등 지면에 닿기	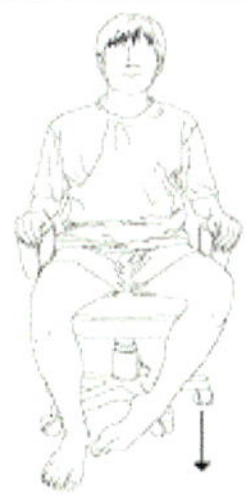	의자에 편하게 앉은 상태에서 양손은 의자 손잡이나 무릎에 가볍게 올려놓고, 발가락이 바닥에 닿도록 한다. 너무 무리하게 힘을 주지 않는다. 발목이 활처럼 휘게 누른 후에 다른 한쪽도 같은 방법으로 실시한다. 8~10초간 유지하고 최초 2세트에서 적응된 이후에는 3세트로 증가시킨다.
발뒤꿈치 들기	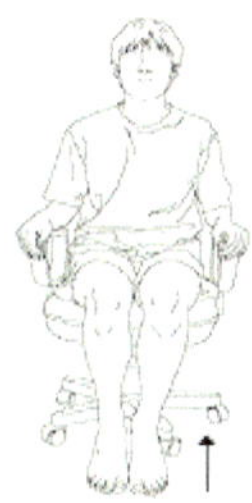	의자에 편하게 앉은 상태에서 양손은 의자 손잡이나 무릎에 가볍게 올려놓고, 발뒤꿈치를 들어 올린다. 다른 한쪽도 같은 방법으로 실시한다. 8~10초간 유지하고 최초 2세트에서 적응된 이후에는 3세트로 증가시킨다.
발가락 들기	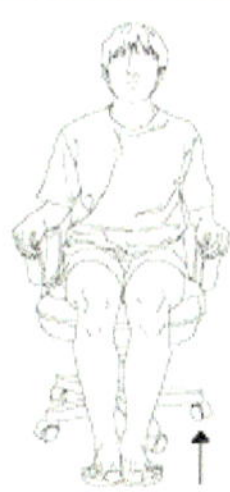	의자에 편하게 앉은 상태에서 양손은 의자 손잡이나 무릎에 가볍게 올려놓고, 위에 동작과는 반대로 발뒤꿈치가 땅에 닿게 한다. 다른 한쪽도 같은 방법으로 실시한다. 8~10초간 유지하고 최초 2세트에서 적응된 이후에는 3세트로 증가시킨다.
한쪽 다리 펴기	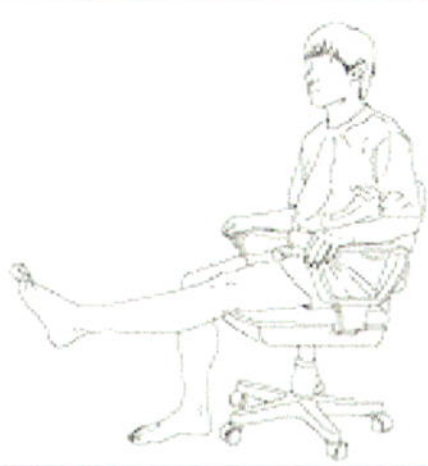	의자에 편하게 앉은 상태에서 양손은 의자 손잡이나 무릎에 가볍게 올려놓고, 한쪽 발을 편하게 든다. 이때 무릎은 완전히 펴지도록 한다. 다른 한쪽도 같은 방법으로 실시한다. 8~10초간 유지하고 최초 2세트에서 적응된 이후에는 3세트로 증가시킨다.

의자체조(2)

노인들의 유연성은 물론, 근력과 근지구력 또한 증가시킬 수 있다. 단, 동작을 정확히 순서에 맞추어 실시하는 것이 체력 요소 발달에 효과적이다.

명 칭	동 작	운동 방법
양발 들어 부채 만들기	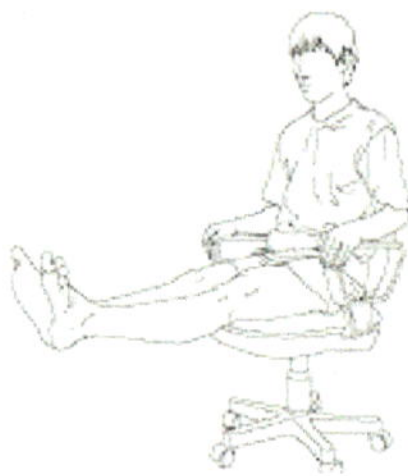	의자에 편하게 앉은 상태에서 양손은 의자 손잡이나 무릎에 가볍게 올려놓고, 양다리를 편하게 들어 올린 후에, 양 발꿈치가 닿도록 하여, 부챗살 모양을 만들도록 한다. 8~10초간 유지하고 최초 2세트에서 적응된 이후에는 3세트로 증가시킨다.
양발 들어 삼각형 만들기	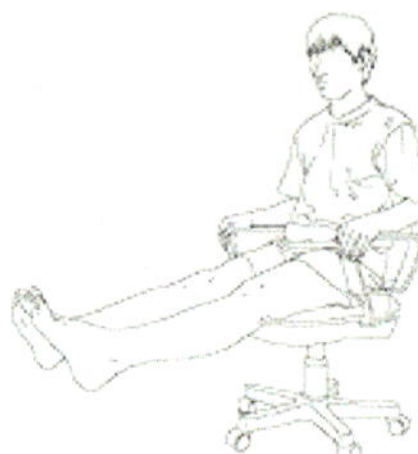	의자에 편하게 앉은 상태에서 양손은 의자 손잡이나 무릎에 가볍게 올려놓고, 양다리를 편하게 들어 올린 후, 발가락이 닿도록 하여 삼각형 형태를 만들도록 한다. 8~10초간 유지하고 최초 2세트에서 적응된 이후에는 3세트로 증가시킨다.
한쪽 무릎 들기	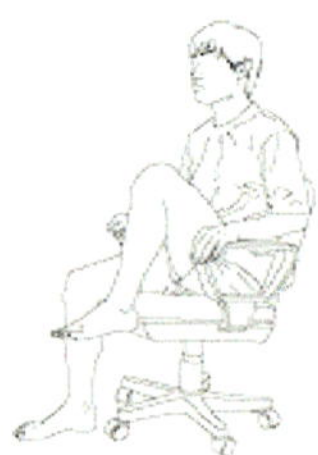	의자에 편하게 앉은 상태에서 양손은 의자 손잡이나 무릎에 가볍게 올려놓고, 한쪽 다리를 가볍게 가슴으로 올린다. 다른 한쪽도 같은 방법으로 실시한다. 8~10초간 유지하고 최초 2세트에서 적응된 이후에는 3세트로 증가시킨다.
한쪽 다리 가슴에 닿기	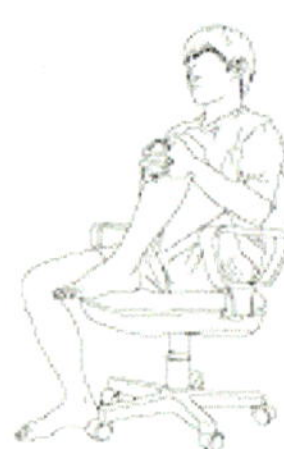	의자에 편하게 앉은 상태에서 양손은 가볍게 올려놓고, 양손은 깍지를 낀 후에 무릎을 잡고 가슴으로 잡아당긴다. 다른 쪽도 같은 방법으로 실시한다. 8~10초간 유지하고 최초 2세트에서 적응된 이후에는 3세트로 증가시킨다.
몸통 틀기	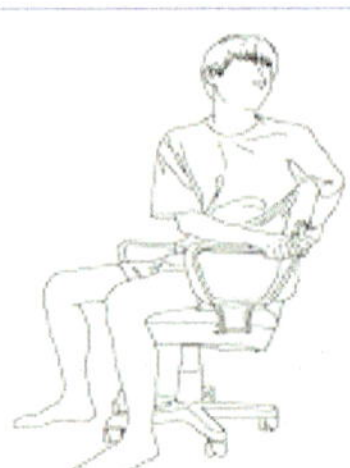	의자에 편하게 앉은 상태에서 양손은 의자에 바르 잡은 후에, 허리를 돌린다. 시선은 돌아간 방향을 보도록 한다. 다른 쪽도 같은 방법으로 실시한다. 8~10초간 유지하고 최초 2세트에서 적응된 이후에는 3세트로 증가시킨다.

의자체조(3)

유연성과 근력 및 근지구력을 증가시켜 일상에서 오는 피로감과 나태함 등을 감소시켜 준다. 또한 일상생활에서의 잘못된 자세를 교정하는 효과도 가지고 있다.

명 칭	동 작	운동 방법
어깨 앞으로 뻗기	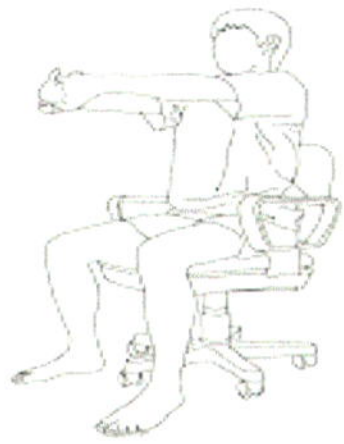	의자에 편하게 앉은 상태에서 양손을 가슴 앞에서 깍지를 낀 후, 앞으로 뻗는다. 상체는 숙이지 않고, 허리는 등받이에 닿지 않도록 한다. 8~10초간 유지하고 최초 2세트에서 적응된 이후에는 3세트로 증가시킨다.
어깨 위로 뻗기	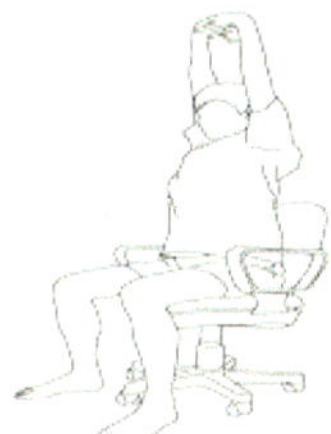	의자에 편하게 앉은 상태에서 양손을 가슴 앞에서 깍지를 낀 후, 위로 뻗는다. 상체는 곧게 유지하고, 허리는 등받이에 닿지 않도록 한다. 8~10초간 유지하고 최초 2세트에서 적응된 이후에는 3세트로 증가시킨다.
옆구리 늘리기	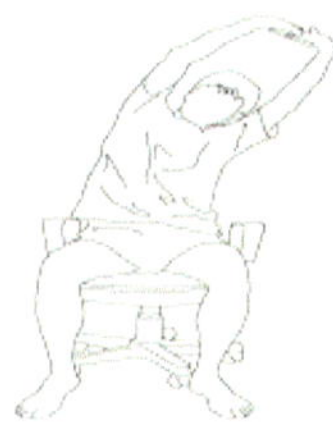	의자에 편하게 앉은 상태에서 양손을 가슴 앞에서 깍지를 낀 후, 위로 뻗는다. 팔이 구부러지지 않도록 주의하며, 천천히 한쪽으로 숙인다. 다른 한쪽도 같은 방법으로 실시한다. 8~10초간 유지하고 최초 2세트에서 적응된 이후에는 3세트로 증가시킨다.
어깨 옆으로 펴기	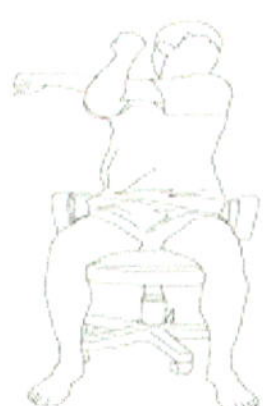	의자에 편하게 앉은 상태에서 한쪽 손으로 나머지 손에 팔꿈치를 잡고 부드럽게 끌어당긴다. 시선은 당기는 쪽과 반대방향으로 옮긴다. 다른 쪽도 같은 방법으로 실시한다. 8~10초간 유지하고 최초 2세트에서 적응된 이후에는 3세트로 증가시킨다.
어깨 뒤로 넘기기	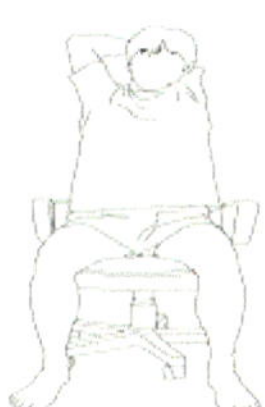	의자에 편하게 앉은 상태에서 한쪽 손을 어깨 높이까지 올린 후, 나머지 손으로 팔꿈치를 잡고 당긴다. 다른 한쪽도 같은 방법으로 실시한다. 8~10초간 유지하고 최초 2세트에서 적응된 이후에는 3세트로 증가시킨다.

의자체조(4)

유연성과 근력 및 근지구력을 증가시켜 일상에서 오는 피로감과 나태함 등을 감소시켜 준다. 또한 일상생활에서의 잘못된 자세를 교정하는 효과도 가지고 있다.

명 칭	동 작	운동 방법
손바닥 편기	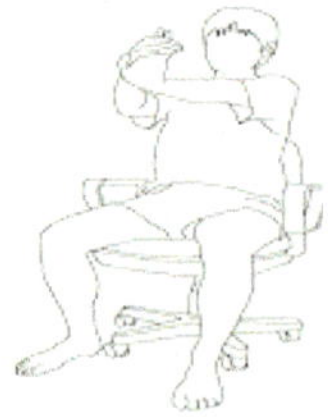	의자에 편하게 앉은 상태에서 한쪽 손목을 다른 손으로 잡은 후에, 가슴으로 당긴다. 다른 한쪽도 같은 방법으로 실시한다. 8~10초간 유지하고 최초 2세트에서 적응된 이후에는 3세트로 증가시킨다.
손등 펴기	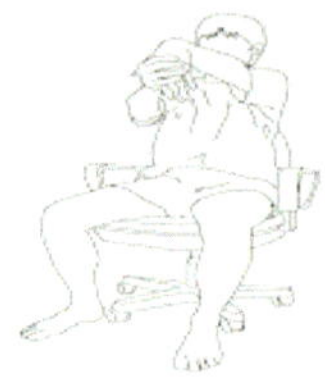	의자에 편하게 앉은 상태에서 한쪽 손목을 다른 손으로 잡은 후에, 밑으로 누르면서 가슴 쪽으로 당긴다. 다른 쪽도 같은 방법으로 실시한다. 8~10초간 유지하고 최초 2세트에서 적응된 이후에는 3세트로 증가시킨다.
좌우로 고개 당기기	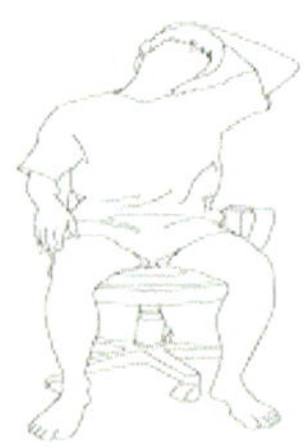	의자에 편하게 앉은 상태에서 한쪽 손으로 머리를 잡은 후에, 반대쪽으로 당긴다. 다른 쪽도 같은 방법으로 실시한다. 8~10초간 유지하고 최초 2세트에서 적응된 이후에는 3세트로 증가시킨다.
양손으로 고개 당기기	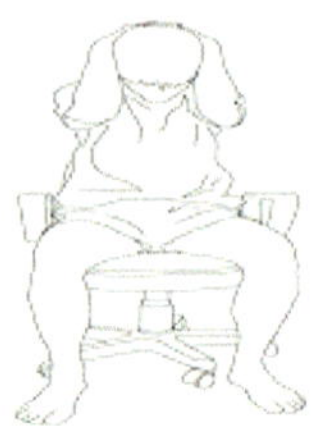	의자에 편하게 앉은 상태에서 양손을 깍지를 낀 후에, 머리를 손으로 누른다. 머리를 서서히 내릴 때 호흡을 길게 뱉도록 한다. 8~10초간 유지하고 최초 2세트에서 적응된 이후에는 3세트로 증가시킨다.
양손으로 턱 밀기	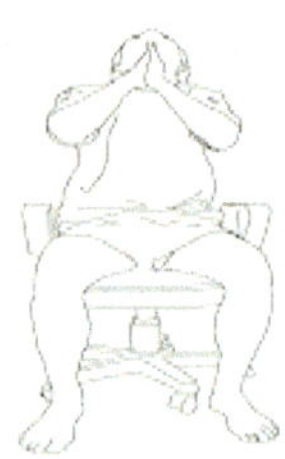	의자에 편하게 앉은 상태에서 양손을 모은 후에, 턱에 양손을 데어 고래를 밀어 올린다. 8~10초간 유지하고 최초 2세트에서 적응된 이후에는 3세트로 증가시킨다.

의자체조(5)

많은 공간을 차지하지 않는 의자 체조는 대부분 책상이나 컴퓨터 앞에 앉아 있는 사무원들을 위해 좁은 공간에서 특별한 기구 없이 할 수 있는 스트레칭으로서 비만해소는 물론 변비도 개선시킬 수 있다.

명 칭	동 작	운동 방법
손 맞대고 밀기와 손 맞잡고 당기기	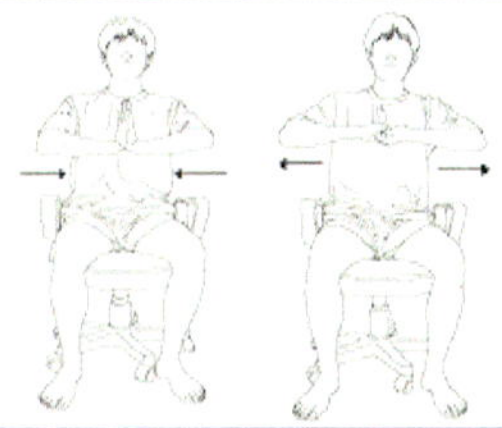	의자에 편하게 앉은 상태에서 양손을 기도하는 자세로 양손을 모은 후, 손바닥을 민다. 한편, 손 맞잡고 당기기는 반대로 양손을 맞잡고, 바깥쪽으로 잡아당긴다. 이를 8~10초간 유지하고 최초 2세트에서 적응된 이후에는 3세트로 증가시킨다.
어깨 돌리고 버티기와 팔위로 접었다 펴기	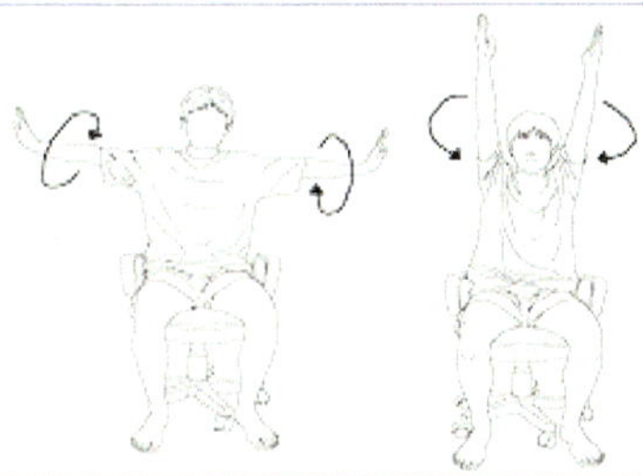	의자에 앉아서 양손을 들어 올린 후 시계 방향으로 돌린다. 어깨위로 올려서 주먹을 쥐면서 5초를 올리고 있다가 내린다. 8~10초 유지하고 최초 2~3세트를 실시한다. 한편, 팔위로 접었다 펴기는 앉은 상태에서 어깨를 바로 세워, 머리 위로 올렸다 내렸다를 반복한다. 10번 반복하고 최초 2~3세트 실시한다.
앞으로 팔 접었다 펴기	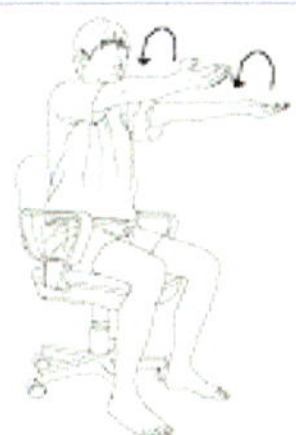	의자에 편하게 앉은 상태에서 양손을 어깨에 붙인 후에, 앞으로 손을 접었다 폈다 반복한다. 10번 반복하고 최초 2세트에서 적응된 이후에는 3세트로 늘린다.
양손 바닥 닿기와 양쪽 다리 교차하기	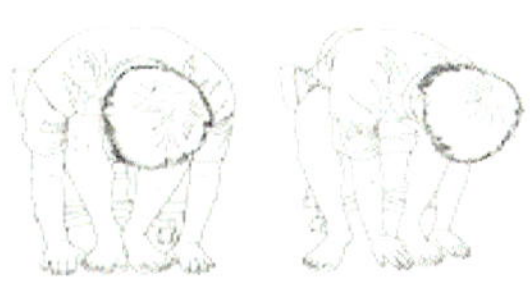	의자에 편하게 앉은 상태에서 발은 모으고 양손바닥을 바닥에 닿게 한다. 이후 양쪽다리 교차하기는 의자에 편하게 앉은 상태에서 발 사이로 양손바닥을 바닥에 닿게 한다. 다른 쪽도 같은 방법으로 실시한다. 8~10초 유지하고 최초 2세트에서 적응된 이후에는 3세트로 늘린다.
어깨 두들기기	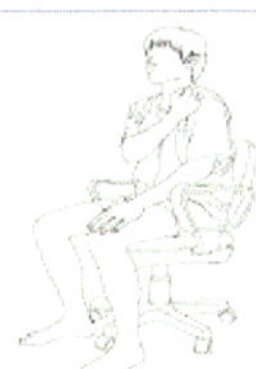	의자에 편하게 앉은 상태에서 스트레칭 중간중간에 어깨를 풀어준다. 다른 쪽도 같은 방법으로 실시한다. 10번 정도 두들기고 상황에 따라 반복한다.
박수치며 마무리 숨쉬기 운동	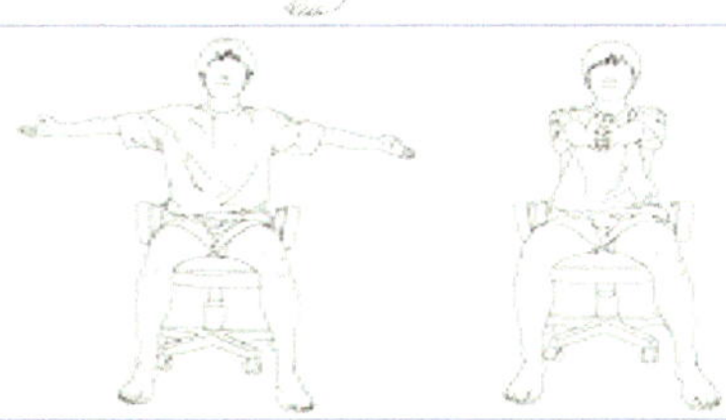	의자에 편하게 앉은 상태에서 양손을 벌리고, 좌우로 박수를 친다. 10회 박수치고 최초 2세트에서 적응된 이후에 3세트로 늘린다. 마지막 동작으로 숨쉬기를 실시한다. 8~10초 유지하고 최초 2세트에서 적응된 이후에는 3세트로 늘린다.

2 심폐지구력 운동

심폐지구력이란 전신운동을 오랫동안 지속하는 능력이라고 정의한다. 호흡 순환계를 통해 산소를 근육에 공급해주는 과정과 밀접한 관계가 있으므로 **유산소성 능력** 혹은 **전신지구력**이라고도 한다. 심폐지구력의 향상을 위해서는 호흡 순환계를 통한 산소의 공급능력과 산소를 이용하여 근육에서 에너지를 생산하는 능력을 함께 발달시켜야 한다. 심폐지구력 향상을 위한 트레이닝은 전신운동을 장시간 지속할 수 있는 운동을 수행해야 효과적이다. 여건에 따라 지속적인 운동이나 인터벌 운동과 같이 운동 형태를 달리할 수 있지만, 전신운동을 장시간 동안 수행해야 하는 원칙은 지켜져야 한다.

표 4.1 지구성 트레이닝에 따른 생리학적 변인

변인	일반인		선수
	훈련전	훈련후	
심박수(회/분)			
안정시	74	61	45
최대	194	190	185
1회 박출량(mℓ/beat)			
안정시	64	82	127
최대	122	142	201
심박출량(ℓ/min)			
안정시	4.5	4.6	4.4
최대	22.3	25.8	34.9
심장용적(mℓ)	750	823	1250
혈액량(ℓ)	4.8	5.2	6.1
혈압(mmHg)			
안정시	120/80	124/78	105/65
최대	206/85	202/82	209/69
폐환기량(ℓ/min)			
안정시	7	6	6
최대	123	142	201
호흡수(회)			
안정시	14	12	11
최대	42	47	59
1회 환기량(ℓ)			
안정시	0.06	0.6	0.6
최대	2.8	3.1	3.1

변인		일반인		선수
		훈련전	훈련후	
폐활량(ℓ)		2.8	3.1	3.1
잔기용적(ℓ)		5.8	6.1	6.4
동적맥산소차(mℓ/100cc)				
	안정시	6.1	6.1	6.1
	최대	14.5	15.2	16.4
최대산소섭취량(mℓ/kg/min)		47	55	79
체중(kg)		75	72	62
체지방율(%)		16.0	14.9	6.7
Type I 섬유비율(%)		55	55	81
근섬유면적(㎛2)				
	Type I	4730	4820	4180
	Type IIa	6860	7150	4299
	Type IIb	6167	6433	3899
모세혈관밀도				
	수/㎟	290	350	460
	수/근섬유	1.2	1.4	3.2
구연산염합성 효소		28	37	78
헥소키나제		2.4	2.9	4.2
젖산탈수소효소		580	654	629
근섬유 단축최대속도 (근섬유길이/ 초)	Type I	0.86	?	1/10
	Type II	4.85	?	1/74

가. 심폐지구력의 변화 요인

심폐지구력 트레이닝에 따른 인체의 가장 보편적인 변화는 **최대산소섭취량과 최대심박출량의 증가이며, 호흡량의 증가, 최대하 운동강도에서의 낮은 젖산농도, 미토콘드리아와 모세혈관 밀도의 증가, 효소활동의 개선** 등이 대표적인 변화 요인이다[표 4.1].

심폐지구력 트레이닝에 의한 생리적 적응은 연령 및 성별과 밀접한 관련이 있으며, 이것은 나이가 들면서 감소하고, 평균적으로 여성이 남성보다 낮은 경향을 보인다. 성별간의 유산소성 능력의 차이는 여성이 남성에 비해 체지방율이 높고 혈중 헤모글로빈 농도가 낮은 반면에 남성은 심장의 크기가 여성에 비해 크며 혈류량이 많기 때문이다. 지구성 트레이닝의 생리적 효과를 알아보기 위해 지구성 트레이닝을 3~6개월 간 단기간 실시한 일반인 집단을 대상으로 전신지구력과 관련된 생리학적 변인들을 트레이닝 전후로 측정하고 이를 운동선수들과 비교한 결과를 참조하면 하도록 하자.

나. 심폐지구력 향상을 위한 운동의 종류

심폐지구력의 향상을 위한 운동의 종류로는 걷기, 조깅, 달리기, 고정식 자전거 타기(좌식과 입식), 암 에르고미터 및 스탭퍼 운동이 있으며, 간헐적 운동과 지속적 트레이닝을 변형하여 사용할 수 있다.

1) 간헐적 트레이닝

간헐적 트레이닝(intermittent training)은 운동과 운동 사이에 불완전한 휴식을 분배하여 반복하는 운동방법으로 인터벌 트레이닝이라고도 한다[그림 4.2]. 이 방법은 지속적 트레이닝(continuous training)에 비해 운동 중 피로의 축적을 방지하면서 트레이닝 효과를 얻을 수 있는 것이 특징이다. 간헐적 트레이닝의 생리학적 원리는 무산소 운동과 유산소 운동이 결합된 형태로 근육내의 화학적 변화를 개선하여 산소부채능력을 향상시키고, 심박출량을 증대시키며, 불완전한 휴식기에 의한 인원질 과정에서 회복 능력을 높여 주어 운동에 대한 지속능력을 향상시킨다.

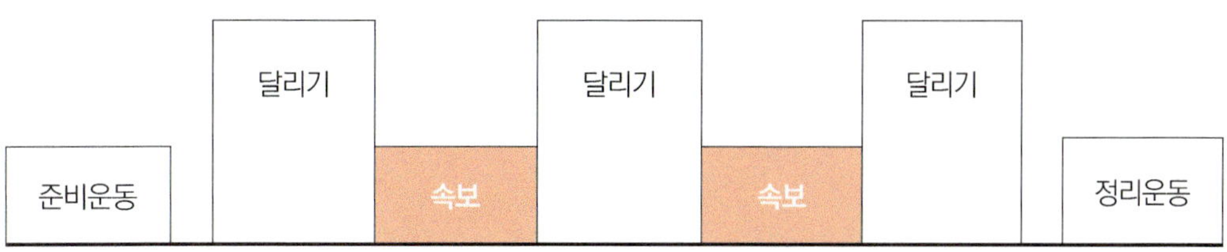

준비운동
달리기
속보
달리기
속보
달리기
정리운동

그림 4.2 **인터벌 트레이닝의 구성**

2) 지속적 트레이닝

지속적 트레이닝은 일정시간까지 지속적으로 실시하는 전형적인 유산소성 트레이닝 방법이다. 지속적 트레이닝은 적어도 최대산소섭취량의 50%이상에서 효과를 기대할 수 있으며, 운동시간을 40~60분에 이르기까지 운동을 수행하는 것이 필수적이다. 이 트레이닝 방법은 운동선수들이 현장에서 실시하는 6가지 정도의 종류가 있다.

운동선수들의 6가지 지속적 트레이닝의 종류

① 저강도 장거리 트레이닝 : 최대심박수의 60~80%로 낮은 강도에서 장거리 운동을 실시한다. 육상선수의 경우는 25~50km를 하루에 2회로 나누어 실시하며, 비시즌 중 지구력의 유지를 위해 5~6.5km로 줄여서 실시하는 방법이다.
② 고강도 지속적 트레이닝 : 최대심박수의 85~90% 수준에서 자기 종목거리의 1/2~3/4으로 운동을 실시한다. 이 방법은 운동 강도가 세기 때문에 파트렉, 리피티션 트레이닝 등과 병행하면서 점차로 질주 속도를 증가시킨다. 선수들의 비시즌기에 스피드를 동시에 향상시킬 수 있는 트레이닝 방법이다.
③ 파트렉(fartlek) 트레이닝 : 해안도로, 잔디밭, 모래 언덕 등 자연 변화가 큰 환경을 배경으로 하여 일정한 페이스로 자유롭게 달리면서 스피드와 지구력을 강화시키는 방법이다. 놀이의 즐거움을 느끼면서 실시하는 트레이닝으로 중/장거리 달리기, 크로스컨트리 스키, 사이클, 장거리 수영 등의 선수들에게 적합하다. 보통 운동시간은 30~45분으로 구성된다.
④ 스피드 지속주 트레이닝 : 스피드있게 지속적으로 질주하며 중간에 걷기나 조깅 등의 동적 휴식을 취하며 실시하는 방법이다. 한 연구자는 100m를 약 20초에 달리는 스피드로 400m, 16초에 질주하는 스피드로 300m 등을 각각 5회 이상 반복하고 휴식을 1분 30초~2분으로 하는 반복하도록 권장하고 있다.
⑤ 리피티션 트레이닝 : 전력의 운동 강도 또는 전력에 가까운 운동 강도로 운동을 반복 실시하고 운동과 운동 사이에 완전한 휴식을 취하는 것을 몇 차례 반복하여 실시하는 트레이닝 방법이다. 전력질주의 운동시간은 7~8초가 적당하며 폭발적인 최대의 스피드로 질주해야 한다. 달리기의 경우 30~70m 정도가 권장되며, 휴식시간은 5~10분 정도가 좋다. 만일, 10분 이상의 휴식을 취할 경우에는 중추신경계의 흥분이 저하되어 집중력이 떨어지게 되므로 주의해야 한다.
⑥ 고지 트레이닝 : 높은 산에서 나타나는 산소결핍 상태를 이용하여 산소 운반계에 자극을 주어 심폐계의 개선을 목적으로 한 트레이닝 방법이다. 고지 트레이닝으로 최대산소섭취량의 향상, 미오글로빈 함량의 증대, 혈관신생의 증가, 호흡계의 개선 등의 효과를 기대할 수 있다. 훈련을 위한 고도는 2,000~ 3,000m가 적절하며, 트레이닝 기간은 2~4주간이 필요하다.

다. 심폐지구력의 운동량

심폐지구력의 발달을 위한 초기 운동단계에는 지속적 유산소성 운동이 적절하며 이때의 운동강도는 자신의 최대능력의 40~50% 수준이 바람직하다. 운동시간은 처음에 10~15분 정도로 시작하여 2주가량이 경과한 후에는 차츰 시간을 늘려 45분 정도 지속할 수 있도록 하는 것이 좋다. 이 단계를 4~6주간 지속한다. 이후 향상단계로 16~24주정도 실시하며 이때의 강도는 60~85%

수준으로 증가시키고, 운동시간 역시 60분을 목표로 하여 2주 간격으로 2~5분씩 증가시킨다. 초기 운동시간에 대한 산출은 운동부하 검사 결과에서 도출된 MET를 가지고 과학적으로 계산하는 것이 강조된다.

처음 운동을 시작하여 6개월 정도 경과되면 유지단계 프로그램을 실시한다. 이 단계에서는 운동의 지루함을 방지하고 흥미를 높이기 위해 위험하지 않은 스포츠 활동에 참여하는 것도 바람직하다. 예를 들면, 1주일에 2~3일은 조깅을 했다면, 2일은 구기스포츠를 하는 것을 말한다. 체력수준이 낮은 사람이 운동을 시작하는 초기단계에는 뼈나 관절의 손상 그리고 근육의 피로를 방지하기 위해서 격일제 운동이 좋으며, 초보자에게는 운동강도 조절이 용이하지 못한 에어로빅, 줄넘기 운동, 라켓 운동 등은 적합하지 않다.

1) 심폐지구력 운동과 에너지 소비량

MET(Metabolic EquivalenT)란 1시간 당 자신의 체중으로 소비한 열량을 나타내는 용어로, 대사당량 혹은 에너지 소비량이라고도 표현할 수 있다. 이것은 기초대사율(basal metabolic rate)이나, 안정시 대사율(resting metabolic rate) 혹은 운동시 대사율(exercising metabolic rate)을 산출할 때에도 쓰인다. 예를 들어, 70kg이 나가는 성인 남자의 기초대사율은 [70kg×1kcal=70kcal]가 되고, 이 [70kcal×24시간=1,680kcal/일]이 된다. 즉, 이 사람의 기초대사율은 약 1,700kcal/일이 되는 것이다. 한편, 여자의 경우도 성인 남자와 유사하나, 칼로리 소모량이 다소 적어 0.9kcal/kg/hr를 적용하여 기초대사율을 산출할 수 있다.

MET는 운동부하 검사를 통해 정확히 산출되며, 이를 토대로 운동강도를 결정할 수 있다. 예를 들어, A라는 사람이 운동부하 검사 후 10MET의 에너지 소비량을 보였다면, 이를 100%로 간주하여 최저 강도인 40~50% 운동의 경우는 4~5MET가 되고, 중등도 강도인 60~70%는 6~7MET, 최대강도인 85%는 8.5MET가 된다. 이 MET에 대한 수준과 대략적인 체력수준 및 지침은 [표 4.2]와 같다.

표 4.2 MET(kcal/kg/hr)와 기능적 능력

MET	기능적 능력	전문가 참여여부
1	안정시	
2~3	3.2km/h로 걷기	
3~4	4.8km/h로 걷기	필요
4~5	5.6km/h로 걷기	⇧
	8MET 기준	전문가 관찰
7~8	8.0km/h로 조깅	⇩
10	9.6km/h로 조깅	불필요
13	줄넘기(130회/분)	
18	지구력 선수	
20	마라톤 선수	

2) 심폐지구력 운동과 대사공식

미국스포츠의학회에서는 운동의 과학성을 높이기 위하여 걷기, 달리기, 고정식 자전거 타기와 계단 오르기 동안에 이용되는 산소소비량을 추정할 수 있도록 몇 가지 공식을 개발하였다. 이러한 운동유형들은 연령, 성별 혹은 운동기술 등에 따라 에너지 요구량을 변화시키지 않기 때문에 매우 정확한 것으로 여겨지고 있으나, 신체크기가 에너지 요구량에 영향을 미치므로 대사공식에서 적용해야 한다.

대사공식들은 정확성이 인정되고 있으나, 이것은 단지 추정공식에 지나지 않는다는 사실을 인지하고 있어야 한다. 즉, 가능하면 직접 검사를 통해 산소소비량 등을 판단하는 것이 더욱 정밀하다는 얘기이다. 그러나 대사 공식은 수많은 연구진과 장기간에 걸친 연구에 의해서 만들어진 것이기 때문에 그 신뢰도가 상당히 높다. 대사공식들을 살펴보면 [표 4.3]과 같고 이를 분당 칼로리 소모량 등으로 전환할 수 있는 전환공식은 [표 4.4]와 같다.

표 4.3 심폐지구력 대사공식

항 목	공 식	단 위
걷기	$\dot{V}O_2$ = 3.5 + 0.1(속도) + 1.8 × (속도) × (경사도)	$\dot{V}O_2$: ㎖ · min^{-1} · kg^{-1}
달리기	$\dot{V}O_2$ = 3.5 + 0.2(속도) + 0.9 × (속도) × (경사도)	속도 : m · min^{-1}
싸이클링	$\dot{V}O_2$ = 7 + 1.8 × (일률 부하) / (체중)	일률 : ㎏ · m · min^{-1}
암싸이클링	$\dot{V}O_2$ = 3.5 + 3 × (일률 부하) / (체중)	스텝속도 : steps·min^{-1}
스텝핑	$\dot{V}O_2$ = 3.5 + 0.2 × (스텝 속도) + 2.4 × (스텝 속도) × (계단 높이)	스텝높이 : m

표 4.4 심폐지구력 대사공식을 위한 전환공식

항 목	산출식	항 목	산출식
$\dot{V}O_2$ (㎖ · min^{-1}·kg^{-1})	$= \frac{\dot{V}O_2(\ell \cdot min^{-1}) \times 1000}{\text{body mass(kg)}}$	$\dot{V}O_2$ (ℓ · min^{-1})	$= \frac{\dot{V}O_2(m\ell \cdot min^{-1} \cdot kg^{-1}) \times \text{body mass(kg)}}{1000}$
$\dot{V}O_2$ (㎖ · min^{-1}·kg^{-1})	$= \dot{V}O_2(METs) \times 3.5$	$\dot{V}O_2$ (METs)	$= \frac{\dot{V}O_2(m\ell \cdot min^{-1} \cdot kg^{-1})}{3.5}$
열량# (㎉ · min^{-1})	$= \dot{V}O_2(\ell \cdot min^{-1}) \times 5$	$\dot{V}O_2$ (ℓ · min^{-1})	$= \frac{\text{열량(kcal} \cdot min^{-1})}{5}$
속도# (m · min^{-1})	=속도(mph)×26.8	속도 (mph)	$= \frac{\text{속도}(m \cdot min^{-1})}{26.8}$
속도 (kph)	=속도(m · min^{-1})×0.06	속도 (m · min^{-1})	$= \frac{\text{속도(kph)}}{0.06}$
일률 부하 (㎏·m · min^{-1})	=(파워 W)×6	파워 (W)	$= \frac{\text{일률 부하}(kg \cdot m \cdot min^{-1})}{6}$
체중 (lb)	=체중(㎏)×2.2	체중# (㎏)	$= \frac{\text{체중(lb)}}{2.2}$
신장 (m)	=신장(inches)×0.0254	신장 (inches)	$= \frac{\text{신장(m)}}{0.0254}$

[표 4.3]은 산소섭취량과 그에 따른 에너지 소비량을 산출하도록 한다. 즉, 운동기간 동안에 얼마나 많은 칼로리가 연소되고 체중감소가 어느 정도로 일어났는지 등을 예측하도록 한다. 또 운동처방에 대한 목표 값을 산출하도록 한다.

가) 걷기

걷기는 어디서나 행할 수 있다. 걷기는 거리와 지속시간의 증진으로 인한 지방연소를 목표로 하며, 체중조절과 심장에 무리를 주지 않기 때문에 적극 권장되는 운동 형태이다. 보행은 양 발바닥 중 한쪽 발바닥이 반드시 지면에 닿고 있어야 하며, 양쪽 발이 동시에 지면을 벗어나면 달리기가 된다. 발바닥의 무게 중심은 양 발 바깥쪽에 있으므로 걸음은 대체로 발 바깥쪽으로 기울어지는 경우가 많으므로 보행 시에는 발뒤꿈치를 먼저 닿고, 발바닥, 엄지발가락 순으로 걷도록 한다. 보행 시 초보자의 경우는 100m를 65~70초 정도로, 중급자는 60~65초, 상급자는 50~60초 정도를 주파할 수 있도록 한다.

사례연구 1 걷기시 $\dot{V}O_2$ 산출방법

예 1 W는 51세 남자로 체중이 163lb나가는 중등도 위험의 환자이다. 그는 높은 스트레스를 받아왔기 때문에 최근에 회사 웰리스센터에서 운동프로그램을 시작해오고 있다. 그는 트레드밀 걷기의 부하를 편안한 수준에서 시작해 오고 있는데, 이때 속도와 경사도는 3mph와 6% grade이었다.

문 이 사람의 추정되는 총산소섭취량(Gross oxygen consumption) $m\ell \cdot min^{-1} \cdot kg^{-1}$은 얼마이며, 매 분당 연소하고 있는 순산소섭취량(Net $\dot{V}O_2$)과 순칼로리량(Net calories)은 얼마인가?

해 처음 공식에서 요구하는 단위를 전환시킨다. 우선 속도의 단위인 mph를 $m \cdot min^{-1}$으로 전환시키고, 체중을 나타내는 lb를 kg로 전환시킨다.

$$3\ mph \times 26.8 = 80.4\ m \cdot min^{-1}$$
$$163\ lb \div 2.2 = 74.1 kg$$

$$\dot{V}O_2 = 3.5 + 0.1 \times (속도) + 1.8 \times (속도) \times (경사도)$$

$$= 3.5 + 0.1(80.4) + 1.8(80.4)(0.06)$$
$$= 3.5 + 8.04 + 8.6832$$

답 1 Gross $\dot{V}O_2 = 20.2\ m\ell \cdot min^{-1} \cdot kg^{-1}$

답 2 Net $\dot{V}O_2 = 20.2 - 3.5 = 16.7\ m\ell \cdot min^{-1} \cdot kg^{-1}$

$$\frac{16.7m\ell \cdot min-1 \cdot kg-1 \times 74.1kg}{1000} = 1.237\ \ell \cdot min^{-1}$$

답 3 $1.237\ \ell \cdot min^{-1} \times 5kcal \cdot \ell^{-1} = 6.2\ kcal \cdot min^{-1}$

사례연구 2 걷기시 Workload 산출방법

예 2 P씨(남/34세)는 심장이식술을 받은 환자로 심박수가 안정시에서 운동시에 이르기까지 변화가 거의 없고, $\dot{V}O_2max$는 32㎖·min^{-1} · kg^{-1}이다. 따라서 의사는 그에게 심장재활센터에서 감독 하에 운동을 하되 $\dot{V}O_2R$의 40~60%로 운동할 것을 권장하였다.

문 P씨가 2.5mph에서 걷는 것이 편안하다고 느낀다면 트레드밀의 경사도(grade)를 얼마로 조정해야 권장된 강도에서 운동을 할 수 있을까?

해1 처음 공식에서 요구하는 단위를 전환시킨다. 우선 속도의 단위인 mph를 m · min^{-1}으로 전환시키고, $\dot{V}O_2R$ 공식을 이용하여 최저최고치의 운동범위를 산출한다.

$$2.5\ \text{mph} \times 26.8 = 67\ \text{m} \cdot \text{min}^{-1}$$

$$\text{목표 } \dot{V}O_2 = (\text{운동강도}) \times (\dot{V}O_2max - 3.5) + 3.5$$
$$\text{유효한계 } \dot{V}O_2 = (0.40)(32 - 3.5) + 3.5 = (0.40)(28.5) + 3.5$$
$$= 11.4 + 3.5 = \mathbf{14.9\ ㎖ \cdot min^{-1} \cdot kg^{-1}}$$

$$\text{안전한계 } \dot{V}O_2 = (0.60)(32 - 3.5) + 3.5 = (0.60)(28.5) + 3.5$$
$$= 17.1 + 3.5 = \mathbf{20.6\ ㎖ \cdot min^{-1} \cdot kg^{-1}}$$

해2 [표 4.3]에서 걷기 공식을 선택하고, 이미 알고 있는 유효한계와 안전한계의 $\dot{V}O_2$를 대입하라.

$$\mathbf{\dot{V}O_2 = 3.5 + 0.1 \times (속도) + 1.8 \times (속도) \times (유효한계\ 경사도\ } x\mathbf{)}$$

$$14.9 = 3.5 + 0.1(67) + 1.8(67)x$$
$$14.9 = 3.5 + 6.7 + 120.6x$$
$$14.9 = 10.2 + 120.6x$$
$$14.9 - 10.2 = 120.6x$$
$$4.7 = 120.6x$$
$$4.7 \div 120.6 = x$$

$$\mathbf{\dot{V}O_2 = 3.5 + 0.1 \times (속도) + 1.8 \times (속도) \times (안전한계\ 경사도\ } x\mathbf{)}$$

$$20.6 = 3.5 + 0.1(67) + 1.8(67)x$$
$$20.6 = 10.2 + 120.6x$$
$$20.6 - 10.2 = 120.6x$$
$$10.4 = 120.6x$$
$$10.4 \div 120.6 = x$$

답 1 x= 0.039 혹은 3.9%

답 2 x = 0.086 혹은 8.6%

P씨의 운동처방에 따른 경사도는 약 4%~9%이다.

걷기 시의 에너지소비는 정상적인 속도를 초과한 속도와 수직적으로 증가한다. 만일 한 사람이 매우 빠르게 걷기를 한다면 에너지 속도는 급격히 증가한다. 그러므로 걷기에 대한 대사공식은 경보(race walking)와 같은 시합 형 걷기에 적용이 안 되며, 단지 정상적인 걷기에만 이용된다. 특히, 이 공식은 트레드밀 걷기나 평지 걷기 시에 매우 정확하다.

나) 달리기

달리기는 속도 조절이 용이하며, 단시간에도 큰 효과가 있고, 낮은 기술로 많은 효과를 낼 수 있다. 달리기의 대략적인 강도는 옆 사람과의 대화가 가능한 정도이다. 적절한 달리기 거리는 1주일에 16~25㎞ 정도가 관절에 무리를 주지 않아 권장되며, 초보자는 100m를 50초, 중급자는 45초, 상급자는 40초 정도로 달리도록 한다. 한편, 달리기는 두 다리가 지면 위에서 점핑하는 동작이 있기 때문에 걷기의 대사공식과는 약간 다르다. 즉, 체중을 매 거리마다 수평적으로 이동시키기 위해서는 0.2㎖의 산소섭취가 요구되는 반면, 경사도를 올라가기 위한 수직적 이동시의 산소섭취는 걷기의 1/2, 즉 0.9㎖의 산소가 소비된다[표 4.3]. 그러나 달리기공식의 적용은 트레드밀이나 옥외 경사를 올라갈 때는 무방하나, 옥외 경사를 내려갈 때는 적용하지 않는 것이 좋다.

사례연구 3 달리기시 $\dot{V}O_2$ 산출방법

예 1 C양은 26세 여자로 체중이 118 lb나가는 낮은 위험군의 회원이다. 현재 그녀는 트레드밀 위에서 7mph의 속도와 3%의 경사도를 적용하여 운동하고 있다.

문 그녀의 METs로 환산한 총산소섭취량과 순칼로리 소비량은 얼마인가?

해 속도의 단위인 mph를 $m \cdot min^{-1}$으로 전환시키고, 체중을 나타내는 lb를 ㎏로 전환시킨다.

$$7mph \times 26.8 = 187.6m \cdot min^{-1}$$
$$118lb \div 2.2 = 53.6kg$$

$$\dot{V}O_2 = 3.5 + 0.2 \times (\text{속도}) + 0.9 \times (\text{속도}) \times (\text{경사도})$$

$$= 3.5 + 0.2(187.6) + 0.9(187.6)(0.03)$$
$$= 3.5 + 37.52 + 5.0652$$
$$\text{Gross } \dot{V}O_2 = 46.1\ m\ell \cdot min^{-1} \cdot kg^{-1}$$

답 1 $46.1 \div 3.5 = 13.2METs$

$$\text{Net } \dot{V}O_2 = 46.1 - 3.5 = 42.6m\ell \cdot min \cdot kg^{-1}$$
$$\frac{42.6\ m\ell \cdot min^{-1} \cdot kg^{-1} \times 53.6\ kg}{1000} = 2.283\ell \cdot min^{-1}$$

답 2 $2.283\ell \cdot min^{-1} \times 5kcal \cdot \ell^{-1} = 11.4kcal \cdot min^{-1}$

사례연구 4 달리기시 Workload 산출방법

예 2 W씨(여/57세)는 숙련된 달리기 선수이다. 그녀는 연령으로 인해 중등도 위험군에 속하지만, 매우 건강하여 주당 50~60mile을 달리고 있다. 그녀가 달리는 곳은 평평한 지면이며, 페이스는 마일 당 6:30초 가량 된다. W씨는 다가올 레이스의 긴 언덕을 오르기 위해서 어느 정도의 페이스를 유지해야 하는지 알고 싶어한다. 참고로 언덕의 경사도는 8%이며, W씨의 $\dot{V}O_2max$는 62mℓ · min^{-1} · kg^{-1} 이다.

문 그녀가 레이스의 시간 연장을 위해 $\dot{V}O_2R$의 75~85%로 달릴 수 있다고 가정한다면, 언덕을 오를 때의 스피드는 얼마인가?

해1 처음 공식에서 요구하는 단위를 전환시킨다. 우선 속도의 단위인 mph를 m · min^{-1}으로 전환시키고, $\dot{V}O_2R$ 공식을 이용하여 최저 · 최고치의 운동범위를 산출한다.

$$\text{목표 } \dot{V}O_2 = (\text{운동강도}) \times (\dot{V}O_2max - 3.5) + 3.5$$

$$\text{유효한계 } \dot{V}O_2 = (0.75)(62 - 3.5) + 3.5 = (0.75)(58.5) + 3.5$$

$$= 43.9 + 3.5 = 47.4\text{mℓ} \cdot min^{-1} \cdot kg^{-1}$$

$$\text{안전한계 } \dot{V}O_2 = (0.85)(62 - 3.5) + 3.5 = (0.85)(58.5) + 3.5$$

$$= 49.7 + 3.5 = 53.2\text{mℓ} \cdot min^{-1} \cdot kg^{-1}$$

해2 [표 4.3]에서 달리기 공식을 선택하고, 이미 알고 있는 최저 · 최고치의 $\dot{V}O_2$를 대입하라.

$$\text{유효한계 } \dot{V}O_2 = 3.5 + 0.2 \times (\text{속도}) + 0.9 \times (\text{속도}) \times (\text{경사도})$$

$$47.4 = 3.5 + 0.2(\text{속도}) + 0.9(\text{속도})(0.08)$$

$$47.4 = 3.5 + 0.2(\text{속도}) + 0.072(\text{속도})$$

$$47.4 = 3.5 + (0.2 + 0.072)(\text{속도})$$

$$47.4 - 3.5 = 0.272(\text{속도})$$

$$43.9 = 0.272(\text{속도})$$

$$43.9 \div 0.272 = \text{속도}$$

$$\text{속도} = 161.4 \text{ m} \cdot min^{-1}$$

$$\text{안전한계 } \dot{V}O_2 = 3.5 + 0.2 \times (\text{속도}) + 0.9 \times (\text{속도}) \times (\text{경사도})$$

$$53.2 = 3.5 + 0.2(\text{속도}) + 0.9(\text{속도})(0.08)$$

$$53.2 = 3.5 + 0.2(\text{속도}) + 0.072(\text{속도})$$

$$53.2 = 3.5 + 0.272(\text{속도})$$

$$53.2 - 3.5 = 0.272(\text{속도})$$

$$49.7 = 0.272(\text{속도})$$

$$49.7 \div 0.272 = \text{속도}$$

$$\text{속도} = 182.7\text{m} \cdot min^{-1}$$

해3 [표 60]을 이용하여 m · min^{-1}을 mph로 전환한다.

$$161.4\text{m} \cdot min^{-1} \div 26.8 = \mathbf{6.0} \text{ mph}$$

$$182.7\text{m} \cdot min^{-1} \div 26.8 = \mathbf{6.8} \text{ mph}$$

해4 페이스 mph를 분당 mph 전환하기 위해 60을 mph로 나누고, 소수점은 '분 : 초'로 바꾼다.

Lower 속도 : 60min/hr ÷ 6.0miles/hr = **10** min/mile

Upper 속도 : 60min/hr ÷ 6.8miles/hr = **8.82** min/mile

= 8 min = 0.82 × 60sec/mile

= 8 min 49sec/mile

답 1 W씨가 8%의 경사가 있는 언덕을 달려 오를 수 있는 속도는 8:49 ~ 10:00사이로 산출됨.

다) 고정식 자전거

고정식 자전거는 안장으로 인하여 상체의 무게가 다리에 전달되지 않지만, 이것 또한 전신운동이다. 추운 겨울철이나 더운 여름철과 관계없이 집안에서 TV시청이나 음악을 듣거나 신문을 보면서 운동을 할 수 있으므로 부담 없이 자신의 운동량을 쉽게 달성 할 수 있다. 안장에 앉은 상태에서 무릎은 20~30°가량 펴지도록 하며, 페달을 밟을 때 편안한 기분이 들도록 한다. 또한 핸들은 편안한 기분으로 자세를 유지시키며, 손에 너무 힘을 주지 않도록 한다.

사례연구 5 실내자전거 타기의 $\dot{V}O_2$ 산출방법

예 1 G양은 37세 여자로 체중이 173lb나가는 중등도 위험군의 회원이다. 현재 그녀는 체중감소를 위해 Monark 자전거에서 회전수 50rpm과 저항값 3㎏으로 운동하고 있다.

문 그녀가 1lbs의 지방을 연소하기 위해서는 자전거를 몇 분이나 타야하는가?

해 체중을 나타내는 lb를 ㎏로 전환시킨다.

173lb ÷ 2.2 = 78.6㎏
부하 일률 = (저항값) × (회전수 당 플라이 휠 거리) × (회전수)
= 3㎏ × 6m × 50rpm
= 900㎏m · min^{-1}

해2 [표 4.3]에서 자전거 공식을 선택하고, $\dot{V}O_2$를 산출한다.

$\dot{V}O_2$ = 7 + 1.8(일률 부하) / (체중)
= 7 + 1.8(900) / 78.6
= 7 + 1620 / 78.6
= 7 + 20.6
= 27.6㎖ · min^{-1} · kg^{-1}

해3 체중 감소에 대한 문제로 $\dot{V}O_2$를 Net $\dot{V}O_2$로 표시하고, 차후에 ℓ· min^{-1}과 ㎉ · min^{-1}로 전환한다.

Net $\dot{V}O_2$ = 27.6 − 3.5 = 24.1㎖ · min^{-1} · kg^{-1}

$$\frac{24.1\text{㎖} \cdot min^{-1} \cdot kg^{-1} \times 78.6\text{㎏}}{1000} = 1.894\,\ell \cdot min^{-1}$$

1.894ℓ· min^{-1} × 5㎉ · ℓ^{-1} = 9.47㎉·min^{-1}

답 지방 1lbs는 약 3,500㎉에 해당하므로, 3,500㎉ / 9.47㎉·min^{-1} = 370min(약 6 시간)

무부하 자전거 타기는 편안히 앉아있는 것 보다 훨씬 많은 일을 하도록 한다. 실제로 자전거 타기는 50~60rpm(revolution/meter)으로 한 바퀴 원을 그릴 때 거의 1MET(3.5㎖ · min^{-1} · kg^{-1})가량의 산소를 소비하도록 만든다.

[표 4.3]에서 제시하고 있는 **자전거 대사공식은 안정시 산소소비량 3.5㎖/kg/min과 무부하 페달링**

상태의 산소소비량 3.5㎖/kg/min을 더하여 약 7㎖/kg/min로 계산하고 있다. 한편, 자전거 타기의 부하를 가하게 되는 요소에는 매 일량(㎏ · m) 당 1.8㎖의 산소가 요구되는데, 이것은 걷기나 스탭핑 운동시 수직적 일량에 해당되는 것이다. 그러나 이 수치는 60rpm을 기준으로 환산한 값이며, 만일 사람들이 60rpm이상으로 빠르게 다리를 회전한다면, 무부하 싸이클링의 산소소비는 더욱 높아질 것이다. 단일 공식을 정확하게 하기 위해서는 적어도 90rpm이상으로 회전수를 증가시킬 때 합리적으로 조절된다. 시설 내에서 실시하는 자전거 타기는 일반적으로 파워를 보여주지 않고, 단순히 저항 값(㎏)과 회전수(cadence)만을 보여준다. 따라서 작업량(workload)은 다음과 같은 부하 일률(workrate)로 산출될 수 있다.

부하 일률 = (저항값) × (회전수 당 플라이휠 거리) × (회전수)

공식에서 일률의 단위는 ㎏m · min^{-1}이다. 그리고 플라이휠은 1회 페달링시 미터(m)로 계산되며, 이 수치는 Monark leg ergometer의 장비만을 이용할 때 거의 6m로 환산된다. 다른 기종은 약 3m이다. 많은 자전거는 watt로 파워를 나타내는데, 1watt는 거의 6㎏m · min^{-1}과 같다.

3 근력 운동

근력이란 근육이 한 번 수축해서 얼마나 큰 힘을 발휘할 수 있는 가를 말하며, 근육의 굵기 또는 단면적에 비례한다. 즉, 근육의 부피가 크면 클수록 더 큰 힘을 발휘할 수가 있다. 운동을 통해 근력이 증가하는 이유는 근섬유의 수축성 단백질이 증가하여 근육이 비대해지는 이유와 근섬유의 동원능력이 향상되어 동시에 많은 근섬유소를 수축시킬 수 있는 능력이 배가되기 때문이다. 이에 대한 내용을 구체적으로 살펴보면 아래와 같다.

가. 근력의 변화 요인

1) 근육의 비대 원인

근육은 많은 근섬유소로 구성되어 있는데, 이중 가는 것(액틴)이 10~60μ, 굵은 것(미오신)이 150μ정도이다. 이 근섬유소들은 근력 운동을 실시하기 전에는 가는 근섬유와 굵은 근섬유가 혼합되어 있지만 운동을 실시한 경우에는 대체로 굵은 섬유소의 비율이 증가한다. 즉, 근비대가 초래된다. 최근에는 근섬유수도 증가한다는 것이 동물실험을 통해 입증되었다.

2) 근력과 단백질

근력운동 중 단백질은 근수축을 위해 ATP를 공급할 수 있는 에너지원으로서 역할을 한다. 단백질은 운동을 위한 연료로서 사용되며, **운동 중 총 에너지소모량의 3~6%만을 공급하며, 단백질 대사에서 총 에너지소모량의 4.8%가 발생된다**. 한편, 아미노산은 저혈당증을 예방하기 위한 글루코스 합성의 전구체로서 지구력 운동수행을 위해 중요한 역할을 한다. 저혈당은 피로를 가중시키는 한 요인이며, 신경조직에 대한 글루코스 항상성의 중요성을 나타낸다. 혈중 글루코스는 지구력 운동 초기 단계에서 간글루코겐으로부터 공급된다. 그러나 간글루코겐이 고갈될 때 당신생과정이 점차 활성화된다. 즉, 단백질이 운동시 **에너지원으로서 보조역할**을 하게 된다.

3) 모세혈관망 분포의 증가

근력 운동으로 생성되는 골격근의 비대는 일반적으로 모세혈관망 수와 함께 증대된다. 즉, 운동을 지속하려 하거나, 큰 힘을 발휘하려고 한다면 에너지원의 수송이 필요하다. 이 에너지원의 수송을 담당하는 혈류량이 증가해야 하고, 혈류량은 근육의 깊은 곳까지 이르게 된다. 근력 운동을 통해 발달된 모세혈관들은 각 운동섬유들을 둘러싸고 있는 반면, 훈련되지 않은 섬유소들은 소량의 모세혈관들이 근섬유들을 둘러싸고 있는 것으로 볼 때 근섬유의 증가는 모세혈관망의 증가와 비례한다고 할 수 있다. 한편, 근섬유의 모세혈관이 더 많게 되면 근육에서의 산소와 영양분의 공급 그리고 부산물의 제거가 원활해진다.

나. 근력 향상을 위한 운동의 종류

근력 향상을 위한 운동의 종류는 자기 체중을 이용한 '체중부하 근력훈련'과 중량을 이용한 '웨이트트레이닝'방법이 있다. 일반적으로 운동을 처음 시작하는 초보자의 경우는 자신의 체중을 이용하여 운동을 시작하는 것이 바람직하다.

1) 체중부하 근력훈련

[그림 4.3]에서 [그림 4.11]에 나열된 여러 종류의 운동을 가장 쉬운 방법부터 시작하여 어려운 형태로 증진시켜 나아간다. **운동의 반복횟수는 8~10회씩 1~2세트 실시하며, 익숙해지면 다음 단계로 발전시켜 12~15회 반복하여 3~4세트 정도** 할 수 있도록 한다.

상체 운동

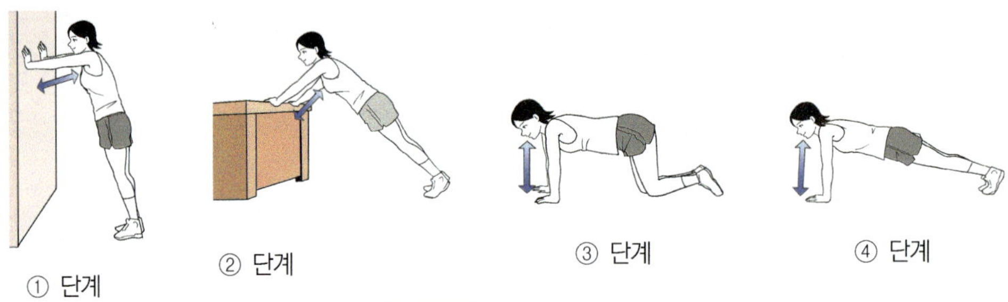

그림 4.3 **팔과 가슴 운동**

① 벽에 대고 서서 팔굽혀펴기, ② 책상에서 팔굽혀펴기, ③ 무릎 대고 팔굽혀펴기, ④ 지면에서 팔굽혀펴기 등이 있다. 이를 자신에게 맞는 단계에서 시작하여 점차 어려운 단계로 발전시켜 나가도록 노력해야 한다. 주요 자극 및 발달 근육은 대흉근, 삼두근, 전방 삼각근이다.

동체 운동 - I

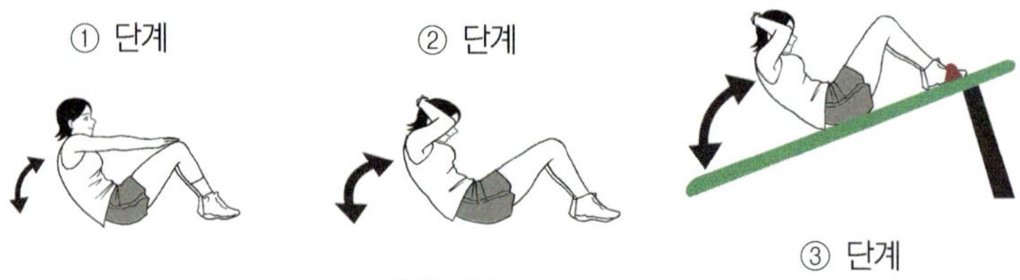

그림 4.4 **복근 운동**

① 누워서 무릎에 팔 뻗기, ② 누워서 머리에 양손 깍지 끼고 윗몸 일으키기, ③ 경사진 곳에서 윗몸 일으키기 등이 있다. 이를 자신에게 맞는 단계에서 시작하여 점차 어려운 단계로 발전시켜 나가도록 노력해야 한다. 주요 자극 및 발달 근육은 복직근, 외복사근, 대퇴사두근 및 대퇴근막장근이다.

동체 운동 – II

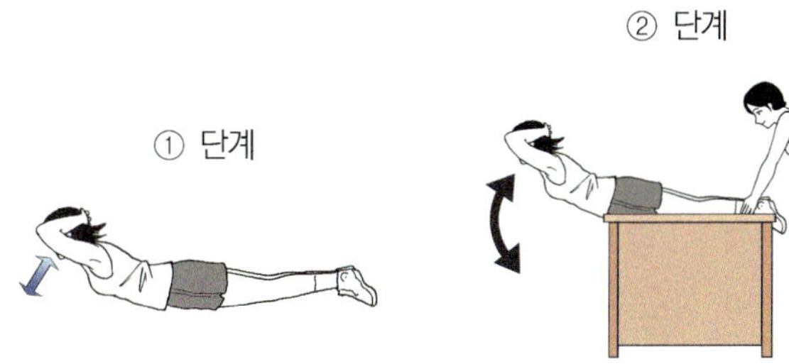

그림 4.5 **배근 운동**

① 엎드려 상체 일으키기와 ② 책상에 엎드려 상체 들어 올리기 등이 있다. 자신에게 맞는 단계에서 시작하여 점차 어려운 단계로 발전시켜 나가도록 노력해야 한다. 주요 자극 및 발달 근육은 대둔근, 반막양근, 대퇴이두근, 요장늑근, 흉장늑근, 흉최장근 및 요방형근이다.

하지 운동

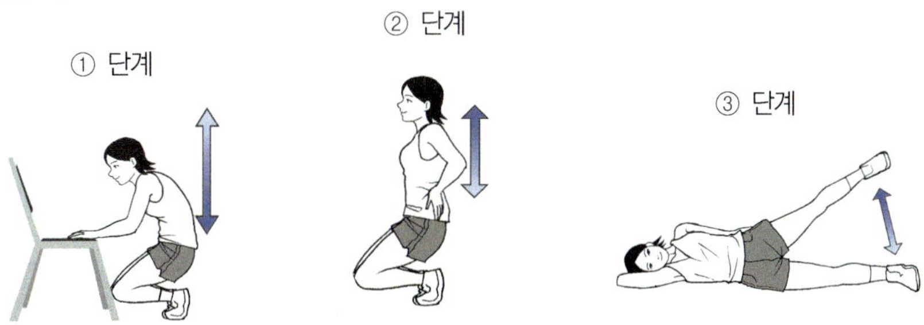

그림 4.6 **하지 운동**

① 의자 붙잡고 앉았다 일어서기와 ② 허리에 손대고 앉아 일어서기의 주요 자극 및 발달 근육은 대둔근, 중둔근, 대퇴사두근(대퇴직근, 외측광근, 중간광근), 대퇴이두근 장두이다. ③ 옆으로 누워 다리들기의 주요 자극 및 발달 근육은 대둔근, 대퇴근막장근, 중둔근이다.

2) 중량부하 근력훈련

중량을 이용한 근력훈련은 체중부하 근력훈련이 끝난 이후에 실시하는 것이 바람직하다. 구체적으로 한 동작을 취할 때마다 속도는 약 2초에 1회의 비율로 일정한 리듬을 유지하면서 반복하도록 하고, 운동 중에는 약 1~2분 정도 휴식을 취하여 피로감을 덜어내도록 한다. 이러한 근력훈련은 처음에는 주당 1~2일 정도 실시하다가 점차 주당 3~4일로 늘려나가며, 최소 4~8주 동안 지속해야 효과가 있다. 근력훈련은 장기간 중단하게 되면 빠른 시간 내에 근력감소가 나타나므로 최소 일주일에 1~2회 정도는 규칙적으로 실시하는 것이 바람직하다. 한편, 초보자의 경우 처음부터 무리한 훈련을 수행하면 근육통이나 근경직이 일어날 수 있으므로 주의해야 한다. 이와 같은 불상사를 피하기 위해서는 전문가들로부터 바른 자세교육을 받아야 하며, 운동 전·후에 준비 또는 정리운동은 필수적이다.

표 4.5 **최대근력 백분율과 최대 반복횟수간의 관계**

※ 세트는 3~4회로 하되 단련자일수록 증가시킴.

형태	훈련속도	부하량	비율(%)	반복횟수(회)	휴식시간(분)	근기능 성분(근섬유)
지구력형	저속~중속	낮게	40	80~100	1~2	근지구력 (Type I)
			50	40~50	1~2	
근력형	저속~중속	중간	60	25	2	근비대 (Type IIa/ IIb)
			65	20~25	2	
			70	15	2	
			75	10~12	2	
	저속~중속	무겁게	80	8~10	3~5	최대근력 근파워 (Type IIb)
			85	6	3~5	
			90	4	3~7	
			95	2~3	3~7	
파워형	저속	최대	100	1	4~5/7	

근력운동시 주의사항

- 훈련시의 복장은 편해야 하며, 땀 흡수가 잘되는 면을 소재로 한 것이 좋다.
- 스트레칭으로 근관절을 이완시킨 후 기구나 웨이트를 가볍게 8회 실시한다.
- 근력 트레이닝이 끝나면 스트레칭으로 정리운동을 하고, 수분을 섭취하도록 한다.
- 근수축 시 호흡을 멈추면 일시적인 현기증을 일으킬 수 있으므로 자연스럽게 호흡을 한다.
- 근수축 시 호흡을 뱉고, 근이완 시 호흡을 들이 마쉰다.
- 심한 훈련은 심장에 큰 자극을 주므로 고혈압이 있거나 심장에 이상이 있는 사람은 삼가한다.
- 식후 운동은 소화기관에 부담을 주어 운동을 제한하므로 1시간이 경과한 후에 실시해야 한다.

또한 기구를 이용한 운동을 실시하기 전에는 **반드시 1RM 검사를 실시하여 목표에 맞는 훈련을 실시하도록 한다.** 즉, [표 4.5]에 Bompa와 Buzzichelli(2018)이 제시한 근기능 성분과 운동에 대한 원리를 숙지해 놓는 것이 좋다.

가) 1RM 직접 측정법

직접 측정법은 다소 시간이 오래 소요되지만 비교적 정확한 측정방법이다. 그러나 만일 1RM 검사를 할 수 없을 경우에는 간접 측정법에 따라 해당 무게를 설정하는 것도 바람직하다.

나) 1RM 간접 측정법

간접 측정법은 선정된 임의의 무게를 이용한 한 번의 반복횟수만을 이용하여 1RM을 추정할 수 있는 방법이다. 특히 간접 측정법은 팀을 대상으로 웨이트트레이닝을 계획할 때 빠른 시간 내에 개인별 최대 근력을 결정할 수 있다는 것이 장점이다. 간접 측정법은 선수보다는 일반인들에게 적용하고 있는 방법으로 근육강화를 통한 건강증진을 위해 웨이트트레이닝을 실시할 때 추정식으로 사용된다.

직접 측정법의 순서 및 주의사항

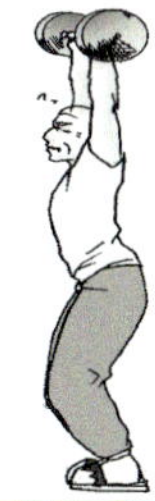

- 가벼운 무게를 선택하여 6~10회 준비운동을 한 후 5분간 휴식한다.
- 4회 이상 들 수 있는 임의의 무게를 선정하여 들어본다.
- 1-2분 이내의 휴식을 측정 중간에 두고 무게를 5㎏씩 증가시켜 1회씩 든다.
- 최대 한 번만을 들 수 있는 무게가 결정되면 이것을 1RM이라 한다.
- [표 4.5]에 제시된 항목을 참조하여 발달시키고자 하는 근기능을 훈련한다.

간접 측정법의 순서 및 주의사항

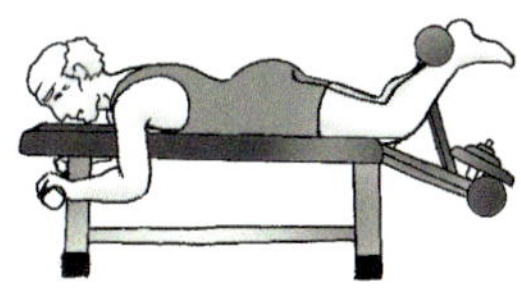

- 먼저 임의로 들 수 있는 무게를(약 10회 이하로 들 수 있는 무게) 선정한다.
- 최대 반복운동을 실시한 후 임의의 무게와 반복횟수를 아래 추정식에 대입한다.
- 1RM = W0(임의의 무게) + W1 (들어 올린 무게)
- W1 = W0 × 0.025 × R(반복횟수)

예를 들어, A라는 사람이 W0(임의 무게) 30㎏을 15회 들었다고 가정하자. 그러면 이 사람의 실제 들어 올릴 수 있는 무게, W1=30㎏×0.025×15회이므로 11.25㎏이 산출된다. 다시 1RM=W0+W1이므로 30㎏+11.25㎏=41.25㎏으로 이것이 A라는 사람의 1RM이 되는 것이다. 아무튼 근력운동은 모든 사람들에게 매우 이로운 결과를 가져다준다. 그러나 자칫 잘못하면 상해를 일으키기 쉬우므로, 운동 시에 반드시 지켜야 할 주의사항을 염두에 두는 것이 바람직하다.

다) 등척성 근력훈련

등척성 근력훈련은 시간이 없어 운동을 못하거나, 특정한 근관절에 문제가 있는 경우에 재활치료용으로 사용한다. 단, 등척성 운동은 발살바 조작(Valsalva maneuver)[30]을 일으킬 수 있으므로 힘을 쓸 때는 반드시 호흡을 뱉어내도록 한다.

30) Valsalva maneuver(발살바 조작) : 근수축시 호흡을 중지함으로써 일어나는 흉곽내압의 증가로 인한 고혈압 유발현상.

상지 운동 – I

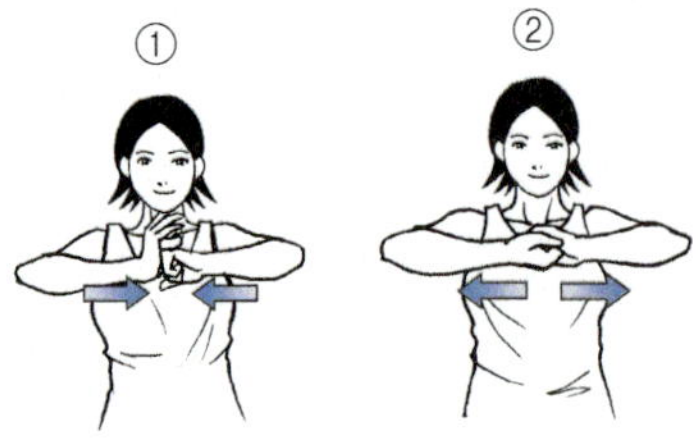

그림 4.7 상지운동 1

① 양손 밀기 : 양팔을 수평으로 들고 팔을 구부려 한 손은 주먹을 쥔 후 반대 손은 편 상태에서 서로 힘을 주어 민다. 손의 형태를 바꾸어 반복한다. 자극 부위는 흉부와 견부이다.

② 양손 당기기 : 양팔을 수평으로 든 상태로 팔을 구부려 좌우 손가락을 서로 잡아당긴다. 손의 형태를 위 아래로 바꾸어 반복한다. 자극 부위는 상부배근과 전완근이다.

상지 운동 – III

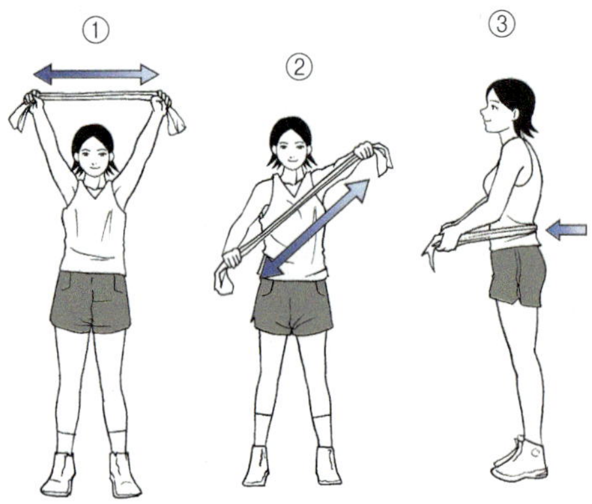

그림 4.9 상지운동 3

① 머리 위로 양팔 벌리기 : 팔을 머리위로 올리고 양손으로 수건이나 끈을 잡아 바깥 쪽 방향으로 잡아당긴다. 손바닥의 방향을 바꾸어 반복한다. 발달 부위는 경부와 전완이다.

② 양팔 엇갈리어 당기기 : 수건을 이용하여 수건을 꼭 잡고 위 아래로 잡아당긴다. 발달 부위는 견부와 경부이다.

③ 허리당기기 : 자연스럽게 허리에 힘을 준 자세에서 수건을 허리 뒤로하여 양손으로 잡고 앞으로 서서히 당긴다. 자극 부위는 복부, 배부, 흉부, 전완이다.

상지 운동 – II

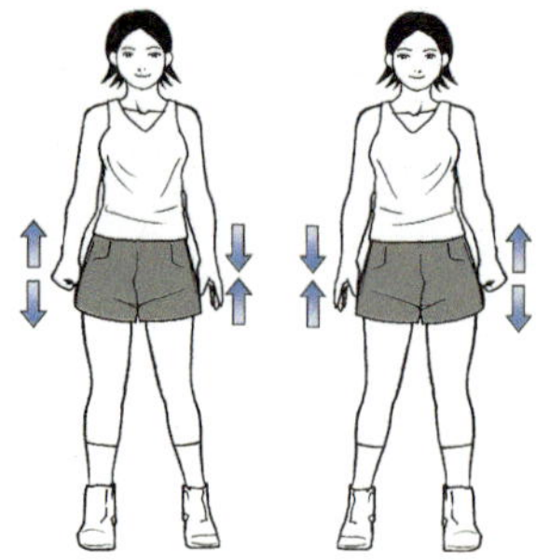

그림 4.8 주먹 쥐기

두 팔을 자연스럽게 내린 상태에서 주먹을 쥐고 주먹을 가능한 한 꼭 쥔 후 편다. 자극 부위는 전완근이다.

동체와 하지 운동

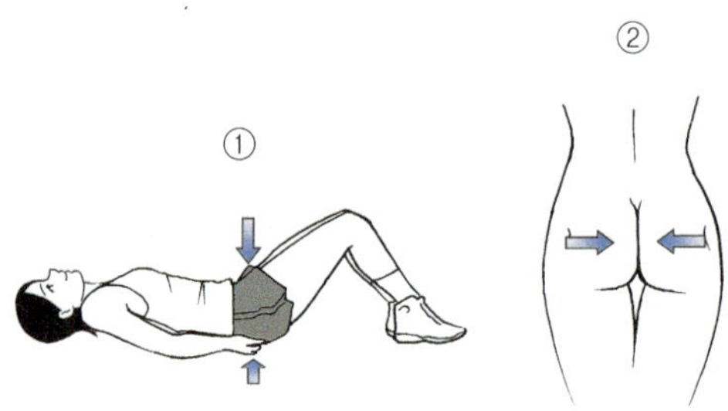

그림 4.10 동체와 하지운동

① 누워서 골반 누르기 : 자연스럽게 누운 자세에서 무릎을 세우고 아랫배와 둔부에 힘을 주면서 누른다. 자극 부위는 상완, 전완, 대퇴이다.

② 둔부 조이고 풀기 : 자연스럽게 엎드린 자세에서 둔부에 힘을 가한다. 발달 부위는 둔부이다.

하지 운동

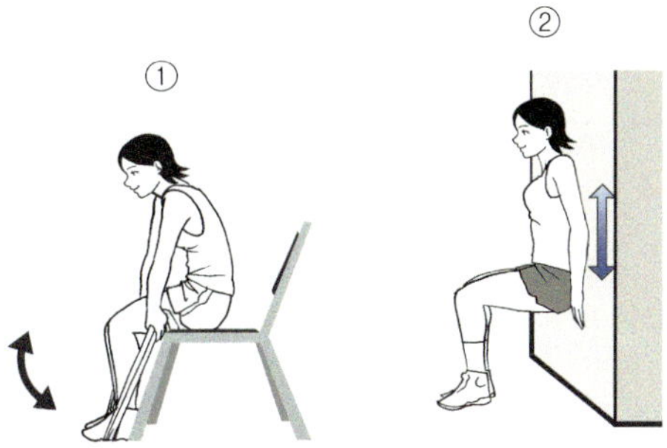

① 다리 펴고 접기 : 무릎을 약간 굽힌 상태에서 끈이나 수건을 발로 밟은 후 양손으로 잡고 자연스럽게 구부린 다리를 편다. 발달 부위는 견부, 하지, 둔부이다.

② 벽에 등대고 앉았다 일어서기 : 벽에 등을 대고 자연스럽게 앉는다. 처음에는 무릎을 너무 구부리지 말고 익숙해지면 점차적으로 무릎을 굽히도록 한다. 발달 부위는 대퇴, 하퇴, 둔부이다.

그림 4.11 하지운동

라) 웨이트 트레이닝

근력을 강화하기 위하여 중량부하를 가하는 운동을 웨이트 트레이닝이라고 한다. 근력은 근수축에 의해서 발휘되는 장력의 크기에 의하여 좌우되기 때문에 웨이트 트레이닝은 어떤 형태의 근수축 발달을 추구하느냐에 따라 그 트레이닝 방법이 달라진다. 일반적으로 근수축의 형태는 등장성, 등척성, 등속성 수축으로 구분할 수 있으며, 각각의 근수축 형태에 의한 트레이닝 방법의 효과는 나름대로 독특한 특성과 장단점이 있다. 웨이트 트레이닝을 안전하고 효과적으로 실시하기 위해서는 운동처방의 원리 중 특이성의 원리, 점진성의 원리 및 과부하의 원리에 따라 운동하는 것이 바람직하다.

(1) 특이성의 원리

근력 발달을 위해서는 높은 강도의 정적 훈련 또는 높은 강도와 낮은 반복 횟수의 프로그램을 선택해야 한다. 이를 위해서는 특이성의 원리를 이해해야 한다. 첫째, 웨이트 트레이닝을 통한 근력의 증가는 근육군에 따라 증가될 뿐만 아니라 실행하는 동작의 유형에 따라 증가되는 특성이 다르다. 즉, 임상에서 환자의 근력을 증진시키기 위해서 어느 부위를 발달시키고자 할 때 그 해당 부위만 발달된다는 뜻이며, 특정한 동작을 취하는 훈련에만 인체가 적응을 한다는 것이다. 따라서 어떤 환자가 특수하게 불균형한 사지나 상해된 부위를 갖고 있지 않을 경우에는 이 원리를 충족시키기 위하여 트레이닝을 인체에 맞게 다양하게 실시하는 것이 바람직하다. 둘째, 근수축의 속도와 가동 범위에 대해서도 특이성의 원리가 적용된다. 즉, 등척성 운동은 운동하는 관절 각도에서만 주로 발달되며, 등속성 운동은 적용된 수축 속도에 대해서만 발달된다. 이를 보완하기 위해서는 여러 각도에서 등척성 운동을 실시해야 하며, 다양한 각속도에서 등속성 운동을 실시해야 한다.

(2) 점진성의 원리

근력 트레이닝은 최초에 부과된 부하에 따른 반복횟수와 세트에 의해 근력이 향상된다. 그러나 초기에 부과된 반복횟수와 세트를 증량시키지 않고, 고정된 프로그램을 지속시키게 된다면 더 이상의 진전을 기대할 수가 없다. 그렇기 때문에 부하에 대한 적당한 반복횟수와 세트 수의 재처방이 이루어져야 한다. 즉, 훈련 초기에 처방된 반복횟수와 세트 수는 시간이 지남에 따라 낮은 부하가 되기 때문에 계획적으로 늘려야 한다. 일반적으로는 적응기에는 웨이트 무게에 따라 8~10회 × 1~2세트를 처방하지만, 이후 증진단계에서는 12~15회 × 2~3세트로 처방한다. 한편, 초기에 처방된 무게를 15회 이상 들어 올릴 수 있을 경우에는 과부하의 원리에 따라 무게를 증가시켜야 한다.

(3) 과부하의 원리

인체의 근육은 안정시 보다 큰 부하로 트레이닝을 할 때 근력이 향상된다. 근력을 발달시키기 위한 운동강도는 1RM의 60~95% 정도이지만, 60~75%의 부하는 근비대를, 80~95%의 부하는 최대근력과 근파워를 향상시킨다. 과부하의 원리는 반복횟수와 세트 수가 증가한 이후에 고려해야 한다.

(4) 트레이닝의 구성

이상적인 웨이트 트레이닝 프로그램은 인체의 사지와 몸통 및 가슴과 등의 주요 근육에 대한 운동이 최소 한 가지씩 포함되어 있어야 한다. 근육에 피로가 누적되지 않게 하기 위해서는 동일한 근육이 연속해서 사용되지 않도록 운동 순서를 배열해야 한다. 일반적인 트레이닝의 구성 순서는 [표 4.6]과 같다.

표 4.6 일반적인 트레이닝의 구성 순서

순서	훈련 부위	장비 및 기구
①	대퇴 및 고관절부	Squats/ Leg extension/ Leg curl
②	흉부 및 상완	Bent-arm pullover/ Bench press/ Incline press/ Decline press
③	등배 및 슬괵근	Squats/ Stiff-legged dead lift/ Back extension
④	하퇴 및 발목	Toe raise/ Squats
⑤	어깨 및 삼두근	Bent-over row/ Press behind neck/ Triceps extension
⑥	복부	Bent-knee sit ups/ Curl up/ Partial curl up/ Crunch
⑦	전완	Arm curl
⑧	손목	Wrist curl/ Wrist rollers

4 근지구력 운동

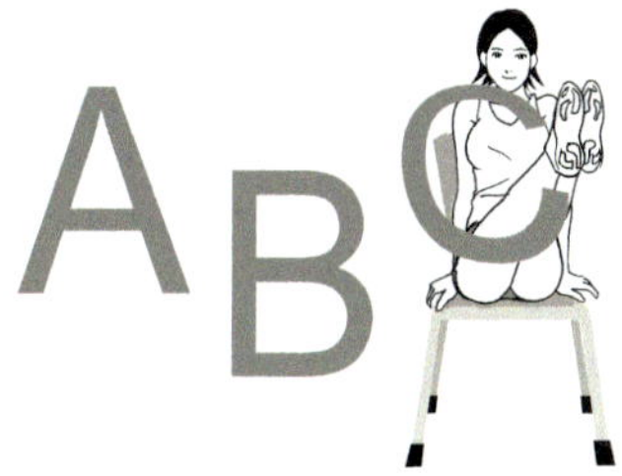

근지구력이란 특정한 근육을 지치지 않고 오랫동안 지속할 수 있는 능력을 말하며, 보다 효율적인 신체활동이나 운동능력을 발휘하기 위하여 근지구력을 강화시킬 필요가 있다. 근지구력 증강법에는 자기 체중을 이용한 방법, 중량 및 저항기구를 이용한 방법이 있다.

근지구력을 단련하기 위해서는 저항을 적게 하고, 반복횟수를 가능한 증가시키는 것이 효과적이며 처음에는 각 형태의 운동 중 가장 쉬운 단계를 10~15회씩 1~2세트 실시하고, 숙달이 되면 다음단계로 발전시켜 20~30회씩 3~4세트로 증가시켜 한다. 한 동작을 취 할 때마다 속도는 약 2초에 1회의 비율로 일정한 리듬을 유지하면서 반복하도록 한다. 초보자는 처음에 일주일에 1~2회 운동하다가 익숙해지면 격일제로 실시한다. 한편, 대부분의 **근지구력 훈련 종목은 체중부하 근력훈련 법과 거의 동일하다. 즉, 훈련 종목은 같으나, 그 속성이 다르다고 볼 수 있다.** 주의할 사항으로 체중을 이용한 근지구력 훈련은 다소 지루함이 많으므로 옆의 그림과 같이 복근훈련 등을 흥미로운 동작으로 변형하여 적용하면 좋다. 이에 대한 내용을 구체적으로 살펴보면 다음과 같다.

- 근지구력이란 특정한 근육을 지치지 않고 오랫동안 지속할 수 있는 능력이다.
- 근력 운동과 같은 방식의 체중부하와 중량부하 훈련으로 나누어진다.
- 근력 운동에서 사용하는 동작 및 기구는 동일한 것을 사용하게 된다.
- 무게를 적게 하고, 반복횟수를 늘려 실시하는 것이 근력 운동과의 차이점이다.
- 최초, 10~15RM을 1~2세트 실시하고, 차후에 20~30RM을 3~4세트로 증량시킨다.
- 시간이 오래 걸리므로 흥미로운 동작 등으로 변형시키는 것도 좋은 방법이다.

가. 근지구력의 변화 요인

1) 근혈류량과 모세혈관 수의 증가

근지구력은 근육이 얼마나 오랫동안 근수축을 지속할 수 있는가를 말한다. 이 능력의 향상은 에너지 운반계와 소비계의 개선을 전제로 하고 있다. 사실, 근육에서 산소운반 능력을 향상시키려면 근혈류량을 증대시켜야 한다. 운동 중에 근혈류량이 증가하는 것은 모세혈관의 수가 증가해야 가능해진다. 모세혈관 수의 증가는 혈액이 흐르지 않고 폐쇄되어 있던 모세혈관이 개방된다는 것을 의미한다. 트레이닝에 의해 모세혈관의 수는 약 50%가량 증가될 수 있다.

2) 근육내 산소소비의 증가

근육내 산소소비량은 동맥혈과 정맥혈의 산소함량 차이로 알 수 있다. 이를 '동정맥혈산소차'라고 하는데, 이 차가 크면 클수록 근육의 산소이용률이 큰 것을 의미하며, 근지구력이 좋다는 것을 의미한다. 근육내 산소섭취량은 운동강도에 비례하여 증가하지만 한계가 있으므로 위에서 설명한 근혈류량의 증가가 필수조건이 된다.

3) 산소확산 용량의 증가

혈액이 운반하는 산소는 동맥혈과 조직 사이의 '산소분압차'에 의해서 근조직으로 확산된다. 근조직의 확산용량은 모세혈관의 발달 정도에 따라 좌우되는데, 이것은 혈액이 순환되는 모세혈관이 증가하면 근조직과 동맥혈과의 접촉면이 넓어져 그만큼 산소교환이 수월해지게 만든다.

4) 심리적 내성

오랜 시간 근수축을 유지해야 하는 근지구력 운동은 심리적 내성(혹은 의지력)이 높지 않으면 좋은 결과를 얻을 수 없다. 그러므로 근지구력의 발달을 위해서는 환자들의 마음가짐도 굳건히 해줄 필요가 있다.

나. 근지구력 향상을 위한 트레이닝시 고려사항

근지구력을 강화시키기 위한 웨이트 트레이닝의 처방은 일반적으로 근력을 강화시키기 위한 운동처방에 비해 부하 강도를 낮게 하고 운동시간을 길게 하는 것이다. 참고로 선수가 아닌 일반인이나 환자들을 대상으로 한 근지구력형 웨이트 트레이닝은 서킷 웨이트 트레이닝이 대표적이며, 구체적인 고려사항은 아래와 같다.

1) 운동강도

근지구력을 강화시키기 위한 트레이닝 처방에서 중요한 것은 운동 중에 근혈류가 차단되지 않는 중량을 선택해야 한다는 것이다. 즉, 가벼운 부하를 선택해야 한다는 것이다. 이에 대한 한 연구에 의하면 최대근력의 25%, 33%, 50%의 부하로 근지구력 트레이닝을 실시한 결과 가장 효과가 있었던 부하는 25%의 부하이었다고 하였다. 즉, 최대 근력의 25% 수준의 부하가 근혈류를 차단하지 않는 중량이며, 근지구력을 발달시킬 수 있는 효과적인 부하라고 요약해 볼 수 있다.

2) 운동시간

운동시간은 근지구력을 향상시키기 위한 트레이닝에 있어 가장 중요한 요소이다. 이에 대한

한 연구에 의하면 최대 근력의 1/3에 해당하는 운동강도로 분당 60회의 속도로 최대 반복 횟수를 측정한 다음, 이에 준하여 최대 반복 횟수의 25%, 33%, 50%를 지칠 때까지 운동시킨 결과, 근지구력의 향상도는 운동시간이 가장 길었던 운동방식에서 나타났다고 하였다. 또한 근지구력 훈련시 근수축의 강도와 혈류량과의 관계를 살펴본 결과, 급격한 혈류량의 증가가 나타나는 시기는 운동을 시작한 직후부터 약 60초까지이며, 그 후에는 혈류량이 뚜렷하게 증가하지 않았다고 하였다. 궁극적으로 근지구력 트레이닝의 운동시간은 혈관 확장이 충분히 이루어질 수 있는 60초 이상이 되어야 하며, 분당 60회 속도로 지칠 때까지 지속하여야 그 효과를 얻을 수 있다는 것이다.

3) 운동빈도

근지구력 강화를 위한 트레이닝의 운동빈도에 관한 연구들에 의하면 주당 거의 매일 실시하는 것이 적합하다고 한다. 왜냐 하면 근지구력 트레이닝은 심폐지구력 트레이닝의 경우와는 달리 지칠 때까지 운동을 지속한다 하더라도 국부적인 근육군의 트레이닝이기 때문에 피로의 회복 속도가 빠르기 때문이다. 한 연구에 의하면 운동강도를 최대 근력의 1/3로 하고, 분당 60회 속도로 지칠 때까지 운동을 주당 6일 실시한 경우와 주당 3일 실시한 경우를 비교했을 때 그 효과는 주당 6일 높게 나타났다고 한다.

다. 서킷 웨이트 트레이닝

서킷 웨이트 트레이닝은 웨이트 트레이닝에 서킷 트레이닝 개념을 결합시킨 트레이닝 방법이다. 서킷 트레이닝이 심폐기능을 중심으로 한 다양한 체력적 요소를 발달시킨 다는데 중점을 둔다면, 서킷 웨이트 트레이닝은 근지구력 및 기타 근육계의 발달과 더불어 심폐기능의 증진을 목표로 하는데 비중이 크다고 할 수 있다. 현재까지 실시되고 있는 트레이닝은 주로 단일 목적 중심으로 한 트레이닝이었으나, 서킷 웨이트 트레이닝은 다목적이고 체력 요소의 대부분을 망라한 '종합 훈련방식'이라고도 부를 수 있을 것이다. 이 서킷 웨이트 트레이닝은 체력 요소의 대부분을 트레이닝 할 수 있는 것이므로 임상에서는 적은 시간으로 기초체력 및 재활 트레이닝에 적당한 방법으로 생각된다. 한편, 서킷 웨이트 트레이닝의 한 예는 [그림 4.12]와 같고, 트레이닝의 부하 조건으로 고려해야 할 요소들은 아래와 같다.

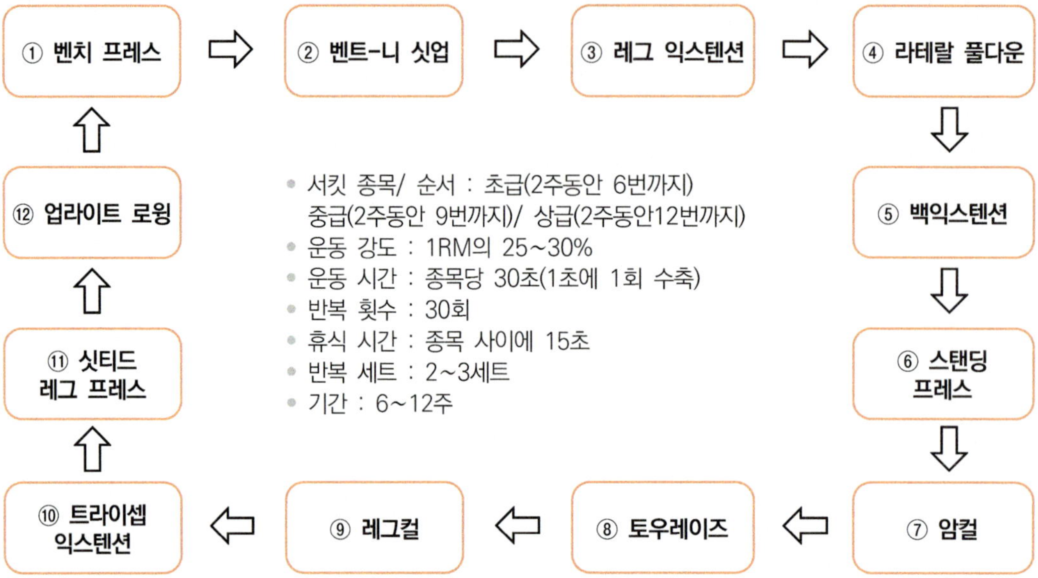

그림 4.12 서킷 웨이트 트레이닝

1) 종목 배열

서킷 웨이트 트레이닝은 몸 전체의 근지구력 단련을 목표로 하여, 특정한 근육군에 편중하여 부하가 걸리지 않도록 다양한 부위가 자극되도록 배열되어야 한다. 배열 순서는 벤치프레스와 같은 상지 근육군 강화를 목표로 한다면, 그 다음으로 하지 근육군 강화를 목표로 스쿼트 등을 실시하며, 굴근과 신근의 균형이 잘 조화될 수 있도록 배치하는 것 중요하다.

2) 서킷 종목과 순서

서킷 웨이트 트레이닝의 운동 종목은 **단기간 형으로 6종목, 중간형으로 9종목, 장기간 형으로는 12종목을 할 수 있다.** 트레이닝은 특별히 환자 및 일반인들의 기능적 능력과 체력을 고려하여 적당한 종목을 선택해야 하며, 그 강조해야할 체력적 요소의 순서는 근지구력, 심폐지구력 및 근력 정도로 생각하면 된다.

3) 훈련량의 결정

서킷 웨이트 트레이닝의 훈련량에서 운동강도는 1RM의 25~30%가 적당하지만, 이 강도를 1초에 1회 이상 들어 올릴 수 있는 경우에는 40~50%로 조정한다. 이때 반복횟수를 30회로 구성할 경우 1초에 1회 근수축/근이완이 되도록 구성해야 하며, 이것은 곧 운동시간이 된다. 한편, 각 종목 사이에 휴식시간을 짧게 하여 근혈류량이 감소되지 않도록 해야 한다. 세트는 체력수준에 따라 다양하게 조절할 수 있지만, 일반인들의 경우에는 2~3세트가 바람직하고, 어느 정도 효과를 기대하기 위해서는 적어도 6주 이상 실행되어야 한다.

핵심정리 연구문제

1. 병원에서 선호하는 스트레칭 방법은? (가)

   가. 정적스트레칭　　나. 동적스트레칭　　다. PNF　　라. 모든 스트레칭

2. PNF의 종류로 틀린 것은? (다)

   가. 정지-이완기법　　나. 정지-이완-수축기법　　다. 정지-수축기법　　라. 정지-이완-스윙기법

3. 정적스트레칭 방법으로 올바르지 못한 방법은 어느 것 인가? (나)

   가. 근육을 부드럽게 신전시키며, 그 상태를 10초간 유지한다.
   나. 해당 근육을 신전시킬 때 호흡은 흡기상태를 유지한다.
   다. 통증이 느껴지면 약간 덜 신전시킨다.
   라. 노인의 경우 전체 스트레칭 시간 보다 20% 줄여서 실시한다.

4. 초보자가 근력운동을 시작할 경우 체중을 이용한 방법이 우선 권장되는데, 초기 운동의 반복횟수와 세트는 (8~10)회씩, (1~2)세트를 실시하는 것이 바람직하다.

5. 초보자가 근력운동을 기구를 이용하여 시작할 경우 반드시 1RM을 측정해야 하는데, 그 방법이 틀린 것은? (가, 다, 라)

   가. 가벼운 무게를 이용하여 6~10회 운동으로 준비운동을 한 후 1분간 쉰다.
   나. 4회 이상 들 수 있는 임의의 무게를 선정하여 들어 본다.
   다. 적당한 휴식을 측정 중간에 두고 무게를 10kg씩 증가시켜 1회씩 든다.
   라. 근비대를 일으키기 위해서는 1RM의 80~95% 강도와 8~2회의 반복회수가 필요하다.

6. 1RM을 직접측정하지 못할 경우 간접측정법을 이용해야 하는데, A라는 사람이 임의 무게를 50kg을 들고 20회 반복했다고 가정할 경우 이 사람이 실제 들어 올릴 수 있는 무게는 (75) kg이다.

7. 근력훈련 시 주의할 사항이 아닌 것은? (가, 라)

   가. 근수축시 호흡을 멈추면 일시적 뇌졸중이 일어나므로 자연스럽게 호흡을 한다.
   나. 심한 운동은 심장에 자극을 주므로 고혈압이 있거나 심장질환 환자는 삼가는 것이 좋다.
   다. 운동복장은 운동을 제한하지 않도록 편하고, 땀 흡수가 잘되는 면을 소재로 한다.
   라. 식후에 운동하는 것은 심장에 부담을 주어 운동을 제한하므로 1~2시간 후에 실시한다.

8. 근지구력 운동은 초기 쉬운 단계를 10~15회씩 1~2세트 실시하고, 숙련되면 (20~30)회씩, (3~4)세트로 증가시켜야 한다.

9. 심폐지구력 운동은 다른 말로 유산소성 능력 또는 (전신)지구력이라고 한다.

10. 심폐지구력 훈련을 통한 인체의 변화는 최대산소섭취량과 (최대심박출량)의 증가 및 호흡량의

증가 등이 있다.

11. 운동선수들이나 단련된 사람들이 해안도로, 잔디밭 등 자연환경을 이용하여 훈련하는 방법을 (파트렉)트레이닝이라고 한다.

12. MET란 시간 당 자신의 체중으로 소비한 열량을 나타내는 용어로 대사당량 또는 (에너지소비량)이라고도 한다.

13. MET를 이용하여 환자를 관리할 경우 전문가의 관찰이 필요한 수준은 (8)METs 이하인 경우로 해야 한다.

14. A는 45세의 남성으로 체중은 170lb이다. 4mph의 속도와 경사도가 7% grade인 트레드밀 걷기를 하고 있는데 이 사람의 총산소섭취량 (27.7)mℓ·min^{-1}·kg^{-1}이며, 분당 연소한 순산소섭취량 Net VO_2는 (24.2)mℓ·min^{-1}·kg^{-1}이며, 순칼로리량은 (9.4)kcal·min^{-1}이다.

15. B는 35세의 남성으로 체중은 200 lb이다. 5mph의 속도와 경사도가 3% grade인 트레드밀 걷기를 하고 있는데 이 사람의 총산소섭취량 (24.1)mℓ·min^{-1}·kg^{-1}이며, 분당 연소한 순산소섭취량 Net VO_2는 (20.6)mℓ·min^{-1}·kg^{-1}이며, 순칼로리량은 (9.3)kcal·min^{-1}이다.

16. C는 22세의 남성으로 체중은 150 lb이다. 4.5mph의 속도와 경사도가 5% grade인 트레드밀 걷기를 하고 있는데 이 사람의 총산소섭취량 (26.4)mℓ·min^{-1}·kg^{-1}이며, 분당 연소한 순산소섭취량 Net VO_2는 (22.9)mℓ·min^{-1}·kg^{-1}이며, 순칼로리량은 (7.8)kcal·min^{-1}이다.

17. A씨(남/32)는 심장이식술을 받은 환자로 심박수가 안정시에서 운동시에 이르기까지 변화가 거의 없고, VO_2max는 40 mℓ·min^{-1}·kg^{-1} 이다. 따라서 의사는 그에게 심장재활센터에서 감독 하에 운동을 하되 VO_2R의 40~60%로 운동할 것을 권장하였다. A씨가 3mph에서 걷는 것이 편안하다고 느낀다면 트레드밀의 경사도를 (4.3)~(9.3)%로 조정하여 운동을 해야 한다.

18. B씨(남/35)는 심장이식술을 받은 환자로 심박수가 안정시에서 운동시에 이르기까지 변화가 거의 없고, VO_2max는 30 mℓ·min^{-1}·kg^{-1} 이다. 따라서 의사는 그에게 심장재활센터에서 감독 하에 운동을 하되 VO_2R의 40~60%로 운동할 것을 권장하였다. B씨가 2mph에서 걷는 것이 편안하다고 느낀다면 트레드밀의 경사도를 (5.4)~(10.9)%로 조정하여 운동해야 한다.

19. D양은 28세 여자로 체중이 120lb 나가는 낮은 위험군의 회원이다. 현재 그녀는 트레드밀 위에서 7mph의 속도와 2%의 경사도를 적용하여 운동하고 있다. 그녀의 METs로 환산한 총산소섭취량은 (12.7)METs이며, 순칼로리소비량은 11.2 kcal·min^{-1}이다.

20. C씨(여/46)는 주당 70~80 mile을 달리고 있다. 달리는 곳은 평평한 지면이며, 페이스는 마일 당 10초가량 된다. 언덕의 경사도는 6%이며, VO_2max는 100mℓ·min^{-1}·kg^{-1}이다. 그녀가 레이스의 시간 연장을 위해 VO_2R의 80~90%로 달릴 수 있다고 가정한다면, 언덕을 오를 때의 스피드는 (4)분 (41)초~(5)분 (19)초로 조정해야 한다.

21. G양은 35세 여자로 체중이 180lb 나가는 중등도 위험군의 회원이다. 현재 그녀는 체중감

소를 위해 Monark 자전거에서 회전수 65rpm과 저항 값 2kg으로 운동하고 있다. 그녀가 1lbs의 지방을 연소하기 위해서는 자전거를 약 (413)분 타야한다.

22. B양은 21세 여자로 체중이 125lb 나가는 중등도 위험군의 회원이다. 현재 그녀는 체중감소를 위해 Monark 자전거에서 회전수 80rpm과 저항 값 6kg으로 운동하고 있다. 그녀가 1 lbs의 지방을 연소하기 위해서는 자전거를 약 (130)분 타야 한다.

23. F양은 60세 여자로 체중이 100lb 나가는 중등도 위험군의 회원이다. 현재 그녀는 체중감소를 위해 Monark 자전거에서 회전수 33rpm과 저항 값 5kg으로 운동하고 있다. 그녀가 1 lbs의 지방을 연소하기 위해서는 자전거를 약 (360)분 타야 한다.

24. J양은 24세 여자로 체중이 200lb 나가는 중등도 위험군의 회원이다. 현재 그녀는 체중감소를 위해 Monark 자전거에서 회전수 26rpm과 저항 값 8kg으로 운동하고 있다. 그녀가 1 lbs의 지방을 연소하기 위해서는 자전거를 약 (273)분 타야 한다.

25. I양은 44세 여자로 체중이 144lb 나가는 중등도 위험군의 회원이다. 현재 그녀는 체중감소를 위해 Monark 자전거에서 회전수 55rpm과 저항 값 7kg으로 운동하고 있다. 그녀가 1 lbs의 지방을 연소하기 위해서는 자전거를 약 (160)분 타야 한다.

26. 웨이트트레이닝으로 근지구력을 발달시키기 위해서는 운동강도를 (40~50)%로 해야 한다.

27. 웨이트트레이닝으로 근비대를 초래하기 위해서는 운동강도를 (60~75)%로 해야 한다.

28. 웨이트트레이닝으로 근파워을 발달시키기 위해서는 운동강도를 (80~100)%로 해야 한다.

29. 웨이트트레이닝의 순서는 ① 대퇴 및 고관절부, ② 흉부 및 상완, ③ (등배 및 슬괵근), ④ 하퇴 및 발목, ⑤ 어깨 및 삼두근, ⑥ (복부), ⑦ 전완 및 ⑧ (손목)의 순으로 한다.

30. 심폐기능을 포함한 신체의 체력수준을 종합적으로 발달시킬 수 있는 웨이트트레이닝을 (서킷)트레이닝이라고 한다.

5 병태생리학

Pathophysiology

학습 이해 목표

- 대사질환인 비만, 당뇨병, 고지혈증 등의 원인과 관리방법 등에 대해 이해한다.
- 고혈압을 포함한 심장질환의 원인과 관리방법에 대해 이해한다.
- 폐질환의 원인과 관리방법에 대해 이해한다.
- 근골격계 질환인 퇴행성관절염, 골다공증, 요통의 원인과 관리방법에 대해 이해한다.
- 암과 뇌졸중의 원인을 이해하고 대처 방안에 대해 숙지한다.

1 비만

가. 비만의 정의와 원인

비만(obesity)은 섭취에너지가 소모에너지를 초과했을 때 일어나는 질환으로 모든 만성 퇴행성질환의 원인이라 불리 정도로 심각한 질환이다. **비만은 체지방량이 남자의 경우 체중의 25%, 여자의 경우 30%를 초과**했을 때를 말하며, 신체질량지수를 적용할 경우 **남녀 구분 없이 30㎏/㎡을 초과했을 때**로 정의한다. 신체질량지수는 정상범위(18.5~24.9㎏/㎡)가 연령에 따라 영향을 받으므로 [표 5.1]을 참조한다.

표 5.1 연령대별 신체질량지수 정상범위

연령(세)	신체질량 지수(㎏/㎡)
19~24	19~24
25~34	20~25
35~44	21~26
45~54	22~27
55~64	23~28
65≤	24~29

비만환자의 지방분포도는 성별에 따라 다양하지만, 이차적으로 프로게스테론, 에스트로겐 및 기타 신체부위에서의 **지단백질 분해효소와 호르몬들**에 따라 그 차이를 보인다. 즉, 여성의 경우는 체중 증가가 일어나면 지방은 대퇴와 둔부에 축적되어 **'서양배형(pear type) 비만'**이 되는 반면, 남성의 경우는 복부에 지방이 축적되어 **'사과형(apple type) 비만'**이 된다. 사과형 비만은 내장에 지방이 축적되는 형태이기 때문에 당뇨병, 고혈압, 뇌졸중 및 관상동맥질환을 일으킬 위험이 서양배형 비만에 비해 높다.

현재까지 알려져 있는 비만의 원인은 **유전**이 가장 큰 위험인자이며, 영양과다와 운동부족은 후천적인 요인에 속한다. 이외에도 시상하부와 내분비 조절계의 이상 및 비정상적인 갑상선 기능에 의해 일어나기도 한다. 한편, 비만은 문화적, 인종적, 사회 · 경제학적, 계절적 요인에 의해 영향을 받으며, 개인의 심리적인 요인에 의해서도 영향을 받는다. 비만의 원인들을 요약하면 아래와 같다.

- 유전(genetic) 요인 : 부모에 의한 가족력
- 후천적인 영양과다와 운동부족(hypoactivity)
- 의학적 내분비계(endocrine) 요인 : 시상하부와 내분비 조절문제
- 대사적(metabolic) 요인 : 갑상선 기능 등의 기초대사량의 저하
- 문화적(cultural) 요인 : 과잉 식습관 문화/ 서구의 고칼로리 식품 선호 문화
- 인종적(racial) 요인 : 흑인의 경우 비만 인구가 더 많음
- 사회경제학적(socioeconomic) 요인 : 중산층 일수록 고칼로리 식품 선호
- 계절변화(seasonal changes) 요인 : 겨울철 활동부족과 영양과잉 섭취
- 심리적(psychological) 요인 : 우울증 혹은 성격적 Type B형(느긋한 성격)

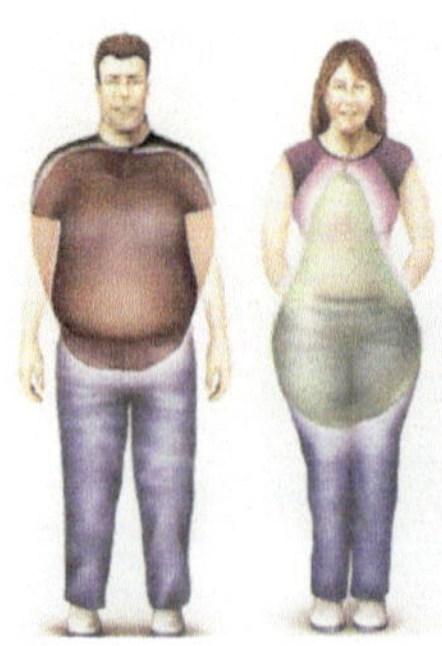

유전이란 무엇인가?

■ **DNA(Deoxyribose Nucleic Acid)란 ?**

당(deoxyribose), 인산(phosphate)이 번갈아 가면서 연결된 두 개의 긴 사슬과 이 사슬이 4종류의 염기를 사이에 두고 나선처럼 꼬여 있는 이중나선 구조(double helix strand)로 이루어져 있다. 4개의 염기는 아데닌(A: Adenine), 티민(T: Thymine), 구아닌(G: Guanine), 시토신(C: Cytosine)이며, 아데닌은 티민과 결합하고, 구아닌은 시토신과 결합한다.

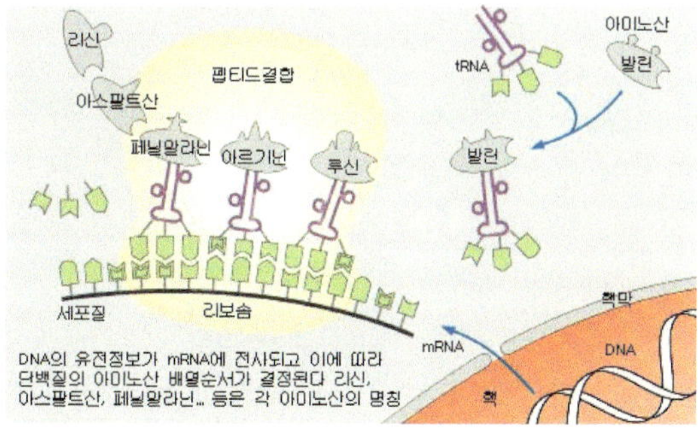

DNA의 유전정보가 mRNA에 전사되고 이에 따라 단백질의 아미노산 배열순서가 결정된다 리신, 아스팔트산, 페닐알라닌... 등은 각 아미노산의 명칭

■ **유전 정보란 ?**

유전자(gene)란 한 세대에서 다음 세대로 그 개체의 모든 생물학적 정보가 전달되는 물리적, 기능적인 단위를 말한다. 유전학적인 관점에서 보면 유전자의 원천적인 정보는 DNA에 있다. DNA의 염기서열(A, T, G, C)은 RNA로 전사된 후 3개씩 짝지어져 암호화 되어 아미노산 배열 순서를 결정한다. 이 아미노산은 단백질을 구성하게 되어 유전자 정보가 발현되는 것이다. 인체의 모든 기관과 조직은 세포의 모양이나 기능이 달라도 그 세포 내에 가지고 있는 유전자는 모두 동일하다. 즉, 일반적으로 유전자를 검사하는 부위를 머리카락, 구강세포 및 혈구세포로 검체를 하고 있는데 이 모두는 전부 동일한 유전자가 들어 있기 때문에 어느 것을 검체 하더라도 동일하다. 한편, 유전자 정보는 어떤 조건이 충족되었을 때 발현된다. 즉, 정상 세포에 비만 유전자가 들어있는데 어떤 환경이나 조건(운동부족, 영양과다 등)에 노출이 되면 비만 유전자가 발현되어 비만이 되는 것이다.

■ **유전자 다형성(polymorphism)이란 ?**

유전자의 다양한 형태 즉, 변이에 의한 구조의 종류를 말한다. 구체적으로 DNA의 구조에 변이가 생기는 경우(염기서열의 삽입이나 삭제 또는 반복 등) 인간에게 있어서 유전적으로 다양함을 보인다. 다시 말해, 특정한 유전자 부위에 변이가 생기면 같은 신체 부위일지라도 사람에 따라 다양한 형질을 나타낼 수 있다는 뜻이다.

■ **게놈(genome)이란 ?**

유전체를 말하며, 유전자(gene)와 염색체(chromosome)의 합성어로 독일어식 발음이며, 핵에 있는 모든 DNA를 말한다. 게놈은 세포의 핵 내에 23쌍 46개 염색체(chromosome)에 저장되어 있으며 35억 개의 염기 조합으로 구성되어 있다. 미국 국립보건원(NIH)과 생명공학 회사인 셀레라는 인간의 23쌍의 염색체 내 10만여 개 유전자의 염기서열을 분석한 유전자 지도(HGP: Human Genome Project)를 완성하였다. 이것은 인간의 DNA 염기 순서를 밝혀 어느 염색체의 어떤 염기서열이 어떠한 유전정보를 가지는가를 지도로 만들어, 인간의 유전성 질환 치료를 목적으로 하는 것이다. 참고로, 염색체란 각 유전자들의 집합체로 DNA사슬이 가지는 유전정보를 압축하기 위하여 단백질에 감아 조밀하게 저장하는 유전자의 구조적 형태를 말한다.

나. 비만과 심리적 질환

많은 여성들은 몸매가 점차 뚱뚱해짐에 따라 여성적 아름다움의 관점을 '마른 상태'라고 생각하여 열심히 살을 빼고 있다. 이처럼 미(美)에 대한 관념들 때문에 자신이 어떻게 보이는 가를 매우 중요시 여기게 되었으며, 심리적 문제로 발전하는 경우가 있다. 비만환자들에게 있어 외형보다는 내적인 문제가 매우 중요하지만, 문화적 편견과 환자들에 대한 선입견 때문에 심리적 문제는 다소 뒷전으로 밀려나 있는 것으로 보인다. 심리적인 문제로 인해 비만을 야기 시킬 수 있는 두 가지 정신의학적 상태는 **대식증(bulimia)**[31]과 **우울증(depression)**이다. 심한 우울증은 대개 체중감소와 관련이 있으나, 경증 우울증의 경우는 계절적인 요인에 의해 영향을 받는 것으로 조사되고 있다. 다시 말해, 경증 우울증 환자들은 가을과 겨울철 동안에 폭식을 함으로써 체중 증가가 극심하게 일어나기 쉽다.

비만 관련 유전자와 운동처방

비만 발생의 유전적 특성은 에너지 소비량과 식이섭취 및 지방대사 등에 영향을 미치는 유전자와 염색체 이상을 중심으로 약 200여 가지 이상의 요인이 제시되어 오고 있다. 이러한 변이의 주된 유전자로는 렙틴, 렙틴수용체, 베타-3 아드레날린 수용체, Neuropeptide Y, Uncoupling protein (UCP), Pro-piomelanocortin (OMC), Tubby like protein(TULPs), Peroxisome proliferator activated receptor PPAR)이다. 이중 베타-3 아드레날린 수용체는 지방 조직에 분포하는 세포에서 발현되며, Trp/Trp, Trp/Arg, Arg/Arg의 3가지 다형성을 보인다. 여기서 Arg 대립인자를 가질 경우 정상인에 비해 요둔위(WHR)와 체지방량이 높은 것으로 조사되었다. 즉, Arg/Arg와 Trg/Arg는 Trp/Trp에 비해 비만에 걸릴 확률이 높기 때문에, Arg 대립인자를 가진 뚱뚱한 부모가 아이를 출산한 경우에는 아기의 베타-3 아드레날린 수용체 유전자를 검사하여 유년기부터 이 유전자가 발현되지 않도록 건강한 식습관과 생활습관 및 규칙적인 운동을 실시하도록 하는 것이 바람직하다.

항우울제와 체중과의 관련성

- 세로토닌 억제제 : 아미트립틸린, 클로르프로마진, 리튬 ⇨ 세로토닌 ⬇ ⇨ 식욕 ⬆ ⇨ 체중 ⬆
- 세로토닌 활성제 : 플루옥세틴, 펜플루라민, 덱스펜플루라민 ⇨ 세로토닌 ⬆ ⇨ 식욕 ⬇ ⇨ 체중 ⬇

비만과 우울증에 대한 병리학적 원인은 분명하지 않으나, **세로토닌(serotonin)**[32]을 포함한 신경전달물질과 관계가 있는 것으로 보고되고 있다. 약물은 우울증을 치료하거나, 세로토닌을 활성화 내지 억제하기 위해 사용되며 식욕을 떨어트려 체중감소 등을 유도하는데 사용된다. 이 약물들 중 아미트립틸린(amitriptiline)[33], 클로르프로마진(chlorpromazine)[34], 리튬(lithium)[35]과 같은 약물은 세로토닌에

---

31) Bulimia : 대식증, 병적기아 상태. 여성에게 자주 일어나며 사춘기나 성인 초기에 발병하는 정신적 장애로 복통, 수면, 자발성 구토가 일어날 때까지 대식(大食)을 계속하며, 자발적으로 멈추지 못하다는 두려움과 대식 후에 오는 자기비난, 우울증 등을 특징으로 한다. 신경성 식욕부진과는 달리 극심한 체중감소는 없다.

32) Serotonin : 혈관 수축제. 사람에서 혈소판이 유리되고 장관점막, 송과체, 중추 신경계를 포함한 많은 조직 내에서 고농도로 존재함. 위액분비 억제, 평활근 자극과 같은 생리학적 성질을 지니며 중추성 신경전달물질로서 역할.

33) Amitriptiline : 항우울제. 백색무취의 결절성 분말로 물, 알콜, 클로로포름, 메탄올에 용해됨.

34) Chlorpromazine : 강력한 정신안정제 및 제토제(制吐劑)로 쓰임.

의한 신경전달 활동을 감소시켜 **식욕을 증가**시키므로 체중증가를 일으키는 반면, 플루옥세틴(fluoxetine)[36]은 세로토닌에 의한 신경전달 활동을 증가시켜 **식욕을 억제**하고 체중을 감소시킬 수 있다. 뿐만 아니라 항우울제는 세로토닌의 재흡수를 억제하고 트립토판(tryptophan)[37]과 세로토닌을 자극하며, 펜플루라민(fenfluramine)[38]과 덱스펜플루라민(dexfenfluramine)은 세로토닌 수치를 증가시켜 탄수화물 탐식증을 떨어트리며 체중감소를 일으킨다. 일부 연구에 의하면 우울증을 동반한 비만환자들이 탄수화물 섭취를 자주 하게 되는 이유는 다량의 탄수화물 섭취로 인하여 억제된 세로토닌이 활성화되고 이로 인해 포만감의 증가와 함께 불쾌감이 감소되기 때문이라고 일축하고 있다.

표 5.2 노인의 신체질량지수 평가표 (kg/m²)

구 분	남자	여자
정상	24~27	23~26
과체중	28~31	27~32
비만	≥32	≥33

다. 비만과 노인

노인이 되면 누구나 한 가지 이상의 퇴행성질환이 생긴다고 하여도 과언이 아닐 것이다. 다행히도 노인의 만성질환들은 운동을 통해 예방이나 개선이 가능하고, 실제로 일상생활에서도 많은 도움이 된다. 그러나 운동에 대한 긍정적인 효과를 얻기 위해서는 조금이라도 젊었을 때 노력하는 것이 무엇보다 중요하다. 비만은 앞서 설명한 퇴행성질환을 가중시키는 가장 큰 원인이 되며, 인체의 내부 환경을 파괴시키는 주범이다. 이러한 연유로 인해 **당뇨병, 고혈압, 심장질환 및 담낭질환 등의 합병증을 일으키고, 수명단축을 가중시키는 무서운 질병**으로 인식되고 있다.

노인성 비만을 측정하기 위해 많은 연구가 이루어져 오고 있으나, 노인을 대상으로 할 경우에는 대부분의 지표를 수정할 필요가 있다[표 5.1]. 그 이유는 노인이 되면 신장이 줄어들어 신장과 체중을 이용한 신체질량지수의 신뢰도가 떨어지고, 피부의 노화로 인한 늘어짐 때문에 피부두겹집기법 또한 부정확한 결과를 초래할 수 있다[표 5.2]. 최근 개발된 BIA법과 CT 및 Dexa에 의한 검사는 신뢰도가 높고, 측정이 용이하며, 지방량 뿐만 아니라 근육량을 포함한 제지방량 등도 정량적으로 측정해 주기 때문에 많은 병의원에서 사용하고 있다.

현재까지 수많은 노력에도 불구하고 비만 노인들은 계속해서 증가하고 있는 추세이며, 주원인은 편안해진 생활양식을 비롯하여 서구화된 식생활과 운동부족이 가장 큰 문제점들로 대두되고 있다. 이러한 사실은 역으로 해석하면 하나의 관리방안을 도출해 낼 수 있다. 즉, 편안해진 **생활을 활동적**으로, 서구화된 식생활을 **동양적**으로, 운동부족(hypokinetic)을 **운동충만**(hyperkinetic)으로 변화

35) Lithium : 조울병 치료에 유효하며 재발에 있어 예방적 효과가 있음.
36) Fluoxetine : 항우울제
37) Tryptophan : 영아의 적당한 발육과 성인의 질소대사 평형에 필수적인 아미노산.
38) Fenfluramine : 비만에 대한 일시적인 식욕감퇴제로서 경구적으로 사용함.

시킨다면, 비만의 해소는 물론 퇴행성질환에 걸릴 확률도 낮출 수 있을 것이다. 이를 위해 우선, 적절한 **식이요법**을 해야 한다. 이에 대해 대부분의 노인들은 체중을 감량하기 위하여 밥을 굶거나, 칼로리량을 줄이는 것이 지방량을 감소시킨다고 생각할 수 있다. 그러나 무차별한 식이 감량은 우리 몸 안에서 매우 중요한 제지방량을 함께 소모시킬 뿐만 아니라 탈수를 유발시킴으로써 인체에 해로운 영향을 끼친다. 더욱이 갑자기 많은 양의 음식물을 줄여 체중을 감소시키는 것은 탈수로 인한 것이기 때문에 다시 체중이 늘어나게 된다. 그러므로 **노인여성의 경우는 일일 1,200㎉, 노인남성의 경우는 1,500㎉**를 반드시 섭취해야 하며, 그 구성 비율을 탄수화물 50%, 지방 30%, 단백질 20%로 맞출 수 있도록 해야 한다.

생활양식을 바쁘고 활기차게 변화시키고 규칙적인 운동을 통해 지방을 연소시켜야 한다. 이를 위해서는 힘든 운동보다는 지치지 않고 오랫동안 지속할 수 있는 저·중강도의 운동이 비만해소에 효과적이다. 지방은 비슷한 낮고 가벼운 운동에서 동원되기 때문에 시간을 두고 천천히 오래도록 실시할 수 있는 **걷기**나 **속보**를 실시하는 것이 좋다. 뿐만 아니라 노인들을 위한 저·중강도의 운동은 고강도 운동에 비해 상해의 위험이 절반으로 줄기 때문에 적극 권장되고 있다. 한편, 신체질량 지수가 32~33kg/㎡를 초과하고 있는 노인들의 경우는 식전에 운동을 하는 것이 식욕을 떨어트릴 뿐만 아니라 음식에 대한 욕구를 감소시키기 때문에 보다 효과적이다. 운동의 형태는 걷기와 속보가 가장 좋고, 겨울철에는 전문시설이나 가정에서 고정식자전거 타기 등을 수행하는 것도 좋다. 운동의 강도는 자신의 **최고산소섭취량의 40~60%로, 운동시간은 간헐적으로 20~30분을 일일 2회로 하고, 일주일에 5일 이상** 하는 것이 지방량 감소에 효과적이다.

노인에 있어 지방량의 감소는 한 달에 1kg 감량이 바람직하며, 이 양은 7,700㎉에 해당하는 양이다. 따라서 주당 5일을 운동하고자 할 경우에는 하루에 380㎉를 소모시켜야 한다(380㎉×5일×4주≒7,700). 일반적인 비만 노인을 위한 운동프로그램은 [표 5.3]과 같고 이를 실행할 경우에는 약 한 달(7,700㎉÷1940㎉)만에 1kg의 지방량을 감소시킬 수 있다.

표 5.3 노인 비만 환자를 위한 일일 운동프로그램

항목	종목	시간	반복	단위 칼로리	주당	칼로리	운동의 목적/장점
준비 운동	13종 유연체조	10분	10초 2세트	40㎉	× 5일	200㎉	• 자세균형/유연성 • 조정력 향상
유산소 운동	속보	40분	1회	200㎉	× 5일	1,000㎉	• 심폐기능 발달 • 지방량 감소
	걷기	10분	식후 3회	70㎉	× 7일	490㎉	• 생활습관 교정 • 지방량 연소
정리 운동	16종 스트레칭	10분	15초간	50㎉	× 5일	250㎉	• 피로회복 • 잠재적 질환예방
						총 1,940㎉	

라. 비만의 관리

비만 치료를 위한 운동은 체지방량의 감소와 제지방량의 증가를 권장한다. 비만환자의 체중 감량과 체지방량의 감소를 위해 **식이요법과 운동요법을 병행**하는 것이 단독으로 운동만 행할 때 보다 효과적이다. 그러나 목표한 체중에 도달한 후 운동을 하지 않고, 음식물을 그대로 섭취하게 되면 운동량만큼의 체중이 증가하게 되므로 운동을 하지 않을 경우에는 식이섭취량을 줄여야 한다.

비만환자를 위한 운동의 형태는 걷기, 속보, 고정식자전거 타기, 수영 등과 같이 15분 이상 지속적으로 실시할 수 있는 운동이 적합하며, 관절에 부담을 주거나 상해의 우려가 있는 동작은 피하도록 한다. 운동 강도는 **최고산소섭취량($\dot{V}O_2$ peak)의 40~60%로 설정하여 30~60분가량 실시하고 주당 5일 이상** 하는 것이 지방감소에 효과적이다. 궁극적으로 젊은 성인의 경우 지방량의 감소는 1주일에 500g 감량이 바람직하며, 이 양은 3500㎉에 해당하는 양이다. 따라서 주당 7일 운동할 경우에는 하루에 500㎉ 소모가 적당하다. 비만에 대해서는 총소비 칼로리가 많은 운동을 실시하는 것이 가장 중요한 점이다. 이것은 단시간 내에 피로해지는 강한 운동보다도 장시간 계속할 수 있는 비교적 가벼운 운동이 좋다는 것을 의미한다. 예를 들어, [표 5.4]에서 8.0kph로 걷기를 30분간 실시하면 일반 사람들은 피로감을 많이 느끼면서 270㎉를 소비하는 반면, 6.4kph로 걷기를 60분간 실시하면 피로감도 적고 440㎉를 소비할 수 있어, 체지방 감량 측면에서 **'저강도 장시간 운동'**이 매우 효과적이다.

비만환자들이 일반적인 야외활동 프로그램을 실시할 때에는 [표 5.4]에 나열되어 있는 각종 운동 형태별 칼로리 소비량을 참조하여 실천해 보는 것도 큰 도움이 된다. 건강운동관리사들은 [표 5.5, 5.6]을 참고하여 비만환자를 위한 검사와 관리방법 등에 대하여 구체적인 계획서 등을 작성 및 제시해 주는 것이 바람직하다.

표 5.4 30분간의 신체활동과 운동에 따른 칼로리 소비량

활동형태	소비칼로리	활동형태	소비칼로리	활동형태	소비칼로리
등산	250	펜싱	300	앉아있기/ 글쓰기	50
배드민턴	200	미식축구	300	서있기/ 쉬운 활동	80
야구	160	골프(using cart)	120	스키(급경사)	350
농구	300	골프(carrying clubs)	200	크로스컨트리	300
8.8kph로 자전거타기	150	핸드볼	330	축구	300
10.2kph로 자전거타기	200	하이킹	180	소프트볼	150
17.2kph로 자전거타기	310	승마	200	수영(자유형)	180
볼링/ 댄스	150	라켓볼	300	3.2kph로 걷기	120
6.4kph로 카누타기	220	8.8kph로 달리기	375	6.4kph로 걷기	220
테니스(단식)	270	10.2kph로 달리기	500	8.0kph로 걷기	270

표 5.5 비만 환자를 위한 운동정밀 검사와 약물 및 특이적 고려사항

	검사항목	측정항목	권장 중지시점	비고
유산소 파워 능력	▪ 트레드밀 (1~2METs/단계) ▪ 자전거 (25~50watt/3분 단계)	▪ 12리드 심전도	▪ 심증 부정맥 ▪ ≥2㎜ ST분절 하강/상승 ▪ 허혈성 역치 ▪ ST변화를 동반한 T파 역위	※비만환자는 관상동맥질환/고혈압에 대한 높은 위험성을 가지고 있음.
		▪ 심박수	▪ 최대심박수(220-연령) 초과	
		▪ 혈압	▪ SBP/DBP : 250/115㎜Hg초과	
		▪ 자각인지도	▪ 심리적 피로감의 급증	
유연성	▪ 측각계	▪ 관절가동범위		※ 제한된 ROM
신경근	▪ 보행분석 ▪ 평형성 분석			※정상인에 비해 걸음이 느리고, 보행패턴이 불규칙하며, 평형성이 감소
약물 요법	▪ 제지방량을 보존하면서 체지방량을 감소하는 것이 비만관리의 1차 목표 ▪ FDA에서 권장하는 약물은 교감신경항진제(amphetamines, isoindoles, caffeine) ▪ 세로토닌 억제제는 식욕억제를 일으키지만, FDA에서 권장하는 약물이 아님 ▪ 갑상선호르몬은 심혈관계 질환과 골다공증 등을 야기시킬 수 있으므로 체중관리에 사용하면 위험			
고려 사항	▪ 연령층에 따라 분류하여 처방 ▪ 정형외과적 상해에 노출될 위험이 높음 ▪ 심혈관계 질환에 노출될 위험이 높음 ▪ 더운 환경에 대한 내성이 매우 약함 ▪ 심리적 질환을 가진 비만 환자의 투여약물에 대한 생리적 반응을 숙지하고 있어야 함			

표 5.6 비만 환자를 위한 관리 프로그램

	운동형태	목표	운동강도/빈도/시간	운동기간
유산소 운동	• 큰 근육위주의 운동 - 걷기 - 속보 - 로잉 - 자전거 - 수중운동	• 체지방량 감소 • 기능적 능력 증가 • 대사질환 감소	• $\dot{V}O_2$peak 40~60% • RPE와 HR로 관찰 • 주당 5일 또는 그 이상 • 30~60분 • 간헐적 20~30분×2회/일 • 운동강도 보다 운동시간을 늘리 수 있도록 강조	• 9~12개월
유연성 운동	• 스트레칭 - 신전형/ 굴곡형	• 관절가동범위 증가	• 매일 또는 주당 5일	
기능적 운동	• 활동 성향 교정	• 일상생활 활동 • 직무형태의 변화 • 육체에 대한 만족감	• 매 식후 10분 산책 • 보행으로 출근/ 퇴근	• 평생
약물 요법	• 신체질량 지수가 2도 비만(≥35㎏/㎡) 이상인 경우에 고려 • FDA에서 권장한 교감신경항진제를 의사에 처방에 따라 사용			
고려 사항	• 관절에 대한 저충격 운동 선택 (심장혈관계에 대해 저강도 운동이 좋음) • 고체온증에 대한 위험성을 고려 • 운동장비를 신체크기에 맞게 수정(자전거 혹은 로잉 장비의 넓은 안장 등) • 근력운동은 탄력성을 제공하는 제지방량을 유지하거나 증가시키는데 필수적 • 근력증강을 위한 고강도/저반복 운동은 환자가 프로그램에 완전히 적응된 후에 고려			

2 당뇨병

가. 당뇨병의 정의와 원인

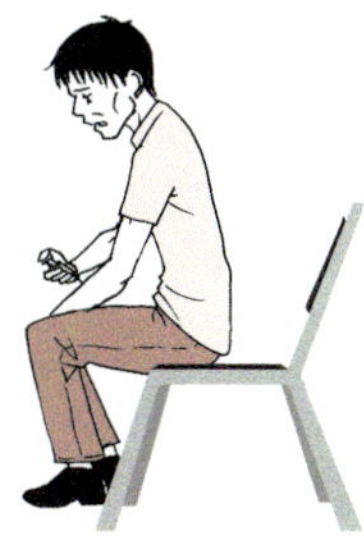

당뇨병(diabetes mellitus)이란 인슐린 부족 혹은 인슐린 저항성에 의해 특징지어지는 대사성 질환이며, 고혈당을 초래한다. 소아를 포함한 젊은 사람의 경우는 췌장의 랑게르한스 섬의 물리적 파괴로 인한 인슐린 생성의 부족으로 일어나는데, 이를 **제1형 당뇨병(TypeI DM)** 또는 인슐린 의존형 당뇨병(IDDM; Insulin dependent diabetes mellitus)이라고 하며, 전체 당뇨병 환자의 10~15%를 차지한다. 특징적으로 IDDM환자들 중 90%는 췌장 내 인슐린 분비세포를 억제하는 항체가 발견되는데, 이것은 당뇨병성 유전인자를 가지고 있는 사람들이 **콕삭키**[39]나 **멈프스**[40]와 같은 바이러스에 쉽게 감염될 수 있다는 것이다.

성인이 되어 발병하는 당뇨병은 조직세포에서 인슐린을 받아들이지 못하는, 즉 저항성의 증가로 인해 초래된다. 이러한 현상은 인슐린 수용체가 감소하거나, 민감도(sensitivity)가 떨어지는 경우 혹은 세포내 글리코겐 합성을 일으키는 2차 전달자의 기능 부전으로 야기된다. 이를 **제2형 당뇨병(TypeII DM)** 또는 인슐린 비의존형 당뇨병(NIDDM; Non-insulin dependent diabetes mellitus)이라고 하며, 당뇨병 환자의 85~90%를 차지한다. 특징적으로 NIDDM은 주로 45세 이후에 나타난다. 이것은 45세 이상 인구의 6%, 65세 이상 인구의 10% 정도라고 보고되고 있다. NIDDM은 유전적 요인에 의한 인슐린 저항성 및 비만, 운동부족과 같은 여러 가지 요인들에 의해서 발생하고, 발병 초기에는 인슐린을 필요로 하지 않으며, 극심한 스트레스 상황을 제외하고는 **케톤산증**(ketosis)[41]이 나타나지 않는다. 그러나 운동요법, 식이요법, 체중감소 및 경구혈당강하제로도 증상이 호전되지 않는 NIDDM환자의 경우는 인슐린 처치가 필요하다.

당뇨병은 시대가 지남에 따라 개념이 다소 변하고 있다. 첫째, IDDM은 소아뿐만 아니라 모든 연령층에서 발생할 수 있다. 즉, IDDM은 대개 30세 이전에 갑자기 나타나게 되지만, 10~20% 정도는 35세 이후에 발병하기도 하기 때문에 유전에 의한 영향으로 생각되지 않을 수 있다. 둘째, NIDDM은 인슐린을 사용하지 않는다고 하여 '비인슐린 의존형'이라는 용어를 사용해 오고 있었으나, 실제로 대부분의 NIDDM환자들은 치료과정 중에 인슐린을 사용해야 하는 경우가 있기 때문에 '인슐린 비의존형 당뇨병'이라는 용어를 쓰기에는 다소 혼동의 여지가 있다.

39) Coxsackie virus : 장내 바이러스의 이종군의 하나로 소아마비 등을 초래.

40) Mumps viruses : 주로 소아에서 발견되며, 지속성 면역을 주는 전염성 피라믹소바이러스 질환을 야기. 흡기에 의해서 감염되며, 가장 농후한 바이러스 감염은 타액선 내에 생긴다.

41) Ketosis : 케톤산증. 제1형 당뇨병 환자는 간에서 글루코스가 에너지원으로 사용되지 못하고, 지방을 에너지원으로 사용하게 되는데 이것은 찌꺼기 등을 남겨 대사적 합병증을 유발시킴.

궁극적으로 두 유형의 당뇨병 환자들은 **다뇨, 다갈, 다식의 '3다증상' 이외에도 체중 감량, 피로감** 등과 같은 일반적인 증상을 나타낸다. 질환이 치료가 안 되었을 경우에는 **빈맥, 호흡곤란, 메스꺼움, 구토, 혼미, 기절** 등의 증상을 보이거나 심한 경우에는 신경계, 심혈관계, 망막 및 신장 등에 합병증을 유발시켜 **사망**에 이르게 한다. 당뇨병의 원인은 현재까지 정확히 알려져 있지 않지만 복부비만, 노화, 임신, 스트레스, 교감신경계 활동의 증가, 운동부족, 지방세포의 증가, 제지방량의 감소로 보고되고 있다.

- 복부비만(abdominal obesity)
- 임신(pregnancy)
- 교감신경계 활동(sympathetic activity)
- 지방세포(adipose tissue)의 증가
- 노화(aging)
- 스트레스(vigorous stress)
- 운동부족(hypokinetic activity)
- 제지방량(lean mass)의 감소

당뇨병을 진단하는 절차와 기준은 보고자들에 따라 조금씩 차이가 있으나, 발표되고 있는 자료들을 수합할 경우 [표 5.7]과 같이 요약해 볼 수 있다. [표 5.7]에서 **내당능장애**란 정상도 당뇨병도 아닌 중간 범위로서 **과도한 알코올 남용, 스트레스, 수면 부족, 다량의 카페인 섭취** 등에 의해 일어나는 일시적인 현상이다. 그러나 내당능장애가 판명되었는데도 불구하고, 비정상적인 습관을 계속 유지한다면 당뇨병으로 진전될 가능성이 매우 높다.

표 5.7 당뇨병의 진단 기준

	공복시(fasting)	식후 2시간(pp2)	당뇨병 진단을 위한 다양한 검사 방법과 혈당수치
정상	60~110mg/dℓ	≤140mg/dℓ	• 2회 이상 공복시 혈당이 126mg/dℓ 이상 • 당뇨병의 증상과 함께 무작위 측정시 200mg/dℓ 이상 • 75g의 글루코스 섭취 2시간 후 혈당이 200mg/dℓ 이상 • 식후 2시간 경과한 혈당수준이 200mg/dℓ 이상
내당능장애	111~125mg/dℓ	140~199mg/dℓ	
당뇨병	≥126mg/dℓ	≥200mg/dℓ	

당뇨병 관련 유전자와 운동처방

당뇨병의 유발과 관련된 유전자는 FABP2와 IRS-1이다. 첫째, FABP2는 세포 내에서 지방산의 흡수와 운반 및 대사를 조절하는 물질중의 하자로 세포내 Long chain fatty acid와 결합하는 단백질이다. 이 유전자는 codon54의 alanine에서 threonine으로의 변이가 인슐린 저항성과 관련이 있다는 것에 근거를 두고 있다. 구체적인 역할은 transcytoplasmic 지방산 담체, transmitochondrial 지방산 담체로서 혹은 세포 내 효소 기능 저하를 완하시키는 역할을 한다. 특히, FABP2는 소장의 상피세포에 존재하며 지방산 대사 등에 영향을 주어 인슐린 저항성을 유발한다고 알려져 있다. 둘째, IRS-1은 2번 염색체에 존재하고, 소실될 경우 성장을 지연시키거나 인슐린 저항성을 일으키는 것으로 알려져 있다. IRS-1유전자의 다형성 중 GGG에서 AGG로의 codon972 gene의 다형성이 당뇨병과 가장 관련성이 높은 것으로 보고되고 있다. FABP2와 IRS-1는 극심한 스트레스, 과량의 탄수화물/ 알콜 섭취 및 운동부족 등에 의해 발현될 수 있으므로 미연에 건전한 생활습관과 규칙적인 운동을 실시하여 두 가지 유전자가 발현되지 않도록 해야 한다.

나. 성인 당뇨병의 특징

성인 당뇨병, 즉 제2형 당뇨병은 인슐린 저항과 간에서의 글루코스 과량 분비가 주된 특징이다. 이 환자들의 췌장에 있는 베타세포는 인슐린 저항을 보상하기 위하여 더욱 많은 인슐린을 분비하지만, 생성된 인슐린의 양이 인슐린 저항을 극복하지 못하며, 근육과 같은 조직에서도 인슐린 수용체가 적어 인슐린 저항성이 더욱 높아진다. 결국 에너지원을 만들어 내야 하는 간(liver)은 글루코스를 과량으로 분비 및 이용하게 되어 혈중의 혈당을 급격히 상승시키는 **고혈당증(hyperglycemia)**을 일으키고 만다. 이렇게 **인슐린 저항성과 고인슐린혈증(hyperinsulinemia)**이 나타난 환자들은 지방과 콜레스테롤[42]의 대사적 문제가 야기되어, 초저밀도지단백 콜레스테롤(very low density lipoprotein cholesterol, VLDL)과 중성지방(triglyceride, TG)이 증가하고, 고밀도지단백 콜레스테롤(high density lipoprotein cholesterol, HDL)이 감소하거나, 죽종을 형성하며 동맥을 차단하는 저밀도지단백 콜레스테롤(low density lipoprotein cholesterol, LDL)이 증가한다. 결국 이 환자들은 **요산과다혈증(hyperuricemia)**이 초래되어 **통풍(gout)**을 맞이할 수도 있다. 한편, NIDDM환자들은 내장에 지방이 과다하게 축적되어 고혈압 등이 일어나기도 한다. 비만과 고혈압이 함께 존재하면 혈관질환의 위험은 수십 배 이상으로 증가한다. NIDDM 환자들에게서 특징적으로 나타나는 인슐린 저항성과 고인슐린혈증의 원인은 바로 운동부족과 비만과 같은 환경적 요인이라 해도 과언이 아닐 것이다.

다. 당뇨 합병증

당뇨병은 동맥의 탄성을 감소시키고 혈압을 상승시켜 심장질환, 신장질환, 뇌졸중 및 그 밖에 아래 열거한 질환들을 야기 시킨다.

1) 당뇨병과 심장질환

당뇨병은 심장의 근육을 약화시키고 관상동맥질환을 야기 시킨다. 흉통을 일으키지 않고 **잠재적인 허혈과 심장 발작** 등을 일으키기 쉽다. 고혈압, 흡연, 혈중지질의 이상이 있거나 또는 직계 가족 중 50세 이전에 관상동맥질환이 발병했던 사람의 경우는 심장 발작의 위험이 매우 높아진다.

2) 당뇨병과 신장질환

당뇨 합병증의 **25%가 신부전증**이다. 20년 이상 제1형을 가지고 있는 환자는 신장질환의 발병

---

42) Cholesterol : 진주색 지방모양의 1가 알콜($C_{27}H_{45}OH$). 동물의 지방, 담즙, 혈액, 뇌조직, 유즙, 난황, 신경섬유 수초, 간, 신장, 부신에 있으며, 담석 대부분을 구성하거나 동맥의 아테롬, 각종 종양 및 암조직 내에 존재한다. 신체내 대부분의 콜레스테롤은 간에서 합성되며, 일부는 음식물에서 흡수된다. 이것은 스테로이드호르몬의 합성에 매우 중요.

률이 30~40% 이상이며, 제2형 환자는 일생동안 약 15~20% 정도 차지한다. 신장질환의 초기 증상은 소변에서 단백질이 검출되며, 이것이 고혈압과 LDL 수준을 증가시켜 단백뇨를 출현시킨다. 두 질환을 치료하기 위해 **ACE억제제가 이용되며, 이것은 혈압을 낮출 뿐만 아니라 신장을 보호하는 효과**를 가지고 있다. 신장질환에 대한 합병증을 예방하기 위해서는 매년 신장 기능검사와 혈액검사를 받아야 한다.

3) 당뇨병과 안과질환

당뇨병 환자는 미세혈관이 손상되기 쉽다. **미세혈관**은 우리 인체 중 눈에 가장 많이 분포되어 있어 당뇨병이 발병하면 **백내장**뿐만 아니라 **망막증**, **녹내장**과 같은 합병증에 노출될 위험이 크다. 즉, 백내장 등이 당뇨병 환자의 **실명**을 초래하는 주원인이라고 해도 과언이 아니다. 이러한 연유로 인해 당뇨병 환자들은 시력검사를 매년 실시하는 것이 좋다.

4) 당뇨병과 신경질환

당뇨병은 말초신경과 자율신경에도 장애를 초래한다. **말초 신경병증**(peripheral neuropathy)은 손과 발에서 흔히 나타난다. 일반적으로 얼얼함, 화끈거림, 통증이 동반되고, 온도의 차이와 평형감각이 떨어지며, 밤에 심화된다. 아미트립틸린(amitriptyline)을 복용하거나 캡사이신크림을 감염부위에 2~4회를 바르면 통증을 완화시킨다. 한편, **자율 신경병증**(autonomic neuropathy)은 일반적으로 심장에 분포된 신경이 감염된 상태로, **운동시 변시적 무능력 상태를 유발하여 심박수가 증가하지 않거나 심근경색을 가지고 있더라도 통증을 느끼지 못하도록 한다.** 위장에 신경병증이 있을 경우에는 소화능력을 떨어트려 메스꺼움과 흉통을 동반하는 것이 일반적이지만, 모든 장기에 있는 신경이 감염되면, 내장질환이나 설사 혹은 변비 등이 유발되기도 한다. 치료는 고섬유질 식사와 설사 및 변비 치료제가 처방된다.

5) 당뇨병과 발 질환

당뇨병 환자의 발은 신경과 동맥의 복합적 문제로 인해 손상되기 쉽다. 특히, **감염과 괴사율이 20배 이상 높아** 발가락과 다리를 **절단**하는 경우도 있다. 그러므로 피부에 발적(redness)이나, 종창 또는 병변이 보인다면, 즉각적인 **항궤양 치료**를 받아야 한다. 부수적으로 당뇨병 환자가 새 신발을 구입할 경우에는 편안하고 적절한 크기를 선택하고, 발을 씻은 후에는 잘 말리고 오일성분의 화장품을 바르는 것도 좋다. 위에서 나열한 당뇨 합병증의 관리지침을 요약하면 [표 5.8]과 같다.

표 5.8 당뇨 합병증의 관리지침

항목	관리지침	항목	관리지침
① 체중	· 이상 체중의 ≤120%	⑦ 심전도(ECG)	· 일정한 파형/ ST분절/ PVC 주의
② 혈당수준	· 식전 : 80~120mg/dℓ · 식후 2시간 : ≤ 180mg/dℓ · 공복 : 100~140mg/dℓ	⑧ 혈압	· 매년 측정 · ≤ 135/85mmHg · 비정상의 경우 자주 실시
③ HbA1C (3개월간의 혈당 수준 반영)	· IDDM 3개월마다 측정 · NIDDM은 필요시 측정 · 4~5.7% 범위를 유지	⑨ 지질수준	· LDL ≤ 130mg/dℓ · HDL ≥ 35mg/dℓ · TG ≤ 200 mg/dℓ
④ 시력 검사	· 매년 동공확대 검사	⑩ 알부민/뇨성분	· 매년
⑤ 금연/ 상담	· 가족 상담/ 환자교육	⑪ 크레아틴/ 제거율	· 매년
⑥ 뇨검사	· 매년	⑫ 운동	· 주당 3일 20~45분

라. 당뇨병의 관리

1) 식이요법

당뇨병 환자는 이상체중을 유지하기 위해 일일 2,000~2,500㎉ 정도를 섭취해야 한다. 특히, NIDDM환자가 **비만이라 할지라도, 1,200㎉ 이하로 칼로리를 제한해서는 안 된다.** 과한 칼로리 제한은 저혈당, 근육량 감소, 비타민 및 미네랄 결핍을 초래한다. 혈당 조절을 위한 식이요법은 야채, 옥수수, 전분, 과일 등과 같은 **복합탄수화물**의 섭취를 강조하고, 사탕이나 쿠키와 같은 단순탄수화물의 섭취는 피하게 한다. 또 높은 수준의 지방과 단백질의 섭취도 좋지 않다. 단백질은 전체 칼로리의 20%, 탄수화물은 50%, 지방은 30% 미만(포화지방의 경우는 10% 미만)이 적절하다. 특징적으로 당뇨병 환자는 비정상적으로 높은 콜레스테롤 수준을 나타내기 때문에 지방이 높은 음식물 섭취를 제한하고, 하루 300㎎ 미만의 콜레스테롤을 제한하는 것이 바람직하다.

2) 운동요법

운동은 당뇨병 치료에 있어 중요한 요소이며, NIDDM환자에 있어서는 더욱 중요하다. 당뇨병 환자에게 운동은 체력의 증가, 비만의 예방 및 감소, 지질수준의 개선, 혈당의 대사적 조절능력 개선, 관상동맥질환의 위험요인 감소, 스트레스 감소 등과 같은 유익한 장점을 제공한다.

당뇨병과 관상동맥질환 사이에는 깊은 관련성이 있으므로 운동을 실시하기 전에 **운동부하검사**를 반드시 실시해야 한다. 다양한 운동방법이 당뇨병 관리를 위해 권장되고 있으나, 부주의한 운동은 당조절 대사의 악화, 저혈당, 망막증, 근골격계 및 연부조직의 상해, 복합적인 발상해, 심근경색과 같은 건강상의 악화를 초래할 수 있기 때문에 자신의 체력에 맞는 적절한 운동을 처방받아 올바르게 실시하는 것이 중요하다. 특히, 운동을 처음 시작하는 경우에는 약 한 달간 운동 전·중·후에 혈당을 체크하여 저혈당을 예방하고 안전한 운동이 되도록 해야 한다. 만일 혈당조절이 안정적이라면 주 1회로 측정 간격을 줄일 수도 있다. 운동 전 혈당측정 결과에 따른 운동적용 여부의 지침은 [표 5.9]와 같다.

표 5.9 **운동 전 혈당측정 결과에 따른 운동 적용 지침표**

혈당 수준	운동의 적용 지침
300~≥400㎎/㎗	• 운동 금기 • 혈당 조절을 위해 전문의와 상담
250~299㎎/㎗	• 주의를 요하며 운동 실시 • 운동 10분 후 재측정, 수치가 올라가면 운동 중지
150~249㎎/㎗	• 운동 실시 • 치료목적과 부합되지는 않지만, 안전하게 운동을 실시할 수 있는 범위
100~149㎎/㎗	• 치료목적과 부합되지는 않지만 주의하며 운동 실시 • 고지혈증 증상 주시. 필요시 재측정 및 10~15g의 당분(주스) 제공
≤100㎎/㎗	• 운동 금기(운동 전 환자의 약물과 식이섭취 습관에 대한 상담) • 복합탄수화물 섭취 권장. 15분 후 재측정하고, 100㎎/㎗ 이상이면 주의하며 운동 실시

[표 5.9]에서 혈당수준이 300㎎/㎗ 보다 높을 때 운동은 대사 상태를 악화시키기 때문에 금기해야 하며, **운동하기 전에 적절한 혈당수준은 150~249㎎/㎗이다.** 특히 IDDM의 경우는 운동이 인슐린에 영향을 미치기 때문에 운동 시에는 운동 전·중·후에 혈당을 측정해야 하며, 운동 전에는 투여 인슐린 단위를 1~2단위 줄이거나, 운동 30분전에 10~15g의 탄수화물을 섭취하고 운동에 참여하도록 한다. 인슐린 주사 시에는 운동시 주로 사용되는 부위를 피해야 한다. 한편, 운동을 처음실시 할 때는 가능하면 운동 중 발생할 수 있는 저혈당을 예방하기 위해 저혈당에 관한 치료, 증상, 징후에 대한 지식이 있는 사람과 함께 운동을 실시하도록 한다. 현재까지 알려진 IDDM환자에 대한 운동의 효과는 '혈당의 조절능력 개선' 보다는 심혈관질환의 위험요인 감소, 체중조절 및 삶의 질 개선으로 보고되고 있다. 특히 걷기와 같은 운동은 인슐린 민감도를 증가시키는데 매우 효과적이다.

3) 운동프로그램

가) 운동종목

걷기 등과 같은 유산소성 운동이 쉬우면서도 선호되는 운동방식이지만, 고정식 또는 옥외 자전거 타기와 수영 또한 권장되는 운동종목이다. 그러나 인슐린 민감도를 향상시키기 위해서는 적절한 강도의 웨이트트레이닝 프로그램으로 근육량을 증가시키는 것도 바람직한 방법이다. 웨이트트레이닝은 대근육 위주의 운동 즉, 벤치프레스와 레그프레스 등의 기구 운동이 바람직해 보인다.

나) 운동강도

운동강도는 운동부하 검사로부터 개인의 운동 중 심박수, 혈압, 자각증상, 심전도, 산소섭취량 등을 실측하는 것이 바람직하다. 당뇨병 환자들에게 권장되는 운동강도는 **최고심박수의 50~80% 혹은 최고산소섭취량의 50~80%, 자각인지도로는 10~16범위를 처방한다.** 특히, 자각인지도에 의한 처방은 심박수가 불안정한 자율신경계 환자들에게 매우 바람직한 방법이다. 한편, 근력운동 시에는 10~15회를 반복할 수 있는 가벼운 무게를 이용하고 각 근육군에 대해 1~2세트로 실시한다. 근력 운동 시에도 유산소성 운동과 마찬가지로 RPE 16을 넘기지 않도록 한다. 오랫동안 좌업생활을 해온 노인들의 경우에는 운동시 장애나 제한이 많으므로 초기 운동강도는 $\dot{V}O_2 max$의 30~40%로 설정하고, 65세의 평균체력 수준을 7MET 정도로 생각해볼 때 2~3MET로 걷도록 한다. 운동강도의 증가는 일반인들에 비해 천천히 $\dot{V}O_2 max$의 50~70%까지만 증가시킨다.

다) 운동빈도

운동은 주당 4~7일 실시해야 하며, 가능하면 칼로리 소비를 최대로 하고 혈당을 조절하기 위해 **매일** 실시하도록 한다. **노인의 경우도 최소한 주 3회의 운동을 실시**해야 하며 원활한 혈당조절과 건강의 증진을 위해서는 매일 적절한 운동을 실시하도록 한다.

라) 운동시간

최초에는 10분 정도로 시작하여 20~60분까지 주당 2~4분씩 점증적으로 증가시킨다. 노인의 경우는 운동에 대한 생리적 적응시간이나 회복시간이 매우 느리므로 운동시간의 급격한 증가는 피하도록 하고, 충분한 준비운동과 정리운동 시간을 갖도록 해야 한다. 한편, 1회 운동시 에너지소모량은 1일 개인 섭취 칼로리의 10% 정도로 권장하며, 노인들의 경우는 1일 섭취 칼로리를 1,800~2,200㎉로 볼 때 평균 200㎉ 정도가 적당하다. 노인이 200㎉를 소모하기 위해서는 운동강도에 따라 30분에서 1시간 정도 소요되며, 개인의 적응도에 따라 운동시간을 30분부터 서서히 늘리도록 한다. 궁극적으로 건강운동관리사는 당뇨병 환자들에게 [표 5.10, 5.11]에 나열되어 있는 각종 운동의 형태, 검사 및 관리방법 등에 대해 숙지하고 환자들에게 구체적인 계획서를 제시해 주는 것이 바람직하다.

표 5.10 **당뇨병 환자를 위한 운동정밀 검사와 약물 및 특이적 고려사항**

<table>
<tr><th></th><th>검사항목</th><th>측정항목</th><th>권장 중지시점</th><th>비고</th></tr>
<tr><td rowspan="4">유산소
파워 능력</td><td rowspan="4">■ 트레드밀
(1~2METs/단계)
■ 자전거
(25~50watt/3분 단계)
(17watt/분)
램프프로토콜</td><td>■ 12리드 심전도</td><td>■ 심증 부정맥 출현
■ ≥2㎜ ST분절 하강/상승
■ 허혈성 역치
■ ST변화를 동반한 T파 역위</td><td rowspan="4">※당뇨병 환자는 고지혈증/ 관상동맥질환 / 뇌졸중에 대한 위험성이 높음.</td></tr>
<tr><td>■ 심박수</td><td>■ 최대심박수의 85%</td></tr>
<tr><td>■ 혈압</td><td>■ SBP/DBP :
250/115㎜Hg초과</td></tr>
<tr><td>■ 자각인지도</td><td>■ 말초 조직의 통증 출현</td></tr>
<tr><td>근기능</td><td>■ 등장성/ 등속성</td><td>■ 1RM 혹은
피크토크</td><td></td><td>※과도 혈압 증가는 혈관계 합병증이 있을 경우에 심각한 문제.</td></tr>
<tr><td>유연성</td><td>■ 측각계
■ 좌전굴</td><td>■ 관절가동범위(ROM)
■ 근육의 이완정도</td><td></td><td></td></tr>
<tr><td>신경근</td><td>■ 보행분석
■ 평형성 분석
■ 신경전도</td><td></td><td></td><td>※말초신경병증의 징후를 찾거나 보정 도구를 고려할 때 적용.</td></tr>
<tr><td>약물 요법</td><td colspan="4">■ 약물에만 의존하기 보다는 식이요법과 운동을 통해 관리할 수 있도록 노력
■ 인슐린/ 경구혈당강하제를 과도하게 사용할 경우 저혈당 유발
■ 저혈당제제뿐만 아니라 항고혈압제, 지질강하제, 진통제 등도 사용 가능
■ 경구혈당강하제(oral hypoglycemic agents, OHA)는 췌장을 자극하여 많은 인슐린을 분비하도록 하며, 간에서 글리코겐 분해를 감소시키고, 인슐린 민감도를 증가</td></tr>
<tr><td>고려 사항</td><td colspan="4">■ 혈당 수준이 ≥250㎎/㎗ 이거나, 혈중에 케톤 수준이 높은 경우 검사를 지연
■ 혈당 수준이 80~100㎎/㎗인 경우에는 탄수화물 섭취
■ 자율신경계 신경병증이 흔히 존재함으로 잠재성 허혈증, 기립성 저혈압 혹은 운동시 심박수 무변화 등이 나타날 수 있음
■ 말초신경계 신경병증이 흔히 존재함으로 무감각, 사지의 얼얼함 및 평형기능 감소를 보이기도 함
■ 미세혈관 합병증은 과도한 혈압 증가에 의해서 영향을 받을 수 있음
■ 말초혈관 질환은 상처가 잘 낫지 않는 하지에서 간헐적 파행, 감염, 혹은 궤양 등을 초래
■ 저혈당증은 운동 종료 몇 시간 후에도 일어날 수 있음(운동 종료 후 저혈당증이 관찰되었다면, 환자가 집에 돌아간 후 5시간째에 통화로 저혈당 증세의 여부를 확인)
■ 협심증이나 잠재성 허혈 가능성 확인</td></tr>
</table>

표 5.11 **당뇨병 환자를 위한 관리 프로그램**

	운동형태	목표	운동강도/빈도/시간	운동기간
유산소 운동	▪ 큰 근육위주의 운동 · 걷기 · 속보 · 로잉 · 자전거 · 수중운동	▪ 유산소 능력의 증가 ▪ 피로유발시간의 감소 ▪ 운동능력의 증가 ▪ 운동에 대한 혈압 반응의 개선 ▪ 심혈관계 위험 요인의 감소	▪ 최고심박수 50~80% ▪ 최고산소섭취량 50~80% ▪ RPE로 관찰 ▪ 주당 4~7일 ▪ 20~60분/ 1회 운동	▪ 4~6개월
근기능 운동	▪ 프리웨이트 ▪ 웨이트 장비 ▪ 등속성 장비	▪ 제지방량의 증가 ▪ 근육량의 증가 ▪ 골밀도 수준의 유지	▪ 낮은 저항, 많은 반복횟수 ▪ 혈당이 잘 조절되는 환자의 경우 높은 저항 운동도 괜찮음.	▪ 4~6개월
유연성 신경근운동	▪ 스트레칭/요가 ▪ 요가(신경근운동)	▪ 관절가동범위의 증가 ▪ 보행수준의 개선 ▪ 평형성/협응성 개선	▪ 주당 2-3일	▪ 4~6개월
기능적 운동	▪ 활동 성향 교정 ▪ 체중 관리	▪ 일상생활 활동의 증가 ▪ 직무능력의 증대 ▪ 신체에 대한 자신감 증가	▪ 매 식후 10분 산책 ▪ 보행으로 출근/ 퇴근	

약물 요법

인슐린 형태		효과시점	최고시간(운동금지)	지속시간	참조
속효성(Regular)*		30분~1시간	2~3시간	3~6시간	*Regular=CZI: crystalline zinc insulin †NPH: neutral protamine Hagedorn
중간형	NPH†	2~4시간	4~10시간	10~16시간	
	Lente	3~4시간	6~16시간	18~30시간	
장기간형(Ultralente)		6~10시간	14~26시간	32~36≥시간	

고려사항

- 간식 준비
- 인슐린 투여량을 운동 전 30~60분 이전에 수정할 필요가 있음
- 운동 전과 후에 혈당 수준 관찰
- 늦은 밤에 운동하는 것은 야간 저혈당증(nocturnal hypoglycemia) 초래
- 협심증이나 잠재적 허혈증이 나타날 수도 있음

3 고지혈증

가. 고지혈증의 정의와 원인

고지혈증(hyperlipidemia)이란 혈청 내 지단백질의 양이 정상 이상으로 증가된 상태를 말한다. 지단백질이란 총콜레스테롤, 중성지방, 인지질, 단백질을 포함하며, 지단백질 밀도에 따라 HDL, LDL 및 VLDL로 구분한다. 이것들은 총합한 것이 **총콜레스테롤**(total cholesterol)이며, 이중 **HDL 17%, LDL 70%, VLDL은 13%정도** 차지하고 있다. 콜레스테롤은 나쁜 물질이 아니라 에너지 저장과 운반 및 세포막을 형성하는 중요한 성분이다. 그러나 지질성분들이 혈관 내에 비정상적으로 높게 축적되면 각종 혈관질환을 초래하기 때문에 하나의 질병으로 간주하고 있다.

고지혈증은 콜레스테롤과 중성지방이 혈관 내에 높게 축적된 상태를 의미하지만, 그중에서도 콜레스테롤이 높게 축적되어 있으면 **고콜레스테롤혈증(hypercholestrolemia)**, 중성지방이 높게 축적되어 있으면 **고중성지방혈증(hypertriglyceridemia)**이라 하며, 두 가지 중 어느 한쪽이나 양쪽 모두 높은 상태를 **고지혈증**이라고 명명한다. 고지혈증은 경도, 중등도, 고도의 3단계 위험으로 나누어진다[표 5.12].

표 5.12 고지혈증의 분류 (㎎/㎗). 대한진단검사의학회

	총콜레스테롤	저밀도지단백	고밀도지단백	중성지방
3도 : 고도 위험	≥245	≥ 190†	≤40	≥1,000*
2도 : 중등도 위험	221~244	160~189	36~39	500~999
1도 : 경도 위험	200~220	130~159	45~54	250~499
높은 정상	182~199	100~129	55~65	151~249
낮은 위험	〈181	〈 100	≥60	≤150

* 고중성지방혈증은 췌장염과 복통의 위험 증가.
† NCEP 전문가 페널(1993)에서 LDL이 190㎎/㎗ 이상일 때 약물치료를 시작할 것을 권고.

나. 지단백질의 종류와 역할

혈장에 있는 콜레스테롤은 지용성이기 때문에 단백질과 결합하여 운반된다. 이러한 역할을 하는 것이 지단백질이다. 지단백질은 중심부에 소수성 지질인 콜레스테롤에스터와 중성지방이 있고, 표면에는 친수성 지질인 인지질과 콜레스테롤 및 **아포단백**으로 구성되어있다. LDL은 주로 아포단백 B를 함유하고, HDL은 아포단백 A를 함유하고 있다. 이러한 콜레스테롤들은 간에서 방출되어 각자의 대사과정을 거치게 되는데, HDL은 혈관 벽에 있는 콜레스테롤을 간으로 운반하여 분해하도록 하는 반면, LDL은 그 반대작용을 한다.

구체적으로 혈중 HDL은 직경이 90Å로 크기가 작고 비중이 크며, 단단한 지단백질로서 **아포단백 A 50%, 인지질 25%, 콜레스테롤 20% 및 중성지방 5%로 구성되어있다.** 인체의 말초조직 세포에는 HDL에 대한 수용체가 있고, 활성도는 세포내 콜레스테롤 함량에 따라 조절되며, 세포내 콜레스테롤 제거하는데 중요한 역할을 한다. 특히, **HDL은 비중에 따라 HDL1, HDL2와 HDL3으로 구분되며, 이 중에서도 HDL2가 증가하면 말초조직에 있는 플라그 등을 간으로 운반하여 분해하거나, LDL이 세포에 유착하는 것을 억제함으로써 동맥경화를 예방한다.** 이러한 맥락과 일치하는 연구들 중에서 HDL 농도가 10㎎/㎗ 증가할 때마다 심혈관계의 위험이 50%씩 감소하고, HDL수준이 1㎎/㎗ 상승하면 심혈관질환이 2~3% 감소한다는 보고가 있다. 이렇게 인체에 이로운 HDL2는 높은 체력수준을 가지고 있거나 규칙적인 훈련에 의해 증가하는 것으로 알려져 있다.

혈중 LDL은 VLDL이 지단백 분해효소(lipoprotein lipase, LPL)에 의해 중성지방의 대부분을 방출함으로써 생성되는 물질이다. 즉, 50%는 지방질, 70% 가량은 콜레스테롤로 이루어져 있다. LDL의 크기는 210~250Å정도이고, 주성분은 아포지단백 B로 구성되어 있으며, 기능은 콜레스테롤, 에스테르형 콜레스테롤, 중성지방 등을 간으로부터 다양한 말초 조직세포로 운반하여 쌓이게 만든다. 세포 표면에는 LDL수용체가 있어 LDL을 흡수하지만 과잉으로 유입되면 수용체의 역할이 떨어져 흡수기능을 상실하거나, 대식세포가 콜레스테롤을 함유하여 결국 동맥경화를 유발한다. 관상동맥질환의 발생 및 이로 인한 사망자의 대부분은 65세 이상의 노인들에게서 높게 나타나는데, 이것은 혈관의 상태가 LDL수준이 높고, HDL수준이 낮기 때문인 것으로 생각된다. 특히, 노인을 포함한 중년층 환자들에게는 1% : 2% 법칙이 적용되는데, 이것은 혈중 콜레스테롤을 1% 감소시키면 심혈관 손상의 위험이 2% 감소된다는 것이다. 이처럼 건강상에 해로운 LDL 등은 장기적인 운동을 통해 감소시킬 수 있다.

고지혈증 관련 유전자와 운동처방

선천적으로 지방 분해 효소가 부족하게 되면 인체는 제기능을 할 수 없고, 혈중 지질이 증가 하게되어 고지혈증을 유발하게 된다. 즉, 고지혈증 또한 유전과 관련성이 있다. 고지혈증과 관련된 유전자는 체내 에너지 유입과 관련된 단백질인 LPL유전자의 다형성이 있는데, LPL유전자의 돌연변이나 유전적 다형성은 90가지 이상이 있으며 그 중 exon 9-Hind I, intron 6-Pvu II, intron 8-LPL Hind III가 국내에서 분석이 가능하다. Jemma 등 (1995)은 LPL의 Hind III부위에서 H2 대립인자가 있는 집단이 혈중 중성지방이 높고, HDL이 낮았다고 보고하였으며, Ye등 (1996)은 관상동맥질환군에서 H2대립인자를 가진 집단이 중성지방이 높았으나 정상군에서는 이와 같은 차이가 나타나지 않았다고 보고한 바 있다. 궁극적으로 유전적 변이로 나타날 수 있는 고지혈증은 LPL 유전자를 분석함으로써 조기에 심각한 동맥경화나 뇌졸중 등을 예방할 수 있도록 한다.

다. 고지혈증 관련 질환

LDL를 포함한 플라그 등은 고지혈증의 주범일 뿐만 아니라 동맥경화와 지방간 및 기타 관상동맥질환을 유발하는 주요 위험요인으로 밝혀져 있어, 병리학적으로 매우 중요시되고 있다. 이에 대한 일부 연구에 의하면 관상동맥질환의 발병과 혈중 HDL 수준과의 관계는 부적 상관관계가 있는 반면, 중성지방 또는 LDL과는 정적 상관관계가 있는 것으로 보고되고 있다. 일예로 어떤 사망자가 LDL 수치가 낮은데도 불구하고, 관상동맥질환으로 사망하였다면 원인은 과다한 고중성지방혈증 때문인 것으로 추측해 볼 수 있다. 한편, 고지혈증은 뇌에서는 뇌졸중, 심장에서는 관상동맥질환, 말초조직에서는 간헐적 파행 등과 같은 동맥경화와 지방대사의 장애를 일으키는 지방간을 초래할 수 있다.

라. 고지혈증의 관리

고지혈증을 예방하거나 치료하기 위해서는 식이요법과 규칙적인 운동이 필수 요건이다. 식이요법은 포화지방산의 섭취를 줄이고 탄수화물의 섭취를 권장하며, 규칙적이고 유산소성 운동을 통한 지방연소에 목표를 두어야 한다. 그러나 운동요법은 [표 5.12]에서 제시하고 있는 혈중 지질성분 수준이 1도(경도) 위험 수준 이하인 경우에만 해당하며, **2도(중등도) 이상 위험군에 속해 있는 경우에는 약물치료를 통해 1도 이하로 떨어진 후 운동프로그램에 참여해야 한다.** 고지혈증 환자를 위한 운동의 형태는 걷기, 속보, 등산, 조깅, 고정식자전거 타기, 수영 등이 좋으며, 특별히 신체적인 접촉이 심한 운동은 삼가도록 한다. **운동강도는 최고산소섭취량의 40~70% 수준으로 결정하며, 심박수 측정이 곤란한 경우에는 자각인지도 11~16 범위**에서 운동하는 것이 좋다. 운동시간 및 빈도는 운동강도에 따라 15~40분 정도로 설정하고 일주일에 5회 혹은 7일을 실시하는 것이 바람직하다.

마. 고지혈증 관련 질환의 관리

1) 동맥경화증의 관리

동맥경화증(atherosclerosis)은 고지혈증을 비롯하여 노화, 고혈압, 흡연, 운동부족, 비만, 당뇨병 및 고요산혈증에 의해 동맥이 약해지거나 동맥 내에 지방질이 쌓여 혈액 공급이 저하된 상태라고 할 수 있는데, 이러한 위험인자들을 많이 갖고 있을 경우에는 생명에 위협적인 합병증을 유발할 수 있다. 그 중에서도 뇌동맥에 경화가 일어나면 뇌경색이나 뇌졸중(cerebral stroke)이 되고, 관상동맥에서 일어날 경우에는 심근허혈이나 심근경색(myocardial infarction)등을 일으켜 불구로 지내게 하거나 수명을 단축시킬 수도 있다.

동맥경화를 예방하고, 회복을 위해서는 야채 위주의 식단을 강조해야 하며, 혈압이 일정하게 증가되면서 혈류량만 증가시키는 **좌식 고정식자전거 타기(recumbent cycle)와 속보를** 권장해야 한다. 이때 **운동강도는 최대산소섭취량의 40~70%정도, 운동시간은 40분 정도로 하여 주당 5~7일 정도** 실시하면 건강한 혈관 내 환경을 만들 수 있다.

2) 지방간의 관리

고지혈증과 관련된 질환 중 다른 한 가지는 지방간(**fatty liver**)이다. 사실, 우리 몸 안에서 핵심적인 역할을 하는 간은 체내에 들어오는 대부분의 영양소를 저장하거나 필요한 다른 조직으로 공급한다. 또 약물, 식품 및 체내에서 만들어진 독소를 해독하며, 담즙을 만들어 지방 산화를 돕기도 한다. 그러나 과음 등으로 인해 간에 염증이 생기거나 간세포가 파괴된 경우에는 지방을 분해하지 못하고 그대로 쌓여 지방간이 되고 만다.

지방간 환자의 경우는 올바른 생활습관과 야채 위주의 식습관으로 체중감소를 유도하고, 유산소성 운동을 강조하여 지방이 쉽게 산화되도록 해야 한다. 이때, 운동은 ALT 수준이 100IU/L로 떨어진 이후에 시작하도록 하며, 운동의 형태는 고정식자전거 타기와 같이 운동강도가 일정하게 유지될 수 있는 장비를 선택하여 **최고심박수의 40~60% 수준으로 30분가량 매일 실시**하는 것이 좋다. 궁극적으로 고지혈증을 비롯한 여러 관련 질환들은 단시간에 효과가 나타나지 않으므로 인내심을 갖고 9~12개월가량 꾸준히 운동하는 습관을 갖는 것이 중요하다. [표 5.13]에 제시된 운동검사, 약물 및 고려사항에 대하여 숙지하고, 이를 토대로 [표 5.14]에 제시된 관리방법 등을 이해해 보자.

표 5.13 고지혈증 환자를 위한 운동정밀 검사와 약물 및 특이적 고려사항

검사항목		측정항목	권장 중지시점	비고
유산소 파워능력	▪ 트레드밀 (1~2METs/ 3분 단계) ▪ 자전거 (25~50watt/3분 단계) (17watt/분)램프프로토콜)	▪ 12리드 심전도	▪ 최고산소섭취량/ 일률 ▪ 심각한 부정맥 출현 ▪ ≥2㎜ ST분절 하강/상승 ▪ 허혈성 역치 ▪ ST변화를 동반한 T파 역위	※고지혈증환자는 관상동맥질환과 뇌졸중에 대한 높은 위험성이 있음.
		▪ 심박수	▪ 최대심박수의 85%	
		▪ 혈압	▪ SBP/DBP 〉250/115㎜Hg ▪ 저혈압 반응	
		▪ 자각인지도	▪ 심리적 피로감의 급증	
지구력	▪ 6분 걷기	▪ 거리	▪ 안정시의 시간, 거리, 증상이 기준	
약물요법	▪ HMG(hepatic hydroxymethylglutaryl) CoA 환원효소 억제제와 fibric acid는 근손상을 초래할 수 있음 ▪ 근단백질의 손상 여부는 소변 검사를 통해 관찰			
고려사항	▪ 심장계와 동맥계 부전에 대한 높음 위험성을 보유 ▪ Xantomas는 생체역학적 문제 초래 ▪ 높은 중성지방과 콜레스테롤 수준은 혈관내벽에 침착되어 허혈성 질환을 초래			

표 5.14 고지혈증 환자를 위한 관리 프로그램

	운동형태	목표	운동강도/빈도/시간	운동기간
유산소 운동	■ 큰 근육위주의 운동 · 걷기 · 속보 · 로잉 · 자전거 · 수중운동	■ 운동능력 증가 ■ 지구력 증가 ■ 콜레스테롤 감소 ■ 중성지방 감소 ■ 칼로리 소모 증가 ■ 체지방량 감소	■ 최고 일률량의 40~70% ■ RPE 11~16 ■ 일일1~2회×주당 5~7일 ■ 40분 ■ 운동강도보다는 운동시간을 연장시킬 수 있도록 강조	■ 4개월(체력↑) ■ 9~12개월(지질↓)
유연성 운동	■ 스트레칭 · 신전형/ 굴곡형	■ 관절가동범위 증가	■ 매일 또는 주당 5일	
기능적 운동	■ 활동 성향 교정	■ 일상생활 활동 ■ 직무형태의 변화	■ 매 식후 10분 산책 ■ 보행으로 출근/ 퇴근	
약물 요법	■ 지질감소 혹은 지질합성 억제제는 종종 여러 가지를 혼합하여 사용하며, 부작용을 초래 ■ 부작용으로는 근육의 독성 유발(toxicity) 및 근단백질의 용해(rhabdomyolysis) 가능성 있음 ■ Niacin(nicotinic acid) : VLDL의 합성 억제. 니아신은 혈관확장과 혈압감소 ■ Cholestyramine/Colestipol(담즙산-결합 수지) : 소장에서 담즙산 흡수하고, 담즙산 재흡수를 감소시켜 LDL 감소 ■ Gemfibrozil/Clofibrate(fibric acid 계열) : 지단백분해효소의 활동을 증가시켜 VLDL와 LDL 감소. 그러나 Clofibrate는 심근경색 환자들에게 부정맥과 협심증 초래 ■ Lovastin(hepatic HMG coA 환원효소 억제제) : LDL수용체의 증가를 초래하는 콜레스테롤 합성을 억제. LDL를 감소시키지만, Fibric acid 계열 약물과 함께 사용하면 '횡문근변성' 초래 가능성 ■ Probucol : 지질 제거율을 증가시키지만, QT 간격의 연장 ■ Beta-blocker : 내인성 교감신경항진 활동을 감소시키지만, 중성지방 증가와 HDL 감소 초래 ■ Thiazide diurethcs : TC, VLDL, LDL 및 TG 증가 ■ Oral hypoglycemics : 혈당이 조절되지 않는 당뇨병 환자에 있어 TG 감소, HDL 증가 ■ Levothyroxine : 간의 LDL수용체를 증가시켜 갑상선저하증 환자의 LDL를 감소 ■ Sex steroids : 경구피임약으로 사용한 경우 콜레스테롤을 증가시키는 경향 ■ Estrogen : 폐경 여성에서 HDL와 VLDL 및 TG 증가 ■ Progesterone : TG, HDL 감소			
고려 사항	■ 고지혈증을 동반한 비만은 운동훈련을 제한할 수도 있음 ■ 비만 환자를 위한 고려사항을 참조			

4 심장질환

가. 고혈압

1) 증상과 특징

고혈압(hypertension)이란 정기적으로 혈압을 측정하여 **수축기 혈압(systolic blood pressure, SBP)이 140㎜Hg 이상, 이완기 혈압(diastolic blood pressure, DBP)이 90㎜Hg 이상**인 경우로 정의된다. 고혈압은 특징적으로 연령이 증가함에 따라 유병률이 증가하는데, 우리나라의 경우는 인구를 4,500만 명으로 산정한 경우 약 12%(540만 명)를 차지하고 있는 반면, 미국의 경우는 약 4,500만 명 즉, 우리나라 인구만큼의 고혈압 환자들이 있다.

과거에는 경증 고혈압(140/90㎜Hg)을 심각하게 여기지 않았으나, 최근에는 가벼운 경증 고혈압조차도 치료되어야 한다고 주장하고 있다. 그 이유는 SBP가 140~150㎜Hg일 경우 뇌졸중을 일으킬 위험이 42% 증가하며, 심장질환을 일으킬 위험은 56%나 증가되기 때문이다. 고혈압의 진단은 최초 측정에서 혈압이 심하게 높지 않는 한 일회적으로 측정되는 것이 중요하지 않고, 수개월 동안 3회에 걸쳐 혈압이 꾸준히 높은 경우를 고혈압으로 진단한다. 만일 SBP가 140~150㎜Hg, DBP가 90~99㎜Hg사이인 경우는 반드시 2개월 이내에 재 측정하도록 하고 있다. 그러나 SBP가 160㎜Hg이고, DBP가 100㎜Hg이상인 경우에는 일주일에서 한 달 내에 평가하고, 지속적으로 높을 경우 반드시 재평가 후 치료해야 한다.

고혈압 발생기전에 대한 일부 연구들을 조사해 보면 염분섭취와 유전 및 비만이 가장 주요한 인자로 꼽히고 있다. 사실, 염분을 과량으로 섭취할 경우 고혈압이 유발될 수 있지만, 일부 사람들에게서는 **고염식이(high-salt diet)**에도 불구하고, 고혈압이 발생하지 않는다는 연구가 있기 때문에 염분섭취와 고혈압 유발에 대해서는 아직까지 확실한 결말을 내리기 어렵다. 한편, 고혈압 환자의 **가족력**은 고혈압에 걸릴 위험을 더욱 증가시키며, 이밖에도 **흡연, 음주, 피임약 및 비스테로이드성 항염증제** 등이 고혈압을 일으키는 주요인자로 보고되고 있다.

2) 고혈압의 검사와 분류

고혈압은 그 기준과 정상혈압의 범위에 대하여 많은 논란이 있지만 미국국립보건원(National Institutes of Health)에서 발간하는 JNC (Joint National Committee)의 보고서에서 제시된 기준을 적용하고 있다. 고혈압의 기준은 점차 낮아지고 있는 추세이다. 1993년 JNC 5차와 1995년 ACSM 5판에서는 SBP 130~139㎜

표 5.15 18세 이상 성인의 혈압수준(㎜Hg)

범주	수축기 혈압	이완기 혈압
정상	≤ 120	≤ 80
고혈압 전단계	120~139	80~89
고혈압 1기	140~159	90~99
고혈압 2기	≥160	≥100

*만성 신장질환이나 당뇨병이 있는 경우 목표혈압 : ≤ 130/80 mmHg

Hg와 DBP 85~89㎜Hg을 '높은 정상'으로 규정한 바 있으나, 2003년 JNC 7차 보고에서 SBP 120~139㎜Hg 또는 DBP 80~89㎜Hg를 고혈압의 전단계로 구분하고 있다[표 5.15].

고혈압을 판정한 후 혈액검사, 무기질성분 측정을 통한 신장기능 검사, 소변 검사 등을 실시한다. 심전도 검사는 모든 고혈압 환자에게 실시해야 하며, **심초음파 검사**는 **합병증**을 가진 환자에게 실시한다. 만일 선행된 검사에서 이상이 발견되었거나 합병증이 의심되며 혈압이 조절되지 않는 경우에는 **내분비선 검사, X-ray** 및 **신장 초음파 검사**를 실시한다.

심장질환 관련 유전자와 운동처방

심장의 건강상태 즉, 심혈관계를 대변하는 유전자는 ACE 유전자이다. 이 유전자는 혈관이나 장기세포 및 호르몬계에서 발현되는 유전자로, 이것은 angiotensin1을 angiotensin2로 전환시키는데, 이 angiotensin2는 강력한 혈관수축, 알데스테론 분비, 세포증식 등의 다양한 생리적 작용을 하는 물질이다. ACE는 17번째 염색체(17q23band)에 존재하고 26개의 exon을 가진 21kb 정도의 크기로 Intron 16 후반부에 약 289bp의 분절이 삽입되어 있는 I 대립형질과 결손된 D형질이 있다. 다형성으로는 II, ID, DD형이 있고, 우성에 속하는 II형은 심혈관계 기능과 관련된 최대산소섭취량이 높은 반면, DD형의 경우에는 낮은 수준을 보이는 것으로 보고되어 체력 유전자라고도 불리고 있다. 즉, DD타입인 경우는 ACE가 증가하고 혈관 수축 작용이 활발하여 고혈압, 심근경색, 심근병증, 좌심실비대, 관상동맥질환 및 심장마비 등에 걸릴 확률이 높다. 궁극적으로 ACE 에 대한 열성 인자인 DD형을 조기에 발견하여 심각한 상태를 예방하는 것도 운동처방의 한 분야일 수 있다.

3) 고혈압 합병증

고혈압은 다른 많은 질환들을 발생시키는 주된 위험 요인이다. **이완기 혈압이 6㎜Hg 증가하면 합병증의 발병 위험은 두 배가 된다.** 따라서 고혈압 치료의 목표는 고혈압과 관련된 합병증을 예방하는데 있다. 심한 고혈압이라도 적절한 치료를 통하여 정상혈압으로 유지시키면 합병증을 상당히 줄일 수 있으며 또한 경증 고혈압을 정상혈압으로 유지시킬 경우 사망률을 크게 감소시킬 수 있다. 아래의 경우는 고혈압을 정상으로 낮출 경우 합병증의 감소 정도를 나타내고 있는 것이다.

- 뇌졸중 발생: 35~40% 감소
- 심근경색증 발생: 20~25% 감소
- 심부전 발생: 50% 감소

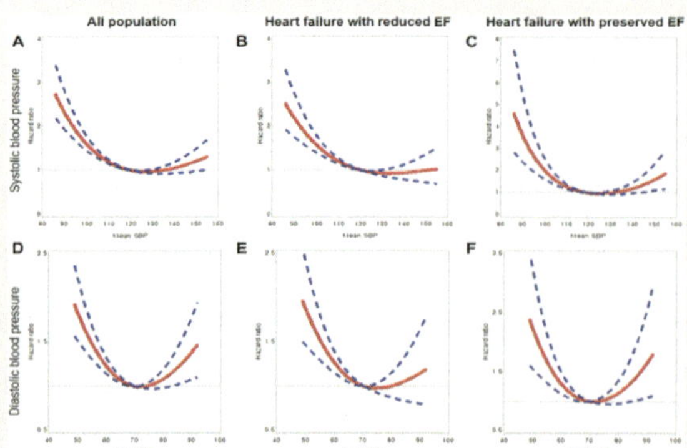

가) 고혈압성 심혈관질환

고혈압에 의한 순환계 질환을 고혈압성 심혈관질환(hypertensive cardiovascular disease)이라고 한다. 심장질환은 심전도나 심초음파에 의해 진단될 수 있다. 심전도나 초음파에서 심근벽의 두께가 증가한 모습을 보이면 좌심실 비대(left ventricular hypertrophy)로 판정하며, 이러한 판정을 받은 사람은 심장질환의 위험이 높은 상태임을 알고 반드시 전문가를 찾아야 한다. 항고혈압 약물치료는 이러한 상황을 보호하거나 개선시킨다.

나) 고혈압성 뇌혈관질환

고혈압에 의해 야기되는 뇌순환계 질환을 고혈압성 뇌혈관질환 (hypertensive cerebrovascular disease)이라고 한다. 수축기 고혈압은 뇌졸중과 뇌졸중에 의해 야기되는 치매의 가장 주요한 원인이다. 단편적으로 알츠하이머성 치매환자가 대부분 고혈압을 동반하고 있다는 사실이 밝혀졌다.

치매 관련 유전자

치매와 관련된 유전자는 ApoE이다. ApoE는 amyloid-protein(녹말 단백질)과 강한 결합을 하여 난용성이 되며, 세포내에서 분해되기 어렵기 때문에 신경계에서 플라그를 만들어 신경퇴화를 촉진한다. 다형성으로는 E2, E3, E4 gene 타입이 있으며 E4 gene이 존재하면 알츠하이머성 치매의 발병 위험률이 높은 것으로 간주한다. 유전자 검사는 알츠하이머 발병에 가장 큰 영향을 끼치는 단백질 유전자의 다형성을 비교하여 치매에 걸릴 가능성이 있는지의 여부를 미리 예측하고 이에 대한 관리 방안 등을 조기에 만들어 치매 유전자가 발현되지 않도록 할 수 있다.

다) 고혈압성 신장질환

고혈압에 의해 야기되는 신장질환을 고혈압성 신장질환(hypertensive renal disease)이라고 한다. 고혈압과 당뇨병은 신장질환을 초래하고, 신장질환은 고혈압을 악화시키기도 한다. 따라서 고혈압을 동반한 신장질환 환자나 당뇨병 환자는 무엇보다 조기 발견과 치료가 중요하다.

라) 말초혈관질환과 관상동맥질환

고혈압으로 인해 동맥이 딱딱해지는 것을 동맥경화(atherosclerosis)[43]라 한다. 유전, 당뇨병, 고콜레스테롤혈증, 흡연 등도 동맥경화의 원인이다. 동맥경화는 여러 요인에 의해 초래되기 때문에 고혈압의 치료가 완벽한 동맥경화의 예방을 의미하지는 않는다. 그러나 고혈압을 치료할 경우

43) Atherosclerosis : 황색반의 죽종은 콜레스테롤, 리포이드, 지방섭취세포 등을 함유하고 있으며, 죽종은 대동맥, 중동맥의 내피와 중막에서 일어남.

관상동맥질환, 대동맥 동맥류(aortic aneurysm)[44] 및 기타의 질환을 감소시킬 수 있다.

4) 고혈압의 분류

고혈압은 본태성과 이차성으로 나눈다. 고혈압의 95%는 본태성(선천적 유전형) 고혈압으로 그 원인은 알려져 있지 않다. 나머지 5%는 이차성(후천적 원인) 고혈압으로 내분비계 이상이나 신장 질환 등에 의해 일어난다.

5) 고혈압의 관리

치료의 목표는 심혈관질환, 관상동맥질환, 말초혈관질환, 뇌혈관질환 그리고 신부전의 감소 또는 예방에 있다. 이 목표들은 삶의 질 감소나 부작용 없이 SBP를 140㎜Hg미만, DBP를 90㎜Hg 미만으로 낮출 때 성취된다. 노인 환자의 경우는 SBP를 160㎜Hg 이하로 낮출 경우 부작용이 일어날 수 있으므로 주의를 기울여야 한다. 불행히도 고혈압은 고혈압과 무관한 합병증인 대사적 혹은 내분비계적 질환을 발생시키는 요인이 되기도 한다. 이러한 요인들은 인슐린의 상승과 혈중 지질의 이상을 초래하며, 동맥을 수축시키는 레닌-안지오텐신(renin-angiotensin)의 활성화를 일으킨다.

이상적인 고혈압의 관리는 많은 약을 사용하지 않고, 경제성을 고려하여 부작용이 없이 혈압을 낮추는 것이다. 현재까지 고혈압에 대한 약물의 선택은 논쟁의 여지가 있지만, 고혈압 시기 중 40~50%는 하나의 약물을 이용해 조절이 가능하고, 80~90%의 경우는 두 가지 이상의 약물을 혼용하여야 조절이 가능하다. 약물에 대한 인체 생리학적 효과를 살펴보면 혈압의 조절은 심박출량과 말초저항의 결과로 나타나는데, 두 변인 중 하나 혹은 두 가지 모두를 감소시킴으로써 혈압을 감소시킬 수 있다.

베타차단제와 **이뇨제**가 고혈압 환자에게 쓰이는 1차 약물인데, 베타차단제는 심박출량을 감소시키는 반면, 이뇨제는 혈액량과 말초저항을 감소시킨다. **베타차단제**의 단점은 혈중지질과 콜레스테롤을 증가시키고, 인슐린 저항성을 증가시키며, 인슐린 수준을 증가시키기 때문에 덜 선호되고 있는 추세이다. 그러나 베타차단제 중 **라베탈롤(labetalol)**과 **아세부톨롤(acebutolol)**은 지질에 중립적이어서 예외의 약물로 여기고 있다. 안지오텐신-II[45]와 알도스테론[46]을 감소시키는 **안지오텐신 전환효소 억제제**(angiotensin converting enzyme inhibitor, ACE 억제제)는 혈중지질에 역작용을 하지 않으므로 그 사용이 확대되고 있다. 즉, 현재까지 ACE 억제제가 고혈압 치료에 있어

---

44) Aneurysm : 동맥, 정맥, 심장 벽이 확대, 이완되어 형성되는 주머니로 혈액이 그 속에 충만하기 때문에 동맥인 경우에는 맥류성 잡음과 박동이 일어나고, 주변 조직을 압박하여 동통과 마비를 유발.

45) Angiotensin-II : 안지오텐신-II. 아드레날린과 같은 작용을 하는 물질.

46) Aldosterone : 알도스테론. 신장에 의해 수분과 나트륨을 유지하는 호르몬.

가장 합리적인 약물로 여기고 있다. 아울러 ACE 억제제는 베타차단제 사용 시 초래되는 최대산소섭취량의 감소를 일으키지 않기 때문에 고혈압을 가진 운동선수에게 권장되는 약물이기도 하다. 모든 ACE 억제제는 효과가 동일하고 비슷한 부작용을 가지고 있으므로 최소 비용의 약물 선택 시 권장할 만하다.

소량의 이뇨제인 **하이드로클로로타이아자이드**(25㎎ hydrochlorothiazide)는 혈중지질의 유의한 변화 없이 혈장량을 감소시키고 혈관저항을 낮춤으로써 혈압을 낮춘다. 이것은 비만자와 고령층에 더욱 효과적이다. 여성의 경우 하이드로클로로타이아자이드는 골다공증의 위험을 감소시키는 부가적인 이득도 있다. 이 약물의 부작용은 **저칼륨혈증**인데, 흔하게 일어나지 않으며 과일이나 야채를 충분히 섭취함으로써 예방할 수 있다. 고혈압 환자의 50% 가량이 **소량의 이뇨제**로도 혈압을 조절할 수 있다. 부수적으로 관상동맥질환을 가진 사람들은 베타차단제로 당뇨병이나 심부전증이 있는 환자는 ACE 억제제로부터 혈압 감소 이외의 다른 부가적인 이익을 얻을 수 있다[표 5.16].

표 5.16 항고혈압 치료제를 선택하는 요인

요 인		항고혈압 치료
• 고혈압과 관련된 질환이 없는 사람, 젊은이	⇨	타이아자이드 또는 베타차단제
• 노인 고혈압 환자, 단일성 수축기 고혈압	⇨	타이아자이드(장시간 용 니페디핀)
• 당뇨병	⇨	안지오텐신 전환효소억제제
• 심부전증	⇨	안지오텐신 전환효소억제제, 이뇨제
• 관상동맥질환	⇨	교감신경작용이 없는 베타차단제

가) 고혈압 환자의 추후관리

혈압을 조절하기 위한 초기단계에는 의사를 자주 방문할 필요가 있다. **혈압이 180/100㎜Hg이하이면 항고혈압제제에 대한 정보를 얻기 위해 1~2개월에 한 번씩 병의원을 방문하도록 한다.** 이 보다 높은 혈압수준을 가지고 있을 경우에는 자주 의사를 찾을 필요가 있다. 혈압이 잘 조절되면 방문횟수를 년 1회로 줄일 수 있다.

고혈압 환자는 혈압 측정법을 익히고 자주 혈압을 측정한다. 혈압이 지속적으로 높으면 재 진찰을 받는다. 추후 검사는 개인별 필요에 따라 달라지며, 특히 베타차단제 복용환자는 매년 혈중지질을 검사받아야 하고, 심장질환의 위험인자에 따라 2~4년마다 심전도 검사를 받아야 한다. 고혈압환자는 치료에 의해 즉각적인 효과를 기대할 것이 아니라 장기적으로 합병증의 발생을 예방함으로써 정상생활을 하고 기대수명을 늘릴 수 있는데 목표를 두어야 한다. 이를 위해서는 다음과 같은 7가지 생활수칙을 지켜야 한다.

고혈압을 예방하는 7가지 생활수칙 (대한고혈압학회, 2001)

- 음식을 싱겁게 골고루 섭취
- 알맞은 체중 유지
- 매일 30분 이상 적절한 운동
- 담배는 끊고 술을 삼가
- 지방질을 줄이고 야채 섭취 증가
- 스트레스를 피하고 평온한 마음 유지
- 정기적인 혈압측정과 의사의 진찰

나) 고혈압 환자의 비약물적 치료

경증 고혈압은 약이 없이도 치료될 수 있다. 일반적인 병의원에서 실시하고 있는 **'항고혈압 프로그램'**은 체중감소, 규칙적인 운동, 포타슘과 마그네슘이 높은 음식물 섭취를 강조하고 있으며, 알코올과 짠 음식 억제 및 금연 등을 강조하고 있다. 포타슘은 동맥을 확장시켜 혈압을 낮추는 역할을 한다. 바나나에는 포타슘 함량이 높으므로 하루에 한 개의 바나나를 섭취하는 것도 혈압을 낮추는데 도움이 된다.

과거에 의사들은 고혈압 환자들에게 운동을 권장하지 않았던 적이 있다. 미국국립건강조사국(National Health Interview Survey)에 의하면 고혈압 환자의 48%만이 주치의로부터 운동을 하도록 권장을 받았고, 46%는 체중을 줄이도록 권유를 받았다고 한다. 사실, 중등도의 운동은 혈압을 낮출 수가 있으며, 안정시 145/90㎜Hg이하의 경증 고혈압 환자의 경우는 치료가 될 수도 있다. 실제로 체중을 약 1㎏ 감량할 경우 2㎜Hg의 혈압이 감소되었다는 연구보고도 있다. 이러한 감소는 신부전으로 인한 이차성 고혈압 환자의 경우 더욱 현저히 나타난다. 규칙적인 운동과 더불어 금연, 염분 억제 및 알코올의 섭취를 감소시킬 경우에는 혈압을 더욱 낮출 수 있다.

다) 고혈압과 운동

규칙적인 운동은 고혈압을 포함한 심혈관계 위험인자의 발생과 심각성을 줄이며 항고혈압약물의 섭취를 감소시켜 조기 사망의 위험을 완화시킨다. 경증 고혈압 환자의 치료 여부는 운동요법의 결과에 의해 달라진다. 최근에 많은 연구는 높은 체력수준이 안정 시 수축기 혈압의 감소와 연관되어 있음을 보고하고 있다. 한편, 산책이나 정원 손질 등은 혈압을 낮추는데 효과가 없으며, 중등도 운동만이 혈압감소에 도움을 준다. 예를 들어, $\dot{V}O_2$ max 또는 최대능력의 50%에 달하는 중등도 운동은 아침에 혈압이 오르는 것을 막을 수 있는 바람직한 방법이다. 사실, 부교감신경계가 교감신경계로 전이되는 아침은 심혈관계의 유병율과 사망률을 높이기 때문에 이 시기에 혈압을 낮추는 것은 매우 중요한 일이다.

운동의 빈도, 형태, 시간, 강도 등은 건강한 일반인과 크게 다르지 않다. 그러나 **최대심박수의 40~ 70% 또는 자각인지도에서 11(보통이다)~13(약간 힘들다)** 사이에의 운동은 높은 강도에서 운동하는 것보다 효과가 크다. 운동에 의한 혈압의 감소효과는 **4~5주 이내**에 나타나며 운동프로그램이 지속되는 동안 유지된다. 안정시 SBP가 180~209㎜Hg, DBP가 110~119㎜Hg인 환자는 약물요법을 시작할 때까지는 운동을 하지 않는다. 혈관 확장제를 복용하고 있다면 갑작스런 운동중지 후 정맥에 혈액이 몰릴 수 있으므로 정리운동을 길게 해준다.

6) 고혈압 환자의 운동처방

가) 유산소성 운동

고혈압 환자들이 유산소성 운동을 수행할 경우 시간이 경과함에 따라 혈압의 감소는 물론 합병증도 예방할 수 있기 때문에 운동은 비약물적인 **항고혈압 방법**으로 여겨진다. 만일 혈압이 급격하게 상승한다면 유산소성 운동은 약물치료 후에 고려해야 한다. 운동은 혈압을 더욱 낮추어서 약물투여를 감소시킨다. 이로써 조기 사망률에 대한 위험을 낮추게 된다. 특히, 체중감소, 염분섭취 제한과 항고혈압 치료를 병행하여 혈압이 낮아지면, 운동부하검사를 통해 적절한 운동프로그램을 처방 받는 것이 바람직하다.

운동 중 혈압반응은 고혈압 위험에 관한 사전정보를 제공한다. 예를 들어, **최대운동능력의 50% 수준에서 180/90㎜Hg이상, 최대운동시 225/90㎜Hg이상으로 혈압이 증가한다면 경증 고혈압의 전조 증상**이며, 운동전이나 초기에 고혈압이 되고 안정시에는 정상 혈압으로 떨어지거나, 운동 시 혹은 운동직후에 최고 혈압으로 높아지는 경우에도 위험한 수준이다. **베타차단제**를 복용하고 있는 환자의 경우는 심박수와 최대 운동수행능력이 감소할 수도 있다. 따라서 베타차단제를 복용하고 있다면 심박수에 의한 운동강도 보다는 **자각인지도**에 의한 운동강도의 처방이 더욱 좋다. 고혈압 치료에 이용될 수 있는 운동 형태는 걷기, 속보, 수영, 고정식자전거 타기 등이 좋고, 단거리 달리기 등과 같이 혈압이 200㎜Hg이상 올라가는 운동은 삼가야 한다.

궁극적으로 고혈압 환자를 위한 유산소성 운동의 강도는 최대심박수의 40~80% 또는 VO2예비량의 40~60% 정도가 적당하며, "목표혈압 공식"에 대입하여 알맞은 혈압범위에서 운동하는 것도 바람직하다 [예문 1과 부록 A 참조]. 한편, 고혈압 환자를 위한 **운동량은 주당 700~2,000㎉ 소모되는 범위로 하고, 일일 운동시간은 30~60분**, 빈도는 **주당 4~7일을 실시하는 것이 좋다.** 운동 중에 혈압이 250/120㎜Hg 이상으로 증가하거나, 운동 중 자각인지도가 '약간 힘들다'를 넘으면 운동강도를 낮추거나 중지한다.

[예문 1] 운동부하 검사에서 안정시 수축기 혈압이 152㎜Hg, 최대수축기 혈압(SBPmax)이 215㎜Hg로 기록되었다. 이 고혈압 환자를 40~70% 강도로 운동시키고자 할 때 이 환자의 운동시 목표혈압을 산출하면 아래와 같다.

목표 SBP = %운동강도 × (최대 SBP - 안정시 SBP) + 안정시 SBP
= 0.40(or 0.70)×(215-152)+152
= 0.40(or 0.70)×(63)+152
= 25.2(or 44.1)+152
≒ 177~196㎜Hg

생활요법	SBP(mmHg)
• 체중 10kg 감소 : 표준체중유지	5~20 ⇩
• 식이요법 : 과일, 야채, 저지방	8~10 ⇩
• 염분제한 : 일일 6g 이하	8~10 ⇩
• 규칙적인 운동 : 일일 30분 유산소 운동	8~10 ⇩
• 절주 : 일일 2잔 이하	8~10 ⇩

운동을 실시하기에 적절한 혈압수준은 140/90~159/99㎜Hg이며, 안정시 SBP가 180~209㎜Hg, DBP가 110~119㎜Hg인 환자는 약물치료 후 위와 같은 수치로 떨어지기 전까지는 운동을 삼가 해야 한다. 그러나 합병증이 없는 경우에는 2~3METs 가량의 보행정도는 위험이 없고 좋은 결과를 가져온다. 운동을 포함한 다른 생활의 전략을 통해 SBP를 감소시킬 수 있다는 사실이 잘 알려져 있다.

나) 중량부하 운동

웨이트트레이닝과 같은 중량부하 운동은 고혈압을 치료하기 위한 1차적 운동의 형태로 권장되지는 않지만, 낮은 무게를 이용한 높은 반복횟수의 근력운동은 고려해볼 만하다. 어느 정도 체력수준이 증가하여 웨이트트레이닝을 할 수 있는 정도가 되면 무게를 들어 올릴 때 숨을 참지 않아야 한다. 숨을 참고 무게를 들어 올릴 경우에는 발살바조작[47]을 유발시켜 혈압을 올리며 생명에 위험을 초래할 수 있다. 그밖에 아래에 나열된 요인을 가지고 있는 경우에는 중량부하 운동을 삼가야 한다.

- 울혈성 심부전[48]
- 조절되지 않는 부정맥[49]
- 심한 판막 질환
- ≤ 5MET 유산소성 대사 능력

47) Valsalva maneuver : 숨을 참고 강제로 호기하는 경우로 흉강내압이 증가하여 심장으로 복귀하는 정맥귀환이 감소.

고혈압 환자에게 적절한 웨이트트레이닝 방법은 **서킷트레이닝**이라 할 수 있다. 서킷트레이닝은 일정한 간격으로 구간을 이동하는 운동 형태로 근지구력과 근력을 발달시킬 수 있을 뿐만 아니라 심폐지구력도 증가시킬 수 있다. 서킷트레이닝은 혈압을 조절하고 심장에 대한 부담을 줄이기 위해 무게를 들어 올릴 때 호흡을 뱉고, 무게를 적절히 조절하여 동작 중간에 멈추지 않도록 해야 한다. 이때 적절한 운동강도는 개인의 능력에 근거한 중량을 선택하는 것이 좋다. 즉, 1RM을 산출해야 한다. 여기서는 앞서 제시했던 1RM 산출식 보다는 [표 5.17]에 나타나 있는 수정형 1RM 산출식(**m1RM,** modified one repetition maximum)을 이용하는 것이 안전한 방법이다. 이를 토대로 운동강도는 1RM의 60~80%로 하고, 반복횟수는 초기에 15회를 들어 올릴 수 있는 무게를 선택한다. 15회를 편안히 들 수 있다면 무게를 12회 가량 들 수 있도록 증량시키고, 8회를 들어 올릴 수 있다면 m1RM으로 최대근력 수준을 재 측정한다.

표 5.17 **수정형 1RM 측정 공식의 예**

① 공식 : **100-(반복횟수 × 2)= %1RM**
② 만일 환자가 40파운드를 10회 들어 올렸을 경우
③ 공식을 이용하여, {100-(10 × 2)}= %1RM
④ 100-20 = 80%
⑤ 즉, 40파운드가 1RM의 80%라는 뜻
⑥ 따라서 {40파운드÷0.80} = 50파운드가 1RM이 되는 것임

※초기에 1RM의 30~50%와 부합하여 들 수 있는 무게는 15~25파운드.

운동은 프리웨이트(free weight), 웨이트 장비 및 탄력밴드와 같이 모든 중량을 이용할 수 있다. 단, 중량부하 운동시 자각인지도가 11(보통이다)~13(약간 힘들다) 수준을 유지하도록 한다. [표 5.18]제시된 운동의 검사, 약물 및 고려사항에 대하여 숙지하고, 이를 토대로 [표 5.19]에 제시된 관리방법 등을 환자들에게 상세히 설명해줄 필요가 있다.

48) Congestive heart failure : 울혈성 심부전. 숨이 가쁘고 부종이 생기며 나트륨 및 수분의 이상저류를 특징으로 하는 심장쇠약에 의한 임상적 증후군.

49) Arrhythmias : 부정맥. 심장박동의 정상적 율동에서의 변동, 동성부정맥, 기외수축, 심장블록, 심방세동, 심방조동 등이 포함됨.

표 5.18 고혈압 환자를 위한 운동정밀 검사와 약물 및 특이적 고려사항

	검사항목	측정항목	권장 중지시점	비고
유산소 파워능력	▪ 트레드밀 (1~2METs/ 3분단계) ▪ 자전거 (25~50watt/3분 단계) (17watt/분)램프프로토콜	▪ 12리드 심전도	▪ 심각한 부정맥 출현 ▪ ≥2㎜ ST분절 하강/상승 ▪ 허혈성 역치 ▪ ST변화를 동반한 T파 역위	※약물은 운동 시간대를 피하여 투여하는 것이 좋음.
		▪ 심박수	▪ 최대심박수의 85%	
		▪ 혈압	▪ SBP/DBP 〉250/115㎜Hg ▪ 두통 또는 기타 위험증상	
		▪ 자각인지도	▪ 심리적 피로감의 급증	
		▪ 호흡가스분석	▪ 최대산소섭취량	
근력	▪ 프리웨이트 ▪ 머쉰	▪ 1RM ▪ 최대수의적 근수축능력(MVV)		※ SBP/DBP가 250/115㎜Hg를 초과하는지 관찰.
약물 요법	▪ Beta-blocker : 분당 30회 가량의 낮은 변시성 반응을 일을 킬 수 있음. ▪ 심근경색 환자를 위한 약물요법 참조.			

표 5.19 고혈압 환자를 위한 관리 프로그램

	운동형태	목표	운동강도/빈도/시간	운동기간
유산소 운동	▪ 큰 근육위주의 운동 · 걷기 · 속보 · 로잉 · 자전거 · 수중운동	▪ 최대산소섭취량 증가 ▪ 환기역치 수준 증가 ▪ 최대 일량/지구력 증가 ▪ 칼로리 소모의 증가 ▪ 혈압반응 조절	▪ 최대심박수의 40~80% ▪ VO_2예비량의 40~60% ▪ RPE 11~13 ▪ 주당 4~7일 ▪ 30~60분/1회 운동 ▪ 주당 700~2,000㎉ 소모	▪ 4~6개월
근력 운동	▪ 서킷 트레이닝	▪ 근력의 증가	▪ 8~12회 * 1세트 ▪ 60~80% 1RM	
약물 요법	▪ Beta-blocker : 심박수를 분당 30회 가량 경감시킬 수 있음 ▪ Alpha1 blocker/ alpha2 blocker/ calcium channel blocker/ vasodilator : 운동 후 저혈압 유발 가능성 높음			
고려 사항	▪ 혈압이 약물로 잘 조절되고 있을 때 운동에 참여 ▪ 안정시 SBP 〉200㎜Hg 혹은 DBP 〉115㎜Hg인 경우 운동 금지 ▪ 고강도에서 운동하는 경우 혈압을 경감시킬 수 있지만, 다른 심혈관계 질환을 유발할 수 있음 ▪ 주당 700㎉ 소모는 초기 목표가 되어야 하며, 2,000㎉ 소모는 장기간의 목표가 되어야 함			

다) 운동에 대한 항고혈압 기전

(1) 1회성 운동에 따른 혈압 반응

격렬한 유산소 운동시에 SBP는 증가하고, DBP는 감소하거나 혹은 변화가 없다. 최대운동 중에 SBP는 180~210㎜Hg, DBP는 60~85㎜Hg 정도 증가한다. 안정시 혈압과 함께 운동에 따른 과도한 혈압 반응은 앞으로의 고혈압이 될 가능성이 있다. 또한 운동시 혈압은 관상동맥질환의 경과를 예측할 수 있다. 외관상 건강한 성인 남자를 대상으로 운동시 혈압은 심근경색으로 이환

율과 사망률 모두 높은 관계가 있으며, 운동시 혈압은 중증 고혈압과 경증 고혈압 사이에 구분될 수 있다. 운동 중에 혈압반응이 크고(≥230/100㎜Hg), 높은 위험인자를 지닌 남자는 말초저항이 둔하게 되며, 운동유발성 혈관확장능력을 저해한다.

(2) 운동과 혈압조절 기전

고혈압 환자에게서 나타나는 특징 중 하나인 산화질소의 생체이용률 및 분비감소는 혈관 이완능력을 감소시킨다. 그러나 규칙적인 운동은 혈관의 전단력(shear stress)을 증가시키고, 세포의 신호체계를 활성화시켜 산화질소의 분비 및 생체이용률을 촉진시킴으로써 혈관을 이완시켜 말초저항을 감소시킨다.

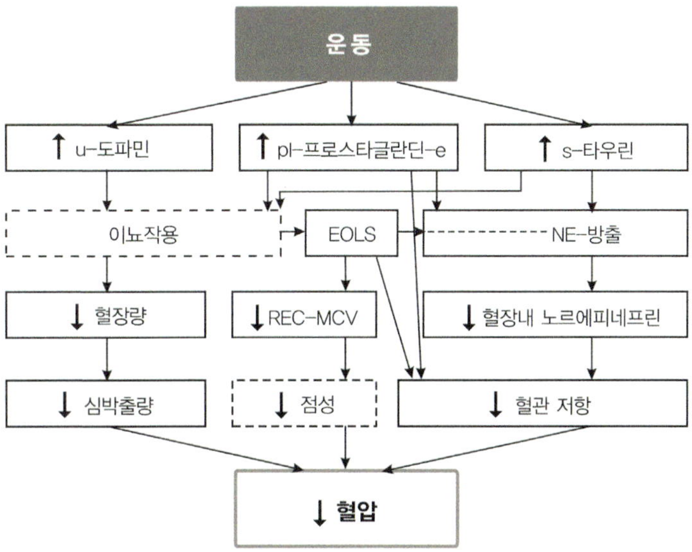

그림 5.1 운동에 의한 혈압감소 기전(Arakawa, 1994)

U(urinary 뇨), pl(plasma 혈장), S(serum 혈청), RBC(red blood cell 적혈구), NE(norepinephrine 노르에피네프린), MVC(mean corpuscular volume 평균적혈구 용적), EOLS(endogenous ouabain-like substance 내인성 물질)

혈압 상승은 심박출량의 증가 또는 총말초혈관저항(total peripheral resistance)의 증가 중의 하나 혹은 두 가지 요인이 복합적으로 작용하여 발생하기도 한다. 혈역학적 기전에서 볼 때 운동은 직·간접적으로 대사적 변화를 일으켜 혈압에 영향을 미친다. 규칙적인 운동이 혈압을 낮추는 기전에는 몇 가지 가능성이 있다. 첫째, 규칙적인 장기간 운동 후안정시 또는 주어진 운동 강도에 대한 심박출량과 말초저항이 낮아진다. 둘째, 규칙적인 장기간 운동 후에 혈청 카테콜라민과 혈장 레닌이 감소한다. 셋째, 혈관을 확장시키는 프로스타글란딘 E(prostaglandin E)와 이뇨작용을 하는 도파민이 증가하여 혈장량과 심박출량이 감소하고, 아미노산의 일종으로 강압작용을 하는 타우린(taurine)이 증가하여 노르에피네프린(norepinephrine)을 감소시켜 말초혈관 저항이 떨어진다. 종합해보면, 운동을 통해 노르에피네프린이 감소하고, 자율신경계의 긴장이 완화되어 혈관이 확장되며, 압력수용반사(baroreflex)가 재조정되어 말초저항이 떨어지기 때문에 혈압이 감소한다고 할 수 있다[그림 5.1].

나. 관상동맥질환

1) 증상과 특징

심장근에 산소와 영양분을 공급하는 관상동맥은 내벽에 지질 등이 침착하게 되면 다른 혈관과 마찬가지로 내강이 좁아진다. 이렇게 발생하는 일련의 질환을 **관상동맥질환(coronary artery disease)**이라고 한다. 즉, 심장근으로의 산소와 영양 공급이 줄어들게 되면 협심증과 심근경색증이 유발된다.

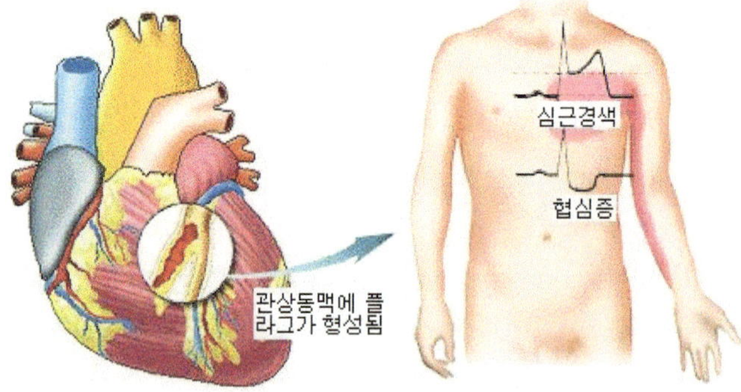

그림 5.2 **협심증과 심근경색증이 유발**

협심증(angina pectoris)의 주 증상은 왼쪽의 가슴, 어깨, 팔, 목 및 턱 부위에서 불쾌하고 쑤시는 통증이 **20초~30분 정도** 지속된다. 반면, **심근경색(myocardial infarction)**은 협심증과 유사한 증상을 보이지만 통증이 심하고 **60분 이상 지속**되며, 잘 사라지지 않는다[그림 5.2]. 심한 운동 시 협심증이 일어나게 되면 관상동맥이 50~70%이상 폐쇄된 경우를 의미하며, 안정 시에 나타날 경우에는 90%정도 폐쇄된 경우를 의미한다. 관상동맥의 혈류량은 안정시보다 운동 시에 5배 이상 증가한다. 그러나 관상동맥질환자의 혈류량은 손상된 관상상(coronary beds)까지 유입되지 못하므로 심근산소소비량[50]과 공급량 사이에 불균형이 초래된다. 이러한 불균형을 초래하는 원인은 관상동맥의 수축과 혈소판 섬유소의 침착 등에 의해 더욱 가중된다. 특징적으로 혈소판의 점

50) 심근산소소비량 : 심박수×수축기 혈압을 의미. Double product 또는 심장력(rate pressure product, RPP)이라고 부른다. 단위는 bpm·㎜Hg.

성은 중등도 강도의 운동에서 감소되는 반면, 고강도 운동에서는 혈소판의 점성이 증가한다. 그리고 협심증은 없으나 잠재적인 심근허혈[51](silent ischemia)과 고조된 정서 등은 혈관을 수축시켜 안정 시에도 협심증을 일으킬 수 있다.

운동에 의한 반응현상으로는 국부적인 근수축에 의해 혈관이 확장되고, 골격근의 기계적 수용체(mechanoreceptor)가 활성화되어 혈관이 수축한다. 관상동맥질환을 가진 환자의 경우 심근산소소비량이 증가하면 손상된 관상동맥의 혈관수축을 야기시키므로 건강상에 위협을 초래한다.

2) 관리방법

가) 약물 및 수술치료

관상동맥질환에 사용되는 약물들은 여러 가지가 있으며, 치료의 목적은 심근산소소비량을 감소시키고 허혈이 있는 심근층까지 관상혈류량을 증가시키는 것이다. **베타차단제**[52]는 심박수, 심근수축력, 혈압을 감소시켜 심근산소소비량을 감소시킨다. 심근산소소비량의 감소는 베타차단제를 복용하는 환자가 심근허혈을 나타내지 않으면서 높은 강도의 최대하 운동능력을 발휘할 수 있게 한다. 베타차단제를 끊게 되면 불안정성 협심증(unstable angina)이 유발될 수 있다. **칼슘채널차단제**[53]는 말초혈관을 확장시켜 심근산소소비량을 감소시킨다. 특히, 관상동맥의 확장은 관상동맥에 혈류량을 증가시켜 관상혈관의 수축력을 감소시킨다. 이러한 효과들로 인해 특정한 운동강도에서 심근산소소비량을 감소시키게 되면 허혈의 발생을 상당히 지연시킬 수가 있다. **베라파밀(verapamil)**과 **딜티아젬(diltiazem)**은 동방결절과 방실결절의 전도를 느리게 하여 심박수를 감소시키며, **니페디핀(nifedipin)**은 빈맥을 일으킬 수도 있기 때문에 심박수를 감소시키는 베타차단제와 함께 사용하기도 한다. 칼슘채널 차단제와 질산염(nitrates)을 함께 복용하면 '**기립성 저혈압**'을 유발할 수도 있기 때문에 주의를 요한다. **질산염**은 세동맥을 확장시키는 산화질소를 생성하여 관상동맥의 혈류량을 증가시키고 전부하(preload)를 감소시켜 산소소비량을 줄일 뿐만 아니라 혈소판의 응집을 감소시킨다. 그러나 질산염을 장기간 복용할 경우에는 내성이 증가하기 때문에 그 효과가 감소함으로 격일로 사용하는 것이 좋다.

약물복용에도 불구하고 증상에 호전이 없는 경우에는 **경피적 관동맥 성형술**(percutaneous transluminal coronary angioplasty, PTCA)이나 **관상동맥 우회로술**(coronary artery bypass

---

51) Ischemia : 국소빈혈 or 허혈. 혈관의 기능적 협착이나 폐색물에 의하여 일어나는 부분적 혈액의 부족현상.

52) β-blocker : 베타차단제. 베타1-이나 베타2-아드레날린성 수용체, 또는 양쪽에서 아드레날린성 차단을 일으키는 약물.

53) Calcium channel blocker : 세포내 칼슘의 유입을 억제하거나, 세포내 저장으로부터의 칼슘이동을 억제하는 약물. 방실전도 또는 동방전도 장애를 일으켜 심방근 및 심근의 이완을 일으킨다. 협심증, 부정맥, 고혈압의 치료에 사용.

graft surgery, CABGs)[54]을 시행하게 된다. 환자의 검사와 관리방법 등을 숙지하는 것이 바람직하다[표 5.20, 5.21].

표 5.20 CABG/ PTCA 환자를 위한 운동정밀 검사와 약물 및 특이적 고려사항

	검사항목	측정항목	권장 중지시점	비고
유산소 파워능력	▪ 트레드밀 (1~2METs/ 3분단계) ▪ 자전거 (25~50watt/3분 단계) (17watt/분)램프프로토콜	▪ 12리드 심전도	▪ 심증 부정맥 출현 ▪ ≥2mm ST분절 하강/상승 ▪ 허혈성 역치 ▪ ST변화를 동반한 T파 역위	▪ ST분절의 소실은 재협착/ 국부적 차단과 함께 동반. ▪ 안전한 훈련 강도를 설정하는 것이 중요. ▪ 변시성 장애는 좋지 못한 예후를 보임. ▪ 트레드밀 속도는 최소 1.0mph 로 시작.
		▪ 혈압	▪ SBP/DBP ＞250/115mmHg	▪ 운동시저혈압(≥20mmHg 감소)은 좋지 못한 예후.
		▪ 자각인지도	▪ 심리적 불안감의 급증	▪ 운동강도로 심박수와 병행 관찰.
		▪ 호흡가스분석	▪ 최고 산소섭취량	▪ CABG환자가 9METs이상의 최고 일률을 보이면 좋은 예후.
근력	▪ 등속성 ▪ 등장성	▪ 최대수의적 근수축 능력의 90%(최대 2~3회 들 수 있는 부하)	▪ 3회 연속 반복	▪ 저항 운동계획 유용. ▪ 근기능의 발달은 침상 안정으로 인한 역효과 방지. ▪ 흉골이 완치될 때까지 근력운동은 금지.
약물요법	▪ 심근경색 환자의 약물요법 참조			
고려사항	▪ 심근경색 환자의 고려사항 참조 ▪ 흉부와 하지 상처부위가 완치되려면 4~8주가 소요됨 ▪ 흉골에 압박을 가할 수 있는 암에르고미터 검사는 상처가 완치될 때까지 금함 ▪ 최고 혹은 증상-제한적 운동부하 검사가 종료된 후 정리운동은 운동 후 초래될 수 있는 심혈관계 합병증의 위험을 감소시킴 ▪ CABGs 후 회복기간을 오래 끌수록 최대산소섭취량을 지속적으로 감소시킴 ▪ CABGs 후 운동부하검사는 환자의 만족감과 자긍심을 증가시킴 ▪ PTCA 후 24~48 시간 내에 정상과 가까운 활동을 재개할 수 있음			

54) CABGs : 관상동맥우회로술. Triple coronary artery disease, 심실기능장애 환자 및 좌측관상동맥질환 등으로 증세가 약물치료로 조절되지 않거나 또는 심한 기능적 장애를 가지고 있는 경우에 처치.

표 5.21 CABG/ PTCA를 위한 관리 프로그램

	운동형태	목표	운동강도/빈도/시간	운동기간
유산소 운동	■ 큰 근육위주의 운동 ■ 암 에르고미터 ■ 레그 에르고미터	■ 유산소 능력의 증가 ■ 최대하 운동시 심박수와 혈압의 감소 ■ 심근산소요구량 감소 ■ 관상동맥질환 위험 요인 감소	■ HRR 혹은 $\dot{V}O_2max$의 40~80% ■ RPE 11~16 ■ 허혈성 역치이하의 운동강도 ■ 주당 4~7일 ■ 20~60분/ 1회 운동	■ 4~6개월
근력 운동	■ 서킷 트레이닝	■ 여가/ 작업 / 일상생활 능력의 증가 ■ 근력/ 지구력의 증가	■ MVV 40~50% ■ 주당 2~3일 ■ 2~4세트/ 12~15회 반복 ■ 8~10종목의 기구 활용 ■ 1~2lb(0.5-0.9kg)로 시작하고, 무게를 증량시키기 위해서는 수술 후 3개월이 초과해야 안전함. ■ 부하는 점증적으로 증가.	■ 4~6개월
유연성 운동	■ 상/하체 ROM 활동	■ 상해 위험성 감소 ■ ROM개선	■ 주당 2~3일 ■ 10~30초간 정적스트레칭	■ 4~6개월
약물 요법	■ 심근경색 환자의 약물요법 참조 ■ Beta-blocker : CABGs/ PTCA 환자의 운동/훈련 효과에 대하여 영향을 미치지 않음 ■ Calcium channel blocker : CABGs/ PTCA 환자의 운동/훈련 효과에 대하여 영향을 미치지 않음			
고려 사항	■ 심근경색 환자의 고려사항 참조 ■ CABGs 환자들은 전형적으로 입원부터 재활을 시작해야 빠른 속도로 회복됨 ■ CABGs 환자들은 일반적으로 상지 ROM 운동에 전념할 수 있음 ■ CABGs 혹은 PTCA의 증세와 증상(협심증)을 조심스레 관찰해야 함 ■ 주기적인 간헐적 혹은 지속적 EKG 관찰이 도움이 됨			

나) 재활 운동

관상동맥질환의 치료는 약물이나 수술치료 이외에도 콜레스테롤 등을 낮추기 위한 식이, 운동, 생활관리 등이 포함된다. 임상적으로는 야채위주의 식단과 지방성분이 낮은 음식물을 섭취하도록 하며 규칙적인 운동을 권장하고 있다. 이것은 식단으로 500㎉의 음식물 섭취를 줄이고, 운동으로 200~300㎉를 소비하여 하루 평균 700~800㎉를 소모할 수 있는 수준을 말한다. 칼로리 제한은 일일 1,000㎉ 이하로 조정해서는 안 된다. 실제로, 운동은 체중조절과 스트레스 해소에도 도움을 주기 때문에 협심증이나 심근경색증을 예방하는데 매우 효과가 크다. 이와 같은 중재방안은 심장질환을 앓은 후에도 하나의 치료방침으로 적용되고 있다. 일부 연구에 의하면 협심증이나 심근경색증을 비롯한 심혈관계 질환으로 병의원에서 수술한 환자들 가운데 규칙적인 운동과 건전한 식습관 및 평소에 겪어야만 했던 스트레스를 줄이게 한 결과 수술 후 회복능력이 그렇지 않았던 환자들에 비해 몇 배 이상 빨랐으며 후유증과 재발율도 매우 낮았다고 한다.

일상생활에서 활동수준만을 높이더라도 그 효과를 증대시킬 수가 있는데, 이에 대한 연구들은 과거부터 유래를 찾아볼 수가 있다. 즉, Journal of Circulation(1960)에 보고된 한 연구에 의하면 뉴욕에 살고 있는 55,000명의 남자들 가운데 '거의 활동이 없는 사람들'이 '중등도의 활동을 하고 있는 사람들'보다 심장마비로 인한 사망률이 높은 것으로 보고된 바 있다. 이 저널에 따르면 중등도 활동을 한 사람들은 일상생활을 걷거나 계단을 오르내린 사람들이라고 덧붙였다. 이와 관련하여 직장인들의 심전도 반응을 연구한 결과 단지 20분 혹은 그 이상을 걸어서 통근한 사람들의 '허혈성 심전도 이상반응'이 ⅓로 줄어들었다고 보고한 바 있다. 이러한 신체활동의 긍정적인 효과는 최근 운동과 각종 질병으로 인한 치사율과의 상관관계를 분석한 연구에서도 매일 30분가량 운동할 경우 치사율을 20~30% 줄일 수 있으며, 관상동맥질환의 경우는 30~40% 낮출 수 있는 것으로 보고하고 있다.

다) 심장질환자의 재활운동 단계

심장질환자를 위한 재활운동은 I, II, III, IV 단계로 나누어진다. **I 단계는 입원시 재활단계**(inpatient rehabilitative phase)로 심근경색 환자의 병환정도에 따라 그 기간이 달라지며, 이 기간 동안의 목표는 환자의 운동수준이 제한되어 있다 하더라도 **'불안정한 협심증'**이 나타나지 않는 한, 점증적으로 운동에 적응해 나가도록 하는 것이다. 수술 후 **48시간** 이후에 환자는 침대에서 일어나 운동을 시작할 수 있는데, 이때 운동은 병동에서 짧은 거리를 2~3회 가량 2~3METs 수준으로 걷는 것이 포함된다. 퇴원시기가 되어서는 계단을 오르내릴 수 있는 정도가 되며, 이때가 I 단계 재활운동의 종료시점이다. I 단계에서 건강운동관리사의 중요한 역할은 세 가지가 있다. 첫째, 환자들에게 운동시 심박수를 체크할 수 있도록 교육하고, 운동시 심박수가 안정시 보다 20회/분 증가될 수 있도록 지도해야 한다. 둘째, 최대하 운동부하 검사를 실시하여 가정에서 독립적으로 운동할 수 있도록 해야 하며, 셋째, 베타차단제와 같이 심박수에 영향을 줄 수 있는 약물을 투여하고 있을 때에는 **자각 인지도**의 활용방법도 지도해야 한다.

II 단계는 외래환자 재활단계(formalized out-patient rehabilitative phase)로써 4~6주가량이 소요된다. 이 시기의 목표는 관상동맥질환과 이 질환에 대한 위험 요인의 수정 등이 포함된다. 운동은 최초 짧은 거리를 걷도록 하고 거리를 점차 증가시켜 **2Km까지 쉬지 않고 걷을 수 있는 정도**를 처방한다. 즉, 이 시점이 II단계의 종료시점이다. 이 시기에 적용해야할 운동강도는 느린 걸음(약 2METs)에서 시작하여 빠른 걸음(약 4-5METs)까지로 적용하고, 운동시 심박수가 안정시 보다 20회/분 증가되거나, 자각인지도가 11~12이상을 넘지 않도록 해야 한다. 처방된 운동에 대해 환자의 증상이나 피로 상태가 좋지 못할 경우에는 초기 단계로 돌아가도록 한다. 참고로 심근경색 환자가 수술치료 후 2주가 지나면 반드시 병의원을 방문하여 **'증상제한 운동부하검사'**를 받도록 권고해야 한다[부록 B참조].

III 단계는 외래환자 재활단계의 지속기간(exercise based outpatient rehabilitative phase)로서 8~12주가량이 소요된다. 이 단계의 목표는 환자들에게 자신의 안전한계를 알려주고, 관상동맥질환에 대한 운동의 효과를 인식시켜 주며, 증상을 보이지 않고 안전하게 운동을 지속하도록 하는데 있다. 이때 운동의 강도는 최대심박수의 60~75% 혹은 자각인지도 12~13 정도가 바람직하며, 준비운동을 안정시 심박수보다 20회/분 이내로 조정하여 심근허혈이나 부정맥이 나타나지 않도록 해야 한다. 본 운동은 유산소성 운동과 중량부하 운동을 병행하도록 한다. 중량부하 운동으로는 서킷 트레이닝을 선택하되, 유산소성 운동을 20~30분가량 실시한 이후에 접목하도록 한다. 모든 운동이 끝난 후 정리운동을 10~15분 실시한다.

Ⅳ단계는 퇴원 후 독립적 능력의 유지기(discharged phase)로써 이 단계에서의 목표는 임상적으로 안전하고, 최소한 5METs 이상의 기능적 능력을 보유한 환자들을 대상으로 스스로가 운동을 조절할 수 있도록 하는데 있다. 임상적으로도 안전하다고 판정된 환자가 독립적으로 운동하기에 두려움을 가지고 있다면 병원이외에 대학, 운동처방을 전공한 전문가 혹은 심폐소생술(cardiopulmonary resuscitation, CPR)[55] 자격이 있는 사람들과 한 달에 1~2회씩 모여 추가적인 확답과 정보를 얻는 것도 바람직한 일이다.

라) 재활운동과 운동유발성 저혈압

운동은 심박출량을 급격히 감소시켜 운동유발성 저혈압을 일으킬 수 있다. 이러한 원인에 대해 연구진들은 비활동성 혈관상의 **'비정상적 혈관확장'**이 심근허혈을 일으키는 것이 주요 원인이라고 밝히고 있다. 이외에도 대동맥 협착증과 비대성 심근병증[56] 혹은 운동부하검사에서 양성으로 판정된 사람에서도 운동유발성 저혈압은 일어날 수 있다.

표 5.22 CAD환자가 운동을 해도 안전한 경우

① 6MET 이하의 운동강도에서 허혈이 없는 경우
② 운동유발성 심실빈맥, 운동유발성 저혈압, 운동유발성 심부정맥의 병력이 없는 경우
③ 50% 이상의 박출율(ejection fraction)[57]이 있는 경우
④ 심근경색, 관상동맥우회로술, 혈관성형술, 절제술로 인한 합병증이 없는 경우

운동과 관련된 **돌연사**(sudden death)의 위험은 질병의 심화 정도 및 운동강도와 밀접한 관련이 있으나, 규칙적이고 중등도 운동을 통해 최소화시킬 수 있다. 운동과 관련한 사고 정도를 살

55) Cardiopulmonary resuscitation(CPR) : 심폐소생법. 전기쇼크, 익사, 호흡정지 및 기타 원인에 의한 심정지 혹은 외관상 사망의 경우에 심장 및 폐장의 기능을 소생시키는 방법이다. 대체로 심폐소생법은 인공호흡법과 심장마사지로 구성.

56) Cardiomyopathy : 심근병[증], 심근장애. 원발성의 심근질환을 의미하는 것으로 병의 원인이 불명한 경우에도 사용.

57) 박출율 : 우심실을 기준으로 stroke volume의 일반적인 용량은 94ml 정도. End-diastolic volume은 143ml정도 이기 때문에 ejection fraction을 계산하면 '94/143=65.7%'가 됨. 일반적인 박출율의 정상 범위는 55~75%.

펴보면 심장질환자의 경우 112,000명당 1회의 사고율, 300,000명당 1회의 심근경색율 및 790,000명당 1회의 사망률로 보고되고 있다. 관상동맥질환이 있는 환자일지라도 [표 5.22]와 같은 조건을 갖춘 경우에는 운동이 안전한 수단이 된다. 환자가 [표 5.22]에서 제시한 기준에 부합되지 않는다면 운동시 사망률과 발병률의 위험이 높아질 수 있다. 불안정성 허혈이나 조절되지 않는 부정맥을 가지고 있다면 의사의 관찰 없이 운동을 해서는 안 된다.

마) 중량부하 운동의 지침

심장질환의 병력이 있는 환자에게 저항성 훈련은 안전하고 효과적이다. 실제로 대부분의 환자는 허혈과 협심증 및 부정맥 등이 개선된다는 것을 경험하게 되는데, 이것은 주로 심근산소소비량(myocardial oxygen consumption, $M\dot{V}O_2$)이 감소하기 때문이다. 혈류역학적으로 심근산소소비량이 감소하는 것은 최대 등척성 운동시 최고심박수가 감소하기 때문에 낮아지는 것이며, 중량부하 운동과 유산소성 운동을 비교해 보면 전자가 DBP를 높여 심근의 관류를 증가시키기 때문에 $M\dot{V}O_2$를 감소시켜 허혈을 덜 발생시킨다. 심장질환자를 위한 중량부하 운동은 최대하 유산소성 능력을 다소 증가시키지만, 정적 노력에 대한 압력 반응이 경감되기 때문에 절대적 운동부하에서는 혈압을 감소시키는 장점을 가지고 있다. 이러한 장점들 외에도 중량부하 운동은 **자기효능감**을 증가시키며, 인슐린 민감도를 향상시킬 수 있을 뿐만 아니라 지질성분 등을 개선시킬 수 있다. 그러나 모든 심장질환자가 중량부하 운동에 참여해서는 안 되며, 금기사항에 해당되지 않을 때 참여하도록 한다.

중량 부하 운동이 적당하지 않은 심장질환자

① 조절되지 않는 고혈압 (160/100㎜Hg 이상) 환자
② 울혈성 심부전증 환자
③ 조절되지 않는 부정맥 환자
④ 심한 판막질환자
⑤ ≤ 5MET 유산소성 능력을 가진 환자

중량 부하 운동은 무게를 들어 올릴 때 많은 횟수를 반복할 수 있는 가벼운 무게를 사용한 서킷트레이닝이 권장된다. 중량 부하 운동을 실시할 때 혈압조절과 심장의 후부하(afterload) 상승을 막기 위해 등척성 혹은 정적운동 요소를 최소화하고, 운동 중간에 멈추지 않고 들어 올릴 수 있는 무게를 선택해야 한다. 웨이트 장비의 경우는 환자의 기호와 능력에 따라 달라질 수 있으며, 운동의 강도를 과학적으로 계산하여 실시해야 한다. 운동의 강도를 설정할 때는 **m1RM**을 이용하는 것이 심장질환자들에게 보다 안전한 방법이다[표 5.17].

궁극적으로 [표 5.23, 5.25]에 제시된 운동의 검사, 약물 및 고려사항에 대하여 숙지하고, 이

를 토대로 [표 5.24, 5.26]에 제시된 관리방법 등을 심근경색 환자들이나, 협심증 및 허혈성 심질환 환자에게 상세히 설명해 주어야 한다.

표 5.23 심근경색 환자를 위한 운동정밀 검사와 약물 및 특이적 고려사항

검사항목		측정항목	권장 중지시점	비고
유산소 파워능력	▪ 트레드밀 (1~2METs/ 3분단계)	▪ 12리드 심전도	▪ 심한 부정맥 출현 ▪ >2㎜ ST분절 하강/상승 ▪ 허혈성 역치 ▪ ST변화를 동반한 T파 역위	▪ 급성 MI환자는 낮은 수준의 트레드밀 프로토콜 적용. ▪ 트레드밀 최소 속도 ≤1.0 mph로 조정.
	▪ 자전거 (25~50watt/ 3분 단계) (17watt/분)램프 프로토콜	▪ 혈압 ▪ 심근산소소비량 (rate-pressure product)	▪ SBP/DBP >250/115mmHg	▪ 안전한 훈련 강도를 설정하는 것이 중요. ▪ 변시성 장애는 예후가 좋지 못함. ▪ 운동시저혈압(≥20mmHg)은 나쁜 예후.
		▪ 자각인지도(6점 척도)	▪ 심리적 불안감의 급증	
		▪ 협심증 척도	▪ +3 (기분이 매우 불안함)	
		▪ 방사선 핵의학 검사		▪ 허혈성 심질환을 추정함에 있어 운동부하 EKG 보다 민감도와 특이도가 높음.
		▪ 호흡가스분석	▪ 최고 산소섭취량	▪ 환기역치를 활용.
근력	▪ 등속성 ▪ 등장성	▪ 최대수의적 근수축 능력의 90%(최대 2~3회 들 수 있는 부하)	▪ 3회 연속 반복	▪ 수정형 1RM을 이용. ▪ 근기능의 향상은 침상안정으로 인한 역효과 방지.
약물요법	▪ Beta-blocker : 최대하/최대심박수/혈압 감소 및 비선택적 약물과 혼합 사용시 운동능력 감소 ▪ ACE inhibitor : 일반적으로 운동시 심박수에 영향을 미치지 않으나, 운동 후 저혈압에 유발 가능성 ▪ Calcium channel blocker : 운동시 심박수 반응에 변화를 초래(verapamil) ▪ Central nervous system-active drug : 운동시 심박수와 혈압에 효과. 저혈압, 어지럼증, 실신 등에 주의 ▪ Alpha blocker : SBP/DBP를 감소시키지만, 운동시 심박수와 산소섭취량에는 작은 영향을 미침 ▪ Digitalis : ST-T파의 변형을 촉진. 때로는 심방부정맥을 조절하는데 이용되기도 함 ▪ Nitroglycerin : 허혈성 반응을 소실시키거나 경감시킬 수 있음			
고려사항	▪ 정형적으로 제한된 환자는 자전거나 암에르고미터 검사 및 약물학적 스트레스검사로 대처할 수 있음 ▪ CAD 환자는 협심증, 허혈성 ST분절 하강, 혈압이상, 심실성 부정맥을 포함한 증상을 보이기 쉬움 ▪ 말초혈관 질환이 심한 환자는 일반적인 부하검사(예측치 최대심박수의 ≥85%)를 이행할 수 없음 ▪ 최대 운동부하 검사는 혈류학적 검사를 수행하기 이전에 이루어져서는 안 됨 ▪ 일부 심장질환 약물은 체온조절에 영향을 미치기도 함 ▪ 가벼운 식사 후 검사를 받는 것이 바람직함			

표 5.24 심근경색 환자를 위한 관리 프로그램

	운동형태	목표	운동강도/빈도/시간	운동기간
유산소 운동	▪ 큰 근육위주의 운동 ▪ 암에르고미터 ▪ 레그에르고미터	▪ 유산소 능력의 증가 ▪ 최대하 운동시 심박수와 혈압의 감소 ▪ 심근산소요구량 감소 ▪ 관상동맥질환 위험 요인 감소	▪ HRR 혹은 $\dot{V}O_2max$의 40~80% ▪ RPE 11~16 ▪ 주당 3일 이상 ▪ 20~60분/1회 운동 ▪ 5~10분 준비 및 정리운동	▪ 4~6개월
근력 운동	▪ 서킷 트레이닝	▪ 근력/ 근지구력 증가 ▪ 여가/ 작업/ 일상생활 활동능력의 증가	▪ 상지운동은 1RM의 30~40% ▪ 하지운동은 1RM의 50~60% ▪ 주당 2~3일 ▪ 2~4세트, 12~15회 반복 ▪ 부하는 점증적으로 증가	▪ 4~6개월
유연성 운동	▪ 상/하체 ROM 활동	▪ 상해의 위험성 감소	▪ 주당 2~3일 ▪ 정적스트레칭(10-30초)	▪ 4~6개월
약물 요법	▪ Beta-blocker : 심장질환 환자의 운동/훈련 효과에 대하여 영향을 미치지 않음 ▪ Calcium channel blocker : 심장질환 환자의 운동/훈련 효과에 대하여 영향을 미치지 않음			
고려 사항	▪ 흉통, 불규칙한 혈압, 어지럼증 및 부정맥 등과 같은 비정상적인 증세나 증상이 있는 가를 관찰 ▪ 고강도 운동은 심근경색 치료 후 환자의 심혈관계 합병증을 초래 ▪ 가능하면 트레드밀을 1MET씩 조정할 수 있는 장비를 선택			

표 5.25 협심증과 허혈성 심질환 환자를 위한 운동정밀 검사와 약물 및 특이적 고려사항

검사항목		측정항목	권장 중지시점	비고
유산소 파워능력	▪ 자전거 ① 10~25watt/ 3분 단계 ② 17watt/분 램프프로토콜 ▪ 트레드밀 (1~2METs/ 3분단계)	▪ 12리드 심전도	▪ 심각한 부정맥 출현 ▪ >2㎜ ST분절 하강/상승 ▪ 허혈성 역치 ▪ ST변화를 동반한 T파 역위	
		▪ 협심증 척도	▪ +1에서 +4척도 중 +3초과시.	▪ 낮은 부하에서의 협심증 출현은 허혈성심질환 예측 인자.
		▪ 혈압	▪ 일률증가에도 불구하고, SBP의 고원내지 감소 ▪ SBP/DBP 250/115㎜Hg 초과	▪ 운동시 BP의 감소는 허혈성 심질환과 관련이 있음.
약물 요법	▪ 대부분의 심장관련 약물은 운동시 혈류역학적 반응에 변화를 주기 때문에 검사의 민감도를 떨어트림			
고려 사항	▪ 검사 전 협심증의 증상이 있는가를 면밀히 상담 ▪ 불안전한 협심증(unstable angina)은 운동부하 검사의 금기 요소임			

표 5.26 협심증과 허혈성 심질환 환자를 위한 관리 프로그램

	운동형태	목표	운동강도/빈도/시간	운동기간
유산소 운동	▪ 전신 운동 ▪ 레그 에르고미터	▪ 기능적 능력의 향상 ▪ CAD 위험요인 감소 ▪ 최대하 운동시 혈압의 감소 ▪ 심근산소요구량 감소	▪ 허혈성 역치이하(심박수를 분당 10~15회/분 적게 수축) ▪ 주당 3~7일 ▪ 20~60분/ 1회 운동 ▪ 5~10분 준비/정리운동	▪ 4~6개월
근력운동	▪ 가벼운 덤벨 운동	▪ 기능적 능력의 향상	▪ MVV의 40~50%(발살바조작 주의) ▪ 주당 2~3일 ▪ 15~20분/ 1회 운동	▪ 4~6개월
유연성	▪ 상/하체 ROM 활동	▪ 상해 위험성 감소	▪ 주당 2~3일	▪ 4~6개월
약물요법	▪ 대부분의 심장관련 약물은 운동시 혈류역학적 반응에 변화를 일으킴			
고려사항	▪ 심근경색 환자의 고려사항 참조 ▪ 환자들 자신의 허혈성 역치 이하로 운동하도록 권유 ▪ 증상에 변화가 생기면, 빠른 시일 내에 의사를 방문해야 함 ▪ CAD로 진단되었다면, 나이트로글리세린(nitroglycerin)을 소지하고 다녀야 함 ▪ 낮은 구출율, 감소된 운동능력 혹은 빈번히 발생하는 부정맥을 가진 환자들은 면밀히 관찰 ▪ 가정에서의 심장재활프로그램은 위험요인이 낮은 환자들에게만 적절할 수 있음 ▪ 오랜 기간의 준비/정리운동(10분 이상)은 항-협심증 효과를 제공			

3) 관상동맥질환에 대한 운동의 효과기전

신체활동의 양과 모든 원인에 의한 사망률은 분명한 선형의 부적 상관관계가 있고, 일주일에 최소권장 지침인 1,000kcal의 에너지만을 소모하는 운동을 유지하더라도 모든 원인에 의한 사망률을 20-30% 줄일 수 있다. 운동 능력은 관상동맥질환자의 아주 중요한 예후인자로 증상이 있는 환자의 사망을 예측하게 해준다. 운동요법은 관상동맥의 재-관류가 필요하지 않거나 어려운 협심증 환자에게 매우 유용한데, 운동 훈련 시 주로 심박수와 수축기 혈압의 감소를 통해 운동내성의 증가를 통하여 증상의 호전을 가져온다. 신체활동은 이미 알려진 여러 가지 관상동맥질환의 위험인자에 영향을 주어 심혈관질환의 위험을 낮추는 것으로 생각되는데, 그 기전은 [그림 5.3]과 같다.

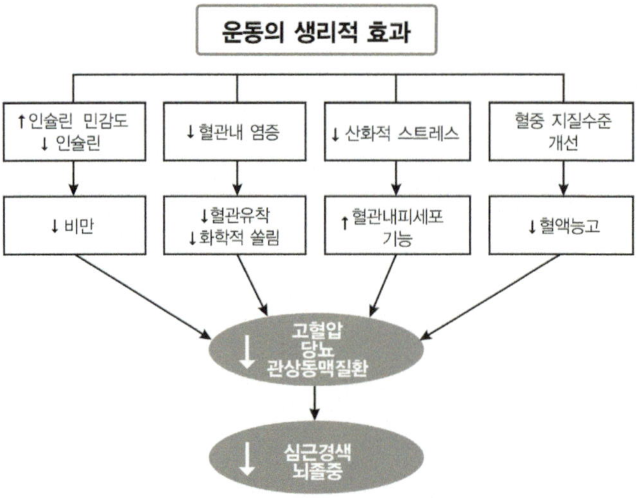

그림 5.3 **운동과 관상동맥질환, 고혈압 및 당뇨병 발병위험의 감소기전**

다. 심부전증

1) 증상과 특징

심장근 펌프의 장애로 일어나는 **심부전증(heart failure)**은 평상시에는 증상이 없다가, 활동을 시작하게 되면 숨이 차거나 가슴이 두근거리며, 더욱 진전되면 폐의 울혈로 인해 기침이나 가래가 나오는 경우가 있다. 이를 **울혈성 심부전증(congestive heart failure)**이라고 한다. 울혈성 심부전증은 심장의 능력이 점차적으로 감소함에 따라 대사적 요구량을 충족시킬 수 있는 적절한 혈액량을 펌프하지 못하여 체순환과 폐순환에 울혈이 생기는 병태생리적 상태를 말한다. 특징적으로 체중이 급격히 증가한다.

심부전증은 좌심실 기능에 따라 수축기 기능부전과 이완기 기능부전으로 나누어진다. 수축기 기능부전은 심근경색 병력, 판막폐쇄부전, 심전도상의 Q파 출현, 제3심음, 심비대와 관련이 있으며, 이완기 기능부전은 고혈압 병력, **침윤성 심근증** 또는 비후성 심근증, 심전도 상에서 좌심실 비대, 제4심음 및 작은 심장용적과 관련이 있다. $\dot{V}O_2$ max의 60%이상으로 구성된 운동프로그램은 돌연사의 위험을 높이기 때문에 금해야 하고, 심초음파나 방사선 혈관조영술을 받는 것이 좋다.

심부전증의 증상과 징후가 있는데도 불구하고, 정상적인 구출율을 나타낸다면 이것은 이완기 기능부전이 있는 것이다. **이완기 기능부전**에 대한 심초음파 검사상의 증거로 **이완기 시간의 증가**(대동맥판이 닫히고, 승모판이 열리는 시간으로 측정), **좌심실 충만 속도의 감소, 좌심실벽 두께의 증가와 정상 또는 약간 작은 좌심실 용적**으로 평가된다. 어떠한 원인에서든 좌심실의 기능 저하가 나타난다는 것은 **활성화된 교감신경계**에 의한 카테콜라민의 증가 때문이다. **카테콜라민**은 초기에 좌심실기능을 향상시키지만, 세동맥을 수축시켜 **순환계 혈관저항의 증가와 심박출량의 감소, 신장의 관류감소, 소**

디움 및 수분 보유량의 증가 등을 야기 시키며, 시간이 경과함에 따라 악화된 좌심실충만압은 폐울혈과 우심실부전 및 말초기관의 부종을 초래한다. 심부전증 환자는 발병 5년 안에 환자의 약 50%가 사망하는 것으로 보고되고 있으며, 장애의 형태나 기능적 능력에 따라 예후는 다양하지만, 수축기 기능부전과 관상동맥질환에 의해 심부전증이 유발되었다면 예후는 좋지 않은 상태이다.

2) 심부전과 운동 기전

심부전증의 주요 증상은 운동시 호흡곤란과 피로이다. 운동시 심박출량의 부족에 따라 골격근의 혈액순환에 장애를 일으켜 피로감을 느끼게 되며, 심박출량의 요구량을 충족시키기 위하여 좌심실충만압이 상승되고 이에 따라 폐울혈이 일어나 폐포 내로 수액이 누출되어 호흡곤란이 일어난다[그림 5.4]. 그러나 이런 기전만으로는 증상을 설명하기에 부족하다. 심장 기능과 운동 능력이 불일치하는 경우가 많으며, 피로와 골격근의 혈류 이상도 일치하지 않음이 입증되고 있다. 최근에는 골격근 자체의 변화가 심부전증 환자의 증상과 관련이 있다는 보고가 있다.

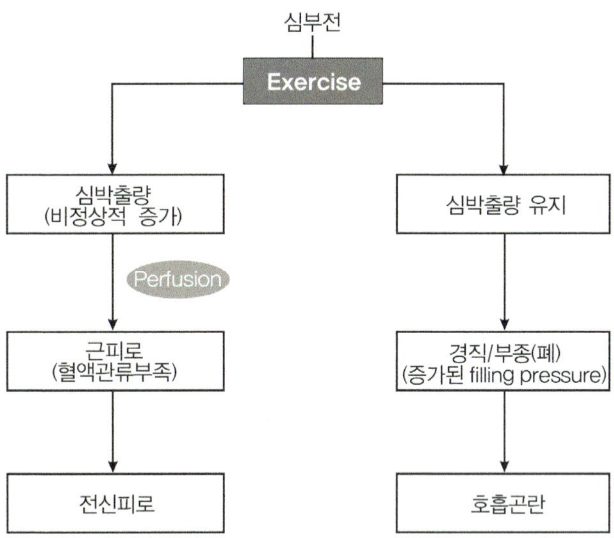

그림 5.4 **심부전 환자에서 운동시 증상 발현의 혈역학적 기전**

만성 심부전증 환자에서는 골격근의 이상이 흔히 관찰되며 이에 따라 운동 능력이 감소한다. 즉, 근육병증에서는 골격근 용적의 감소나 근력, 지구력 등의 저하를 보이며 이로 인해 피로감이 유발되고, 호흡근을 침범하여 숨이 찬 증상을 유발시키기도 한다. 근육병증의 원인은 만성적인 혈역학적 스트레스에 의해 초래되는 분해대사(catabolic)와 합성대사(anabolic)의 불균형, 즉

과도한 분해대사에 기인한 것으로 설명되고 있으며, 미세구조의 변화, 즉 2형 근섬유로의 변환 및 미토콘드리아의 이상이 동반된다.

3) 심부전증 환자에 있어 운동검사의 의의

호흡곤란이나 피로 등의 증상은 간혹 명확하게 구분하기 힘들 때가 있으며 매우 주관적이다. 따라서 객관적으로 심부전 환자의 기능적 상태를 평가하기 위해서는 운동부하검사가 필요하다. 자주 사용되고 있는 지표는 다음과 같다.

가) 최고산소섭취량

최고산소섭취량($\dot{V}O_2$ peak)이란 환자가 운동부하검사에서 일회적으로 최고의 운동 능력을 나타낸 지표를 말한다. 이것은 평균적으로 도출될 수 있는 최대산소섭취량과는 다소 다른 개념이다. 운동 능력은 심박출량의 증가 정도 및 골격근에서 산소 이용 정도에 따라 좌우되므로, 이를 수치로 표현하여 운동시 최대한 사용할 수 있는 산소의 양을 나타낸다. $\dot{V}O_2$ peak로 생존율의 예측이 가능하며, 심장 이식의 대상자를 가려내는데 유용하다.

나) 환기당량 당 이산화탄소배출량 경사도

환기당량 당 이산화탄소배출량 경사도($\dot{V}E/\dot{V}CO_2$ slope)는 운동에 대한 환기반응의 지표이다. 전술한 대로 $\dot{V}E/\dot{V}CO_2$ slope는 그 경사도가 심부전 증상이 악화됨에 따라 증가한다[그림 5.5].

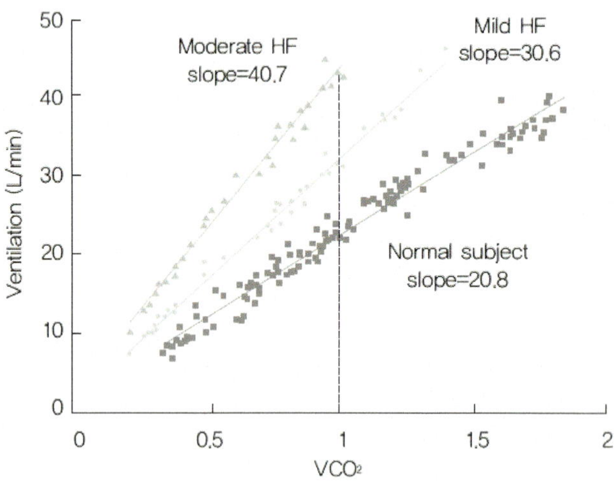

그림 5.5 심부전 환자에서 증상악화에 따른 $\dot{V}E/\dot{V}CO_2$ slope의 증가

다) 무산소성 역치

무산소성 역치는 젖산의 축적에 따른 대사성 산증 때문에 산소 소비에 비해 환기가 증가하고 이산화탄소의 생성이 늘어나는 시점이 된다. 대부분의 일상생활의 활동이 이 역치보다 약한 강도의 운동으로 이루어지게 되므로 환자의 기능적 상태를 파악하는데 유용하다.

4) 관리방법

울혈성 심부전증 환자의 치료는 장애의 형태와 질환의 심각성에 따라 매우 다양하지만, 일반적인 처치는 [표 5.27]과 같다.

표 5.27 울혈성 심부전증 환자의 치료 지침

- 좌심실기능을 약화시키는 원인의 치료
- 과체중 환자를 위한 체중감량
- 빈혈치료
- 싱겁게 먹는 식습관
- 이뇨제 사용

가) 약물치료

울혈성 심부전증 환자를 위한 약물치료는 이완기[표 5.28]와 수축기 기능부전 환자[표 5.29]로 나누어 처치해야 한다.

표 5.28 이완기 기능부전 환자를 위한 약물치료

- **이뇨제** : 혈액량을 조절하고, 심실이완을 향상시키며, 심박수를 조절한다. 디지털리스 제제들과 혈관확장제들은 거의 도움이 되지 않으며 해로울 수 있다. 이완기 기능부전환자는 전부하에 많은 영향을 받으므로 이뇨제의 사용은 주의해야 한다. 심박수의 증가는 적절한 심실충만 시간을 감소시키고 내성을 약화시킨다. 이 환자들은 적절한 심박출량을 유지 할 수 없기 때문에 심방세동환자에서 심박수 조절은 매우 중요하다.
- **칼슘채널 차단제/ 베타 차단제** : 고혈압을 조절하고 심박수를 낮추게 하여 심근산소요구량을 감소시킨다.
- **안지오텐신 전환효소 억제제** : 혈압을 감소시키고, 레닌 안지오텐신 알도스테론계의 활성화를 감소시켜 이완기 기능을 향상 혹은 심근 섬유증을 감소시키거나 예방할 수도 있다. 그러나 안지오텐신 전환효소억제제에 의한 혈관확장은 내성을 약화시킬 수 있다. 관상동맥질환에서 폐부종의 증후군과 수축기 기능보존을 위해 베타 차단제나 칼슘채널 차단제와 함께 질산염을 처치할 수 있으나, 효과가 약하기 때문에 혈관확장술이나 우회로술이 고려된다.

표 5.29 **수축기 기능부전 환자를 위한 약물치료**

- **디지털리스** : 강심제의 일종으로 심장의 수축력을 향상시켜 운동능력과 심장기능을 향상시킨다. 특히 심방세동환자와 중등도 또는 심한 심부전환자에게 유용하다.
- **이뇨제** : 혈장량 감소를 동반한 울혈을 감소시켜 호흡곤란, 부종을 개선하며 운동능력을 향상시킨다. 혈관확장제와 함께 쓰여 중등도의 심부전증 환자의 치료제로 쓰인다. 과도한 사용은 탈수와 혈관저항을 증가시켜 레닌 안지오텐신 알도스테론계를 활성화시키고, 전해질 불균형과 부정맥의 원인이 되기도 한다.
- **디니트레이트(isosorbide dinitrate)** : 정맥확장제로 심실충만압을 감소시킨다. 수축기 기능부전이 발생한 날만 디니트레이트를 사용함으로써 내성을 줄이거나 피할 수 있다. 베타 차단제와 함께 사용하여 심근허혈 환자에게 좋은 효과가 있다. 디니트레이트만 사용했을 때 운동능력에 미치는 효과는 경미하지만, 질산염이 세동맥확장제인 하이드랄라진이나, ACE억제제와 함께 쓰이면 운동능력과 좌심실 수축력을 향상시킨다. ACE억제제 외에 다른 혈관확장제와 함께 사용하는 것은 임상적 근거가 부족하기 때문에 제한하는 것이 바람직하다.
- **안지오텐신 전환효소 억제제** : 수축기 기능부전환자의 치료에 있어 가장 중요한 약물이며, 다양한 장점을 제공한다. 첫째, 레닌 안지오텐신 알도스테론계를 억제하여 심실충만압을 감소시키고, 심박수의 증가 없이 심박출량만을 증가시킨다. 둘째, 운동내성과 운동능력의 향상정도는 디곡신(digoxin)으로 처치되었을 때 보다 더 큰 효과를 준다. 셋째, 카테콜라민이 심근에 유해한 영향을 미치는 것을 차단하여 심근경색과 치명적인 부정맥을 예방하는데도 효과가 있다. 넷째, 심각한 울혈성 심부전환자의 생명을 연장시키고 경증에서 중등도 환자치료에 있어 디곡신을 대신하여 사용할 수 있다.
- **아몰디핀(amoldipine)** : 다른 칼륨채널 차단제와는 달리 아몰디핀(5~10mg/day)은 비허혈성 수축기 기능부전환자에 있어 울혈성 심부전을 완화시켜 사망률을 46%까지 감소시킨다. 협심증, 고혈압 또는 심방세동을 갖고 있는 대부분의 심부전 환자는 좋은 효과를 나타낸다.
- **카르베딜롤(carvedilol)** : 비선택적-β-수용체 길항제로서 알파-1 수용체를 차단하여 생존율을 향상시키고 입원율을 감소시킨다. 다른 베타차단제와 비교하여 효능을 추정할 수는 없지만 다른 베타차단제는 심부전을 더 악화시킬 수도 있다. 허혈성 심근병증을 갖고 있는 대부분의 환자에서 그 효과성이 보고되었다. 적은 양으로 시작해서 서서히 매일 2회에 걸쳐 25~50mg에 이르기까지 주당 복용량을 증가시켜 목표량에 이를 때까지 늘려나간다.

나) 재활운동

심부전증 환자의 운동능력과 심실 수축력 사이에 유의한 상관관계는 없지만, 규칙적으로 운동하는 환자와 운동을 하지 않는 환자 사이에 **운동유발성 호흡곤란**을 발생시키는 정도에는 매우 큰 차이가 있다. 특히, **골격근의 기능향상**은 미토콘드리아와 모세혈관 밀도를 증가시킴으로써 심부전 환자의 운동능력을 향상시켜주는 것으로 보인다. 유산소성 운동강도는 환기역치 이하에 이르는 심박수 수준에서 운동하는 것이 가장 이상적이다. 왜냐 하면, 환기역치 이상의 강도 높은 운동은 운동유발성 저혈압의 발생빈도를 높여 심부정맥을 일으킬 수도 있기 때문이다. 치료가 안정적일 때 예비심박수나 최고산소섭취량의 40~70%의 운동강도 또는 환자의 능력에 맞게 조절된 강도로 운동을 실시한다. 운동시간은 일일 20~60분, 빈도는 주당 4~7일이 적당하다.

심부전증이 악화되어 **운동유발성 폐부종이** 나타나고, 불안정한 상태를 보일 때 운동은 삼간다. 또한 환자의 컨디션이 좋지 않거나, 새로운 증상과 증후가 나타나면 운동을 하지 않는다. **질산염**을 복용하는 환자의 경우는 급격한 운동중지로 인해 정맥울혈을 초래할 수 있기 때문에 최소 10분 정도의 정리운동을 하는 것이 바람직하다. 운동부하 검사를 받지 못하는 경우에는 연령을 이용하여 목표 심박수를 추정할 수 있으나, 이 방법은 정확성이 떨어진다. 특히, 베타차단제를 복용한 환자에게 이용하면 매우 불안정하므로 **자각인지도** 또는 [그림 5.6]의 **호흡곤란 척도**(dyspnea scale)를 이용하여 각각 11~14단계와 **3~5단계**로 운동을 처방해야 한다.

중량부하 운동을 포함한 무산소성 운동은 울혈성 심부전환자에게 금기시 되어야 한다. 좌심실 기능부전에 의해 야기된 심부전증 환자가 규칙적인 유산소성 운동을 꾸준히 수행할 경우에는 최고 심박수가 증가하여 산소섭취량과 운동 지속시간 및 운동내성 능력이 향상된다. 궁극적으로 [표 5.30]에 제시된 운동의 검사, 약물 및 고려사항에 대하여 숙지하고, 이를 토대로 [표 5.31]에 제시된 관리방법 등을 울혈성 심부전증 환자에게 상세히 설명해 주어야 한다.

호흡곤란 척도	
10	더 이상 참지 못함
9	매우 심함
7	상당히 심함
5	심함
4	약간 심함
3	중증 정도로 느껴짐
2	다소 느껴짐
1	거의 없음
0.5	거의 증상이 없음

그림 5.6 **호흡곤란 척도**

표 5.30 **심부전증 환자를 위한 운동정밀 검사와 약물 및 특이적 고려사항**

	검사항목	측정항목	권장 중지시점	비고
유산소 파워능력	▪ 자전거 (10~15watt/분) 램프프로토콜 (25~50watt/ 3분 단계) ▪ 트레드밀 (Naughton 프로토콜)	▪ 12리드 심전도	▪ 심각한 부정맥 출현 ▪ 〉2㎜ ST분절 하강/상승 ▪ 허혈성 역치 ▪ ST변화를 동반한 T파 역위	▪ 최고 운동수행능력이 5METs 이하이기 때문에 낮은 수준의 프로토콜인 노턴 프로토콜이 적절함.
		▪ 심박수	▪ 최대심박수의 85% 초과	
		▪ 혈압	▪ 저혈압 반응	
		▪ 호흡곤란척도 ▪ 자각인지도	▪ 호흡기능의 저하 및 곤란시점 ▪ 심리적 불안감의 급증	
지구력	▪ 6분 걷기 테스트	▪ 거리	▪ 시간	▪ 전체 운동계획에 매우 유용함.
기능적 능력	▪ 일상생활 관련 검사	▪ 일상생활 활동과 관련된 운동수행 능력		
약물 요법	▪ Digoxin : ST 효과를 소실시키고, 운동수행능력을 향상 ▪ Diuretics : 변위(ectopy)를 일으킬 수 있고, 혈압을 저하 ▪ Vasodilators : 심박수를 증가시키고, 혈압을 낮추며, 운동수행능력을 향상 ▪ ACE inhibitors : 혈압을 낮추고, 운동수행능력을 향상 ▪ Antiarrhythmias : 심박수를 증가시킬 수 있으나, 운동수행능력에 큰 영향을 미치지 않음			
고려 사항	▪ 환기(ventilation)/ 관류(perfusion)의 불균형은 사강을 증가시키고, 과환류와 호흡곤란을 초래 ▪ 증가된 호흡곤란(dyspnea)의 위험			

표 5.31 **심부전증 환자를 위한 관리 프로그램**

운동형태		목표	운동강도/빈도/시간	운동기간
유산소 운동	▪ 큰 근육 운동 ▪ 레그 에르고미터	▪ 최고산소섭취량 증가 ▪ 환기역치 증가 ▪ 최고 일량의 증가 ▪ 최대 근지구력의 증가	▪ HRR 혹은 $\dot{V}O_2$peak 40~70% ▪ RPE 11~14 ▪ 주당 4~7일 ▪ 20~60분/ 1회 운동 ▪ 10~20분/ 2~3회 운동	▪ 3개월
근력 운동	▪ 서킷 트레이닝	▪ 근위축의 감소	▪ 고반복/ 저부하 운동	▪ 3개월
유연성 운동	▪ 상/하체 ROM 활동	▪ 상해 위험성 감소	▪ 주당 2~3일	▪ 4~6개월
기능적 운동	▪ 일상활동 형태의 증가	▪ 작업환경으로의 복귀 ▪ 삶의 질 향상 ▪ 독립성 유지		▪ 3개월
약물 요법	▪ Beta-blockers : 심박수를 분당 30회 가량 경감시키며, 장기적으로 긍정적인 효과를 제공 ▪ ACE inhibitors/ Diuretics : 혈관확장제와 병행하여 사용할 경우 운동수행능력을 증가시킬 수 있지만, 운동후 저혈압 반응을 야기시킬 수도 있음			
고려 사항	▪ 심근경색 환자의 고려사항 참조 ▪ 운동강도에 대한 내성은 울혈성 심부전증 환자들에게 다소 적을 수 있음 ▪ 일부 환자들의 경우 운동후 장시간의 피로감 유발 ▪ 체중 증가와 증가된 호흡곤란은 대상부전(decompensated heart failure)을 야기시킬 수 있음			

라. 판막질환

심장의 혈액이 역류하는 것을 방지하는 판막[그림 5.7]은 여러 가지 원인에 의해 그 구조와 기능이 상실되며, 치료하지 않고 방치할 경우는 사망에 이른다. 판막질환의 종류는 승모판 협착증, 승모판 역류증, 승모판 탈출증, 대동맥판막 협착증, 대동맥판막 역류증 및 다판막 질환으로 나뉜다.

1) 승모판 협착증

승모판 협착증(mitral valve stenosis)의 가장 흔한 원인은 류마티스성열(rheumatic fever) 때문이다. **승모판의 횡단면적에 따라 2㎠ 이상 협착되면 '경미한 협착증'으로, 1㎠ 미만으로 협착되면 '심한 협착증'으로 간주한다.** 한편, 안정시 정상 심박출량을 유지하기 위해서는 좌심방압력이 25㎜Hg 가량은 되어야 하지만, 폐쇄가 심할 경우에는 최소한의 활동만으로도 판막을 통한 혈류량이 증가하기 때문에 심방압력은 훨씬 증가하게 된다. 운동시 호흡곤란은 운동시 심방압력의 크기와 상관성이 있으며, **심방압**

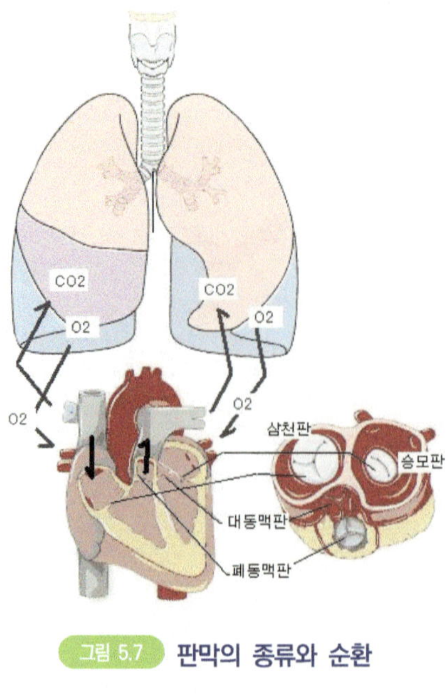

그림 5.7 **판막의 종류와 순환**

력이 25㎜Hg이상이 되면 폐정맥압력을 증가시켜 호흡곤란을 일으킨다. 승모판을 통한 혈류가 2배정도 증가하면, 좌심방과 좌심실 사이의 압력차는 4배로 증가하고 **심방압력이 25㎜Hg이상이 되어 호흡곤란**을 초래한다. 호흡곤란은 승모판 협착증의 초기 증상을 나타내는데, 이것은 **도플러 심초음파(doppler echocardiography) 검사**를 통해 판막의 장애지점을 확인하고, 폐동맥압력을 진단하도록 해준다. 호흡곤란이 심화되거나 급성 폐수종(pulmonary edema) 등이 나타나는 경우에는 종종 심방세동(atrial fibrillation)과 관련이 있는 것으로 보고되고 있다. 특히, 이러한 경우에 감소된 심방수축력은 승모판을 통해 흐르는 혈액을 30%까지 감소시켜 빈맥을 유발하며 심실이완기 시간을 유의하게 감소시킨다.

승모판 협착증의 임상적 관리는 **빈혈, 심방세동과 같은 빈맥의 모든 원인을 제거**하거나 조절하는 것이다. 치료지침은 [표 5.32]과 같다.

표 5.32 승모판 협착증 환자의 치료 지침

- 베타차단제를 사용하면 심박수와 심근산소소비량을 감소시키고 운동능력을 향상시킨다.
- 이뇨제는 정맥울혈을 감소시켜 호흡곤란을 감소시킨다.
- 디지탈리스는 심방세동 환자에게만 도움이 된다.
- 디지탈리스와 베타차단제는 분당 60~65회의 안정시 심박수를 목표로 적정량을 사용한다.
- 급성환자는 수술이 필요하다.

2) 승모판 역류증

승모판 역류증(mitral valve regurgitation)은 승모판을 구성하고 있는 **환상구조(annulus), 소엽(leaflets)이나 건삭(chordae tendineae), 유두근(papillary muscle)** 등의 변형으로 초래된다. 좌심실을 확장시키는 질환들은 승모판 환상구조를 확장시킴으로서 승모판 역류증을 일으킨다. **환상구조**의 심각한 석회화는 고혈압, 대동맥협착증, 당뇨병에서 흔히 나타나며, 류마티스성열이나 심내막염(endocarditis)으로 인해 건삭의 장애가 초래될 수도 있다. 유두근은 말단혈관에 의해 관류되고, 허혈에 의해 쉽게 손상되기 때문에 승모판 역류증은 관상동맥질환자에게서 흔히 발견된다. 승모판 역류환자들의 심근기능을 정확히 평가하기 위해서는 수축기말 용적량을 측정하는 것이다. 전형적으로 승모판 역류증 환자들은 승모판 협착증의 초기 증상을 보이지 않는다. 즉, 심각한 상태가 될 때까지는 증상을 보이지 않고, 무증상 상태로 남아 있어 좌심실의 기능부전을 회복할 수 없는 상황까지 이르게 만든다.

약물치료는 ACE-억제제 또는 하이드랄라진으로 후부하를 감소시키는 방법과 디지탈리스(강심제)와 이뇨제로 심실확장을 감소시키는 방법이 있다. 증상의 발현과 심실기능부전 간의 관련성이 없기 때문에 활동시 호흡곤란이 생기면 수술을 고려해야 한다.

3) 승모판 탈출증

승모판 탈출증(mitral valve prolapse)은 선천적이거나 관상동맥환자에게서 나타나며 심계항진을 호소한다. 승모판 탈출증 환자 중 15%만이 승모판 역류증을 보인다. 심내막염의 위험은 낮은 반면 **혈소판 응집**으로 생길 수 있는 **대뇌 미소색전**의 위험은 높다. 무증상 환자는 치료가 필요하지 않지만 4년마다 도플러 심초음파 검사를 받아야 한다. 심계항진이 있는 환자는 24시간 심전도 검사를 하거나, 운동부하 검사를 통해 심근의 기능을 파악해 두는 것이 바람직하다. **페니토인(phenytoin)[58]은 지연된 Q-T간격이 있는 환자에게 처방하고,** 이외에는 베타차단제를 처방한다.

4) 대동맥판막 협착증

대동맥판막 협착증(aortic valve stenosis)은 대부분 선천적인 문제이다. 퇴행성 협착증은 성인에서 대동맥판막 장애를 일으키는 주요 원인이며, 당뇨병과 고지혈증 등도 원인이다. 승모판 질환과 관련된 대동맥판 협착증은 종종 류마티스성 열에 의해서 발생한다. **삼첨판 협착증**은 선천성, 류마티스성, 퇴행성의 변화로 구분되며, 퇴행성 변화는 당뇨병 환자나 콜레스테롤 수치가 높은 환자에게서 흔히 볼 수 있다. 대동맥판막의 **퇴행적 석회화**는 판막의 정상적인 소모에 의해 승모판 환상구조에 퇴행이 일어나 발생한다. **류마티스성 대동맥협착증**은 대동맥판막 역류 및 승모판 질환과 관련이 있다. 특징적으로 대동맥 판막에 상당한 압력차이가 있는 경우에도 증상은 거의 나타나지 않으며, 이 상태가 지속될 수 있다. 심박출량이 유지되고 증상이 나타나지 않는다고 할지라도 **수축기의 압력차가 50㎜Hg이상이거나 판막의 개구면적이 0.4㎠/㎡ 이하인 경우는 상당히 위험한 상태이다.**

심방의 수축력 감소와 심방세동을 동반한 빈맥이 있다면 더욱 악화된 상태를 나타내고 있는 것이다. 대동맥판막 협착증 환자는 오랫동안 증상이 나타나지 않을 수도 있지만 증상이 시작되면 빠르게 악화되어 5년 안에 사망할 수 있다. 가장 흔한 증상으로는 **호흡곤란, 실신, 협심증**이다. 사실 약물치료의 효과는 거의 없다. 판막질환이 심화된 단계에서 **교차연결절개술(commissurotomy)**이나 **풍선판막성형술(balloon valvuloplasty)**은 긍정적인 효과를 제공하며, 사망률 또한 낮아서 증상이 없는 환자에게도 고려된다. 한편, 증상을 동반하고 석회화된 협착증이 있는 환자나, 심한 폐쇄가 있는 환자 및 진행성 좌심실기능부전을 보이는 무증상적 환자에게는 **판막치환술(valvular replacement)이** 고려된다.

5) 대동맥판막 역류증

대동맥판막 역류(aortic valve regurgitation)의 흔한 원인은 류마티스성열 때문이며 승모판 질환과도 연관이 있다. 초기에는 **심장의 편심성 비대**가 보상적으로 일어나 좌심실의 이완기 용적을

---

58) Phenytoin : 항경련제 및 심장억제제. 작은 발작을 제외한 모든 형의 간질과 항부정맥제로 쓰이며, 경구적으로 투여한다. 저혈압, 의식저하, 현기증, 치주염, 빈혈 등의 부작용이 있다.

증가시킨다. 즉, 이 환자들은 큰 심장을 갖게 되어 구출율이 양호하며, 이완기 용적이 크고, 정상적인 이완기 압력을 보인다. 그렇지만 시간이 지남에 따라 심실은 계속 확장되어 좌심실의 수축 기능이 악화된다. 관상동맥의 혈류량은 이완기 혈압과 직선적으로 비례하기 때문에 관상동맥의 혈류가 감소되면 심근허혈을 일으키기도 한다. 심근허혈은 질환 말기에 일어나며, 대개 운동을 하거나 **야간성 서맥**이 보이는 시점에서 일어난다.

치료제는 **디지털리스**가 쓰이며 심실이 확장된 모든 환자에게 적용된다. **혈관확장제와 이뇨제는 좌심실 기능부전 환자에게 사용된다.** 좌심실기능이 좋은 환자는 운동부하검사와 도플러 심전도 검사를 최소 6개월에 1회씩 반복하여 측정하는 것이 바람직하다.

6) 다판막 질환

다판막 질환(multivalvular disease)이란 하나 이상의 판막에서 질환이 유발된 경우를 말한다. 이 질환을 보이는 환자들은 대부분 류마티스성 판막질환을 가진 환자나, 심실확장으로 판막에 역류가 발생된 환자에게서 쉽게 관찰된다. 다판막 질환은 승모판 역류와 대동맥판막 역류가 동반되는 경우가 가장 많다.

7) 판막질환과 운동

판막질환자를 위한 운동부하 검사는 제한적으로만 사용해야 한다. 왜냐 하면, 트레드밀을 이용한 운동부하 검사에서의 변인들은 승모판 협착증 정도와 높지 않은 상관관계를 나타내기 때문이다. 오히려 **고정식 자전거로 부하를 주면서 심초음파를 검사**하는 것이 운동 시 환자의 좌심실 기능을 평가하는데 있어 더욱 유용하다[그림 5.9].

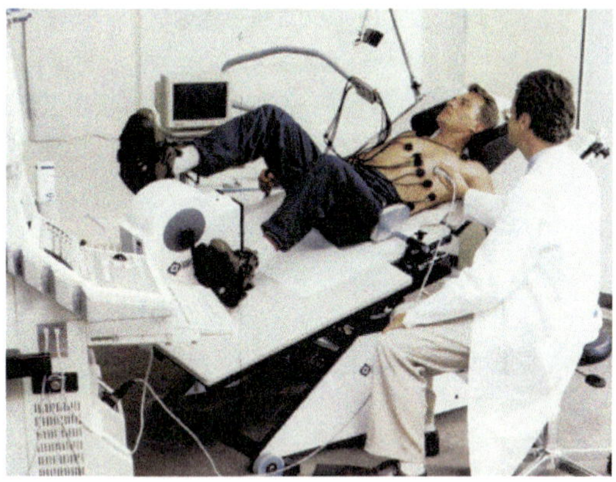

그림 5.9 **운동시 심초음파/심전도 검사**

대동맥판막 수술 후에 기능적 능력은 점차적으로 증가하지만, 승모판이나 승모판 · 대동맥판막 수술을 받은 환자의 경우는 기능적 능력의 증가가 제한적으로만 달성된다. 승모판 역류 환자는 승모판 협착증에 대한 초기 주의경보가 부족하기 때문에 심한 **운동 시 호흡곤란**이 발생하면 즉시 수술을 위한 검사를 받아야 한다.

대동맥판막 협착증 환자의 경우 운동부하검사시 위험한 상황이 발생할 수도 있으나 위험보다는 검사를 통해 얻을 수 있는 정보가 더 많다. 다시 말해, 대동맥판막치환술을 받고자 하는 환자는 기능적 상태와 그 외에 비침습적인 임상적 평가를 기초로 한 평가가 더욱 중요하다. 경미한

협착증이 있는 **무증상의 환자**는 운동을 제한하는 요소가 없으나 호흡곤란이나 실신, 졸도, 흉통 등이 발생하면 전문의에게 반드시 보고해야 한다. 증상이 심해지면 환자는 재측정 전까지 $\dot{V}O_2$ max의 60% 이상의 운동을 피해야 하며, 심각한 **폐쇄**가 있는 환자는 가벼운 정도의 운동도 피하는 것이 좋다. 그러나 **대동맥판막 역류** 환자가 좌심실의 기능부전을 보이지 않는다면 $\dot{V}O_2$ max의 60%의 운동은 가능하다.

종합적으로 말해 유산소성 운동은 경미한 판막 기능장애를 기지고 있는 대부분의 환자에게 처방될 수 있다. 그러나 **항응고제**를 투여하고 있는 **인공판막 환자**들의 경우와 **제한된 판막구경**을 가진 환자들의 경우는 **운동유발성 빈맥**이 나타나는 시점에서 기계적 용혈이 일어날 수 있으므로 주의를 요한다. 판막질환자를 위한 유산소성 운동의 강도는 목표심박수의 40~80%, **자각인지도의 경우 11~16 또는 호흡곤란 척도의 경우 6 이하**로 설정하는 것이 좋고, 운동 빈도는 주당 4~7일, 시간은 일일 20~60분을 실시하도록 한다. 근력운동은 등속성이나 등장성 장비를 이용하여 4~8개 종목을 선택하고, 최대수의적 근수축능력의 30~50%의 강도로 12~15회 반복을 2~4세트로 구성하여 실시한다. 근력운동의 빈도는 주당 2~3일이 바람직하다. 궁극적으로 [표 5.33]에 제시된 운동의 검사, 약물 및 고려사항에 대하여 숙지하고, 이를 토대로 [표 5.34]에 제시된 관리방법 등을 판막질환 환자들에게 상세히 설명해 주어야 한다.

표 5.33 판막질환 환자를 위한 운동정밀 검사와 약물 및 특이적 고려사항

검사항목		측정항목	권장 중지시점	비고
유산소 파워 능력	▪ 자전거 (17watt/분) 램프프로토콜 (10~25watt/ 3분 단계) ▪ 트레드밀 (1~2METs/ 3분 단계)	▪ 12리드 심전도	▪ 심각한 부정맥 출현 ▪ >2mm ST분절 하강/상승 ▪ 허혈성 역치 ▪ ST변화를 동반한 T파 역위	▪ 운동처방전을 작성하고, 수술여부를 결정하는데 유용함.
		▪ 혈압	▪ SBP/DBP >250/115mmHg	
		▪ 자각인지도	▪ 심리적 불안감의 급증	
		▪ 스트레스 심초음파	▪ ST변화는 CAD 진단 여부에 의하여 승모판/ 대동맥판막 협착과 승모판 탈출의 특이도를 소실시킴.	▪ 협착, 역류, 좌심실 기능 정도 및 적절한 수술시점을 결정.
근력	▪ 등속성 ▪ 등장성			▪ 좌업생활 등으로 인한 허약함은 저항운동으로 개선시킴.
약물 요법	▪ 대부분의 심장관련 약물은 운동시 혈류역학적 반응에 변화를 일으킴			
고려 사항	▪ 새로운 증상(피로감, 흉통, 호흡곤란 및 실신 등)에 대하여 주의 깊은 관찰이 요구됨 ▪ 급성 대동맥협착은 매우 위험한 상황으로, 응급실로 바로 이송해야 함			

표 5.34 **판막질환 환자를 위한 관리 프로그램**

	운동형태	목표	운동강도/빈도/시간	운동기간
유산소 운동	▪ 큰 근육 운동 ▪ 레그 에르고미터	▪ 기능적 능력의 증가 ▪ 근기능의 발달 ▪ 증상이 적은 일상생활 활동능력의 개선	▪ THR 40~80% ▪ RPE 11~16 ▪ 주당 4~7일 ▪ 20~60분/ 1회 운동	▪ 4~6개월
근력 운동	▪ 등속성/ 등장성	▪ 근기능의 향상 ▪ 1시간 이내로 수행	▪ 최대수의적 근수축능력 30~50% ▪ 주당 2~3일 ▪ 4~8종목 ▪ 12~15회 반복 *2~4세트	▪ 4~6개월
유연성 운동	▪ 상/하체 ROM 활동 ▪ 견관절 휠 운동	▪ ROM의 증가 ▪ 강도 : 약간 불편한 정도	▪ 주당 3일 이상 ▪ 정적스트레칭(10~30초)	▪ 4~6개월
약물 요법	▪ Coumadin : 심박수나 혈압에 효과를 제공하지 않음			
고려 사항	▪ 전형적으로 입원시부터 재활을 시작해야 빠른 속도로 향상될 수 있음 ▪ 일반적으로 상지 ROM 운동에 전념할 수 있음 ▪ 판막질환 관련 증상은 지속적인 EKG 관찰이 도움이 될 수 있음			

마. 부정맥

1) 증상과 특징

심장질환이 없는 환자에 있어 부정맥(cardiac arrhythmia)의 가장 흔한 원인은 **심실부정맥**이다. 이중에서도 **상심실성부정맥**(supraventricular arrhythmia)과 **신경전도의 결손**(conduction defect)은 해결해야할 중요한 과제이다. 관상동맥질환자에 있어 조기심실수축의 발생은 돌연사의 위험을 증가시킨다. **돌연사**를 예방하기 위한 가장 중요한 처치는 **항부정맥제**를 처방하는 것이지만, 효능은 있으나 사망률은 방지할 수 없으며, 돌연사의 위험이 높지 않은 무증상 환자가 지속적으로 이 약물을 복용하는 경우에는 부작용 등을 포함한 여러 가지 문제점들이 초래된다. **모든 항부정맥제는 저칼륨혈증**(hypokalemia)[59]과 **저마그네슘혈증**(hypomagnesia)[60]을 초래하여 부정맥의 위험을 높일 수 있으므로 심실수축기 장애가 있는 환자들에게는 주의해서 사용해야 한다. 약물의 효과를 검증하기 위해서는 **홀터검사법**(Holter monitoring)과 **운동부하검사**를 지속적으로 수행해야 한다.

2) 관리방법

부정맥을 위한 최선의 치료방법은 원인이 되는 심장 또는 대사적 상태를 치료하는 것이지만, 간혹 불가능한 경우도 있다. **베타차단제**는 특정한 운동강도에서 심박수와 혈압을 감소시키며, 비정상적인 좌심실기능을 갖고 있는 환자가 베타차단제를 사용했을 때 심부전증을 심화시키거나,

59) Hypokalemia : 혈액중의 칼륨농도가 비정상적으로 낮은 상태. 다양한 신경근장애, 심전도 이상.
60) Hypomagnesia : 혈장 속의 마그네슘이 정상이하로 저하된 상태. 신경근 자극성의 항진이 특징.

운동능력을 극도로 제한 할 수도 있다. 또 고강도 운동시 **운동유발성 저혈압**을 발생시킬 수도 있다. 항부정맥제를 복용하고 있는 환자는 운동시 부정맥을 유발할 가능성이 높으며, 더욱이 부정맥을 막기 위해 사용되는 약물들은 오히려 부정맥을 유발시키거나 악화시킬 수 있다는 것을 명심해야 한다[표 5.35, 5.36].

표 5.35 부정맥 환자를 위한 운동정밀 검사와 약물 및 특이적 고려사항

검사항목		측정항목	권장 중지시점	비고
유산소 파워 능력	▪ 자전거 (10~25watt/ 3분 단계) ▪ 트레드밀 (1~2METs/ 3분 단계)	▪ 12리드 심전도	▪ 심각한 부정맥 출현 ▪ 〉2㎜ ST분절 하강/상승 ▪ 허혈성 역치 ▪ ST변화를 동반한 T파 역위	▪ EKG 민감도는 허혈반응에 대해 낮음.
		▪ 심박수	▪ 최대심박수의 85% 초과	
		▪ 혈압	▪ SBP/DBP 250/115㎜Hg 초과	
		▪ 자각인지도	▪ 심리적 불안감의 급증	▪ HR 관찰이 어려우므로 RPE 적용.
약물 요법	▪ Beta-blocker : 최대하/최대심박수/혈압 감소 및 비선택적 약물과 혼합사용시 운동능력 감소			
고려 사항	▪ 운동수행능력이 5METs 이하이기 때문에 Modified Bruce Protocol을 이용한 운동부하검사가 적절함			

표 5.36 부정맥 환자를 위한 관리 프로그램

	운동형태	목표	운동강도/빈도/시간	운동기간
유산소 운동	▪ 큰 근육 운동 ▪ 입식 에르고미터	▪ 기능적 능력의 증가 ▪ 일상생활 능력의 향상	▪ $\dot{V}O_2$peak/ HRR의 50~70% ▪ 목표 심박수는 환기역치이하로 유지되어야 함. ▪ RPE 16 ▪ 주당 4일 ▪ 20~40분/ 1회 운동	▪ 4~6개월
근력 운동	▪ 서킷 트레이닝	▪ 근기능의 향상 ▪ 일상생활 활동 능력의 향상	▪ 저/중강도 ▪ 주당 2일 ▪ 15~20분/ 1회 운동	▪ 4~6개월
유연성 운동	▪ 상/하체 ROM 활동	▪ ROM의 증가	▪ 주당 2~3일	▪ 4~6개월
약물 요법	▪ Beta-blocker : 심장질환 환자의 운동/훈련 효과에 대하여 영향을 미치지 않음			
고려 사항	▪ 운동강도 관찰을 위하여 RPE는 심박수와 병행하여 이용되어야 함 ▪ 일부 환자들의 경우 운동후 장시간의 피로감을 느끼기도 함			

3) 재활운동

디지털리스와 이뇨제를 복용하는 환자들에게 있어 운동은 부정맥을 일으킬 수 있다. 운동부하 검사는 항부정맥제 치료의 과정을 평가하는 수단과 동시에 부정맥의 가능성을 예측하기 위한 방법으로 사용될 수 있다. 운동의 가장 큰 위험은 심실부정맥에 의해 야기된 돌연사와 심실부전을 악화시킬 수 있다는 것이다. 그러므로 [표 5.37]에 나타나 있는 특징들 중 하나 이상의 질환을 가지고 있는 경우에는 **돌연사의 위험**이 높으므로 관찰이 요구된다.

표 5.37 돌연사를 일으킬 수 있는 질환의 종류

- 심한 비대성 심근증
- 심한 대동맥 협착증
- 심한 좌심실 수축기 기능부전
- 운동유발성 복합 심실부정맥
- 운동유발성 저혈압(SBP에서 20㎜Hg이상 감소)
- 운동유발성 협심증
- 심실세동의 과거병력
- 협심증이 있을 때 심실부정맥을 경험한 환자
- QT간격이 지연되고 실신 경험이 있는 환자

그러나 증상 등이 경미하거나 중등도의 증상을 갖고 있는 환자는 전문가의 감독 하에서 운동부하검사를 받은 후 적절한 운동을 할 수도 있다. **운동유발성 실신은 폐동맥고혈압증, 대동맥협착증, 심근비대증, 관상동맥질환을 갖고 있는 환자에 있어 흔히 발생한다.** 한편, 비정상적인 운동유발성 부정맥은 운동프로그램을 시작하기에 앞서 수정될 필요가 있으며, 이것이 불가능한 경우에는 **목표심박수보다 10회** 정도 낮은 강도에서 운동을 실시하도록 해야 한다.

운동부하 검사는 운동유발성 증상의 발생 가능성을 평가하기에 민감한 방법은 아니지만 유일한 방법이다. 즉, 저강도 운동 검사 시에 나타나는 비정상적인 결과들은 위험요인을 예측하는데 도움을 주는 반면, 고강도 운동검사 시에 나타나는 결과들은 위험요인을 예측하기 어렵게 만든다. 한편, **심실성부정맥**은 안정한 상태에서는 잘 나타나지 않으나 운동 시에는 빈번히 출현한다. 특히, 부정맥의 위험성이 운동부하 검사의 심전도 상에서 발견되었다면 그 자체보다도 더 심각한 상태를 가지고 있음을 의미한다. **고강도 운동에서는 심근허혈과 카테콜라민의 증가가 일어나기 때문에 심실성빈맥을 쉽게 관찰할 수 있다.** 운동 중에는 노에피네프린과 젖산유발성 혈관확장이 상대적으로 커지기 때문에 운동직후에 심실성 빈맥이 나타날 수 있다. **상심실성빈맥**은 운동으로 인해 흔히 발생하지는 않지만, 일어났다면 **폐질환이**나 **WPW 증후군**(Wolff Parkinson White syndrome)을 가진 환자 혹은 **알코올과 카페인**을 남용한 사람일 가능성이 높다. 또 운동유발성 심방조동/심방세동은 판막질환이나 갑상선 기능항진증 혹은 심근병증이 있는 환자에게서 흔히 발생한다. 운동은 심근허혈이나 **좌우가지 각차단**을 일으키기도 한다.

심장질환자의 운동시 주의사항

초기 약 2~3개월은 정기적으로 감독 하에 운동을 해야 한다. 운동종목은 걷기, 조깅, 수영, 실내자전거 등 유산소성 운동이 좋으나, 역기와 같은 저항운동이나 달리기, 줄다리기 등의 무산소성 운동은 금해야 한다. 특히, 운동 전·후 준비운동과 정리운동을 하여 갑작스런 운동으로 인한 심장의 부담을 줄여야 하며, 운동 중에 흉통이 나타나거나 호흡곤란, 어지러움증, 부정맥 등이 나타날 경우는 즉시 운동을 중지하고 의사의 진찰을 받아야 한다. 또한 반드시 담배를 끊어야 하며, 정신적으로 불안감이 있는 경우와 식후 1시간 내에는 운동을 삼가야 한다. 마지막으로 운동의 역동적 측면에서 운동 중에 머리가 가슴 아래로 내려가는 동작은 피하는 것이 바람직하다.

5 폐질환

만성폐질환(Chronic Lung Disease, CLD)은 **만성폐쇄성 폐질환(COPD), 천식, 낭성섬유증** 및 **폐성심**을 포함하여 일컫는 질환이다. 시간이 지날수록 예후는 좋지 않고, 호흡곤란도 심해진다. 호흡곤란의 정도는 환자들마다 다양하지만, **운동강도가 증가함에 따라 호흡곤란** 정도도 커진다. 과거부터 몇 년 전까지만 해도 폐기능 재활프로그램은 환자들의 기능정도를 개선시킬 수 없다는 부정적인 발표로 인해 환자들에게 희망을 주지 못하였다. 그러나 최근에 많은 연구들은 **폐재활프로그램**이 매우 유용하며 긍정적인 결과를 제공한다고 발표하고 있다. CLD의 치료목표를 질병의 호전에 두는 것이 아니라 운동을 기초로 한 재활프로그램으로 **기능적 손상을 줄이는데 목표**를 두어야 한다. 폐재활에 대한 대부분의 조사는 COPD 환자에 대한 것이 많지만, 그밖에 기도폐쇄, 낭성섬유증, 기타 만성 폐질환자 및 복합적 질환을 가진 환자에 대한 연구 등도 제시되고 있다. **최근에는 CLD 환자가 운동을 하면 지구력이 향상되고 호흡곤란이 감소되며 정서 함양에도 도움**이 된다는 많은 근거가 제시되고 있다.

1) 폐질환과 호흡훈련

호흡훈련은 횡경막 호흡과 구강운동 등을 포함해야 하며 정기적으로 실시해야 한다. 그러나 COPD 증상이 있는 환자의 경우에는 **환기 능력**이 손상되어 있어 운동능력이 제한적이라는 점을 고려해야 한다. **훈련방법에는 저항성(resistive) 방법과 호흡 항진법(hyperpneic)이 있다.** 저항성 방법은 매 호흡시 일어나는 정상적인 구강 압력보다도 큰 저항을 이겨내면서 숨을 흡기하는 방법이다. 호흡 항진법은 특별히 고안된 재호흡(rebreathing)장치를 이용한다. 이 방법은 **최대 유지환기량(maximum sustained ventilation, MSV)**[61]과 **운동능력**을 향상시킬 수 있는데, 이러한 변화는 횡격막의 **유산소 대사**에 필요한 효소를 증가시키고, **흡기근의 기능**이 향상된다.

표 5.38 폐질환 환자를 위한 일반적인 지침

• 균형 잡힌 영양 섭취/ 스트레스 감소	• 횡경막과 호흡 형태를 개선시키는 호흡훈련
• 6년에 한번 폐렴구균 백신	• 저산소증 출현 환자를 위한 산소치료
• 매 가을마다 인플루엔자 백신 접종	• 울혈성 심부전의 치료
• 점액분비에 대한 기관지 위생 요법	• 전문적인 재활을 포함하는 정신 사회학적 치료

CLD 환자의 체력을 향상시키는 가장 효과적인 방법은 적절한 영양섭취와 규칙적인 전문운동을 병행하는 것이라고 할 수 있다. 만성폐쇄성 폐질환, 만성기관지염, 폐기종, 천식 등의 폐질환 환자들을 위한 최선의 방법은 호흡훈련에 있다고 해도 과언이 아닐 것이다. 그러나 만성으로 인해 폐활량, 노력성호기량 등이 정상인에 비하여 70% 정도가 되지 않으므로 무리한 재활운동이 되지 않도록 해야 한다. 호흡기 질환자들을 위한 일반적인 관리방법들은 [표 5.38]과 같다.

2) 폐질환과 운동부하검사

모든 CLD 환자는 운동프로그램 참여하기 전에 **'증상-제한적 운동부하검사'**를 받아야만 한다[부록 B 참조]. 만일 가스 측정 장비를 사용할 수 없을 때에는 운동 전과 후의 산소포화도를 측정하고, 폐활량 검사를 포함한 **심장부하검사(cardiac stress test)**로 대처해도 무방하다. 이와 같은 **심폐부하검사(cardiopulmonary exercise testing)**의 장점은 [표 5.39]와 같다.

표 5.39 심폐부하검사의 장점

- 운동성 저산소혈증의 발견 및 중재
- 운동성 기관지 경련의 발견 및 중재
- 운동성 심부정맥/기타 심혈관질환의 발견
- 무산소 역치의 산출과 이를 이용한 운동강도 처방
- 산소보충의 필요 여부 결정

일반적으로 **FEV_1이 50% 이하**이며, 운동 중 산소보충이 필요한 환자의 경우는 동맥혈 **산소분압(PaO_2)이 55㎜Hg이하**로 탈포화되었거나, **동맥혈산소포화도(SaO_2)가 85% 이하**인 경우이다. 증상이 심한 CLD 환자의 최대 호흡기능력은 최대 수의적 환기량에 가까운 수준에서 얻을 수 있지만, 심장의 기능적 능력은 상대적으로 낮게 산출된다. 또한 CLD 환자의 경우 운동 중 환기요구량이 비정상적으로

61) MSV : 최대 유지환기량. 동맥내 CO_2가 일정하게 유지되는 상태를 15분 동안 유지할 수 있는 최대 환기량을 말함.

상승하는데, 이것은 주어진 운동부하에서 요구되는 산소량이 정상인보다 더 높아야 한다는 사실을 보여주는 것이다. 이것은 환자들의 생리학적 사강(volume of dead space, VD)에 대한 1회 환기량(volume of tidal, VT)의 비율(VD/VT)증가와 운동부하검사시 관찰되는 환기당량(VE/VCO_2와 VE/VO_2)의 증가는 가스교환의 효율이 감소한 것을 의미한다.

가. 만성폐쇄성폐질환

1) 증상과 특징

만성폐쇄성 폐질환(chronic obstructive pulmonary disease, COPD)은 기도의 반응성 항진[62]과 관계없이 만성적으로 기류(airflow)가 제한된 병적 상태이다[그림 5.11]. 만성적인 기도 장애는 만성폐쇄성 폐질환으로 진단되기 이전에 밝혀져야만 치료의 효과를 높일 수 있으며, COPD는 만성 기관지염과 폐기종으로 인해 발생한다.

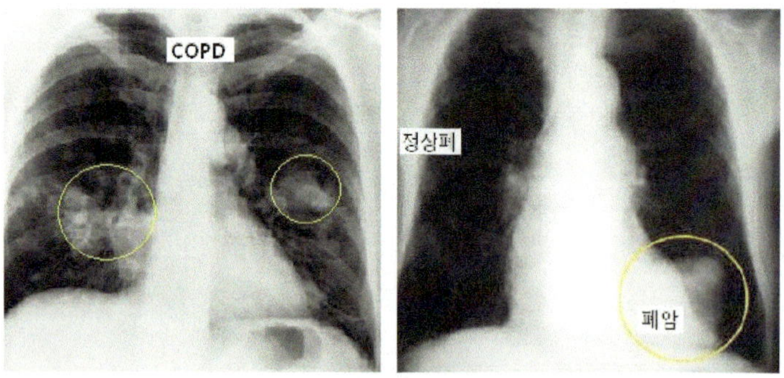

그림 5.11 만성폐쇄성 폐질환 상태

COPD 환자의 경우 강한 호기 직후에 폐의 잔기량이 정상수치보다 높다. **연쇄적으로 증가된 기능적 잔기용량(functional residual capacity, FRC)과 잔기량(residual volume, RV)은 운동유발성 빈호흡(tachypnea)[63]을 일으키고, 폐쇄된 공기의 양을 증가시켜 과팽대(hyperinflation)**를 유발한다. 폐가 팽창하면 횡격막이 아래로 내려가 공기가 이동하는데 있어 압력은 증가하고, 압력을 발생시키는 횡격막의 능력은 감소한다. COPD의 치료에는 기관지 확장제, 항생제, 기도 정화 및 적절한 영양 섭취 등이 포함된다. 폐재활프로그램은 환자 교육, 폐질환에 관한 정보 제공, 치료법과 대처전략을 포함하는 교육프로그램과 운동프로그램으로 구성된다. 폐재활프로그램 중 운동프로그램은 가장 중요한 부분을 차지한다.

62) Hyperreactivity : 반응성항진. 자극에 대한 반응성의 비정상적인 증가.
63) Tachypnea : 빈호흡. 과잉으로 급속한 호흡, 빠르고 얕은 호흡이 뚜렷한 호흡성 신경증.

2) 약물치료

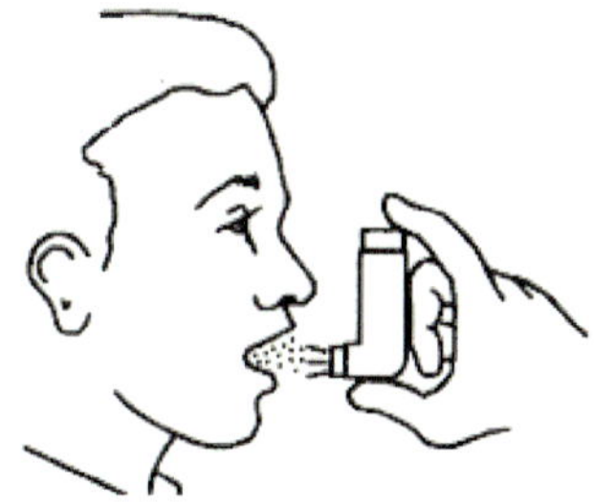

그림 5.12 흡입기 사용

COPD를 위한 약물 중 **브로마이드(bromide)**는 치료에 있어 가장 효과적인 기관지 확장제이며, 정기적으로 복용한다. 가역성 기관지 경련이 일어나는 환자들의 경우는 필요에 따라 **베타-2 작용제**의 흡기 치료가 효과적일 수 있다. 취침 시 **테오필린**[64]을 복용하면 기도폐쇄가 악화되는 새벽 2~4시 사이에 혈청 테오필린 수치를 정상화시킨다. **프레드니손**[65]은 테오필린만큼 효과적이지 못하지만, 복용 후에는 **일초량(FEV_1)**이 약 10% 정도 증가한다. 프레드니손을 사용한 후에 FEV_1이 15% 이상 향상되면 **코르티코스테로이드**[66]를 일일 1㎎ 흡입하는 것이 효과적이다. 지속적인 프레드니손 치료는 단지 약에 대한 효과가 있는 환자에게만 처치한다[그림 5.12]. 증상이 악화되기 시작하면 **트리이메토프림**[67], **설파메톡사졸**[68] 또는 **독시사이클린**[69] 치료가 권장된다.

흉부의 물리치료는 특히 분비물이 많거나 기관지 확장증이 있는 환자에게 필수적이다. 말기 COPD환자에게서는 **악액질(cachexia)**[70]이 나타날 수 있으며, 이것은 안정시 에너지소비량과 근육, 내장 단백질의 연소가 정상보다 더 높게 나타나는 특징을 보인다. 이때 적절한 영양공급과 중량부하 운동으로 이루어진 재활프로그램이 체중감소를 막고 체력을 유지시킬 수 있는 필수적인 방법이다.

3) COPD를 위한 운동

걷기, 자전거 타기, 수영 및 저항 운동을 일주일에 몇 회 30분 정도 실시할 경우 호흡과 관련된 근육을 단련시켜 COPD 증상을 완화시킨다. 가정에서 하는 복근운동만으로도 효과를 볼 수가 있다. 한편, COPD 환자를 위한 3~4주 동안의 운동프로그램은 질병의 심각성과 같은 다양한 요인에 따라 개인차가 있으나 운동내성을 향상시킨다. 본운동 전 맨손체조와 제자리 걷기를 10분가량 실시한 후 간헐적 운동을 실시하는 것도 좋다. 호흡기 질환자들은 최대심박수나 최대산소섭취량을 측정하기 어렵기 때문에 자각인지도를 활용해야 하며, 11~13되는 범위로 주당 3~7일을 하루에 1~2회 반복하도록 한다. 운동시간은 30분을 목표로 시작하면 좋다.

---

64) Theophylline : 기관지 확장의 목적으로 기관지천식, 만성기관지염, 기관지경련성질환에 쓰임.
65) Prednison : 백색의 결정성 분말로 항염증성 치료목적으로 경구적으로 투여.
66) Corticosteroid : 부신피질에서 생산되는 스테로이드.
67) Trimethoprim : 항균제로서 항말라리아제인 pyrimethamine과 유사.
68) Sulfamethoxazole : 급성요로감염증, 피부화농증, 침상, 연조직 감염 등의 예방과 치료 항균제.
69) Doxycycline : 담황색의 결정성 분말로 광범위한 그람양성 및 그람음성균에 대하여 효과적.
70) Cachexia : 체질적 질환으로서 전신의 영양실조 또는 불건강 상태.

폐기능 장애가 비교적 적은 환자나 보통의 속도로 걸을 때 호흡곤란이 느껴지지 않는 환자의 경우는 간헐적 운동을 5~6회 정도 반복해야 운동 후 야기되는 기도폐색의 횟수를 줄일 수 있다. 치료의 효과를 높이기 위해서는 일주일에 5일 정도는 재활훈련을 받아야 한다. 모든 COPD 환자들은 운동을 통해서 [표 5.39]와 같은 장점을 얻을 수 있다.

표 5.39 폐질환 환자를 위한 운동치료의 효과

- 골격근의 내성증가와 근력의 향상
- 분당 환기량의 6% 감소
- 호흡곤란 수준의 30% 감소
- 운동부하에 대한 젖산 수준의 17% 감소
- 운동에 대한 동기부여의 증가.
- 환기근육의 기능과 운동수행 능력의 향상

이러한 장점들은 경증, 중증, 심증의 COPD 환자들은 물론 기타 폐질환자들 모두에게 나타난다. 개선되는 정도의 크기는 폐 손상의 정도에 따라 다르지 않고, 가정에서도 가능하다. 그러나 여러 가지 검사나 안전성 등을 위해서는 전문가의 지도하에 실시하는 것이 좋다. 전문가의 감독하에서 운동함으로서 환자의 공포심은 줄어들고, 운동에 대한 거부감도 낮출 수 있다. 특히, 운동의 효과를 경험하게 되면 운동치료에 대한 거부감이 크게 줄어든다.

나. 천식

1) 증상과 특징

천식(asthma)은 기도 내에 비만세포(mast cell), 호산구, T림프구, 대식세포, 중성구 및 상피세포와 같은 세포성분이 만성적인 염증 장애를 일으키는 질환이다. 천식은 기관지의 과민성을 특징으로 하는 질환으로 여러 자극에 의해 기도점막에서 염증이 일어나 기관지 평활근 수축을 통해 기도폐색이 일어난다. 염증에 민감한 사람들은 천명[71], 호흡곤란, 흉통을 주기적으로 느끼며, 밤과 새벽에는 기침을 한다. 증상은 자연적으로 혹은 치료에 의해 회복될 수 있는 기류폐쇄(airflow obstruction)와 관련되어 있으나, 다양한 자극에 대해 과민반응을 보이기도 한다. 천식의 증상과 폐기능에 따른 임상적 특징은 [표 5.40]과 같다.

71) Wheezing : 천명. 호흡에 의해 나오는 피피하는 소리로 기관지 협착이나 그 밖의 병변이 있을 경우에 나타남.

표 5.40 천식환자의 단계별 분류 : 치료 전의 임상적 특징

단계	증상	야간 증상	폐 기능
1단계 경증/ 간헐적	• 2주 이하의 증상	2달 이하	• FEV_1 또는 PEF ≥80% • PEF 변이성 〈20%
2단계 경증/ 지속적	• 1일 1회 이하의 증상이 2주 이상인 경우	2달 이상	• FEV_1 또는 PEF ≥80% • PEF 변이성 〈20~30%
3단계 중증/ 지속적	• 매일 증상 • 속효성 β2작용제 매일 흡입 • 활동에 의한 증상 악화 • ≥2주 혹은 종일 지속되는 증상	1주 이상	• FEV_1 또는 PEF 〉60~〈80% • 예측치 PEF 변이성 〉30%
4단계 심증/ 지속적	• 지속적 증상 • 신체활동의 제한 • 빈번한 증상의 악화	자주 발생	• FEV_1 또는 PEF≤60% • PEF 변이성 〉30%

2) 약물치료 및 관리 방법

치료의 목적을 위한 환자의 행동지침은 [표 5.41]과 같다. 지속적으로 알러지에 노출되는 천식환자들은 알러지 유발 인자의 유무를 알아보기 위한 검사를 받아야 한다. 천식환자들은 음식에 대한 알러지를 경험하기도 한다. 특정한 음식에 대한 알러지가 있는 환자들은 음식물 섭취 후 수시간 동안 천식을 경험하지만, 그 음식물과 관련된 것인지는 인식하지 못한다. 아울러 항류코트라이인(antileukotrienes)의 역할은 불분명하지만 아스피린에 민감한 천식환자에게는 효과가 있으며, 코티코스테로이드의 복용량을 감소시킬 수 있다. 운동유발성 천식이 있는 대부분의 환자들은 차갑고 건조한 날씨에 민감하다. 사실, 과환기로 인한 천식은 누구에게나 일어날 수 있는데, 이것은 차가운 날씨로 인해 호흡열의 손실과 관련이 있다.

표 5.41 천식환자를 위한 치료의 목적(NAEPEPR, 1992)

치료 목적	목적달성을 위한 행동지침
• 만성적이고 예측불허의 증상 예방 • 정상수준에 가까운 폐기능 유지 • 운동과 신체활동을 포함한 정상적인 신체활동의 유지 • 악화되는 천식의 예방과 응급실 및 입원 비율의 최소화 • 부작용이 적거나 없는 적절한 약물 찾기 • 환자와 가족의 기대감 만족	• 환경 변화 : 알러지를 일으키는 요인과 기도 자극제와 같은 천식유발 요인 기피 • 기록 관리 : 증상의 범위와 아침저녁에 나타나는 천식의 정도 기록 • 천식을 악화시키는 요소의 관리 - 비염/ 부비동염 - 위식도 역류 - 아스피린, 코르티코스테로이드 부작용 - 바이러스 감염

우리가 호흡하는 건조한 공기는 호흡 경로에 있는 수분에 의해 습해지고, 폐로 들어오기 전에 따듯해진다. 이 공기는 다시 호기 시에 수증기와 함께 밖으로 나온다. 실외에서 천식은 휴대용 Peak flow meter를 이용하여 발견할 수도 있다. **운동 중 또는 후에 Peak flow가 12.5% 감소**한 것은 **운동성 천식**의 징후를 나타내는 것이다. 운동성 천식은 **살메테롤(salmeterol)**로 예방이 가능하다고 입증된 바 있지만, 운동성 천식을 조절하기에는 다소 부족한 것으로 보인다. 운동성 천식을 치료하기 위해서는 가능하면 따듯하고 습한 환경에서 운동을 하거나 알러지의 원인이 되는 것을 피하는 것이 좋다. 치료의 목표는 환자가 알러지 증상이 없이 운동에 참여하도록 하는 것이다. 운동성 천식을 예방하기 위한 가장 효과적인 약물은 **살메테롤**과 **속효성 β2작용제**이다. 부교감신경차단제72)와 아트로핀73), 크로몰린74) 및 칼슘채널 차단제도 운동성 천식을 예방할 수 있으나 효능이 적은 것으로 알려져 있다. 천식환자를 위한 단계별 약물치료 방법은 [표 5.42]와 같다.

표 5.42 천식환자를 위한 단계별 약물 치료

단계	치료 기간	약물치료의 효용성
1단계 경증/ 간헐적	▪ 장기간 조절 : 없음 ▪ 단기간 안정 : 속효성 β2작용제 흡입	–
2단계 경증/ 지속적	▪ 장기간 조절 : 5세 이상은 Corticosteroids 흡입 ▪ 단기간 안정 : 속효성 β2작용제 흡입	▪ Cromolyn, Nedocromil은 대체 항염증제제이지만, Corticosteroids만큼 효과적이지는 못함.
3단계 중증/ 지속적	▪ 장기간 조절 : Corticosteroids 흡입 또는 장기 작용성 β2작용제 흡입 ▪ 단기간 조절 : 속효성 β2작용제 흡입	▪ Corticosteroids 흡입량을 2배로 높임/ 전문의 상담/ Theophylline은 대체 장시간 기관지 확장제이나, Salmeterol이 더 효과적.
4단계 심증/ 지속적	▪ 장기간 조절 : Corticosteroids 흡입 또는 장기간 작용성 β2작용제 흡입 ▪ 단기간 조절 : 속효성 β2작용제 흡입	▪ Prednison 추가/ 전문의 상담/ ▪ Salmeterol외 Theophylline 사용을 고려.

72) Parasympatholytics : 부교감신경에 의하여 전달되는 신경충동작용에 반대하는 약물.

73) Atropine : 평활근을 이완시키기 위하여 항콜린성작용제로서 사용하며, 미주신경차단제는 파킨슨 증후군의 치료제로도 사용됨.

74) Cromolyn : 크로몰린나트륨으로서 기관지천식을 예방하는데 사용함.

3) 천식환자를 위한 재활운동

운동성 천식을 위한 운동처방은 두 가지로 접근이 가능하다. **첫째, 운동성 천식을 유발하지 않는 운동강도로 처방**하는 것이다. 이와 상반된 운동을 처방할 경우에는 활동을 제한하게 하여 어떠한 스포츠에도 참여할 수 없게 된다. 기관지 경련을 유발하지 않는 약한 강도의 운동종목은 따듯하고 습한 환경에서의 **수영, 중량부하 운동**과 같은 단시간의 간헐적 운동이 포함된다. 추운 날씨에 실외에서 조깅하는 것은 운동성 천식을 유발할 수도 있다. **상대적으로 낮은 강도에서 10~15분의 운동 즉, $\dot{V}O_2$ max 40~50%의 심박수 수준 또는 호흡곤란 척도 2 이하의 운동은 천식 증상을 감소시킨다.** 준비기 단계의 운동강도는 환자가 코로 편안하게 호흡할 수 있을 정도로 낮아야 한다. 천식환자가 운동을 하게 되면 기관지 수축반응이 일어나기 때문에 부하가 일정하게 주어지는 고정식자전거 타기나 걷기도 좋다. 증상이 심하게 나타나는 경우에는 운동 전과 후에 **기관지확장제**를 1회 흡입하고, 단계적으로 점진적인 운동이 되도록 한다. 운동 중간에 미지근한 **물을 섭취**하는 것이 증상을 예방하는데 도움을 준다. 부득이하게 실외에서 차가운 날씨에 운동을 해야 할 경우에는 **마스크**를 착용하도록 한다. **둘째, 운동 전 β-아드레날린제를 복용한**다. 일일 두 차례의 살메테롤 2퍼프와 같은 장기간용 기관지확장제의 복용으로 운동성 천식을 예방할 수 있다. β-아드레날린제 2~6퍼프를 운동 전 15분에 복용하는 것도 도움이 된다. 이것은 환자가 중등도에서 고강도의 운동에 참여할 수 있도록 해준다. β-작용제를 운동 직전에 복용하면 심박수가 급격히 상승할 수 있으므로 운동강도는 호흡곤란 척도를 이용하여 처방하고, 환자의 상태를 계속 관찰해야 한다. 심한 운동성 천식환자의 증상이 적절히 조절된다면 격렬한 신체활동에 참여할 수 있다.

4) 폐질환자를 위한 운동처방 및 금기사항

COPD와 천식환자를 포함한 폐질환자들에게 처방되는 운동강도는 운동부하검사의 자료를 통해 설정한다. 운동부하검사 결과를 기준으로 $\dot{V}O_2$ max의 40~50% 수준에 해당하는 심박수를 목표심박수로 한다. 이 운동강도는 건강한 성인에게 추천되는 최소의 운동강도로서 상해 위험을 최소화시키며, 컨디션을 조절하는데 도움을 준다. 단, MVV가 감소된 심증의 폐질환자의 경우에는 이 운동강도가 적절하지 못하다. 한편, 환기역치와 일치하는 심박수로 처방하기 위해서는 분당 환기량이 최대 환기량의 80%이하 이어야 한다. 심증의 COPD 환자들은 부하검사 시 AT시점에 도달하지 못하지만, AT시점에 도달하는 환자에게는 그 시점에서의 심박수를 운동강도로 처방하거나, 최대환기능력의 80%이하로 처방하는 것이 바람직하다. 심한 폐질환자에게는 최대 일량의 80%에 해당하는 심박수로 운동강도를 설정한다. 중증 내지 심증의 폐질환자는 MVV의 비율을 유지할 수 있지만, 심혈관계에 제한이 있는 경증 폐질환자는 그렇지 못할 수도 있다. 즉, 이 환자들은 AT수준 이상의 강도에서 운동을 지속할 수가 없다. 경증 폐질환자이면서 운동부하검사를 수행할 수 없다면, 호흡곤란 척도나 자각인지도를 이용하여 운동강도를 설정한다. 정상인에게서의 3~6의 호흡곤란 수준은 $\dot{V}O_2\,max$의 50~85%와 일치하는 수준이다. 이 정도의 강도는 적절해 보이지만, 증세가 심하거나 운동을 두려워하는 환자들은 아주 낮은 운동강도에서도 호흡곤란을 일으키기도 한다. 운동의 형태는 큰 근육군 위주의 운동이 좋다. 하지 근육을 이용한 운동은 상체를 이용한 운동에 비해 환기 소비가 크지만 금기되지는 않는다. 운동빈도와 강도는 개인의 컨디션에 따라 조절될 필요가 있으며, 모든 환자는 호흡수를 감소시키고, 1회 호흡량과 산소섭취량을 증가시키며, 호흡감각의 조절을 위해서 호흡 훈련을 받아야 한다[부록 B 참조].

한편, 폐질환자가 근력운동을 처음 시작하려고 할 때 산소포화도 수준은 매우 중요하다. 운동 시 FEV_1이 50%이하로 탈포화되는 환자는 처방된 운동강도에서 동맥혈산소분압(PaO_2)이 55㎜Hg이하로 탈포화되며, 동맥혈 산소포화도(SaO_2)는 85%이하가 된다. 이러한 환자의 경우 추가적이 산소의 보충이 없다면 근력운동은 피하는 것이 바람직하다. 기타 금기사항은 [표 5.43]과 같다.

표 5.43 중량부하 운동의 금기 사항

① 울혈성 심부전증이 동반된 경우	③ 심각한 판막질환이 있는 경우
② 조절되지 않는 부정맥이 있는 경우	④ 유산소성 능력이 5MET 이하인 경우

폐질환자를 위한 중량부하 운동은 m1RM을 이용하는 것이 안전한 방법이다[표 5.17]. 1RM이 산출되었다면 초기에 편안히 10~15회를 들어 올릴 수 있는 무게로 1~2세트를 반복한다. 이 운동을 15회 편안히 들어 올릴 수 있다면, 무게를 10회 가량 들 수 있도록 조정한다. 즉, 훈련 초기에는 1RM의 30~50% 부하가 권장되지만, 부하를 점차 60~80%까지 증가시켜 훈련의 효과를 충분히 주어야 한다. 처방된 프로그램은 호흡곤란 척도에서 3~6을 넘지 않도록 주의해야 한다. 궁극적으로 [표 5.44]에 제시된 운동의 검사, 약물 및 고려사항에 대하여 숙지하고, 이를 토대로 [표 5.45]에 제시된 관리방법 등을 폐질환 환자들에게 상세히 설명해 줄 필요가 있다.

표 5.44 폐질환 환자를 위한 운동정밀 검사와 약물 및 특이적 고려사항

검사항목		측정항목	권장 중지시점	비고
유산소 파워 능력	▪ 자전거 (10, 15, 20 watt/분) ▪ 자전거램프 프로토콜 (10~25 watt/3분 단계) ▪ 트레드밀 (1~2METs/단계)	▪ 12리드 심전도	▪ 심각한 부정맥 출현 ▪ 〉2㎜ ST분절 하강/상승 ▪ 허혈성 역치 ▪ ST변화를 동반한 T파 역위	▪ COPD 환자는 CAD를 보유할 가능성이 높음.
		▪ 혈압	▪ SBP/DBP 〉250/115㎜Hg	
		▪ 자각인지도 ▪ 호흡곤란 척도	▪ 심리적 불안감의 급증	
		▪ 동맥내 산소분압		▪ Pulse Oximetry
		▪ 가스분석	▪ 최대 환기량 ▪ 최고 산소섭취량	▪ 호흡패턴 분석도 도움일 될 수 있음.
		▪ 혈중 젖산농도	▪ 젖산역치와 환기역치	▪ 젖산성 산성증은 운동능력을 제한함.
지구력/근력	▪ 6분 걷기 ▪ 등속성 ▪ 등장성	▪ 거리 ▪ 최대반복횟수 ▪ 피크토크(최대회전력) ▪ 1RM	▪ 시간	▪ 적응단계의 향상정도를 측정하는데 유용. ▪ 훈련전과 후의 피크토크 비교를 위한 각속도는 일정해야 함.
유연성	▪ 좌전굴	▪ 둔부, 햄스트링, 요부의 유연 정도	▪ 참을 수 없는 통증 유발점	
신경근	▪ 보행분석 ▪ 평형성			▪ 인체 역학과 협응능력 및 효율성 검사
기능적 능력	▪ 앉았다 일어서기 ▪ 계단오르기 ▪ 물건 들어올리기			
약물 요법	▪ Methylxanthines : 빈맥, 부정맥을 야기시키고, 호흡곤란 정도를 증가시킬 수 있음 ▪ Sympathomimetic bronchodilators : 빈맥을 초래할 수 있음 ▪ Loop & thiazide diuretics : 저칼륨혈증으로 부정맥과 근허약을 초래할 수 있음 ▪ Antidepressants : 안정시와 운동시 빈맥을 초래할 수 있음			
고려 사항	▪ 관상동맥질환(CAD)의 위험성 ▪ 운동시 악화된 저산소증은 협심증과 부정맥의 원인이 되기도 함 ▪ 12리드 심전도, 혈압 및 산소포화도를 관찰하는 것이 중요 ▪ 최대 수의적 환기량의 측정은 환기능력의 제한 정도를 판단하는데 도움을 줄 수 있음 ▪ 폐질환 증상은 주로 아침에 증상이 악화되기 때문에 오전에 운동부하 검사를 진행하는 것이 바람직함			

표 5.45 **폐질환 환자를 위한 관리 프로그램**

	운동형태	목표	운동강도/빈도/시간	운동기간
유산소/ 지구력 운동	▪ 큰 근육 운동 ▪ 입식 에르고미터 ▪ 걷기 ▪ 수영	▪ 최고 산소섭취량의 증가 ▪ 젖산/ 환기역치의 증가 ▪ 호흡곤란 정도의 감소 ▪ 효율적인 호흡패턴 증가 ▪ 일상생활 활동의 향상	▪ RPE 11~13 ▪ 호흡곤란 정도 관찰 ▪ 주당 3~7일(×일일 1~2회) ▪ 30분/1회 운동(간헐적 방식) ▪ 시간을 길게하도록 강조	▪ 2~3개월
근력 운동	▪ 프리웨이트 ▪ 등장성 장비 ▪ 등속성 장비	▪ 최대반복횟수의 증가 ▪ 등속성 토크/일량의 증가 ▪ 제지방량의 증가	▪ 저강도, 고반복 운동 ▪ 주당 2~3일	▪ 2~3개월
유연성 운동	▪ 스트레칭	▪ ROM의 증가	▪ 주당 3일	
근신경 운동	▪ 걷기, 평형성 운동 ▪ 호흡 운동	▪ 보행, 평형성 향상 ▪ 호흡근 효율성의 향상	▪ 매일	
기능적 운동	▪ 일상생활에서 활동 형태 응용과 증가	▪ 일상생활 활동 증가 ▪ 직장으로의 복귀 ▪ 삶의 질 향상 ▪ 레크리에이션/ 즐거움	▪ 매일	
약물 요법	▪ Corticosteroids : 심리적인 불안감/ 장애 등을 해소			
고려 사항	▪ RPE와 호흡곤란 척도는 운동강도를 관찰하는데 권장 ▪ 관상동맥질환, 말초동맥질환, 근골격계 문제는 COPD 환자들에게서 흔히 나타나는 질환 ▪ 운동시간대는 오전 10~11시에 실시하는 것이 바람직 ▪ 고온 다습한 환경에서는 운동 삼가 ▪ 보조적인 산소주입은 포화산소농도가 90%이상으로 유지되도록 조절			

6 관절염

관절염(arthritis)이란 관절에 침범된 모든 염증을 일컫는 말로, 히포크라테스는 이를 '병을 일으키는 나쁜 악성물질'이라고 하였다. 대개 관절에 생기는 염증은 일시적이지만 때로는 영구적인 장애가 되기도 한다. 관절염의 종류는 **퇴행성관절염**(osteoarthritis, OA)과 **류마티스성 관절염**(rheumatoid arthritis, RA)이 있으며, 전자는 관절 연골표면의 점증적이고 **가역적인 퇴행**을 동반하는 반면, 후자는 **자가면역의 이상**으로 활액낭에 염증이 초래되는 특징을 가지고 있다. 두 질환 모두 통증을 수반한 염증이 있고, 관절에 부종이 있어 관절가동범위가 제한되어 있다. RA환자는 욱신욱신 쑤시는 통증을 경험하며, OA환자의 경우는 지속적인 불쾌감을 경험한다. RA환자를 위한 약물은 **진통제**와 **글루코코르티코이드**[75] 및 **비스테로이드성항염증제제**[76]가 사용된다.

가. 퇴행성관절염

1) 증상과 특징

퇴행성관절염은 관절질환 중 가장 흔한 것으로 원인은 현재까지 정확하지는 않으나, 특별한 원인이 없이 정상이었던 관절연골에 퇴행성 변화가 일어나는 **원발성 관절염**과 노화, 유전, 비만, 과사용 및 외상으로 관절연골이 퇴화되면서 관절의 변형과 통증이 일어나는 **이차성 관절염**으로 나누어진다. 특징적으로 OA는 모든 관절에서 일어날 수 있으나, 주로 활동율과 이용률 혹은 체중부하가 많이 실리는 슬관절, 고관절, 척추관절 및 손가락 등에서 호발한다.

2) 관리 방법

운동이 OA을 증가시킨다는 증거는 거의 없으며, 오히려 OA환자에게 도움이 된다는 이론이 지지되고 있다. 단, RA환자에 있어서는 운동이 적절히 이루어지지 않거나, 급성통증이 있는 경우에는 관절염을 악화시킬 수도 있기 때문에 주의가 필요하다. 관절염을 갖은 환자들은 관절가동범위 확장과 근력을 강화시키는 운동프로그램이 바람직하다. 운동유형은 전문가들과 협의하여 환자들의 증상을 악화시키지 않고 근력, 유연성 및 지구력을 최대로 향상시킬 수 있는 것을 선택하도록 한다.

---

75) Glucocorticoid : 당신생을 억제시키는 코르티코이드 물질의 총칭.
76) Non-steroidal anti-inflammatory drugs (NSAIDs) : 통증완화, 염증완화 및 항고열 의약품.

표 5.46 퇴행성 슬관절 환자를 위한 재활치료의 단계

단계	재활운동 실시요령
1단계	■ 수동적 회전운동 · 양손으로 슬개골을 좌, 우, 상, 하로 2~3분간 가볍게 밀어준다. · 밀어준 후에는 좌우로 가볍게 회전시킨다. ※ Capsaicin과 Mentol이 함유된 외용제를 사용하면 더욱 효과적이다.
2단계	■ 하지 스트레칭 · 대퇴사두근과 슬괵근의 유연성을 목표로 다양한 자세를 적용한다. · 통증을 참아내면서 까지 억지로 관절을 구부리지 않는다. · 참을 수 있는 범위 내에서 유연성 운동을 시행한다.
3단계	■ 능동적 회전운동 · 좌식 자전거타기 : 체중감량을 위해 일일 200~300㎉ 소모 목표. · 상지(UBX) Cycle : 일일 50~100㎉ 소모 목표. ※ 이상체중에 이를 때까지 시행, 체중감량시 관절의 부담이 최소화됨.
4단계	■ 대퇴근육 강화운동 · 시간과 장소에 구애받지 않고, 자주 시행한다. · {1회 운동시 (10초 수축/ 10초 이완)}×10회 반복. 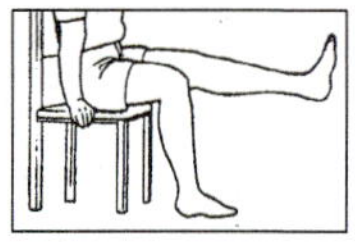 Quadriceps 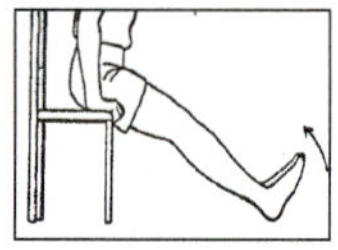 Hamstrings
5단계	■ 등속성 장비를 통한 8주 훈련 프로그램 · 0주차 : 등속성 모드에서 환자의 ROM과 피크토크/ 평균파워/ 총일량 등을 검사한다. · 1~2주차 : 제한된 ROM을 증가시키기 위하여 우선적으로 CPM 운동을 2주동안 적용한다. 2주차의 마지막 3일 동안은 CPM 모드에서 단축성 / 편심성 근수축을 훈련시킨다. · 3~4주차 : 중속(60˚/sec-180˚/sec)에서 5단계 프로그램(60˚/sec→90˚/sec→120˚/sec→150˚/sec→180˚/sec)을 10회씩 실시하고, 4주차에는 역으로(180˚/sec→150˚/sec→120˚/sec→90˚/sec→60˚/sec) 10회씩 실시. · 5~6주차 : 근력증강을 위해 저속(60˚/sec 이하)에서 3단계 프로그램(60˚/sec→ 50˚/sec→ 40˚/sec)을 10회씩 실시하고, 6주차에는 프로그램을 역으로(40˚/sec→ 50˚/sec→ 60˚/sec) 10회씩 실시한다. · 7~8주차 : 근지구력 증강을 위해 고속(180˚/sec 이상)에서 3단계 프로그램(180˚/sec→ 210˚/sec→ 240˚/ sec)을 10회씩 실시하고, 8주차에는 프로그램을 역으로(240˚/sec→ 210˚/sec→ 180˚/sec) 10회씩 실시.
6단계	■ 냉찜질과 마사지 · 근육강화 운동이 끝나면 냉찜질을 2~5분간 실시한다. ※ 염증의 최소화 및 통증 감소를 목표로 시행함.

OA의 **운동 목표는 통증을 조절하여 완화시키고, 관절의 기능장애를 줄이는 것으로 약물요법이나 수술방법 보다 우선 시행한다.** 운동을 수행하기 위한 주요 항목은 체중감소와 근력강화를 들 수 있다. 이 중에서도 근력강화를 위한 중량부하운동이 관절염 환자에게 매우 중요하지만, 몇 가지 고려할 사항이 있다. 첫째, 관절염을 갖은 환자들이 중량부하운동을 수행할 때 운동의 형태와 자극 받는 근관절 부위에 대해 다양한 변화를 줄 필요가 있다. 둘째, 해당 관절부위에서 **쑤시는 통증**(flare-ups)이 나타난다면, 불쾌감을 참아가면서 까지 운동을 할 필요는 없다. 셋째, 중량부하운동을 위한 최대 근기능 검사로 1RM을 측정해야 하는데, 등장성 검사에 의한 검사를 수행하는

것은 좋지 않고, 관절이 고정된 상태에서 근력검사를 할 수 있는 **등척성 검사**가 권장된다. 그러나 관절염 환자가 고혈압 등의 심혈관계 질환을 동반하고 있다면 **등속성 검사**가 훨씬 바람직하다. 운동강도를 처방하기 위한 방법은 바벨이나 덤벨, 웨이트머쉰, 탄력밴드 등이 있는데, 이것을 환자의 상태를 고려하여 처방하고, 운동강도는 자각인지도 11~16을 넘지 않도록 해야 한다. OA환자들을 위한 단계별 재활치료 방법은 [표 5.46]과 같다.

3) 치료 후 통증과 근기능의 변화

OA환자의 관리 지침은 환자의 통증상태와 컨디션 상태를 매일 파악해 가면서 수정 및 적용해야 한다. 위에서 제시한 관리지침 이외에도 OA는 [표 5.47]과 같이 복합적인 치료방법을 36주간 병행하였을 때 치료효과가 극대화된다. 사실, OA치료에 있어 가장 중요한 요소는 **근관절운동**이다. 일반 환자들은 통증이 있으면 움직이지 않으려고 하여 결과적으로 해당 관절과 그 관절을 중심으로 한 근기능에 지속적인 감퇴 현상을 초래하고 만다. 즉, OA의 증상이 조금이라도 나타난다면 초기부터 규칙적인 운동을 통해 근육, 인대, 건 및 뼈를 튼튼하게 만드는 것이 무엇보다 중요하다. OA가 이미 시작된 환자는 대퇴사두근을 중심으로 한 재활운동을 실시할 경우 슬관절 일부분으로 가던 부담이 균등하게 분할되어 굴곡, 신전이 편안해지고, 증세가 매우 호전됨을 느낄 수 있다.

표 5.47 퇴행성관절염을 위한 복합적인 재활치료 프로그램

항목		I 단계(0~12주)	II 단계(13~24주)	III 단계(25~36주)
운동 치료	① 준비운동*	10분	10분	10분
	② 고정식 자전거†	15분	20분	25분
	③ 등척성 대퇴근육 운동‡	5회(15분)	8회(18분)	10회(21분)
	④ 수중운동§	-	1세트(17분)	2세트(34분)
	⑤ 정리운동*	10분	10분	10분
물리 치료‖	⑥ 냉찜질‖	5~10분	10~12분	12~15분
	⑦ TENS‖	8~10분	10~12분	12~15분
	⑧ 초음파	2~3분	3~5분	5~8분
총 치료시간		≒65-73분	≒98-104분	≒129-138분

*통증과 과굴곡 없이 유연하게 스트레칭 실시. †체중감량을 위한 운동 : 슬관적 각도 120°~150°로 조정하여 $\dot{V}O_2max$ 60%로 운동. ‡대퇴사두근 강화운동: 15°, 10°, 5°에서 10초 수축/ 10초 휴식. §체중감량과 ROM 개선 운동(Forward/ Backward walking 8분, Crossover stepping 4분, Straight arm pull 5분). ‖냉찜질과 TENS(transcutaneous electrical nerve stimulation) 및 초음파를 이용한 통증 및 염증의 최소화.

[표 5.47]의 프로그램을 이용하여 실험한 결과 재활운동을 실시한 실험군에서의 통증정도[77]는 실험 전 약 3.50점으로 '심함'에서 '매우 심함'이었으나, 재활운동을 지속적으로 실시한 결과, 12주 후에는 약 2.80점으로, 36주 후에는 약 1.70점으로 감소하였다[그림 5.13]. 즉, 재활운동을 36주간 실시할 경우 통증 수준은 '통증이 없거나 가벼움' 혹은 '보통'으로 호전되었다. 반면, 재활운동을 실시하지 않은 통제군의 경우에는 통증 수준이 '매우 심함'으로 나빠졌다. 이와 같은 결과는 OA로 인한 통증이 약물치료를 통해 감소될 수 있다는 전통적인 생각을 벗어나 꾸준한 재활운동치료를 수행할 경우 약물치료와 비슷한 효과를 초래할 수 있음을 보여주고 있는 것이다. 한편, 근기능 변인의 변화는 통증정도와 유사하게 변하였는데, 각속도 60°/sec에서 발현된 실험군의 피크토크는 우측 굴근과 신근에서 모두 증가한 반면, 통제군의 경우는 모두 감소하여 교호효과에 있어 통계적으로 매우 유의한 차이를 나타내었다. 즉, 재활치료를 36주간 시행한 실험군의 경우 근기능이 유지 내지 증가한다는 사실을 관찰할 수 있었으나, 재활치료를 실시하지 않았던 통제군의 경우는 근기능이 감소하여 OA가 더욱 심화된 것으로 해석해 볼 수 있다. 이러한 경향은 180°/sec에서 발현된 평균파워와 240°/sec에서 발현된 총일량에서도 유사한 결과를 나타내어 좌업생활에 의한 OA의 악화정도를 재확인하였다.

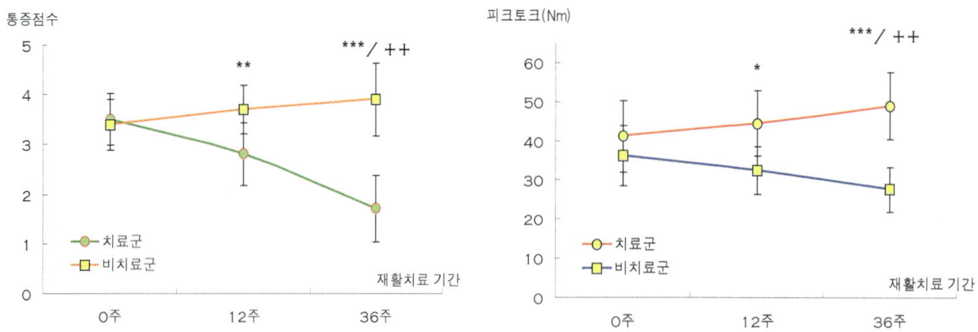

A B

그림 5.13 **36주간 재활치료 후 통증수준의 변화(A)와 피크토크의 변화(B)**

* 기간의 차이: ** $P<.01$, *** $P<.001$; + 집단 간 차이: ++ $P<.01$

77) Taylor의 통증척도: mild(1점)-moderate(2점)-severe(3점)-very severe(4점)-unbearable(5점)로 구성.

나. 류머티스성 관절염

1) 증상과 특징

RA는 면역기능이 비정상적으로 과도하게 일어나 관절을 파괴시키는 것으로 원인은 분명하지 않으나, 바이러스나 박테리아와 같은 외인성 유발요인과 면역반응에 관련된 내인성 요인들이 복합적으로 병변을 일으킨다. 증상은 피로감, 쇠약감, 식욕상실, 관절통 등이 나타나고, 관절 활액막에 염증이 일어나 관절이 붓고, 아프고, 화끈거리거나, 뻣뻣함 등을 동반한다. 호발 부위는 손, 손가락, 발, 발가락 등 작은 관절이고, **양측 사지에서 대칭적**으로 일어나는 것이 특징이다. 계속 진행되면 과도한 면역반응에 의해 **혈관염, 폐렴, 심낭염** 등과 같이 여러 부위를 손상시킨다.

2) 관리 방법

RA에 대한 치료는 주로 통증의 완화와 신체기능의 저하를 방지하는데 있으며 대표적인 치료법으로는 약물요법, 관절의 연골과 관절 주위의 인대나 근육을 강하게 해주고 뼈의 칼슘을 축적해 주는 운동요법이 이용되며, 심한 경우에는 수술치료가 권장된다.

RA환자는 [표 5.48]에 제시된 '**스테인부로커의 AIMS 척도지**'에 준하여 분류될 수 있으며 기능적 능력에 따라 '어려움 없이 일상생활을 수행할 수 있는' **제1형의 환자,** '불편하기는 하나 정상적인 생활이 가능하고 한 부위 이상의 관절에서 활동이 제한적인' **제2형의 환자,** '다소 기능이 제한적이고 일상 업무를 완전하게 수행하지 못하는' **제3형의 환자,** '활동이 거의 불가능하여 침대나 휠체어에서 한정된 활동만 가능한' **제4형의 환자**로 구분한다. 기능적 능력은 운동부하검사에 의해 검사가 불가능할 수 있는데, 이때에는 6분 걷기로 평가할 수 있다. [표 5.49]의 평가표를 참조하여 운동시간 등을 고려하는 것이 좋다.

표 5.48 류머티스성 관절염 환자의 분류

분류	기능적 능력
제1형	어려움 없이 일상생활을 수행할 수 있는 환자
제2형	중등도 제한 : 불편하기는 하나 정상적인 생활을 제한적으로 수행할 수 있는 환자
제3형	심각한 제한 : 기능이 제한적이어서 일상 업무나 자기관리를 완전히 수행하지 못하는 환자
제4형	활동이 거의 불가능하여 침상이나 휠체어에서만 활동이 가능한 환자

관절염 영향력 측정 척도(Modified Arthritis Impact Measurement Scale; AIMS)

항목	설문 내용
1	동네를 돌아다닐 때, 건강상의 문제로 인하여 다른 사람의 도움을 받아야 하는가? **⑤ 매번 그렇다/ ④ 대부분 그렇다/ ③ 어떤 경우에만 그렇다/ ② 거의 그렇지 않다/ ① 전혀 그렇지 않다**
2	공공 차량(버스나 택시)을 이용할 수 있는가? **③ 건강 때문에 이용할 수 없다/ ② 다른 이유 때문에 이용할 수 없다/ ① 이용할 수 있다**
3	건강상의 문제로 하루 종일 집안에 있어야만 하는가? **② 그렇다/ ① 그렇지 않다**
4	건강상의 문제로 하루 종일 침대나 의자에 앉아 있어야만 하는가? **② 그렇다/ ① 그렇지 않다**
5	달리기/ 무거운 물건 들기/ 격한 운동 등에 참여할 수 없는가? **⑤ 전혀 할 수 없다/ ④ 매우 그렇다/ ③ 다소 그렇다/ ② 조금 그렇다/ ① 모두 참여할 수 있다**
6	건강상의 문제로 먼 거리를 걷거나, 계단을 훌쩍 뛰어넘을 수 없는가? **⑤ 전혀 할 수 없다/ ④ 매우 그렇다/ ③ 다소 그렇다/ ② 조금 그렇다/ ① 모두 할 수 있다**
7	건강상의 문제로 신체를 구부리거나, 펴는 동작들을 할 수 없는가? **⑤ 전혀 할 수 없다/ ④ 매우 그렇다/ ③ 다소 그렇다/ ② 조금 그렇다/ ① 모두 할 수 있다**
8	건강상의 문제로 한 블럭을 걷거나, 계단 하나를 오를 수 없는가? **⑤ 전혀 할 수 없다/ ④ 매우 그렇다/ ③ 다소 그렇다/ ② 조금 그렇다/ ① 모두 할 수 있다**
9	도움을 줄 수 있는 사람이나, 개, 부목, 인조 다리 혹은 부목이 없다면 걸을 수 없는가? **② 그렇다/ ① 그렇지 않다**
10	팬이나 연필로 쉽게 글을 쓸 수 없는가? **② 그렇다/ ① 그렇지 않다**
11	옷을 입을 때 단추를 끼울 수 없는가? **⑤ 전혀 할 수 없다/ ④ 매우 그렇다/ ③ 다소 그렇다/ ② 조금 그렇다/ ① 쉽게 할 수 있다**
12	문을 쉽게 잠글 수 없는가? **⑤ 전혀 할 수 없다/ ④ 매우 그렇다/ ③ 다소 그렇다/ ② 조금 그렇다/ ① 쉽게 할 수 있다**
13	신발을 신을 수 없는가? **⑤ 전혀 할 수 없다/ ④ 매우 그렇다/ ③ 다소 그렇다/ ② 조금 그렇다/ ① 쉽게 할 수 있다**
14	통조림을 쉽게 딸 수 없는가? **⑤ 전혀 할 수 없다/ ④ 매우 그렇다/ ③ 다소 그렇다/ ② 조금 그렇다/ ① 쉽게 할 수 있다**
15	자가용이 있다면, 상점이나 슈퍼에 쇼핑을 하러 갈 수 없는가? **④ 전혀 쇼핑할 수가 없다/ ③ 많은 도움이 필요하다/ ② 어느 정도 도움이 필요하다 ① 혼자 쇼핑할 수 있다**
16	부엌에서 음식을 준비할 수 없는가? **④ 전혀 준비할 수가 없다/ ③ 많은 도움이 필요하다/ ② 어느 정도 도움이 필요하다 ① 혼자 준비할 수 있다**
17	청소도구로 집안 청소를 할 수 없는가? **④ 전혀 할 수가 없다/ ③ 많은 도움이 필요하다/ ② 어느 정도 도움이 필요하다 ① 혼자 할 수 있다**

표 5.49 **6분 걷기 평가표 (단위 : yards)**

체력 범주	연령			
	30세 이하	30~39세	40~49세	50~59세
매우 약함	〈 660	〈 621	〈 587	〈 557
약함	660 ~ 720	621 ~ 681	587 ~ 647	557 ~ 609
보통	721 ~ 782	682 ~ 754	648 ~ 720	610 ~ 674
좋음	783 ~ 880	755 ~ 845	721 ~ 812	675 ~ 754
매우 좋음	≥ 881	≥ 846	≥ 813	≥ 755

한편, **스테인부로커의 AIMS 척도지에서 1~3형에 속하는 RA환자들은 걷기와 고정식자전거 타기가 적당하다.** 자전거 타기는 최고심박수의 60~80% 혹은 최대산소섭취량의 40~60% 강도로 약 30분간 실시하는 것이 좋으며 빈도는 일주일에 3회로 시작하여 약 4주 후에는 운동강도를 중등도의 강도로 증가시켜 3~5분간 한 세트 당 3~5회 실시하고, 수개월 후에는 운동형태를 수중 걷기로 바꾸는 것이 좋다. 걷기는 초기에 호흡이 편안한 정도로 15분간 실시하고, 적응이 되면 30~60분의 속보로 증가시키도록 한다. 한편, 제4형의 환자들은 초기에 관절가동범위 운동을 수동적으로 실시해 주고, 차차 능동적으로 적응하도록 도와준다. 특히, 이 부류의 환자들에게는 심박수가 일정하게 유지되면서도 충격을 주지 않는 좌식 자전거와 상지 자전거가 좋고, 적응된 후에는 수중운동으로 전신의 관절을 운동시키는 것이 좋다. OA환자들과 마찬가지로 관절범위의 확보운동을 수동·능동적으로 매일 실시한다. 그러나 RA환자들은 대개 진통소염제를 복용할 수 있으므로 통증을 잘 느끼기 못하기 때문에 무리한 운동이 되지 않도록 한다.

[표 5.50]에 제시한 관절염(OA과 RA)환자의 운동 검사방법, 투여 중인 약물과 특별히 고려해야할 사항 등에 대해 숙지하고 있어야 하며, 이를 환자에게 상세히 알려줄 필요가 있다. 구체적인 관리 프로그램은 [표 5.51]과 같이 요약하였다.

표 5.50 **관절염 환자를 위한 운동정밀 검사와 약물 및 특이적 고려사항**

	검사항목	측정항목	권장 중지시점	비고
근기능	■ 등속성(90~120°/sec) ■ 등척성 슬관절 신근		■ 슬관절의 신전근력이 체중당 20~30% 초과되는 능력 ■ 70kg의 파워 출력시	
지구력	■ 6분 걷기 ■ 피로/ 탈진시간	■ 걸은 거리, HR, RPE ■ 탈진시간 : MVC 75% 혹은 피크토크	■ 6분 ■ 피로도	
유연성	■ 측각계	■ 근관절 불균형이나 비대칭(asymmetry) 정도		
신경근	■ 보행 분석 ■ 평형성			
기능적 능력	■ 50피트 걷기 ■ 앉았다 일어서기 ■ 일어서는 시간 ■ 근관절 관련 설문지	■ 대칭정도의 관찰	■ 관절염 영향력 척도(AIMS)	■ 일어서는 시간은 매우 허약한 혹은 불안정한 환자에게 적용.
약물 요법	■ Non-steroidal antiimflammatory drugs : 위장관계 출혈로 인한 빈혈 등을 초래 ■ Rheumatoid arthritis-remitting drugs : 근육병을 포함한 이차성 기관장애 야기 ■ Oral corticosteroids : 위장관계 출혈로 인한 근육병, 상체 비만, 골다공증, 빈혈 등을 초래			
고려 사항	■ 통증과 부종 출현시 운동수행능력이 감소할 수 있음 ■ 관절상태가 불안정한 환자들의 경우는 격렬하고, 고반복적인 운동을 피함 ■ 일부 관절질환은 심폐계에도 영향을 미쳐 운동수행능력을 저하 ■ 관절염이 척추에 침범된 경우는 신경근병증(radiculopathy)을 야기 ■ RA환자의 경우는 조조강직(morning stiffness)이 빈번함으로 아침 운동은 금기 ■ 외반슬 환자의 경우는 자전거 페달에서 발이 쉽게 빠짐으로 스트랩으로 발을 고정시켜야 함			

표 5.51 **관절염 환자를 위한 관리 프로그램**

	운동형태	목표	운동강도/빈도/시간	운동기간
유산소/지구력 운동	▪ 큰 근육 운동 ▪ 입식 에르고미터 ▪ 걷기/ 조깅 ▪ 아쿠아로빅 ▪ 로잉(노젓기)	▪ 최대 산소섭취량의 증가 ▪ 최고 일률/ 지구력 증가	▪ HR peak의 60~80% ▪ $\dot{V}O_2max$의 40~60% ▪ RPE 11~16 ▪ 주당 3~5일 ▪ 5~10분/ 1회 운동(점차 30분으로 증가) ▪ 시간을 길게 하도록 강조	▪ 3~6개월
근력 운동	▪ 프리웨이트, 웨이트머쉰, 등척성 운동이나 탄력밴드에 의한 서킷 트레이닝	▪ 최대 수의적 근수축능력(MVC)의 증가 ▪ 피크토크와 파워의 증가	▪ MVC%를 설정하여 통증내성 시점까지 ▪ 초기 2~3회 반복(점차 10~12회로 증가) ▪ 주당 2~3일	
유연성 운동	▪ 스트레칭	▪ 통증해소 ROM의 증가 ▪ 강직의 감소	▪ 일일 1~2회 운동	
근신경 운동		▪ 보행, 평형성 향상	▪ 매일	
기능적 운동	▪ 일상생활에서 활동 형태 응용과 증가	▪ 일상생활 활동 증가 ▪ 직장으로의 복귀 ▪ 삶의 질 향상	▪ 매일	
약물 요법	▪ Steroids : 피로골절을 야기 가능성 ▪ 운동검사시 약물요법 참조			
고려 사항	▪ 불안정한 관절에 대하여 과신전 스트레칭을 피함 ▪ 고반복, 고부하 및 고충격 운동 금기			

7 골다공증

가. 증상과 특징

골다공증(osteoporosis)은 낮은 골량과 골조직의 미세한 구조적 악화로 인해 골의 취약성(bone fragility)을 증가시키고, 골절의 위험성을 증가시키는 질환이다. 인체의 뼈는 99%가 칼슘으로 구성되어 있는데, 노화과정이 시작되면 칼슘은 뼈를 빠져나가 구멍이 숭숭 뚫린 스폰지처럼 변한다. 이를 골다공증이라고 한다[그림 5.14]. 즉, **골다공증이란 뼈의 파괴 또는 재흡수(resorption) 과정이 활발히 진행되고 있는 상태로 뼈의 파골세포(osteoclast)에 의해 칼슘이 혈액 내로 방출되는 것을 말한다.**

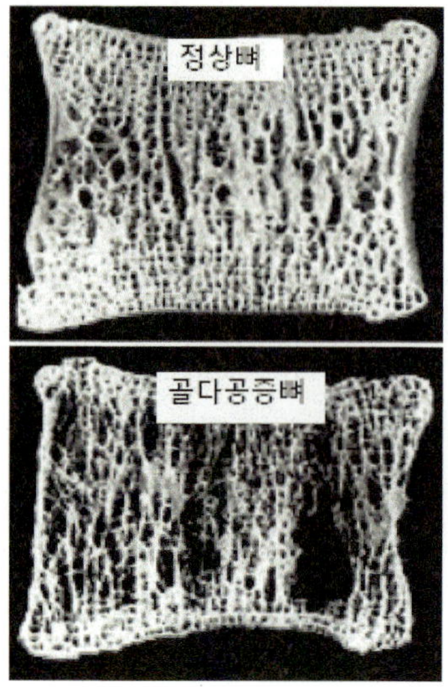

그림 5.14 골다공증뼈

골다공증이 위험하게 여겨지는 것은 일단 유발되면 조그만 충격에도 쉽게 뼈가 골절되고, 골절된 뼈는 잘 회복되지도 않는다. 증상은 심한 피로감과 더불어 흉추와 요추에 통증을 호소한다. 특히, 특정한 동작을 취했을 때 등에 심한 통증이 일어나면, 이것은 **피로골절**이 일어난 상태이므로 정밀검사를 요한다. 남성과 여성 모두 골다공증으로 인한 골절의 위험성을 가지고 있으나, 특히 여성들에게 흔히 나타난다. 70세 이상 노인 여성 중 3명당 1명이 **척추골절**을 경험하며, 85세 이상의 노인 여성 중 3명당 1명은 **고관절 골절**을 경험한다. 고관절 골절은 85세 이상의 노인 남성 6명당 1명 정도가 경험하는 것으로 미루어 보아 여성이 남성보다 2배가량 골다공증으로 인한 골절이 높게 일어나는 것으로 보인다. 골절에 영향을 주는 요인들로는 **골격의 취약성, 낙상의 빈도**와 심화 정도 및 **골주변의 조직량**이 포함된다. 따라서 골다공증으로 인한 골절을 예방하기 위해서는 골의 영양분과 구조적 성질을 증가시키고, 낙상을 방지하며, 제지방량을 증가시키는데 초점을 맞추어야 한다.

골다공증의 진단은 임상적인 과거력(clinical history)과 방사선 자료(bone scan)를 기초로 이루어진다. 골밀도(bone mineral density, BMD)의 측정은 골절에 대한 위험성을 평가하는데 유용한 방법이다. Dexa를 이용한 골밀도 수준의 측정은 연령, 성별 및 종족 간에 정상 평균치와 비교하여 해석한다. 임상적으로 **T-score**를 사용하고 있는데, 이것은 **측정된 골밀도** 수준과 이론적으로 **최대골량의 평균치**(골다공증에 대한 치료를 받지 않는 성인에서 장기간 골밀도 수준이 일정한 속도로 소실된다는 가정 하에서 얻은 수치)의 차이를 표준표차로 나눈 값이다. 이것은 골절의 위험도를 평가하는데 유용하게 활용되고 있다. 현재 사용되고 있는 골밀도 수준의 정상, 골감소증 및 골다공증의 범위는 [표 5.52]와 같다.

표 5.52 골밀도 측정에 따른 골밀도 범위

	정상	골감소증	골다공증
T-점수	-1.0 이하	-1.0~-2.5	-2.5 이상

T-score = (측정값-젊은 집단의 평균값)÷표준편차

나. 관리 방법

1) 일반적 지침

많은 질환과 약물이 골다공증을 일으키는 것으로 알려져 있으나, 대부분의 원인은 아직까지 불분명하다. 일반적으로 골다공증성 골절은 주로 척추, 늑골, 원위 전완과 근위 대퇴골과 같은 주상골(trabecular bone)에서 일어난다. 노인들에 있어 초기의 골량은 퇴행성 골소실과 최대골량(30대 가량의 골량)에 의해 결정된다. 최대골량은 선천적인 요인, 식이, 호르몬, 신체활동, 생활요소, 약물 및 기타질환 등에 의해 영향을 받는다. **최대골량을 증가시키기 위한 방법은 에스트로겐, 칼슘섭취와 신체활동과 같은 요인들이 포함된다.** 에스트로겐 투여는 저에스트로겐혈증을 보이는 사람들에게 이상적이다. 칼슘섭취를 과잉으로 섭취할 경우 인체에 도움이 안 되고 오히려 악영향을 미칠 수 있으므로 역치수준**(1,000~1,500㎎/day)**정도의 섭취가 바람직하다. 그밖에 운동은 기계적 부하운동일 경우 골격주변에 긍정적인 영향을 주어 환자에게 많은 도움을 줄 수 있다.

2) 노인 여성을 위한 관리방법

노인 여성들의 골소실을 예방하는데 필요한 식이와 운동은 중년층 혹은 그보다 젊은 여성들에게도 후년에 발생할 수 있는 골다공증의 기회를 낮추어 준다. 식이요법에 칼슘이 풍부한 식단을 구성하는 것이 필수적이며, 임신이나 수유기 여성뿐만 아니라 청년기부터 20대 중반에 이르기까지 여성들은 일일 **1,200㎎**의 칼슘섭취가 필요하다. 그러나 폐경기에 접어들지 않은 여성들은 일일 **1,000㎎**정도면 충분하다. 폐경 후 에스트로겐 처치를 받지 않거나, 65세 이상 노인 혹은 임신이나 수유기 여성들은 일일 칼슘섭취를 **1,500㎎**으로 증가시키는 것이 바람직하다.

비타민 D가 풍부한 유제품은 식단에 있어 칼슘섭취에 가장 중요한 원료이다. 또한 녹색식물, 견과류와 해산물도 칼슘이 풍부한 중요한 원료이므로 식단을 구성할 때 반드시 고려해야만 한다. 1잔의 탈지유는 300㎎의 칼슘을 함유하고 있는데, 3.3컵을 마실 경우 1,000㎎의 칼슘을 제공하는 셈이다. 우유를 섭취하지 않거나, 다른 이유로 충분한 칼슘을 섭취하지 못하는 여성은 반드시 다른 보충제를 섭취해야만 한다. 반면, 청량음료나 설탕, 사탕, 과자 등 당분은 **뼈의 형성을 억제**하므로 피해야 한다. 폐경 후 빠른 골소실을 보이는 여성은 에스트로겐 공급량이 극도로 떨어진 경우이므로 에스트로겐 투여를 고려해 볼 필요가 있다. 에스트로겐은 골소실을 예방하고, 칼슘섭취를 원활히 하며, 뼈에 대한 운동의 효과를 증가시킨다.

골다공증은 폐경기 연령 이후의 건강한 노인여성에 있어 가장 중요한 건강상의 문제이다. 즉, 연령이 높아질수록 여성들은 골다공증과 골절에 대한 유병률이 증가한다. 실제로 **에스트로겐**처치는 **골다공증**과 **관상동맥질환**을 예방할 수 있으나, 첫 5년 동안은 **자궁내막육종**(endometrial carcinoma)을 일으킬 수 있으며, 위험률이 약 6배나 된다. 한편, 장기간 복용 시 위험률은 15배로 증가한다. 에스트로겐은 **유방암**의 위험률도 증가시킨다. 한 예로 10년 혹은 그 이상 에스트로겐처치를 받은 여성들은 그렇지 않은 여성들에 비해 유방암으로 사망한 경우가 45% 이상이었다고 보고하였다. 그렇기 때문에 심장질환을 일으킬 위험이 적은 여성들은 에스트로겐투여가 자궁암과 유방암에 미치는 영향과 투여하지 않았을 경우에 골다공증의 심화정도에 미치는 영향 중 어느 것을 택해야 하는지를 전문의에게 문의 할 필요가 있다. 그러나 에스트로겐 치료의 마지막 12일째 프로게스테론을 보충하면, **자궁내막증식**(endometrial hyperplasia)과 **자궁암**(uterine cancer)의 위험을 낮출 수 있다. 한편, 에스트로겐 대체약물인 **타목시펜**(tamoxifen)과 **랄록시펜**(raloxifen)은 과거부터 항암제로 쓰여 오고 있는 약물이다. 타목시펜은 골다공증을 예방하고 유방암을 어느 정도 보호할 수 있으나, 심장질환을 예방하진 못한다. 랄록시펜은 골다공증을 예방하고, 유방암의 위험을 감소시킬 수 있으나, 심혈관에 대해 긍정적인 영향을 부여한다. **알렌드로네이트**(alendronate)는 암을 유발시키지 않고 골성장을 촉진시킬 수 있으나, 에스트로겐이나 랄록시펜과 같이 심혈관계에 도움을 주진 못하는 것으로 보고되고 있다. 알렌드로네이트는 골흡수를 억제하고 골변화율을 정상화시키는데, 이때 10㎎은 20㎎ 만큼의 효과가 있고, 5㎎ 보다는 훨씬 큰 효과를 제공한다.

칼슘과 비타민D 보충제는 **운동**과 병행했을 때 골다공증과 심혈관질환에 위험을 낮출 수 있는 가장 효과적인 방법이다. 일일 **1,000㎎의 칼슘**과 **500~800㎎의 비타민 D3 투여**는 소변으로의 칼슘배출을 증가시키지 않고, 과칼슘혈증(hypercalemia)을 유발시키지 않는다. 더욱이 이 보충제는 노인여성들에게 흔히 나타나는 대퇴골절을 감소시키고, 소량의 코르티코스테로이드로 치료받고 있는 요추질환 환자들의 골밀도 수준을 유지시켜 준다.

3) 재활운동

수많은 인체실험 및 동물실험을 통해 운동이 뼈의 성분과 기계적 성질에 긍정적인 영향을 주는 것으로 보고되고 있다. 그러나 고강도 운동은 골성장을 지연시켜 **피로골절**을 유발시킬 수도 있다. 부하에 대한 뼈의 내성 능력(load bearing)은 골밀도 및 골조직의 공간분배와 같은 골기질을 반영한다. 뼈의 장력은 부분적으로 매일 행하는 부하운동을 통해 유지된다. 신체활동을 통한 기능적 부하는 인체에 있어 골량에 긍정적인 영향을 미친다. 이와 유사한 일부 연구들에 의하면 운동선수들은 좌입생활자들 보다 골량과 근력이 높으며, 운동선수들 중에서도 달리기 선수와 웨이트리프터들이 수영선수들 보다 강한 뼈를 가지고 있는 것으로 보고되고 있다. 그 이유는 지상에서 수행하는 운동 자극이 수중에서 수행하는 것 보다 큰 자극을 부여하기 때문이라고 보고되고 있다.

표 5.53 **노인을 위한 운동프로그램**

항목	운동형태	운동기간			비고
		0~8주	9~24주	25주~1년	
준비운동	선자세의 스트레칭	10분	10분	10분	*중량부하 종목 및 순서 레그프레스/ 숄더-덤벨/ 레그 익스텐션/ 레그컬/ 암컬/ 백익스텐션/ 어브도미널 플랙션/ 토르소
본 운동	고정식 자전거	20분	25분	30분	
	트레드밀 걷기	20분	25분	30분	
	중량부하 운동*	10회×2세트	12회×2세트	15회×2세트	
정리운동	누운자세의 스트레칭	20분	20분	20분	

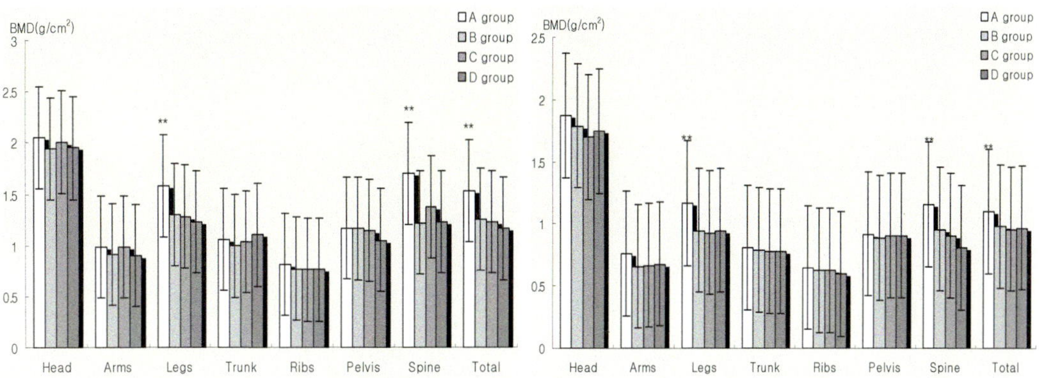

그림 5.15 **1년간 운동 후 골밀도 수준의 비교(좌측 남성/ 우측 여성집단의 결과), **: $P<.01$**

골량을 개선시키고, 유지시키기 위해서는 규칙적인 중량부하운동이 강조되어야 한다. 이것은 모든 연령대 남성과 여성들에게 중요하지만, 특히 운동을 수행해 오고 있지 않던 노인들에게는 더욱 중요하다. 이에 대한 한 연구에 의하면 1년 동안 총 93명(남자 43명, 여자 50명)의 노인들을 대상으로 [표 5.53]에 제시된 운동프로그램에 주당 5일 참여한 집단(A집단, 남자 14명, 여자 14명), 주당 2~3일 참여한 집단(B집단, 남자 14명, 여자 17명), 주당 1일 참여한 집단(C집단, 남자 8명, 여자 13명) 및 운동에 불참한 집단(D집단, 남자 7명, 여자 6명)으로 분류하여 인체부위별 골밀도 수준을 조사한 결과, 다리의 골밀도 수준이 주당 5일 이상 운동에 참여한 A집단에서 남녀 각각 1.58g/㎠와 1.17g/㎠로 다른 세 집단에 비해 가장 높았으며 통계적으로 유의한 차이를 나타내었다. 척추의 골밀도 수준 또한 A집단 남녀가 각각 1.7g/㎠와 1.16g/㎠로 세 집단에 비해 가장 높았다고 한다[그림 5.15]. 이러한 양상은 규칙적인 운동 후 골밀도 수준이 대조군의 골밀도 수준보다 3.8% 증가되었다는 것과 50세 이상의 여성 중 규칙적으로 달리는 사람들의 요추 골밀도 수준이 운동에 참여하고 있지 않은 사람의 수준보다 최소 9.2%에서 최대 35%까지 높았다는 보고와 같은 맥락임을 알 수가 있다.

골다공증에 효과가 있는 중량부하운동 이외에도 걷기, 속보 및 수중 걷기 등이 골다공증에 이로운 운동으로 손꼽히고 있다. 운동강도는 비교적 낮은 강도나 중등도 강도에서 실시해야 하며, 운동강도는 최고심박수의 **40~70%** 정도가 된다. 운동시간은 **30~60분**으로 일주일에 **3~5일** 실시하는 것이 효과적이다. 중량부하운동은 초기에 체중을 이용한 팔굽혀펴기, 윗몸 일으키기, 앉아 일어서기 등을 실시하고 익숙해지면 본격적인 **중량부하운동을 실시하는 것이 안전하다.** 운동강도는 1RM의 **75%**수준으로 **8~12회** 들어 올릴 수 있는 무게를 가지고 **2세트**를 실시한다. 이러한 운동량을 2~3개월 동안 주당 2일을 실시하면 긍정적인 효과가 나타난다는 보고가 있으며, 1RM의 **70%**수준으로 6개월 동안 1주일에 2회를 실시한 결과 요추와 대퇴골두의 골밀도 수준이 보존되었다는 보고도 있다. 그러나 중량부하운동은 조심스럽게 수행되어야 하며, 근지구력 등이 아닌 근력발달에 초점을 맞추어야 한다.

표 5.54 골다공증 환자를 위한 운동정밀 검사와 약물 및 특이적 고려사항

검사항목		측정항목	권장 중지시점	비고
유산소 파워 능력	▪ 자전거 (5~20watt/분) 램프프로토콜 (10~25 watt/ 3분 단계) ▪ 트레드밀 (1~2METs/ 단계)	▪ 12리드 심전도 ▪ 심박수(HR) ▪ METs	▪ 심각한 부정맥 출현 ▪ >2mm ST분절 하강/상승 ▪ 허혈성 역치 ▪ ST변화를 동반한 T파 역위 ▪ HR과 METs는 운동프로그램 작성시 유용함.	▪ 골다공증 환자들은 대부분 CAD의 위험성이 높음.
		▪ 혈압(BP)	▪ SBP/DBP >250/115mmHg	
		▪ 자각인지도(RPE)	▪ 극심한 피로 시점	▪ HR 측정이 곤란한 환자에게 유용함.
근기능	▪ 웨이트 머쉰	▪ 1-10RM	▪ 통증 ▪ 피로	▪ 운동강도 설정시 유용함. ▪ 폐경기 여성의 근력 감소는 골다공증과 관련성이 깊음.
신경근	▪ 보행 분석 ▪ 평형성	▪ 관찰(도구 활용) ▪ 시간 ▪ Force plate ▪ Balance scale(Berg)	▪ 통증 ▪ 피로	▪ 증상이 심한 환자들에게 적용.
기능적 능력	▪ 6분 걷기 ▪ 보행속도 ▪ 앉았다 일어서기	▪ 거리 ▪ 속도 ▪ 팔을 이용하지 않고 일어설 수 있는 수행정도의 파악	▪ 통증 ▪ 피로	▪ 앉았다 일어서기 검사는 근력 평가로서 유용한 정보를 제공하며, 고관절 주변 근육과 인대의 상태를 추정하게 함.
자세검사	▪ 후만증 여부 검사	▪ Flexicurve		
약물요법	▪ 이뇨제, 항고혈압제, 항협심증제, 항부정맥제, 심리안정제, 인슐린, 항응혈제 등의 약물 투여 조사			
고려사항	▪ 신경근과 기능적 수행능력 검사는 임상에서 경험이 많은 처방사에 의해 이루어져야 함 ▪ 정형적 고려사항 : 후만증 환자는 무게중심에 변화가 생겨 보행과 평형성에도 영향을 끼침 ▪ 폐기능적 고려사항 : 후만증은 흉강 구조에 영향을 주며, 호흡근에 영향을 미칠 수 있음 ▪ 신경감각적 고려사항 : 후만증은 트레드밀 걷기 등을 수행하지 못하도록 할 수도 있음 ▪ 근육의 문제 : 복합 척추 골절로 만성의 요통을 호소하는 환자들은 요부신전근의 허약함 관찰 ▪ 심리적 문제 : 낙상에 대한 불안감이 있는 경우 트레드밀 검사보다 자전거 검사로 대체			

표 5.55 골다공증 환자를 위한 관리 프로그램

	운동형태	목표	운동강도/빈도/시간	운동기간
유산소 운동	▪ 자전거 타기 ▪ 걷기 ▪ 수영	▪ 일률의 증가와 유지	▪ HR peak 40~70% ▪ METs 40~70% ▪ 주당 3~5일 ▪ 30~60분/ 1회 운동	▪ 2~6개월 ▪ BMD 변화는 9~24개월에 일어남.
근력 운동	▪ 덤벨 ▪ 웨이트 머쉰 ▪ 마루 미용체조	▪ 전신의 근력 증가 ▪ 고관절 굴곡/신전근, 요부신전근의 발달을 강조	▪ 1RM 75%, 8~12회 반복 ▪ 8~10회 × 2세트 ▪ 주당 2~3일 × 20~40분	▪ 6개월 이상
유연성 운동	▪ 스트레칭 ▪ 의자 체조	▪ ROM의 증가와 유지 ▪ 특히, 가슴근육 강조	▪ 주당 5~7일	
기능적 운동	▪ 일상생활의 활동형태 응용 ▪ 속보 ▪ 의자에서 앉았다 서기 ▪ 평형성 운동	▪ 일상생활 활동 증가 ▪ 균형감 개선 ▪ 낙상의 위험 감소	▪ 주당 3~5일 ▪ 주당 2~3일	▪ 2~6주
약물 요법	▪ Estrogen & Alendronate : 메스꺼움과 설사를 경험한다면 운동이나 동기부여에도 영향			
고려 사항	▪ 모든 형태의 운동시 앞으로 굴곡되는 자세를 최소화 ▪ 시간계획 : 골질량의 장기적인 보존효과를 위해서는 9~12개월이 요구 ▪ 정형적 문제 : 극심한 후만증 환자는 고정식 자전거나 독립적으로 걷는 것에 제한 ▪ 심장의 문제 : 골다공증 환자들은 나이가 50세 이상임으로, CAD 여부를 조사 ▪ 근육의 문제 : 척추골절을 당한 환자들은 요부 신전근육의 근력이 약해서 일어난 경우가 흔하므로 요부신전근을 강화 ▪ 심리적 문제 : 안전한 환경을 제공함으로써 불안감과 실질적인 낙상을 방지할 수 있도록 강구			

[표 5.54]에 제시된 골다공증 환자의 운동 검사방법, 투여 중인 약물과 특별히 고려해야할 사항 등에 대해 숙지하고 있어야 하며, 이를 환자에게 상세히 알려줄 필요가 있다. 구체적인 관리 프로그램은 [표 5.55]와 같다.

8 요 통

가. 증상과 특징

요통(lower back pain, LBP)이란 전 세계인구의 약 80% 이상이 일상생활에서 겪을 수 있는 흔한 질환으로 특징적인 어느 한 질환의 용어가 아니라 요추 하부 즉, 척추신경이 끝나는 제2요추 이하부터 천장골 관절까지의 범위에서 기인하는 동통증후군을 말한다. 요통은 CT나 MRI 및 신경근검사 등과 같은 정밀진단을 통해 병명을 구분한다. 종류로는 **요천추부 염좌, 추간판 탈출증, 좌골신경통, 강직성 척추염, 척추분리증 및 척추전방전위증** 등이 있고, 특이한 소견이 없는 경우도 있다. 주된 증상은 원인에 따라 다양하지만 통증으로 움직임이 어렵거나 무딘 동통과 불쾌감, 허리를 펴면 격심한 통증에 시달리는 등의 증세가 만성적으로 지속된다.

요통의 원인은 매우 복잡하며, 사회, 심리적 혹은 육체적인 기능과 관련되어 있지만, 일반적으로 부적절한 역학적 원리 즉, **무거운 물건**을 잘못 들거나 **심한 운동** 등에 의한 것이 **98%** 이상을 차지하며, 나머지 **2%**는 요추 부위의 **종양, 감염, 척추염, 자궁내막증** 혹은 **신결석증**에 의해 일어난다.

나. 척주의 구조와 기능

인체의 목 부위부터 꼬리뼈까지 구성되어 있는 등뼈는 인체의 기둥이라 할 수 있다. 이러한 등뼈는 경추 7개, 흉추 12개, 요추 5개, 천추 5개, 미추 3~6개로 나누어지며, 그것이 서로 연결되어 하나의 구성단위로서 기능을 한다. 구성단위 중 **요추**는 가장 큰 추체를 이루고 있는데, 이것은 체중의 영향을 가장 많이 받고, 스트레스가 많이 가해지므로 그것에 견딜 수 있게끔 발달된 형태라고 여겨지고 있다.

추체의 후방에는 **척주관**이라 불리는 구멍이 있는데, 이 가운데에는 **경막**이라는 튜브상의 조직이 있으며, 이 튜브 중에는 **마미신경**이라는 신경이 수액 중에 떠 있다. 마미신경은 추체와 추체 사이에서 좌우 대칭으로 나누어져 **추간공**을 지나 등뼈 밖으로 나온다. 이것은 다시 **4~5개가 묶여져 좌골신경**이 되고 **다리**로 향한다. 따라서 허리가 아픈 경우 다리까지 저리는 경우는 이와 같은 신경의 지배원리가 작용하고 있기 때문이다. [그림 5.16]에서 보이는 바와 같이 요추 3번과 4번을 사이에는 **상체무게(weight, WT)에 대한 등배근(back strength, BS)의 시소원리**가 적용된다. 즉, 정상 성인의 경우 WT와 BS는 균형을 이루고 있지만, 척추전만증이나 후만증이 있는 경우에는 **요추경사도**에 불균형이 초래되어 허리와 다리에 통증과 동통을 일으킨다. 이 원리는 일상적인 생활에서도 적용된다. 예를 들어, 좌업 생활만 일삼는 성인들의 경우 **척추전만증**과 같이 요추의 구조를 나타내는 반면, 낮은 책상에 앉아 공부만 하는 수험생들의 경우는 **척추후만증**을 일으켜 일상생활에서 장애를 일으키게 한다.

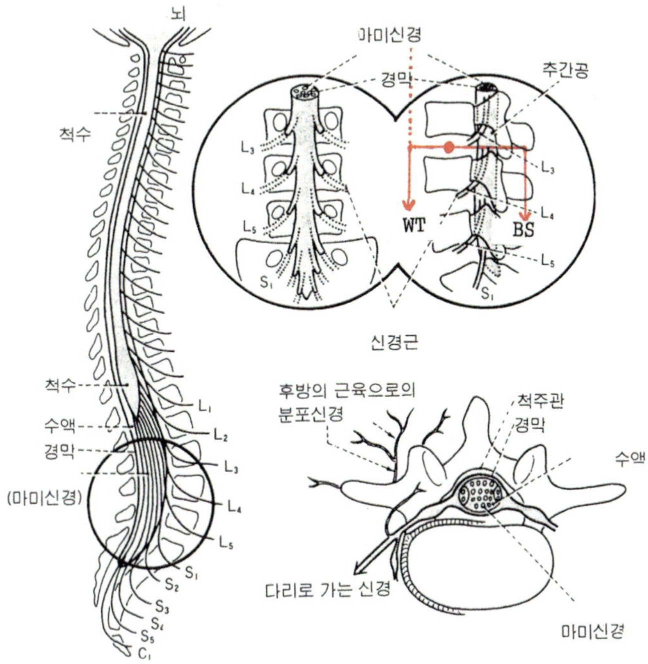

그림 5.16 **척추의 구조와 마미신경의 탈출**

체중(WT)과 등배근(BS) 간의 관련성

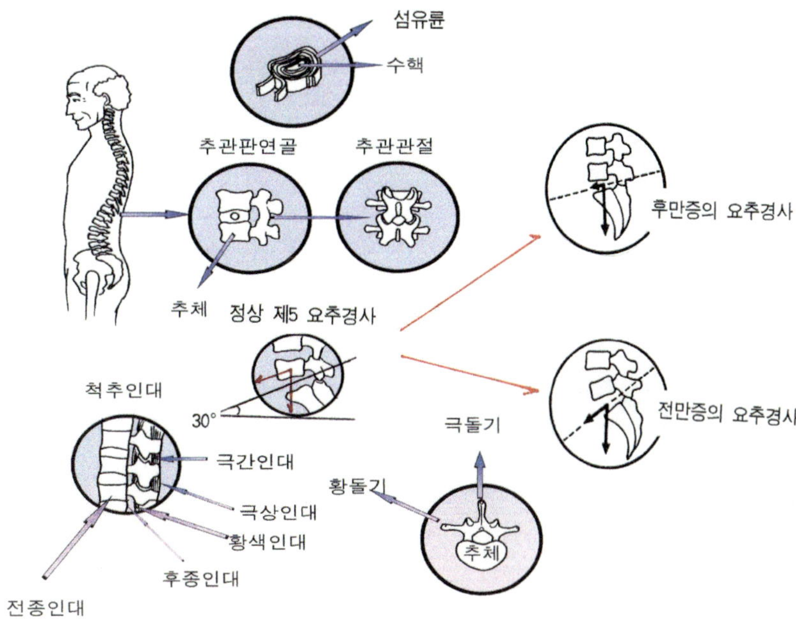

그림 5.17 **척추의 구조와 요추경사도**

[그림 5.17]에서 보이는 바와 같이 등뼈 사이를 연결하고 있는 추간판 연골은 **섬유륜**과 **수핵**으로 나누어진다. 이 연골은 수분을 70%이상 함유하고 있으며, 체중부하를 이겨내고, 쿠션작용을 하며, 모든 방향의 움직임에 대한 힘에 대응하여 추체와 추체를 아교처럼 접착시키고 있다. 이처럼 추간판 연골은 척주의 운동성과 안정성의 기본이 된다.

인체의 기둥 역할을 하는 척주는 단순히 막대기와 같이 꼿꼿이 뻗어 있는 것이 아니라 **만곡** 형태로 연결되어 있으며, 경추와 요추는 전방으로, 흉추는 후방으로 만곡을 형성하며, 전체적으로는 **S자형**을 띠고 있다. 이것은 영장류에게만 있는 특징으로 고릴라에게는 이 만곡이 없다. 또한 갓난아기에게도 이 만곡은 없는데, 이것은 아기가 걸음마를 시작해야 비로써 형성된다.

한편, 서있는 자세에서 제3요추는 수평을 이루고 있으나, **제5요추**는 수평과 **30°의 경사**를 이루며 끊임없이 미끄러지는 힘이 작용하고 있다. 이것은 매우 불안정한 상태이다. 불안정한 상태를 보충하기 위하여 추간판 연골과 추간관절은 중요한 기능을 한다. 특히, 추체의 후방에 위치한 추간관절은 척주를 자유롭게 여러 방향으로 움직일 수 있게 하지만, 실제로 요추는 이 관절 때문에 주로 앞과 뒤로 움직일 수 있으며, 허리를 옆으로 구부리거나 돌리는 동작은 제한을 받게 된다. 추간관절은 추간판 연골과 같이 쿠션 작용은 없으나, 체중부하를 받고 있다. 하위 요추에서는 이 작용이 크고, **3(추간관절) : 7(추간판 연골)의 비율로 부하를 서로 나누어 맡고 있다.** 결국 추간관절은 추간판과 공동으로 추체를 연결하면서 운동을 조절한다.

띠 모양을 하고 있는 척주인대는 **전종인대, 후종인대, 황색인대, 극간인대** 및 **극상인대**로 나누어지며, 등뼈와 등뼈를 연결하는 중요한 인대이다. 이 척주인대는 원형길이 보다 1.2배 정도까지는 더 신전될 수 있지만, 그 이상의 신전작용이 일어나면 강력한 **브레이크** 작용을 하게 된다. 따라서 인대는 척주가 움직이는 범위를 검열하고 있다고 할 수 있다. 척추 등뼈에는 후방으로 여러 가지의 돌기가 있는데, 여기에 작은 근육들이 붙어 있다. 이 근육은 척주를 생각대로 움직이게 하는 원동력임과 동시에 척주를 사이에 끼고 반대 측에 있는 근육을 동시에 움직이게 하므로 척주를 안정화시킨다.

다. 척주의 안정성

척주 자체는 근육을 제거하고 추간판, 관절, 인대는 그대로 나두더라도 그 모양을 유지한다. 이것을 **'내적 안정성'**이라 부른다. 이 안정성은 약 2㎏의 무게는 잘 견디더라도 이 부하를 초과하면 척주의 S자형 만곡은 변형된다. 그러나 훨씬 무거운 것을 올려놓더라도 기립할 수 있는데, 이것은 위에서 제시한 근육이 그 역할을 담당하고 있기 때문이다.

척주에는 근육이 여러 방향으로 붙어 있다. 이것이 일그러짐을 억제하는 **'외적 안정성'**을 제공하는 중요한 요인이다. 이러한 척주에 대한 근육의 기능은 전봇대를 세우기 위한 보조 밧줄로 생각하면 좋을 듯싶다. 추간판 연골과 연결된 추체 위에 무게를 가하게 되면 **추간판 연골**은 부드러운 조직의 특성 때문에 모양이 잠시 변하더라도 골절이 되지는 않지만, **추체**는 부서지고 만다. 이 추체의 골절을 일으키는 압력은 노인에게서는 약 **150㎏**, 젊은 성인에게서는 약 **800㎏**정도라고 여겨지고 있다. 따라서 근육에 의한 외적 안정성이 부여되고 척주의 내적 안정성이 지켜져도 이 이상의 부하에는 추체가 견딜 수 없다는 얘기이다.

인체는 어떠한 무게가 몸의 앞과 뒤로 실리더라도 균형을 유지하기 위해 **시소**와 같은 작용을 한다. 이는 귓구멍에서 발의 복사뼈 조금 앞을 통과하는 **중심선**으로 증명되고 있는데, 허리에서는 요추 추체의 바로 전방을 이 중심선이 통과한다. 한 연구에 의하면 **허리 위에서 오는 무게부하는 체중의 60%라고 한다.** 예를 들어, **체중이 70㎏**인 사람이 물건을 들고 서있지 않더라도 허리 전방에는 항상 **42㎏(70㎏×60%)**의 힘이 작용함을 의미한다. 따라서 시소의 원리를 생각한다면 요추 후방에는 반드시 42㎏의 힘이 작용해야만 똑바로 서있을 수 있다는 얘기이다. 이러한 원리를 실제로 측정한 결과 직립시 제3요추에 걸리는 부하는 그 사람의 체중과 거의 똑같은 것으로 증명되었다. 한편, 인체가 자세를 변환하거나, 어떠한 동작을 취하게 되면 요추에 걸리는 부하는 더욱 커진다. 예를 들어, 허리를 **30°전방으로 기울이면 요추에 걸리는 부하는 약 3배나 증가한다.** 다시 말해, 이 자세를 보존하기 위해서는 등배근의 힘이 3배가량 필요함을 의미하는 것이다. 따라서 요추에는 **42㎏(70㎏×60%)의 힘에 3을 곱하면 126㎏의 후방 모멘트가 함께 부과되며 합계 168㎏의 부하가 부과된다.**

전술한 바와 같이 척주와 근육 및 인대는 안정성을 유지하기 위하여 노력을 하고 있지만, 천골 위에 놓여 있는 제 5요추는 수평보다 약 30°의 경사를 이루고 있기 때문에 전방으로 미끄러지는 힘이 제 5요추에 작용하고 있다. 예를 들어, **체중이 50㎏인 사람이 직립하고 있을 때 제 5요추에는 수직방향으로 25㎏(50㎏×sin 30°)의 미끄러지는 힘이 작용하고 있다.** 따라서 불량한 자세는 요추전만을 가중시키며, 추간관절에 가해지는 부하가 더욱 커져, 결국 요통을 일으키게 한다.

라. 요통예방을 위한 자세교정

바른 자세는 아무리 강조해도 두 말할 필요 없이 인체에 매우 중요한 요소이다. 실제로 허리가 건강하다는 것은 오래 앉아있을 수 있고, 오래 서 있을 수 있으며 허리를 자유롭게 굽히고, 펴고 할 수 있는 상태를 말한다. 이처럼 건강한 허리는 불량한 자세로 인해 자칫 잘못하면 평생가도 고칠 수 없는 고질병으로 돌변하게 된다. 그러나 다행히도 **불량한 자세**를 교정하거나, 심지어 요통이 있다 하더라도 자세만 올바르게 취한다면 통증 예방은 물론 통증을 상당히 완화시킬 수 있다.

1) 누워서 잠을 잘 때

잠을 잘 때 허리에 통증이 없더라도 요추에 걸리는 부하를 최소화하기 위해서는 요나 침대를 다소 **단단한 것**으로 바꾸는 것이 좋다. 또한 **베개를 높이 베거나, 엎드려서 잠을 자**는 것은 요추 전만을 증가시키기 때문에 요통을 유발하기 쉽다. 따라서 습관화되어 있지 않더라도 무릎 밑에 베개를 두고 잠을 자거나, 무릎사이에 베개를 끼고 자면 요추 전만이 최소화된다[그림 5.18].

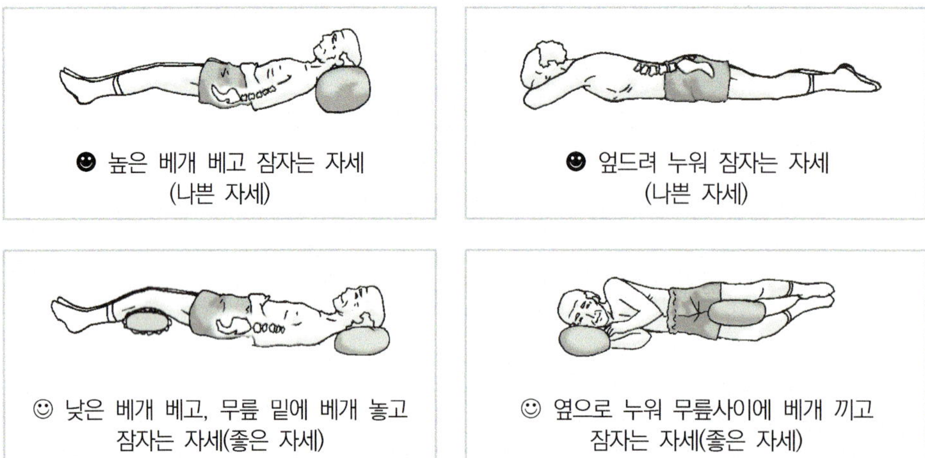

☻ 높은 베개 베고 잠자는 자세 (나쁜 자세)

☻ 엎드려 누워 잠자는 자세 (나쁜 자세)

☺ 낮은 베개 베고, 무릎 밑에 베개 놓고 잠자는 자세(좋은 자세)

☺ 옆으로 누워 무릎사이에 베개 끼고 잠자는 자세(좋은 자세)

그림 5.18 누워서 잠을 잘 때

2) 서있을 때

몸의 힘을 빼고 서있을 경우 약 70㎏의 사람은 그와 동일한 무게의 압력이 제3요추에 가해진다. 이것은 누구나 참아 낼 수 있으나, 장시간 서있을 경우에는 제5요추에 약 35㎏의 미끄러지는 힘이 작용하므로 좋은 자세로 서있는 것이 바람직하다. 허리를 구부정하게 서있는 자세는 요추 전만을 증가시키므로 불량한 자세이다. 그러나 10㎝ 상자 위에 한 쪽 발을 올려놓고 서있거나, 양발을 벌려 기저면을 넓게 하여 서있는 자세는 요부근육과 다리근육을 연결하고 있는 **장요근** 등이 이완되어 요추로 가는 압력을 감소시킨다[그림 5.19].

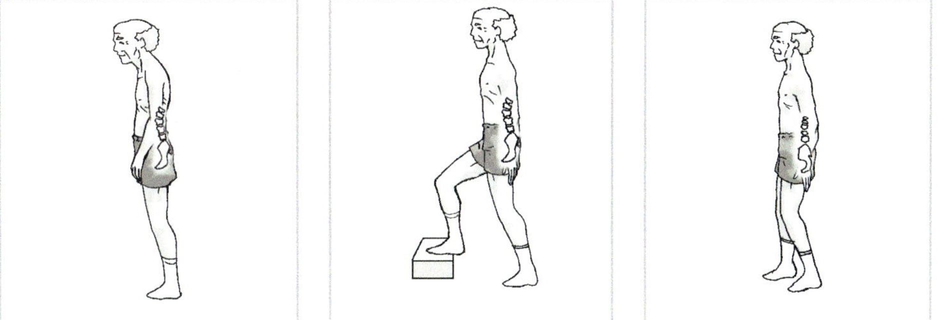

☻ 구부정하게 서있기 (나쁜 자세) | ☺ 상자 위에 발 올려놓고 서있기(좋은 자세) | ☺ 다리 벌려 서있기 (좋은 자세)

그림 5.19 **서있을 때**

3) 의자에 앉아 있을 때

등받이가 없는 의자에 앉아 있을 경우에는 서있을 때보다 약 **1.4배의 부하**가 허리에 더 부과된다. 이것은 허리를 반쯤 구부린 자세와 동일한 부하이다. 따라서 등받이가 없는 의자에 앉아 있기 보다는 오히려 서있는 것이 허리에 좋다. 또한 등받이가 있는 의자에 앉아 있더라도 발밑에 상자를 두고 앉거나, **다리를 번갈아 꼬고 앉는 것**도 바람직한 방법이다[그림 5.20].

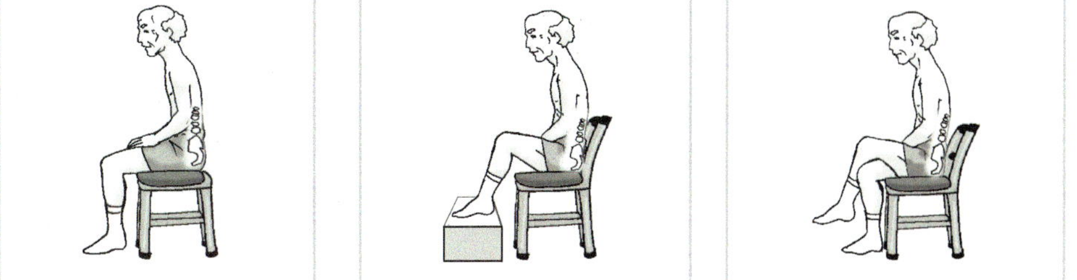

☻ 등받이 없는 의자에 앉기 (나쁜 자세) | ☺ 상자위에 발 올려놓고 앉기 (좋은 자세) | ☺ 번갈아 다리 꼬아 앉기 (좋은 자세)

그림 5.20 **의자에 앉아 있을 때**

4) 방바닥에 앉아 있을 때

방바닥에 앉아 있을 경우에도 **양반다리**로 오래 앉아있거나, 다리를 쭉 뻗고 앉아 있는 자세는 요추 전만을 증가시키므로, 허리를 곧게 펴고 앉거나, 무릎을 구부려 **정좌**를 취하거나 혹은 벽에 기대어 앉는 자세가 좋다[그림 5.21].

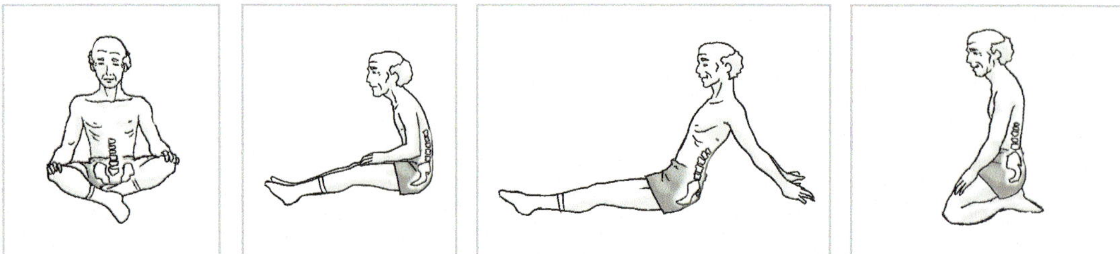

☻ 양반다리로 앉기 (나쁜 자세) | ☻ 다리 펴고 앉기 (나쁜 자세) | ☻ 팔을 뒤로하여 다리 펴고 앉기 (나쁜 자세) | ☺ 단시간 무릎 꿇고 앉기 (좋은 자세)

그림 5.21 **방바닥에 앉아 있을 때**

5) 물건을 나를 때

책장이나 선반을 다른 장소로 이동시켜야 할 경우 물건을 끌게 되면 요추전만이 증가하여 요통이 유발된다. 그러므로 [그림 5.22]와 같이 물건을 밀어서 옮기는 것이 요추전만을 감소시키므로 요통을 일으킬 가능성이 적다고 할 수 있다.

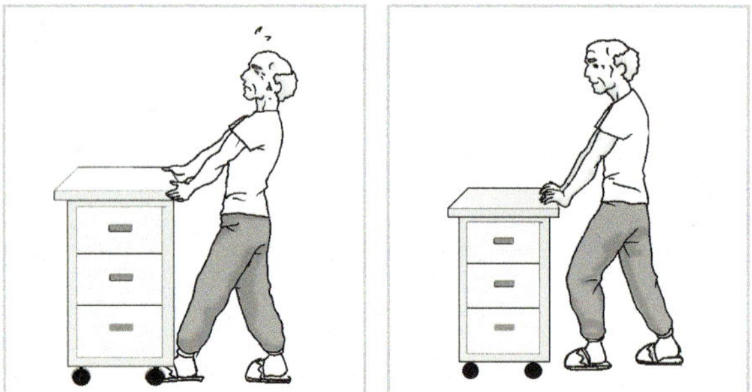

☻ 물건 끌기 (나쁜 자세) | ☺ 물건 밀기 (좋은 자세)

그림 5.22 **물건을 나를 때**

6) 물건을 들어 올릴 때

냄비와 같이 무거운 물건이 아니더라도 인체 중심에서 양팔을 앞으로 떨어트려 물건을 들어 올릴 경우 요추전만을 가중시키고 요통을 유발한다. 따라서 부득이하게 물건을 들어 올릴 경우 최대한 물건을 **몸 쪽에 붙여** 요추전만 각도를 줄일 수 있도록 해야 한다[그림 5.23].

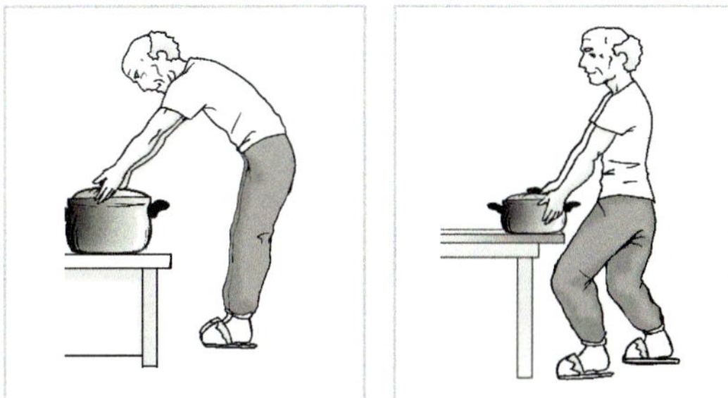

☻ 물건 허리 펴서 들기(나쁜 자세)

☺ 물건 다리 굽혀들기(좋은 자세)

그림 5.23 **물건을 들어 올릴 때**

7) 세탁기에서 옷을 집어넣고 꺼낼 때

일상생활에서 세탁은 빠질 수 없는 일거리이다. 그러나 불행히도 세탁기에서 옷을 집어넣거나, 뺄 때 허리를 많이 구부리고 펴야 하므로 요통을 유발할 수 있다. 따라서 요통을 최소화하기 위해서는 **한쪽 다리를 다른 쪽 다리보다 앞에 두어 허리를 구부릴 경우** 요부에 가해지는 부하를 줄일 수 있다[그림 5.24].

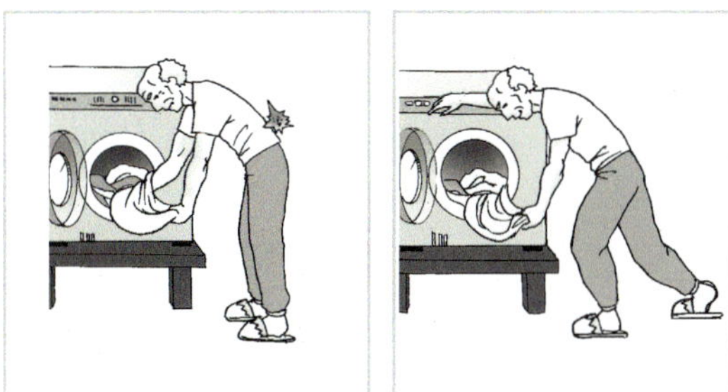

☻ 허리 펴 세탁물 꺼내기(나쁜 자세)

☺ 다리 굽혀 세탁물 꺼내기(좋은 자세)

그림 5.24 **세탁기에서 옷을 집어넣고 꺼낼 때**

8) 트렁크에서 물건을 꺼낼 때

자동차 트렁크에 가방을 집어넣고 꺼낼 때에도 허리를 많이 구부려 물건을 이동시켜야 하므로 요통을 유발할 수 있다. 따라서 요통을 최소화하기 위해서는 빨랫감을 꺼내는 동작과 같이 **한쪽 다리를 범퍼 위에 올려놓고 가방을 꺼내는 것**이 요부에 가해지는 부하를 감소시킬 수 있도록 한다[그림 5.25].

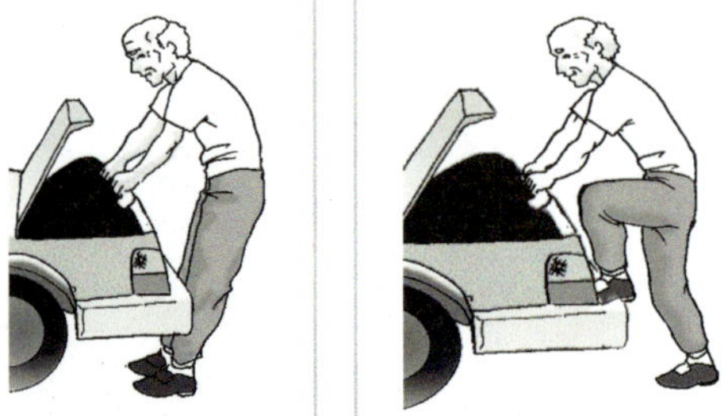

☻ 허리 펴 가방 꺼내기(나쁜 자세)

☺ 다리 굽혀 가방 꺼내기(좋은 자세)

그림 5.25 **트렁크에서 물건을 꺼낼 때**

9) 화장을 할 때

화장을 할 때에도 허리를 과하게 구부려 거울을 들여다보면 제자리로 바로 일어서기가 쉽지 않고, 요통이 유발될 수 있다. 따라서 급하게 서두르지 말고, **바르게 허리를 펴고 화장**을 할 수 있도록 하며, 만일 거울 위치가 낮을 경우에는 다리를 옆으로 벌려 서거나 손거울 등을 이용할 수 있도록 한다[그림 5.26].

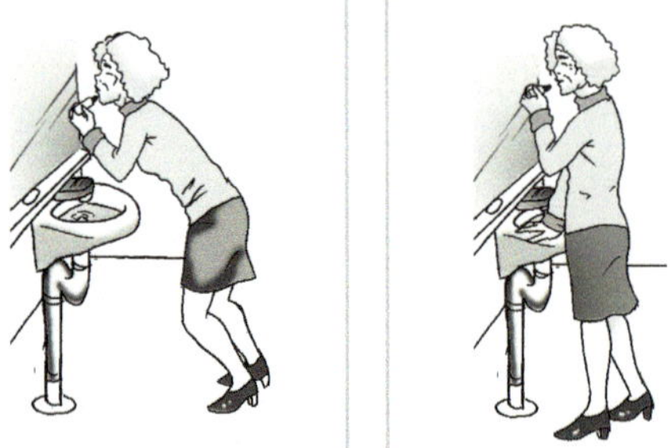

☻허리 굽혀 화장하기 (나쁜 자세)

☺허리 펴고 화장하기 (좋은 자세)

그림 5.26 **화장을 할 때**

10) 기타 나쁜 자세와 바른 자세

요통을 유발하는 기타 나쁜 자세로는 팔이나, 다리의 지지대를 만들지 못하고 재채기 할 때[그림 5.27], 선채로 옷 탈의하고 입을 때[그림 5.28], 침대나 의자에 앉아 다리를 길게 뻗어 양말을 벗을 때[그림 5.29], 힘을 주어 대변을 보거나 구부린 자세를 오랫동안 유지하고 있을 때[그림 5.30], 구부정한 자세로 오랜 시간 샤워를 할 때[그림 5.31], 허리에 받침대 없이 욕탕에 누워있을 때[그림 5.32]로 분류해 볼 수 있다.

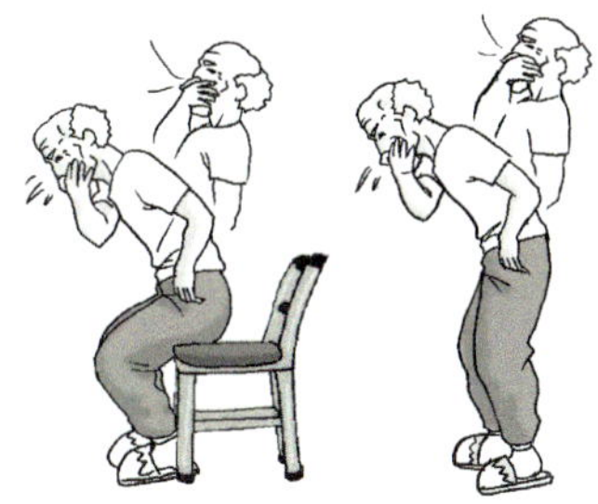

☻ 나쁜 자세의 재채기 모습

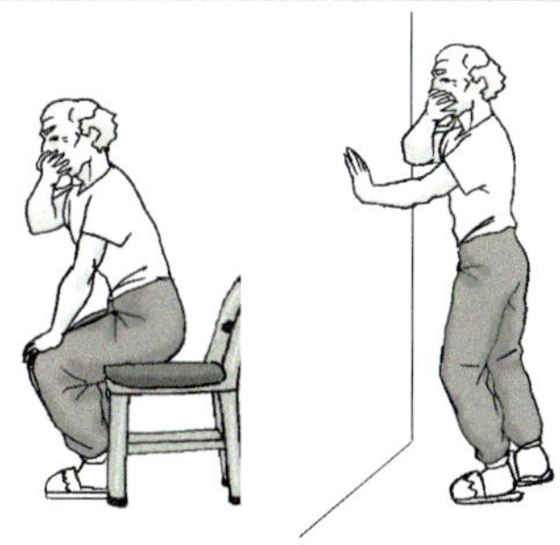

☺ 좋은 자세의 재채기 모습

그림 5.27 **재채기가 나올 때의 나쁜 자세와 바른 자세**

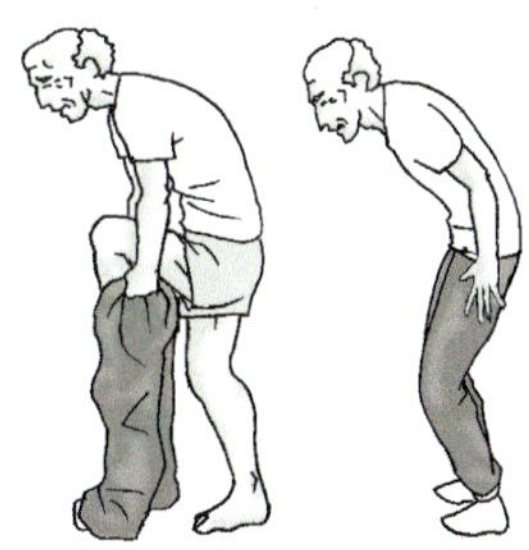

☻ 나쁜 자세의 옷 입기

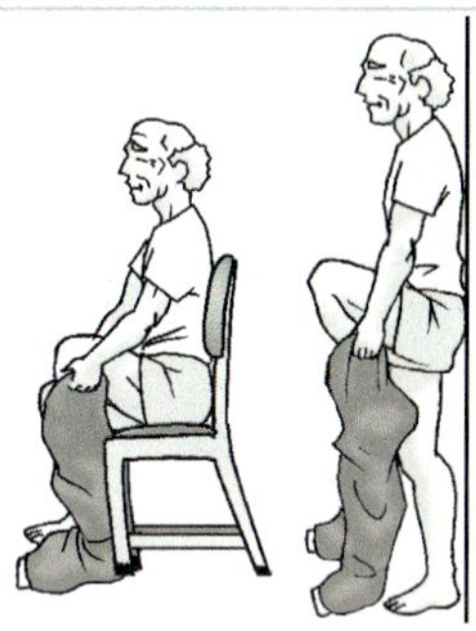

☺ 좋은 자세의 옷 입기

그림 5.28 **옷 탈의하고 입을 때 나쁜 자세와 바른 자세**

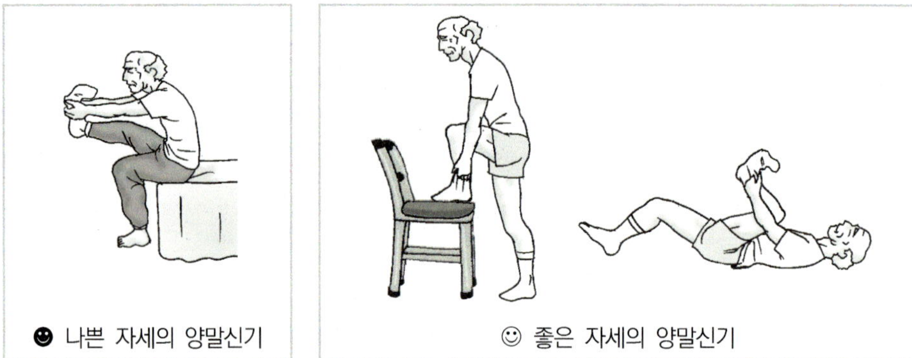

☻ 나쁜 자세의 양말신기

☺ 좋은 자세의 양말신기

그림 5.29 양말을 신고 벗을 때 나쁜 자세와 바른 자세

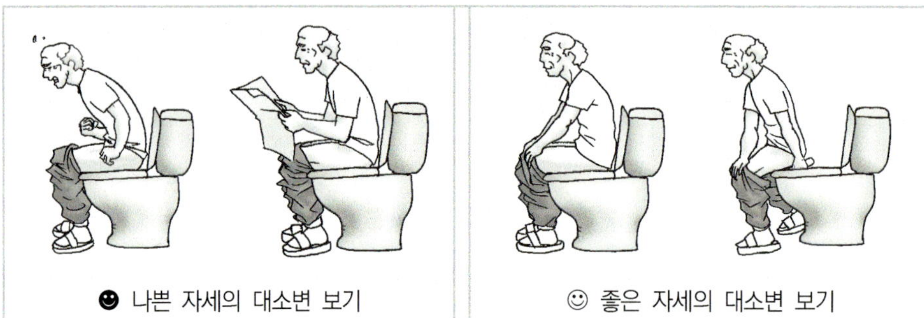

☻ 나쁜 자세의 대소변 보기

☺ 좋은 자세의 대소변 보기

그림 5.30 대소변을 볼 때 나쁜 자세와 바른 자세

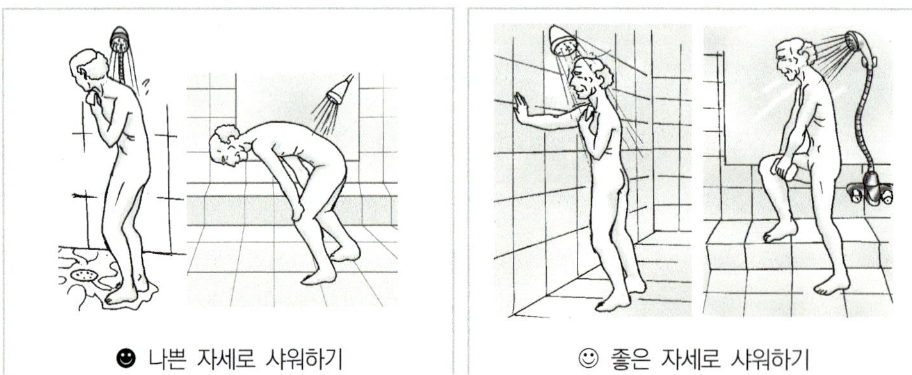

☻ 나쁜 자세로 샤워하기

☺ 좋은 자세로 샤워하기

그림 5.31 샤워를 할 때 나쁜 자세와 바른 자세

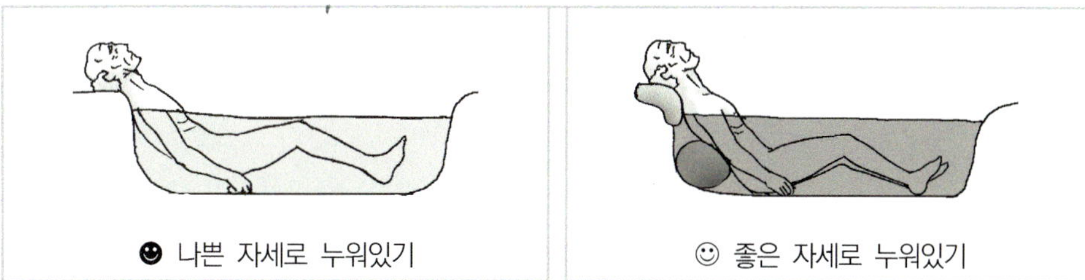

그림 5.32 **욕탕에 누워있을 때 나쁜 자세와 바른 자세**

우리의 허리는 매우 견고하고 튼튼하게 만들어져 있는 것처럼 보인다. 그러나 사실상 요추와 천추 사이에는 **특정한 각도**가 있고, 또한 신경이 여러 군데 분포되어 있어 조그마한 변화나 충격에도 매우 민감하다. 사실 이것은 우리 인체에서의 핸디캡이라 부를 수 있을 만큼 아무리 건강한 허리를 가지고 있다 하더라도 누구나 한번 쯤은 요통을 경험하게 되며, 심지어 매일 하는 일상적인 생활에서도 쉽게 요통이 생길 수 있으므로 **'바른 자세'**를 몸에 익히는 것이 **튼튼한 허리**를 만드는 첩경이라고 할 수 있다.

마. 요통환자를 위한 관리방법

요통의 치료는 어떠한 치료를 하더라도 완화나 치유가 가능한데, 예를 들어 **급성기(6주 이내)**에 요통환자는 80%가량이 8~10주 이내에 증상이 치유될 수 있고, 추간판 탈출에 의한 신경학적 증상을 보이는 환자도 보존 요법을 통해 약 12주 내에 치유가 가능하다. 그러나 위와 같은 보존치료에 의해 효과를 보지 못한 1~2% 정도의 환자는 수술이 필요하다. 이와 같은 사실을 볼 때 요통은 적당한 방법에 의해 치료될 경우 짧은 시기에 정상으로 회복될 가능성이 높다는 것을 알 수 있다.

1) 요통환자를 위한 재활운동의 지침

요통환자를 위한 재활운동의 목적은 허리부위의 유연성과 근육의 긴장도를 개선시키고, 근육의 힘을 강화하여 허리의 동통을 감소시키는데 있다. 또한 자세를 교정하고 허리를 올바른 방법으로 구부리고, 펴고, 쪼그려 앉는 등 일상적인 생활을 원활히 할 수 있게 하는 것도 목적이다.

요통환자를 위한 운동방법은 두 가지 형태가 있다. 첫 번째는 **마사지(massage)**와 같이 근육을 수동적으로 이완시키는 방법과 두 번째는 환자 스스로가 근육을 신전 내지 굴곡 하는 능동적 방법이 그것이다. 이 두 가지 방법 모두 요통환자에게 효과적이다. 그러나 마사지의 경우는 급성 요통환자에게 효과가 좋지만, 단기간의 효과를 보이며, **능동적인 방법**은 그 치료과정이 힘들긴 하지만 장기적인 효과를 볼 수가 있다.

마사지는 기본적으로 근육이나 피부 또는 피부와 근육 사이의 모든 조직에 맨손으로 압력을 가하는 기술과 피부에 압력을 부드럽게 가한 후 한 방향으로 서서히 율동적으로 움직이는 기술 등이 있다. 이러한 기술들은 척추를 따라 움직이기도 하고, 척추에서 떨어진 방향에서 기술을 가하여 조직액을 유입 혹은 유출시켜 조직을 서서히 신장시키기도 한다. 따라서 치료과정 중에 통증이 경감되는 느낌을 받을 수 있게 된다. 치료를 처음 시작하는 환자들은 조직이 통증에 의해 자극을 받고 있기 때문에 치료에 의한 통증을 느낄 수도 있다. 그러므로 마사지를 부드럽게 시행하여 불쾌감과 동통을 최소화시킬 수 있도록 해야 한다.

능동적인 운동방법은 요통환자의 허리 주변근육과 인대 등을 신전시킬 수 있는 **스트레칭 방법** 및 **정적 근육강화 운동**을 적절히 배합한 방법이 가장 중요하며, 이 운동 방법들은 체온이 상승된 상태에서 하면 더욱 안전하고 효과적이다. 따라서 요통의 **급성단계**(1~6주)에는 1주가량을 **냉찜질**로 처치하여 염증이 일어날 수 있는 가능성을 줄이고, 그 이후에는 **온찜질** 등을 이용하여 허리에 온도를 상승시킨 후 가벼운 정적 근육강화 운동을 서서히 시행하는 것이 좋다. 반면, **만성단계**(12주 이상)에 있는 환자들이 하지를 어느 정도 움직일 수 있다면 고정식 자전거 등을 이용하여 체온을 상승시킨 후에 정적 근육강화 운동에 참여하는 것이 좋다. 그러나 운동에 의한 체온상승은 허리에 통증을 가진 사람들에게 염증을 증가시킬 수 있으므로 운동전과 후에는 냉찜질을 하여 염증이 최소화되도록 하는 것도 중요하다.

우리 인체의 근육을 수축 및 이완시키게 되면 새로운 혈액이 조직으로 원활히 공급되어 염증을 제거하는데 큰 역할을 하게 된다. 또한 염증을 일으킨 조직에 고인 체액을 배출하는데도 근육의 수축과 이완이 필요하다.

2) 요통 운동치료의 종류

허리는 구부리고, 펴고, 비트는 동작을 원활히 할 수 있도록 충분히 유연해야 하고, 튼튼해야 한다. 이와 같은 목적을 충족시킬 수 있는 운동방법들이 예전부터 여러 임상가들에 의해 만들어졌다. 대표적으로 맥캔지 운동과 윌리암스 운동이 그것이다.

가) 맥캔지(McKenzie)요부 신전운동

맥캔지운동은 허리근육을 강화시키고, 연부조직을 신전시키며 요추전만을 복구시킬 수 있으므로 **디스크(추간판탈출증)** 환자에게 효과적이지만, 척추협착증과 척추분리증 및 척추전방전위증 환자는 피하는 것이 바람직하다.

❶ 바닥에 엎드리기

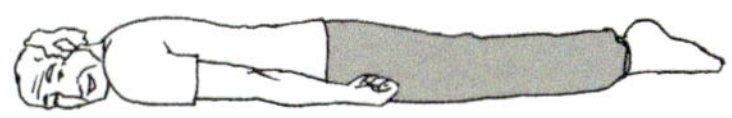

■ 좌측 얼굴을 바닥에 대고 5분간 엎드려 있기. 반대 편 얼굴을 대고 동일하게 약 6~8회 실시한다.

❷ 팔꿈치 세워 허리 펴기

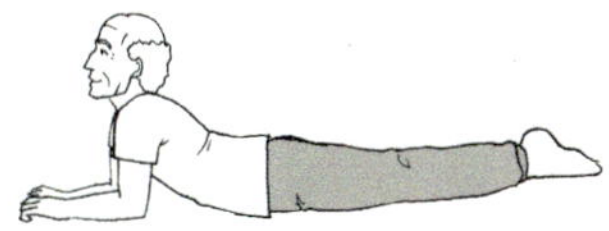

■ 2~3분 간 실시한다(디스크 내 수핵의 방향을 복부 방향으로 향하도록 하기 위함).

❸ 엎드려서 팔 펴기

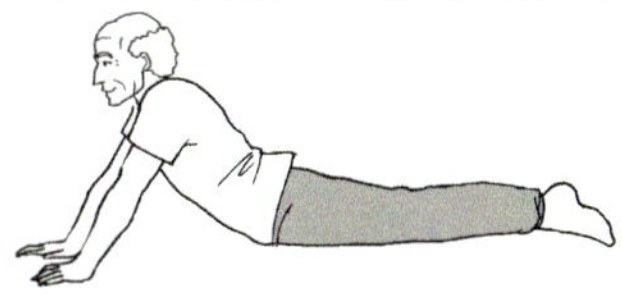

■ 최대로 신전되었다고 느끼면 약 2~5초간을 정지하여 고정시킨다. 이를 2회 반복한다.

❹ 누워 허리 굴곡하기

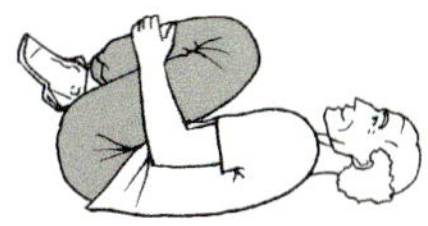

■ 양 무릎을 가슴에 붙여 3초 정지한다. 이를 4회 반복한다.

❺ 의자에 앉아 허리 굽히기

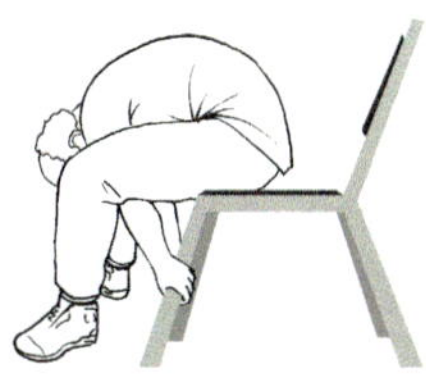

■ 편안한 자세로 호기하면서 의자 다리를 잡고 3초 정지한다. 이를 2회 반복한다.

❻ 허리 펴고, 다리 들기

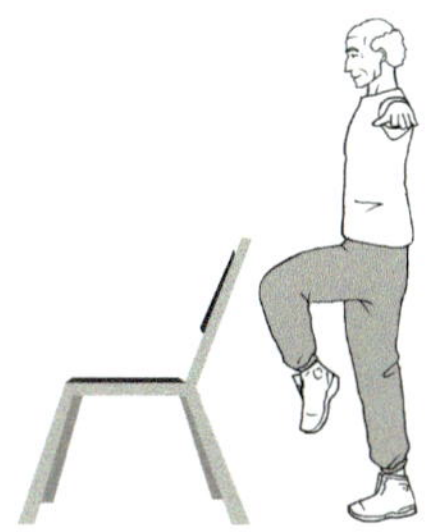

■ (맥켄지 체조 응용동작)의자에서 일어나 허리를 편 후 3초간 정지한다. 이후 다리 들고 2초간 정지.

그림 5.33 **맥켄지 요부 신전운동**

[그림 5.33]에 제시된 맥켄지 요부신전 운동은 급성요통일 경우 그림 ①②③만을 실시하며, 수일이 지나 통증이 어느 정도 감소되었다면, 그림①에서 ⑥까지 실시한다. 또한 디스크 수술 후 재발을 방지하기 위해서는 그림 ③과 ⑤를 매일 규칙적으로 실시하고, ⑥은 응용동작으로 균형감각과 하지근육을 발달시킬 수 있으므로 하루에 10초씩 10회 가량을 목표로 실시한다.

나) 윌리암스(Williams) 요부 굴곡운동

윌리암스 요부굴곡 운동은 복근을 강화시키고 요천추 근육 및 연부조직을 신전시키며, 척추간 공과 관절돌기를 넓히는 작용을 하므로 **척추협착증**이나 **척추분리증** 및 **척추전방전위증** 환자에게 효과적이다.

❶ 복근 강화운동

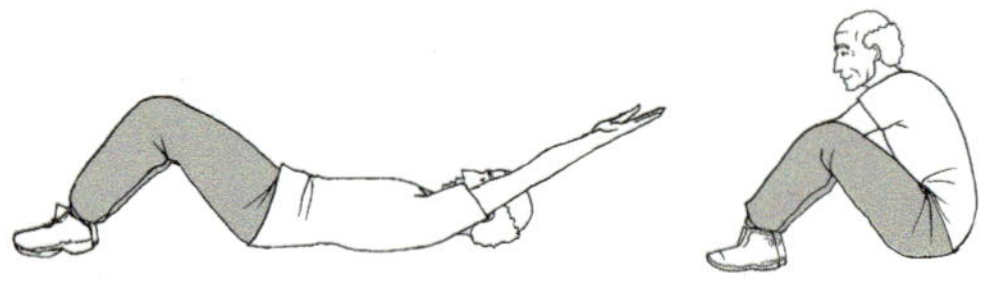

▪ 호기하면서 양손이 무릎이나 발목에 도달될 수 있을 때 까지 15회 가량 3회를 반복한다.

❷ 대둔근 강화 운동

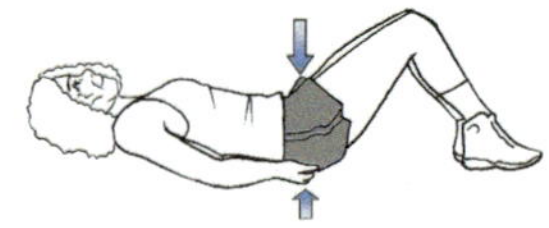

▪ 엉덩이로 바닥을 누르고 10초 정지한다. 이를 3회를 반복한다.

❸ 허리 강화운동

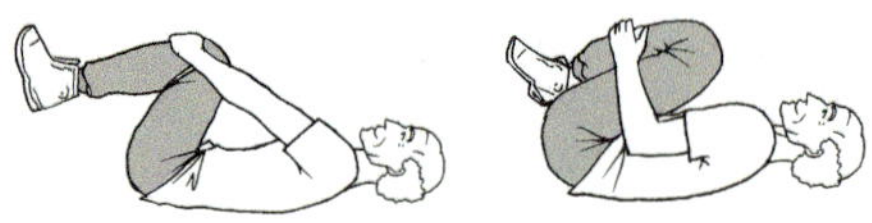

▪ 호기하면서 양 무릎을 가슴에 부착시킨다. 15회 가량 3회를 반복한다.

❹ 허리와 슬괵근 신전운동

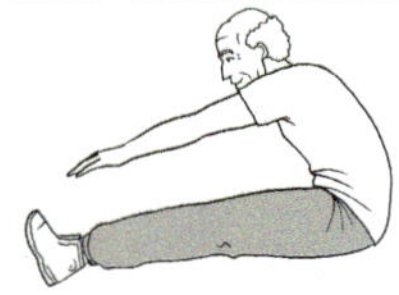

▪ 양손이 발에 닿도록 노력한다. 10초 정지를 3회를 반복한다.

❺ 고관절/하지 신전운동

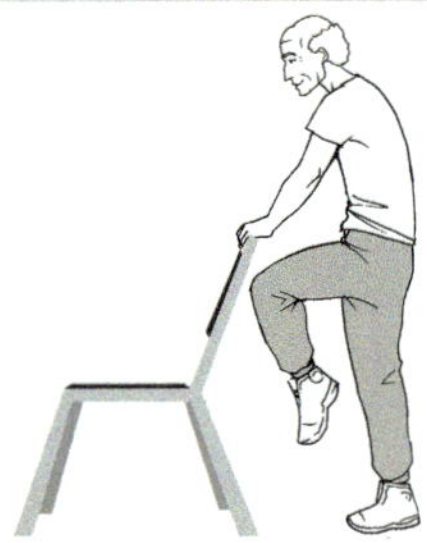

▪ 의자를 잡고 한쪽 다리씩 가슴에 붙여본다. 5회씩 3회를 반복한다.

❻ 허리/하지운동

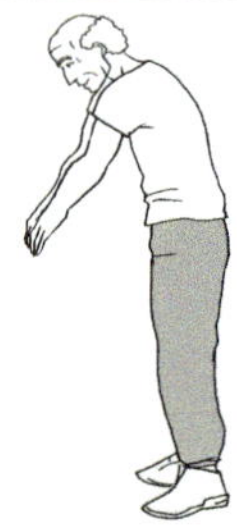

▪ 구부린 자세를 그대로 일어나고 앉는다. 5회×3회 반복(안정성 문제로 윌리암스 체조를 응용한 모습).

그림 5.34 **윌리암스 요부굴곡 운동**

[그림 5.34]에서 ⑤번 동작은 바닥에 앉아 실시하여도 무관하나, 부담감이 적도록 하기 위하여 서서하는 것이 안전하다. 한편, 윌리암스 굴곡운동의 6가지 동작은 매일 2~3회씩 반복하며, 바닥에 쿠션이 있는 패드를 깔고 실시하는 것도 좋다. 동작의 횟수는 각 종목마다 5회 이상 반복하는 것이 좋으나, 요통이 심한 환자는 전문가와 우선 상의하는 것이 바람직하다. 위의 두 가지 허리운동을 이행한 후에는 허리 주변근육과 인대를 강화시킬 수 있도록 적극적인 운동(**Medx 요부 신전 강화기**)이 적용되어야만 후에 재발을 방지하는데 효과를 거둘 수 있다.

다) 가정에서의 요통체조

본 저자가 개발한 방법으로 Bed Exercise라고도 한다. 요통 치료를 위한 운동으로 요부와 복부근육의 유연성을 증진시키기 위한 스트레칭 체조와 근육강화를 위한 운동이 본 프로그램에 주가 된다. [그림 5.35]에 제시한 요통체조는 침대나 책상 위에서 쉽게 실시할 수 있으며, 노인들이나 허약자들에게도 적당한 요통체조 및 근육강화 운동프로그램으로 입증된 바 있다.

❶ 기지개 펴기

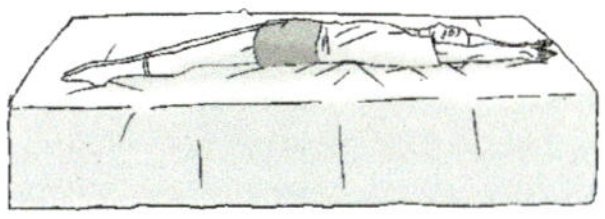

■ 편안하게 누운 자세로 기지개를 펴며 10초간 유지한다. 2회를 반복한다.

❷ 한쪽 다리 가슴에 붙이기

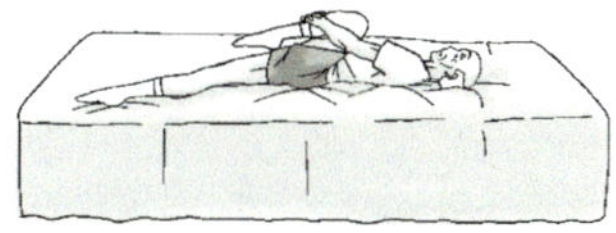

■ 우측다리는 펴고, 좌측다리를 가슴에 붙여 10초간 유지한다. 다리를 바꾸어 각 2회씩을 반복한다.

❸ 두 다리 가슴에 붙이기

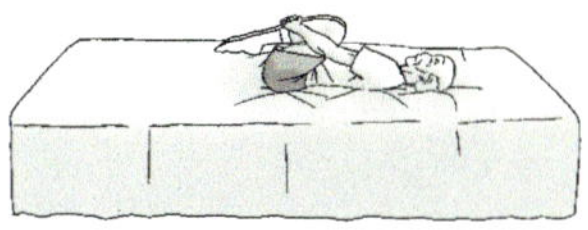

■ 양쪽 다리를 가슴에 붙여 10초간 유지한다. 호흡은 자연스럽게 하고 2회를 반복한다. 좀 더 발전되면 코를 무릎에 붙일 수 있도록 노력한다.

❹ 다리 꼬아 가슴에 붙이기

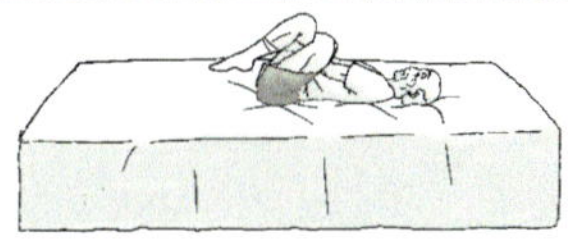

■ 좌측다리를 우측다리 위에 포개고 허벅지 안팎으로 양손을 넣어 깍지를 껴 무릎을 잡는다. 양손으로 우측다리를 가슴에 붙인다. 10초씩 2회를 반복한다.

❺ 정적 복근운동

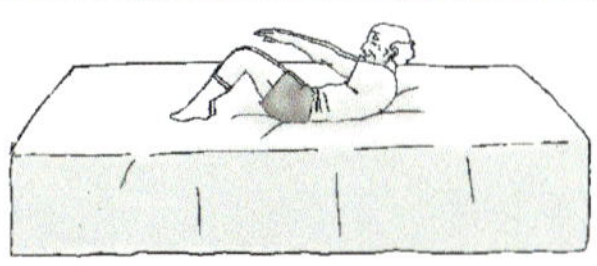

■ 양손을 무릎에 대도록 노력하며, 배에 힘을 준다. 15초간 유지하고 2회를 반복한다.

❻ 허리 들기

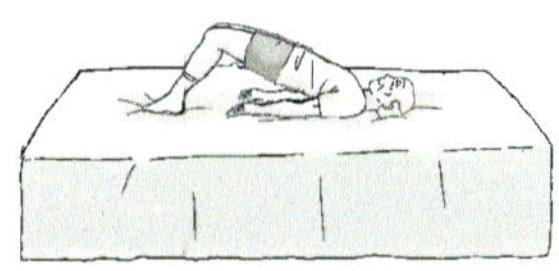

■ 천장을 향하여 허리를 들고 15초간 정지한다. 이때 호흡은 호기 상태를 유지한다. 2회를 반복한다.

❼ 모서리에 골반 걸쳐 이완하기

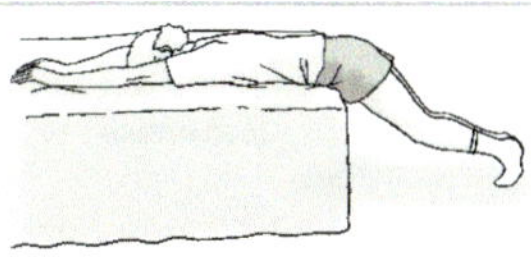

■ 침대 모서리에 골반을 걸친 후 5~10분간 휴식한다. 이때 두 다리에는 힘을 빼고 완전히 이완한다.

❽ 한쪽 다리 들어올리기

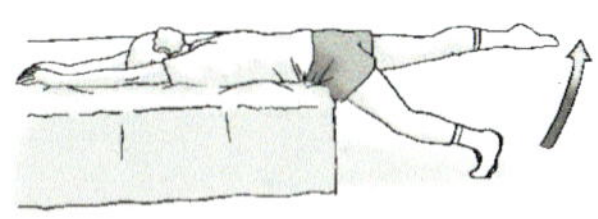

■ 7번 동작에서 한쪽 다리를 들어 10초간 정지한다. 반대 다리도 동일하게 실시하고, 2회씩 반복한다.

❾ 양쪽 다리 들어올리기

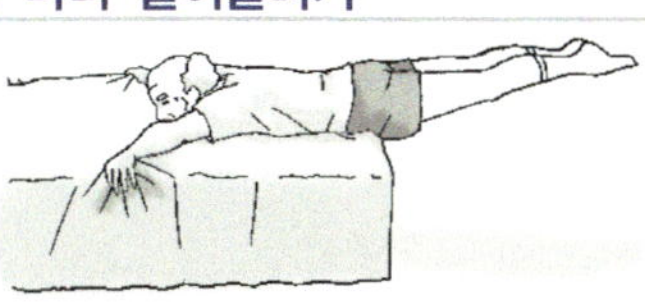

■ 양손으로 침대 모서리를 잡고 양쪽 다리를 들어 올려 5~10초간 유지하고, 2회를 반복한다.

❿ 요부 냉찜질

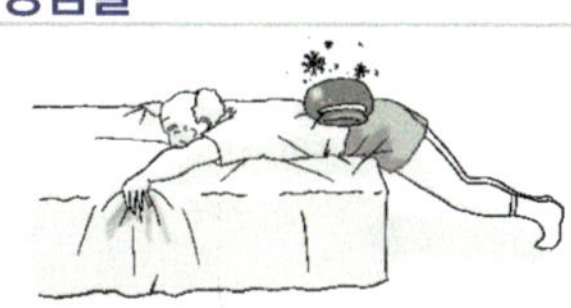

■ 모든 동작이 끝난 후 얼음주머니를 얇은 수건에 말아 10분간 허리에 올려놓는다.

그림 5.35 가정에서의 요통체조

[표 5.56]에 제시한 요통환자의 검사방법, 투여 중인 약물과 특별히 고려해야 할 사항 등을 숙지하고, 체조 방법 등을 환자에게 상세히 알려줄 필요가 있다. 구체적인 관리 프로그램은 [표 5.57]과 같다.

표 5.56 요통 환자를 위한 운동정밀 검사와 약물 및 특이적 고려사항

	검사항목	측정항목	비고
유산소 파워 능력			▪ CAD에 대한 증상과 위험성이 있을 경우에만 실시.
근기능	▪ 등속성 요부검사	▪ 근기능 곡선 ▪ 신전근 : 굴곡근의 비율	▪ 요부의 움직임과 피크토크 검토. ▪ 갑작스런 동작은 통증을 유발시킴.
유연성	▪ 좌전굴 ▪ 다리 뻗어 신전하기		
고려 사항	▪ 요통의 증상이 있는 첫 4주 동안에는 검사가 도움이 되지 않음 ▪ 달리기 등과 같은 충격적인 운동은 회피		

표 5.57 요통 환자를 위한 관리 프로그램

	운동형태	목표	운동강도/빈도/시간	운동기간
근력 운동	▪ 윗몸 일으키기 ▪ 등배 신전	▪ 요부를 포함한 동체의 근력 발달	▪ 50세 이하 : 10~15회 반복/일 ▪ 50세 이상 : 8~12회 반복/주당 2일 이상	▪ 2~4주
유연성 운동	▪ LBP를 일으키지 않는 표준화된 유연성 운동	▪ 동체와 엉덩이 굴근 및 신근의 ROM 증가	▪ 한 근육 당 2분 ▪ 3회 동안 한 모션 유지(10초 스트레칭)	
기능 운동	▪ 5분 걷기 ▪ 1분 의자에서 앉았다 일어서기	▪ 동체의 유연성 증가	▪ 속보, 3-5일/주 ▪ 의자에서 앉았다 일어서기, 2-3일/주	
고려 사항	▪ 고충격 운동은 금기 ▪ 요통 발생 후 첫 2주 동안에는 낮은 부하의 유산소성 활동을 안전하게 시작 ▪ 동체 운동은 적어도 2주 후부터 시작하는 것을 권장			

9 암 환자의 관리

전 세계적으로 과체중과 비만환자들이 늘어나고 있다. 이러한 환자들의 증가는 비단 서구화된 선진국에서 쉽게 찾아 볼 수 있었던 일이었으나, 최근에는 우리나라를 포함한 아시아 국가와 개발도상국에서도 증가되고 있는 추세이다. 역학적으로 이러한 환자들의 증가 원인은 **좌업생활**양식과 칼로리가 높고 **불량한 식단**에서 유래된다는 것이 학자들의 공통된 의견이다. 더욱이 일부 학자들은 **과체중**과 **운동부족**이 심장질환을 포함하여 제2형 당뇨병, 고혈압, 고지혈증, 뇌졸중 및 **암**을 유발한다고 주장하고 있다.

세계보건기구의 국제 암 연구센터에서는 과체중, 비만 및 운동부족은 **폐경기 이후**의 여성에 있어 **결장암, 유방암, 자궁암, 신장암** 및 **식도암**을 증가시킨다고 하였는데, 이에 대한 연구 결과들을 살펴보면 [표 5.58]에 제시된 바와 같이 신체질량지수(BMI)가 **23~30㎏/㎡** 사이의 여성은 1.25배, 남성의 경우는 1.5배가량 **결장암**이 높게 나타나며, BMI가 **24㎏/㎡ 이상**이며 호르몬 치료를 받지 않은 여성의 경우는 **유방암**이 매우 증가된 상태를 보인다고 하였다. 그러나 BMI와 직장암(rectal cancer) 및 전립선암(prostate cancer)과의 관계에 대해서는 아직까지 관련성이 확립되어 있지 않은 것으로 보고되고 있다.

표 5.58 **신체질량지수 평가표(㎏/㎡)**

구 분	남자	여자
적정	24~27	23~26
조금 비대	28~31	27~32
비대	32 이상	33 이상

한편, **자궁암**은 BMI가 **25㎏/㎡ 이상**인 폐경기 전 · 후의 모든 여성에서, **신장암**은 BMI가 **30㎏/㎡ 이상**인 남자와 여자 모두에서 2~3배가량 높게 나타난다. 그러나 갑상선을 비롯한 난소, 고환, 간, 췌장, 쓸개 및 폐 등의 암과 체중과의 관계에 대해서는 의견이 분분하여 어떠한 결론을 내리지 못하고 있는 실정이다.

가. 암, 신체활동 및 과체중과의 관련성

최근 많은 연구자들은 역학조사를 통해 규칙적인 운동이 약 40%의 **결장암** 위험요소를 감소시킨다고 발표한 바 있으며, 이는 운동강도와 운동빈도 혹은 운동시간을 증가시킴으로서 그 효과가 더욱 높아진다고 보고하고 있다. 즉, 일일 30~60분의 운동시간 보다 높은 활동이 더욱 긍정적인 효과를 낳는다는 것이다. 특히, **유방암**에 대한 위험요소는 폐경기 상태나 운동형태 및 운동강도와 관계없이 신체활동에 참여해 있는 경우 20~40%의 감소 현상을 나타낸다고 하였다.

규칙적인 운동이 많은 암 인자에 어떠한 이유로 긍정적인 효과를 미치는가? 이것은 구체적으로 결장암, 유방암, 자궁암 및 전립선암 인자에서의 신체적 활동 효과가 체중 증가를 예방하고, 폐경기 이후에 일어날 수 있는 과체중 및 비만을 감소시킬 수 있다는 메커니즘과 관련지어 생각해 볼 수 있다. 국제암 연구기관에 따르면 일반적인 암의 유발과정을 입증하기 위하여 과체중 및 **신체적 비활동성**을 측정한 결과, **결장암**의 11%는 BMI가 높기 때문이며, 13~14%는 신체적으로 활동량이 적었기 때문이라고 하였다. 특히, 폐경기 이후 **유방암**의 약 10%는 과체중 때문에, 다른 10%는 신체적 비활동성이 그 원인이라고 하였다. 그러나 자궁암과 신장암 및 식도암은 운동부족과 큰 관련성이 없는 것으로 나타났고, **단지 BMI가 단독 요인으로 각각 39%(자궁암), 25%(신장암), 37%(식도암)로 나타났다고 한다.** 궁극적으로 이러한 비만과 운동부족은 각종 암과 연관성이 있다고 할 수 있다.

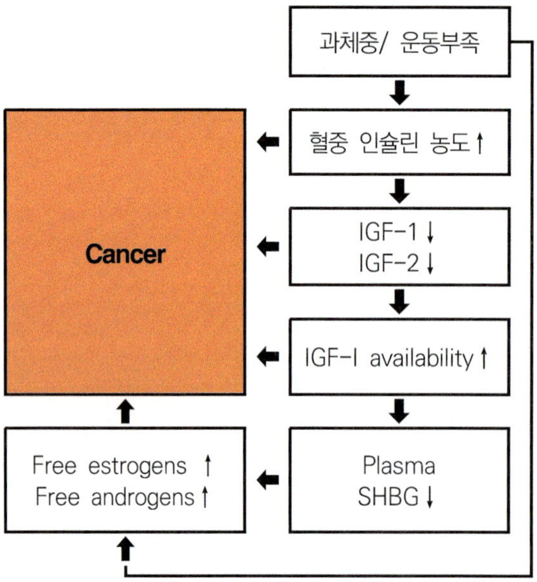

그림 5.36 **암의 발생 경로기전**

[그림 5.36]에서 과체중 혹은 비만과 운동부족은 인슐린 저항과 만성 고인슐린증을 일으키는데, 이것은 그 자체로서 암을 유발시킬 수 있고 이 상태가 지속되면 **IGF-1**(insulin like growth factor)과 **IGF-2**를 감소시켜 암을 유발 시킬 수도 있다. IGF- 1과 IGF-2의 감소는 혈중의 IGF-1 증가 및 **성호르몬 결합 글로블린**(sex hormone binding globulin, SHBP)을 감소시켜 **에스트로겐**과 **안드로겐**을 증가시킴으로써 암을 유발시킬 수 있다. 이렇게 증가된 혈중 에스트로겐 수치는 폐경기 이후의 여성에서 **유방암** 및 **자궁암**과 관련이 있으며, 증가된 혈중 안드로겐은 폐경기 이전의 여성에서 자궁 내 황체호르몬의 부족과 관계가 있는 것으로 생각되고 있다.

나. 암 유발을 줄이기 위한 권장사항

규칙적인 운동은 인슐린 수치와 성호르몬을 감소시키고 IGF-I의 활동성을 낮출 수 있다. 더욱이 신체질량 지수를 **18.5~25㎏/㎡**의 범위로 유지시키고, 성인기의 체중을 **5㎏** 이상 늘어나지 않도록 하는 것이 무엇보다 중요하다. 특히, 이미 과체중이거나 비만 환자의 경우는 우선적으로 부가적인 체중 증가를 피하고, 이후에 5~10%가량의 체중 감소를 가져오는 것이 바람직하다. 궁극적으로 이러한 결과는 **하루에 1시간가량의 걷기** 혹은 속보가 매우 기본적인 운동량이라 할 수 있다.

다. 암환자를 위한 운동과 주의사항

암환자들에게 매우 유익할 수 있는 운동은 과거에 환자 본인 및 치료사들의 비실험적인 생각 즉, '암은 치료될 수 없다' 혹은 '암환자는 죽음에 임박해 있는 사람이다'라는 생각이 팽배해져 있었다. 다시 말해, 일련의 신체활동이나 운동을 통해 이득을 얻을 수 있는 수많은 암 환자들이 일부 전문가들에 의해 '안정을 취하세요' 혹은 '편안히 쉬어야 합니다'라는 말만을 듣고 있었다. 사실, 적당한 운동은 인체의 기능적 능력을 발달시키거나 유지시킬 수 있는 반면, 의자나 침대에서 불필요한 휴식을 취하는 것은 환자들의 피로감과 허약함을 누적시키는 결과를 낳는다. 물론 암 환자들을 운동시킨다는 것이 그리 쉬운 일은 아니다. 그렇지만, 암 환자들도 정상인들과 마찬가지로 전혀 활동을 하지 않을 경우에는 심장병이나 당뇨병, 고혈압, 요통 등의 **합병증**이 쉽게 찾아오기 쉽고, 그로 인하여 심리적으로 **우울**하거나, **삶의 질**이 떨어지는 등 악조건을 가중시킨다. 따라서 암 환자들도 반드시 운동을 해야 하며, 규칙적인 운동을 한 후에는 분명 신체적으로나 정신적으로 달라지는 점이 생길 것이라는 마인드를 굳건히 해야 한다.

1) 운동 전 고려사항

규칙적인 운동이 암 환자들에게 기능적 능력을 향상시키고 삶의 질을 향상시킬 수 있지만, 무엇보다 중요한 것은 **"안정성의 확보"**이다. 이러한 안정성은 각 환자의 의학적 · 기능적 상태를 검사함으로써 얻어지며, 암의 유형과 관리형태 등도 여기에 포함되어야 한다. 또한 약물치료 혹은 화학치료를 받고 있는 환자들을 위해서는 운동프로그램에 참여한 전체 기간 동안에 치료의 반응과 질환의 진전 여부를 관찰해야 한다. 운동 전 고려사항에 대한 내용을 구체적으로 살펴보면 [표 5.59]와 같다.

표 5.59 **암환자의 운동 전 고려사항**

- 일상 활동이나 운동수행 상태
- 종양 이외의 다른 질환에 대한 보유여부(심혈관질환, 폐질환 및 당뇨병 등)
- 암의 상태(악성종양의 유형, 정도, 위치 및 전이 위치와 정도)
- 종양이나 전이 위치로부터 파생된 합병증 여부
- 치료 유형과 치료로부터 초래될 수 있는 실질적인 혹은 잠재적인 합병증

암 환자들이 운동프로그램에 참여할 수 있는 능력은 일일이 평가되어야 한다. 이러한 평가는 주로 기능적 능력을 기초로 하여 운동수행 능력을 평가할 수 있도록 구성되어야 한다. 많은 평가지들 중에서도 [표 5.60]과 같이 **주브로드**(Zubrod)와 **카르노프스키**(Karnofsky)가 개발한 척도지가 주로 사용되고 있다.

표 5.60 **주브로드와 카르노프스키 척도: 운동수행 상태 분류표**

활동과 증상	주브로드척도	카르노프스키척도
• 정상적인 활동이 가능하며 제한사항이 없음	0	90~100%
• 증상은 있으나 걸을 수 있고, 자가 치료에 참여할 수 있음	1	70~80%
• 50%이상으로 걸을 수 있고, 작업치료사의 도움이 필요함	2	50~60%
• 50%이하로 걸을 수 있고, 간호 관리가 요구됨	3	30~40%
• 침상안정 상태로 입원이 요구됨	4	10~20%

2) 운동강도와 시간

표준화된 유산소성 운동은 **주브로드척도**가 **0~1** 혹은 **카르노프스키척도**가 **70~100%**에 해당하는 환자들에게만 권장된다. 즉, 완전한 기능적 능력을 갖추었거나, 진단 전에 매우 활동적인 삶을 살았던 환자들은 그들이 즐기고 있는 운동형태를 계속 유지할 수 있다. 한편, **주브로드척도가 2(카르노프스키척도는 50~60%)**로 일부 기능적 능력이 손상된 환자들은 짧은 시간으로 시작할 수 있는 운동프로그램이 도움이 된다. 예를 들어, 하루에 두 세 차례 걷기 5분/ 휴식 10분을 반복하는 것이 체력을 보강시킬 수 있는 방법이다. 이때 운동의 목표는 **호흡곤란** 없이 쉬지 않고 **30분간** 걸을 수 있도록 운동시간을 늘려나가는 것이다. 이렇게 제한된 운동프로그램은 특별히 침상안정으로 인한 악영향을 예방하는데 좋으며, 운동수행 상태가 떨어지지 않도록 한다. 더욱이 건강운동관리사의 감독과 관찰이 가능한 상태에서는 주브로드척도가 2인 환자들조차도 최대심박수의 60~75%에 해당하는 운동에 참여할 수 있다. 그렇지만, 환자의 종양과정과 특별한 주의사항 및 치료효과에 대하여 상세한 정보를 제공한 후 훈련에 참여시키는 것이 무엇보다 중요하다.

3) 운동유형

운동의 유형을 처방하는데 있어 중요한 것은 우선적으로 안정성의 여부를 확인하고 이후에 환자가 선호하고 편해하는 종목을 선택해 주는 것이다. 안정성의 여부는 정규적인 혈액검사 즉, 전혈구계산치[78]를 통해 확인될 필요가 있다.

[표 5.61]을 참고로 **낮은 혈소판** 수치 혹은 **골 종양전이**를 가지고 있는 환자들의 경우는 줄넘기나 조깅 혹은 달리기와 같은 운동종목은 **출혈성 관절증**이나 **피로골절** 등을 야기할 수 있으므로 피하는 것이 바람직하다. 피로골절이나 경부목[79]과 같은 운동 상해는 방사선 검사 상 양성으로 나타날 수 있으며, 골종양 전이 또한 상해로 잘못 오인되기도 한다. 따라서 골종양 전이나 피로골절의 위험에 노출되기 쉬운 활동적인 환자들은 고정식자전거나 암에르고미터와 같이 저강도의 활동을 선택하여 피로골절의 가능성을 줄이도록 하는 것이 좋다.

표 5.61 CBC를 기준으로 한 운동의 제한

• 백혈구 : 3,000 cells/㎣ 이하인 경우 • 과립백혈구 절대치 : 2,500 cells/㎣ 이하인 경우 - 감염에 주의. 특히 사람이 많은 곳을 피한다. - 수영장 등을 피해 감염 위험을 최소화해야 함	• 혈소판 : 50,000 cells/㎣ 이하인 경우 - 출혈의 위험 때문에 활동을 제한한다. • 헤모글로빈 : 10g/dℓ 이하인 경우. - 심한 활동을 금한다.

4) 암 환자를 위한 운동처방

금기사항에 해당하지 않는 암 환자들은 **걷기**가 일상생활을 유지하는데 있어 가장 편리하고 효과적인 수단이 되며, 전혀 운동경험이 없었던 환자들에게도 권장되는 운동 형태이다. 또한 **고정식 자전거**도 선호되는 훈련방법 중의 하나인데, 자전거 타기의 특징은 좁은 공간에서 실행할 수 있다는 장점과 운반이 용이하며, 강도를 정확히 조절할 수 있다는 장점이 있다.

암 환자에게 있어 운동강도는 매우 중요한 요소이다. 이 운동강도의 설정은 운동이라는 자극에 대하여 효과를 얻을 수 있도록 하는 **"유효한계"**와 상해가 유발되지 않도록 하는 **"안전한계"** 사이에서 처방되어야 한다. 일반적으로 암 환자들을 위한 운동강도의 한계는 체력수준, 연령, 성별 및 운동력 등에 따라 차등화 되지만, 보통 자신의 **최대 한계점**(최대 심박수 혹은 최대산소섭취량)으로부터 **40~70%**에 해당하는 강도로 목표심박수를 설정하여 운동을 하는 것이 바람직하다. 이러한 "한계" 지점들은 일상적으로 심박수를 토대로 이루어지지만, 실측치 혹은 예측치 최대 심박수로부터 계산된 운동시 심박수는 아래 나열된 두 가지 원인에 의해 영향을 받을 수 있다.

---

78) CBC : complete blood count

79) 경부목 : 딱딱한 지면을 달리거나 갑자기 달릴 때 정강이 앞부분에서 일어나는 근긴장 현상.

첫째, 암 환자들의 안정시 심박수는 정상인에 비해 높은 경향을 보인다.
둘째, 암 환자들의 유산소성 대사능력은 일반적으로 낮은 상태이다.

위의 두 가지 사항은 보행 가능한 암 환자가 **최대 대사당량(METmax)**이 3~5MET를 가지고 있는 것으로 바꾸어 표현할 수 있는데, 이것은 환자들이 평지를 보통 걸음으로 걷거나 좀 더 빠르게 걷는 정도의 활동량을 뜻한다. 운동강도를 결정하기 위한 심박수 계산식은 {(220-연령)-안정시 심박수}×운동강도(40~ 70%)+안정시 심박수로 산출한다. 예를 들어, 50세 암 환자의 안정시 심박수가 90회/분이고, 최대 심박수(220-연령)가 170회/분인 사람의 운동시 목표심박수 구간은 (170~90)×(0.4~0.7) +90=**122~146**회/분이 된다.

표 5.62 암환자의 운동시 금기사항

- 운동 전에 골격계통 혹은 요통이 있는 경우
- 갑작스럽게 호흡곤란이 있는 경우
- 24시간 전에 정맥내로 화학치료를 받은 경우
- 운동 전에 근허약이 발생해 있는 경우
- 운동 중 메스꺼움이 있는 경우
- 24~36시간 전에 메스꺼움이나 구토증상이 있었던 경우
- 평소에 느끼지 못했던 피로감이 발생한 경우
- 염증성 질환이 있는 경우
- 악액질이 있는 경우

대사적으로 이상이 없는 환자나 심폐질환이 없는 환자들은 운동시 심박수를 최대심박수의 **60~85%**로 처방하는 것이 기능적 향상을 가져오는데, 이때 운동형태는 **간헐적인 방법**을 이용하는 것이 좋다. 높고 낮은 비율의 운동강도가 기능적으로 제한이 있거나, 쉽게 피로를 느끼는 환자들에게 선호된다. 그 이후에 기능적 능력이 **주브로드척도로 1~2**에 해당하는 환자들은 처음 운동기간 동안에 **20분**을 쉬지 않고 걸을 수 있으며, 운동 후 피로감이나, 경직, 통증 등이 나타나지 않는다. 그러나 운동 시 [표 5.62]와 같은 증상이 나타난다면 운동을 중지하는 것이 바람직하다.

수술 후 체력이 떨어진 사람이나 장기적으로 힘든 치료를 지속적으로 받고 있는 환자들(주브로드척도 1~2)은 자전거 타기나 혹은 걷기 프로그램이 유산소성 능력을 향상시키는데 도움을 준다. 그러나 이 환자들은 심박수를 이용한 운동강도가 **60%**를 넘지 않도록 하며, 짧은 기간 동안 걷고 휴식하는 방식을 반복하는 것이 좋다. 그리고 운동시 강도가 낮거나 운동시간이 너무 짧은 경우에는 운동량을 재처방 받는 것이 효율적이다. **주브로드척도가 2~3**인 환자들은 하루에 **5~10분** 가량을 여러 차례 걷는 것이 좋지만, 운동 시 지구력이 향상되었을 경우에는 운동시간을 **30~60분**으로 향상시키도록 한다.

수많은 허약한 암 환자들은 피로감과 허약함이 사전에 경고 없이 유발될 수 있다는 것을 알고 있다. 주브로드척도가 2~3인 환자들을 위하여 피로 내지 허약함의 유발 시점을 찾아내기 위해서

는 피로해지지 않고 얼마나 멀리 걸을 수 있는 가를 평가해보도록 한다. 그리고 의자에 앉아 피로가 회복될 때까지 쉬도록 하고, 회복되면 곧바로 다시 걷도록 한다. 이러한 활동의 목적은 지치는 지점에 이르지 않고 유연하게 워킹을 끝마치도록 하는데 있다. 이것을 하루에 여러 차례 실시함으로써 오랜 기간의 **침상안정**으로부터 초래되는 다양한 **합병증**을 예방하거나 완화시킬 수 있다. 만일 질환과정이 점증적이라면, 운동의 목적은 환자의 지구력이 떨어지지 않도록 하는 것이다. 때때로 치료범위는 환자들에게 며칠 동안을 견디지 못하게 만들지만, 치료과정이 끝난 후에는 빠르게 회복된다. 이러한 환자는 주브로드척도가 3에서 시작하여 2내지 1로 떨어지는 긍정적인 변화를 겪기도 한다. 이 시기의 운동 목표는 화학치료 사이에 가능하면 적극적인 재활치료로 **심신의 체력저하를 예방**하는데 있다.

주브로드척도가 0내지 2인 환자들의 워킹프로그램은 운동시 심박수가 최대심박수에 **80%**에 가깝게 도달할 때까지 속도를 증가시킬 수 있다. 금기사항에 해당되지 않는 젊은 층 암 환자들은 이 시점에서 워킹-조깅 프로그램으로 진전될 수도 있다. **간헐적인 자전거 프로그램의 경우 운동부하를 12.5watt씩 증가시킬 수 있고**, 부하가 낮고 페달링 속도가 빠르게 유지하는 프로그램은 운동 시 소요되는 시간이 증가되어 다리의 피로감이 떨어지고 있음을 느끼게 한다. 이러한 경우의 조건은 주브로드척도가 0내지 1인 환자들이 운동강도가 75%내지 85%에 도달하지 못할 경우에만 페달링 속도를 증가시키거나 부하를 높일 수 있도록 한다.

어려운 치료나 감염치료 후에는 운동프로그램을 다소 줄이는 것이 바람직하다. 또한 회복 중 과도한 운동을 피하기 위하여 **"과유불급(過猶不及)"**이라는 말을 머릿속에 상기하도록 해야 한다. 다시 원래 운동프로그램으로 참여하게 되면 운동중지 1주전의 운동량보다 낮게 유지하고, 심박수를 보다 면밀히 관찰하도록 한다. 만일 심박수가 최대심박수의 75%를 넘어선다면, 노력수준을 낮출 수 있도록 한다. 그리고 심박수가 60%에서 75%이내일 경우에는 운동량을 늘리기 전에 적어도 2회 가량을 그 수준에서 유지하도록 한다.

[표 5.63]에 제시한 암 환자를 위한 운동검사방법, 투여 중인 약물과 특별히 고려해야할 사항 등에 대해 숙지하고 있어야 하며, 이러한 정보들을 환자에게 상세히 알려줄 필요가 있다. 구체적인 관리 프로그램은 [표 5.64]와 같다.

표 5.63 암 환자를 위한 운동정밀 검사와 약물 및 특이적 고려사항

	검사항목	측정항목	권장 중지시점	비고
유산소 파워 능력	■ 트레드밀 걷기 (1~2METs/ 단계) ■ 자전거 ① 램프프로토콜 17W/분 ② 25-50W/ 3분 ■ 6분 걷기	■ 12리드 심전도 ■ 심박수(HR)	■ 최고산소섭취량/ 일률 ■ 심각한 부정맥 출현 ■ 〉2㎜ ST분절 하강/상승 ■ 허혈성 역치 ■ ST변화를 동반한 T파 역위	■ 암 환자들은 대부분 유산소 능력이 감소되어 있음.
		■ 혈압(BP)	■ SBP/DBP 〉250/115㎜Hg ■ 고혈압 또는 저혈압 반응시점	
		■ 자각인지도(RPE)	■ 자진하여 중지한 시점	
근기능	■ 등장성 ■ 등속성	■ 1RM 또는 3RM ■ 피크토크		■ 근위축과 허약 주의.
유연성	■ 측각계 ■ 좌전굴		■ 굴곡/신전 각도 ■ 거리	■ 유방절제술 환자의 상지 ROM 측정.
기능적 능력	■ 일상생활 활동능력 ■ 앉았다 일어서기 ■ 계단 오르기	■ 속도 ■ 시간 ■ 반복횟수		■ 항암치료(방사선 포함) 후 신경의 이상 유무를 관찰.
약물 요법	■ Radiation : 심근병증을 초래하고 동맥경화의 촉진 가능성 ■ Bleomycin : 폐 섬유화 야기 가능성 ■ Vincristine : 사지에 신경병증 야기 가능성 ■ Daunorubicin : 심근병증 야기 가능성			
고려 사항	■ 말초 및 사지를 절단한 경우 특별한 정형적 보조장치가 필요하며, 남은 뼈에 골질환이 유발될 수 있음. ■ 암 환자가 CAD와 관련된 합병증을 가지고 있다면, 심근경색과 관상동맥 질환의 관리방법을 참조.			

표 5.64 암 환자를 위한 관리 프로그램

	운동형태	목표	운동강도/빈도/시간	운동기간
유산소 운동	■ 자전거 타기 ■ 걷기 ■ 수영	■ 최고산소섭취량/ 일률/ 지구력의 증가와 유지 ■ 주브로드척도의 감소 ■ 카르노프척도의 증가	■ HRR의 40~60% ■ 주당 3~5일 ■ 20~60분/ 1회 운동(피로감 급증시 간헐적으로 변형)	■ 12개월+
근력 운동	■ 서킷트레이닝 ■ 마루 미용체조	■ 근력과 근지구력의 증가	■ 1RM 40~60% ■ 주당 2~3일은 20~30분 ■ 3~5회 반복/ 1~3세트(8~15회 반복을 목표로) ■ RPE 11~13	■ 12개월+
유연성 운동	■ 스트레칭 ■ 의자 체조	■ ROM의 증가와 유지	■ 20~30초 스트레칭 ■ 스트레칭 당 2~4회 반복 ■ 주당 5~7일	■ 6~12주
신경근 운동	■ 걷기 ■ 평형성 운동	■ 보행, 평형성, 협응능력의 향상		
기능적 운동	■ 일상생활에서 활동 형태 응용과 증가	■ 일상생활 활동 증가 ■ 직장으로의 복귀 ■ 삶의 질 향상	■ 매일	
약물 요법	■ 검사시 약물요법 참조			

10 뇌졸중과 뇌손상

가. 뇌졸중과 뇌손상의 병태생리

뇌졸중(stroke)이란 뇌혈류의 이상으로 인해 유발된 국소적인 신경학적 결손 증상을 지칭하는 말로써, 특정한 뇌 영역의 혈류가 차단되었을 때 일어나며, 24시간 동안 또는 사망하기 직전까지 뇌의 기능이 빠르게 감소한다. 한편, 뇌졸중은 증상에 대한 용어이며, 의학적인 질병으로 호칭할 때에는 뇌혈관 질환(cerebrovascular accident, CVA) 또는 뇌혈관 뇌졸중(cerebrovascular stoke, CVS)라고도 한다. 흔히 중풍(中風)이라고 부르기도 하지만, 중풍이라는 용어는 광범위한 표현이다.

뇌졸중의 원인 중 87%는 **혈전증(thrombosis)**이나 **색전증(embolism)**에 의한 허혈로 인해 일어나며, 10%는 뇌의 혈관이 파열되어 뇌조직이나 뇌척수액 쪽으로 혈액이 누출되는 **뇌출혈**에 의해 발생한다. 미국의 경우 뇌졸중은 사망률 중 3위를 차지하고 있으며, 장애의 첫 번째 원인으로 꼽히고 있다. 뇌졸중 환자의 20% 정도는 3개월 이상의 장기 입원 치료를 요하며, 15~30%는 영구적인 장애를 갖게 된다. 대한뇌졸중학회에서는 뇌졸중 환자를 대상으로 한 조사에서 환자의 98%가 편측마비, 언어장애, 시각장애, 어지럼증, 심한 두통 때문에 병원을 내원한다고 보고하였으며, 3시간 이내에 병원을 찾아야 막힌 혈관을 뚫거나 뇌경색으로 진행되지 않도록 할 수 있다고 하였다. 최근 들어 일단 뇌졸중이 발견되면 처치 기술이 발달되어 있기 때문에 사망률은 계속해서 감소하고 있다.

뇌의 무게는 몸 전체의 2% 정도만을 차지하지만, 뇌혈류는 심박출량의 15%나 되고, 산소 소모량은 전체 산소소모량의 20%나 된다. 아울러 뇌는 에너지원으로 포도당만을 사용하기 때문에 에너지 공급이 잠시만 중단되어도 괴사가 일어나기 쉽다. 따라서 뇌혈류의 이상은 뇌손상과 밀접한 관련이 있다고 해도 과언이 아니다. 한편, 60세 이상의 노인들은 새로운 뇌졸중이 발생하기 쉽고 이미 발생한 뇌졸중이 재발되기 쉽다. 특히 74세가량 된 노인들의 경우는 남성이 여성에 비해 1.25~1.5배 정도 높게 뇌졸중이 발생한다. **뇌졸중에 대한 수정할 수 있는 위험요인들은 고혈압(뇌졸중에서 가장 중요한 위험요인), 고지혈증, 흡연(두 배 높은 수준의 뇌졸중 유발), 당뇨, 심장 또는 동맥질환, 심방세동, 대사증후군, 잘못된 식습관, 신체 비활동 및 알코올 중독**이 있다.

뇌졸중의 가장 강력한 예측인자들 중 하나는 일시적인 허혈성 마비(transient ischemic attack, TIAs)이며, '미니-뇌졸중(mini-stroke)'이라고도 한다. 이것은 뇌졸중과 유사한 증상으로 보이지만 지속적인 뇌손상을 일으키지 않는다. 하나 혹은 그 이상의 TIAs를 보유했던 환자들은 그렇지 않았던 환자들에 비해 뇌졸중으로 진행될 가능성이 10배나 높은 것으로 조사된 바 있다. 뇌졸중 환자의 23%는 과거에 뇌졸중이 있었던 환자들이며, 30일 생존율(survival rate)은 허혈성이 원인인 경우 88%인 반면, 출혈성이 원인인 경우에는 62%에 지나지 않는다. 뇌졸중 환자의 25%는 그 질환이나 질환에 의한 합병증으로 사망하며, 거의 50%는 심각한 건강상에 장애를 갖거나 중장기적인 장애로 발전하기도 한다. 즉 나머지 25%의 환자만이 뇌졸중이 오기 전에 상태로 회복될 수가 있다.

뇌졸중 동안에 뇌의 혈류 부족은 일차적인 신경세포의 괴사를 일으키고, 이차적인 병변(lesion)을 일으킨다. 신경학적 병변은 그 크기와 침범된 위치 및 침범이 일어나는 속도에 따라 다르다. 뇌측부의 혈류형성은 천천히 병변을 형성하면서 일어나고, 거의 작은 손상만을 남긴다. 뇌졸중 후에는 다음과 같은 문제점들을 경험할 수 있다. 첫째, **마비(paralysis)**와 같이 인체의 동작을 조절하는데 문제가 생긴다. 마비는 뇌졸중에 의한 가장 흔한 장애 중에 하나이다. 마비는 뇌졸중에 의해 손상된 뇌의 반대편 영역에서 증상을 보이며, 얼굴, 한쪽 팔, 한쪽 다리 또는 전체 팔과 다리에 영향을 주기도 한다. 소뇌가 손상될 경우에는 운동실조(ataxia)라 하는 신체장애를 일으켜 자세유지, 걷기 및 평형성 유지 등을 어렵게 만든다. 둘째, **환부에 감각장애**가 초래하여 촉각, 통각, 온도 및 위치선정 등에 대한 능력이 소실된다. 셋째, 뇌졸중 환자의 25% 정도에서 **실어증(aphasia)**이 발생하여 말하기, 쓰기 등의 능력이 소실된다. 넷째, 생각하고 **기억하는데 문제**가 생길 수 있고, 주의력도 상당히 위축된다. 다섯째, **정서장애**가 발생하여 공포, 불안, 좌절 등이 일어나고 자신의 신체적·정신적 상실에 대한 슬픈 감정들이 누적되어 우울증에 빠지기도 한다.

후천적으로 발생하는 외상성 뇌손상(traumatic brain injury, TBI)은 머리에 타격이나 충격 및 관통 등에 의해 발생한다[그림 5.37]. TBI는 뇌를 영구적으로 손상시켜 전체적이거나 부분적인 뇌의 기능적 손상이나 심리사회적인 장애를 초래한다. TBI 후에는 인지기능, 언어, 기억력, 주의력, 추상적인 생각, 판단력, 문제해결 능력, 감각능력, 심리사회 행동, 신체기능, 정보처리 및 언어기능 중에 한 가지 혹은 그 이상에서 문제가 발생한다.

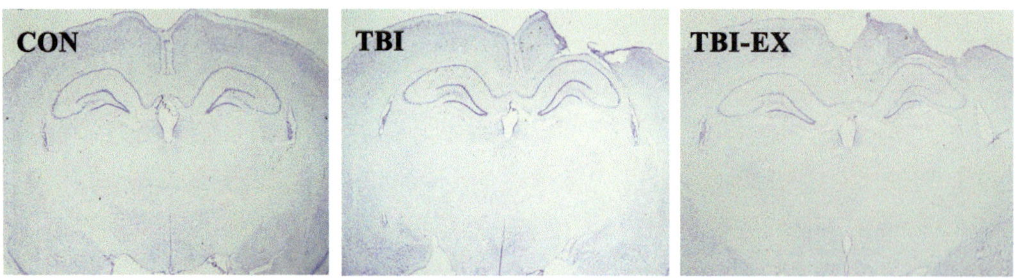

그림 5.37 **외상성 뇌손상(TBI)과 재활운동 후 뇌조직 회복(TBI-EX)**

일반적으로 TBI는 0~4세 사이에, 15~19세 사이에 혹은 75세 이후에 발생하기 쉽고, 원인은 자동차 사고에 의한 경우가 가장 많은 것으로 조사된 바 있다. 일단 TBI가 발생하면 머리 아래 부위에 멍이 드는데, 주 손상이 직접적으로 타격된 부분 하단에 일어나고 충격이 가해진 반대편에서도 손상은 일어난다. 딱딱한 두개골 안쪽의 젤라틴과 같은 뇌는 빠른 가속과 감속에 의해 날

카롭고 불규칙한 뼈의 구조 또는 경뇌막(dural) 끝부분에 충돌되어 신경조직이 찢겨지고, 미엘린 수초 안에 있는 축삭이 늘어나거나 파열된다. 이차적인 손상은 TBI와 뇌졸중을 동반하고, 더욱 광범위한 뇌의 영구적인 손상도 초래할 수 있다. 이차적인 신경학적 손상에 의해 일어난 부종은 건측의 주변조직을 압박하여 해당 조직에 산화된 혈액공급을 감소시켜 대사과정을 파괴시킨다.

TBI에 의한 손상은 뇌졸중에 의한 일반적인 손상보다도 산발적이다. 그리고 중등도의 TBI 후에 일어나는 신체적인 장애는 몸동작에 영향을 주고, 사지조절, 목과 몸통의 조절능력에도 영구적인 장애를 초래한다. 상단 운동뉴런의 손상은 발작성 경련(spasticity), 간헐적 경련(clonus), 무전형적 불수의적 자세를 일으킨다. 뇌간과 두개골 신경이 침범될 수도 있는데 이때는 생명유지에 필요한 기능에도 영향을 준다. 소뇌에 병변이 생기면 균형감각의 소실, 협응능력(신경과 근육 간의 소통능력)의 저하 및 몸동작의 정도와 타이밍을 조절하는데 어려움이 생긴다. 마지막으로 경미한 뇌손상 후에도 독립적 기능을 제한하는 요인들은 행위적, 인지적 장애 예를 들면, 흥분, 혼동, 충동, 주의력결핍, 기억력저하, 무감각, 잘못된 판단능력, 학습능력 결핍 등이 포함된다.

나. 뇌졸중 환자의 운동에 대한 반응

뇌졸중이나 TBI 환자들의 전체적인 기능적 능력은 일반인들에 비해 현저히 감소되어 있다. 뇌졸중이 발생하게 되면 최대하 수준에서의 산소섭취능력은 증가하지만, 최고 산소섭취능력($\dot{V}O_2$ peak)은 감소한다. 이 $\dot{V}O_2$ peak는 동일 연령대의 건강한 사람들에 비해 약 50%정도에 지나지 않는다. TBI 후에 유산소능력은 신장과 연령을 기초로 한 예측치 수준에 비해 67~74%에 달한다. 이 환자들의 저하된 심장반응과 운동수행능력은 뇌의 외상으로 인해 운동기능이 부분적으로 떨어져 있기 때문이다. 단지 20~34%의 뇌졸중 환자만이 연령을 고려한 최대 심박수(220-age)의 85%에 도달할 수 있다. 관련된 신체의 손상들 때문에 TBI 환자들은 자전거 에르고미터를 수행할 때 최대하 심박수가 일반인들보다 훨씬 높게 나타나는 것이다. 심지어 신체적 결함이 적거나 없는 경우에도 운동에 대한 반응 변인들(submaximal $\dot{V}E/\dot{V}O_2$)은 덜 효율적인 것으로 나타난다.

뇌졸중 또는 TBI가 있었던 환자들의 기능적 손상정도는 호흡을 할 때 어렵게 해야 하고, 피로는 2.5배 더 빨리 느끼며, 가동능력과 일상생활활동이 비효율적으로 바뀌게 된다. 그러므로 환자들은 부정적인 이차적 조건, 즉 위험정도가 높은 두 번째 삶을 받아들일 수밖에 없게 된다.

다. 뇌졸중 환자의 운동훈련의 효과

재발성 뇌졸중과 관상동맥질환은 뇌졸중 후 사망에 중추적인 원인이 된다. 그러나 최근 연구들에 의하면 운동을 단독으로만 수행하여도 사망률을 20% 혹은 그 이상 줄일 수 있다고 보고하였다. 뇌졸중 환자들이 자전거 운동을 실시할 경우 $\dot{V}O_2$ peak를 60%정도 증가시킬 수 있으며,

트레드밀 운동을 실시할 경우에는 최고산소섭취량과 부하반응, 혈압, 안정시 심박수 및 콜레스테롤 수준을 향상시킬 수 있다. 또 뇌졸중 후에 실시하는 운동은 워킹속도를 증가시키고, 보행보조수단을 줄이며, 기능적 가동성을 개선시킬 수 있다.

미국심장협회(AHA)에서는 스트레칭, 유연성훈련, 균형훈련 및 협응훈련을 주당 2~3일을 실시하도록 권고하고 있다. 또한 뇌졸중 후에 근허약이 빈번히 나타나기 때문에 가벼운 무게를 이용한 근력훈련을 주당 2~3일을 추가로 해야 한다고 권장하고 있다. 뇌졸중 후에 실시하는 근력훈련은 일상생활 활동을 개선하고, 워킹스피드와 거리를 증가시키는 데에 깊이 관련되어 있다. 한편, 뇌손상 환자를 대상으로 운동훈련을 시키고 있는 기관에서는 보행훈련이나 근력훈련을 과하게 실시하여 잠재적인 손상이 발생한 바 있다. 즉, 과훈련(overtraining)을 피하여 잠재적인 손상이 일어나지 않도록 해야 한다.

TBI를 가지고 있는 환자들은 대부분 젊지만, 그들의 신체적 능력과 지구력은 다양한 인체의 외상으로 인해 심각하게 제한될 수 있다. 그러나 운동은 $\dot{V}O_2$ peak, 지구력 및 근력을 의미심장하게 향상시켜 더 나은 독립심, 더 효율적인 보행능력 및 더 나은 고용능력을 제공할 수 있게 한다. 더욱이 운동을 하고 있는 TBI 후 환자들은 전형적으로 우울증 수준이 낮고, 인지기능이 좋은 것으로 보고되고 있다.

라. 뇌졸중 환자의 관리와 약물

뇌졸중 환자들을 위한 의학적 치료는 다음과 같은 사항을 포함하고 있어야 한다[표 5.65].

표 5.65 뇌졸중 환자의 의학적 치료

- 단시간 혈액응고방지제 사용, 장시간에 걸쳐 혈소판 억제제(heparin, Coumadin, aspirin) 사용.
- 뇌동맥의 혈관경련이 의심될 경우 혈관확장제 (hydralazine, clonidine, Isordil) 사용.
- 혈압을 조절해야하는 출혈성 뇌졸중 환자에게는 항고혈압제제(ACE inhibitors, beta blockers, calcium channel blockers, diuretics, sympathetic nerve inhibitors) 사용.

뇌손상이 있는 일부의 환자들은 강력한 급성 후 의학적 관리를 필요로 한다. 발작(seizure)과 경련은 장기적인 혈액응고방지제와 항경련제가 요구될 수 있다. 이 약물들의 부작용은 느려지는 인지기능이라고 보고되고 있다. 발작에 도움이 되는 약물은 1년 혹은 그 이상 동안에 발작이 일어나지 않았던 경우에만 중단할 수 있다. 발작을 예방하는 약물들은 아래와 같다[표 5.66].

표 5.66 뇌졸중, TBI 환자에게 필요한 약물들

발작 예방제제	항우울과 항불안제제	긴장항진 감소제	항인지결함제
▪ Phenobarbital ▪ Clonazepam ▪ Gabapentin ▪ Carbamzepine	▪ Venlafaxine ▪ Amitriptyline ▪ Desipramine ▪ Nortriptyline ▪ Fluoxetine ▪ Sertraline ▪ Lorazepam ▪ Diazepam ▪ Alprazolam	▪ Dantrolene ▪ Diazepam ▪ Baclofen	▪ Tacrine ▪ Sinemet ▪ Aricept ▪ Ritalin ▪ Dexedrine ▪ Cylert

TBI는 어지럼증, 저혈압 및 각성상태의 변화를 초래할 수 있기 때문에 우울과 불안이 나타날 수 있으므로 이 또한 치료 약물이 필요하다. 한편, 뇌졸중이나 TBI 후에 근육의 긴장항진(hypertonia)이 발생하여 근육을 비정상적으로 긴장시켜 신전이 잘 이루어지지 않게 하기도 한다. 구강으로 투여하는 약물들은 이 긴장항진을 감소시킬 수 있지만, 각성상태와 인지기능의 저하를 동반할 수도 있다. 한편, 일부 약물들은 운동부하 검사를 하는 동안에 단기간의 생리학적 반응에 영향을 주기도 한다. 특히, 저혈압을 예방하는데 필요한 혈관확장제는 정리운동 시간을 연장시킬 수 있다. 심박수를 줄여 심박출량을 제한하는 약물들은 최고심박수를 감소시킬 수 있다.

마. 운동검사를 위한 권장사항

뇌졸중 환자들의 운동검사 시 중지시점은 다른 고위험군 환자들이나 관상동맥질환이 있는 환자들의 기준과 유사하다. 신경학적 결함이 있는 경우에 운동검사의 형태는 뇌졸중 환자의 신체적 손상 정도에 따라 다양하게 평가할 수 있다[표 5.67].

1) 하지자전거 에르고미터 검사

하지 자전거 에르고미터는 뇌졸중이나 TBI환자가 안장에 균형을 잡고 앉아있을 수 있는 경우에 사용한다. 램프 프로토콜은 분당 5내지 10watt씩 증가시키거나, 단계마다 20watt씩 부하를 증가시켜 환자의 최대 유산소능력을 파악할 수 있도록 한다. 환자가 균형을 잡지 못하는 경우에는 세미-좌식 자전거나, 좌식자전거를 이용할 수도 있다. 검사 프로토콜은 환자의 근력상태를 기준으로 하여 개별화하는 편이 더욱 좋다. 권장할 만한 프로토콜은 50rpm의 페달 속도를 유지하게 하는 것과 20watt로 시작하여 단계마다 20watt씩 증가시키는 프로토콜이 바람직하다.

표 5.67 뇌손상 환자를 위한 운동정밀 검사

검사항목		측정항목	권장 중지시점	비고
유산소 파워 능력	■ 자전거 (5~10watt/ 램프프로토콜) ■ 트레드밀 (0.5~2 METs/ 단계) ■ Combined ergometer ■ Seated stepper ■ Arm ergometer	■ 12리드 심전도	■ 심한 부정맥 출현 ■ 〉2㎜ ST분절 하강/상승 ■ 허혈성 역치 ■ ST변화를 동반한 T파 역위	■ CAD는 CVA의 주요 위험인자.
		■ 심박수(HR) ■ 자각인지도	■ 급작스런 증가 ■ 급작스런 피로의 증가	■ 운동강도를 처방하는데 유용.
		■ SBP/DBP	■ 250/115㎜Hg 초과 ■ 운동강도 증가에도 불구하고 SBP에 변화 없는 경우	■ 고혈압은 CVA의 주요 위험인자.
		■ $\dot{V}O_2$peak	■ 단지, 연구수행의 목적에만 필요함.	
지구력	■ 6분/ 12분 걷기 ■ Leg ergometer ■ Combine ergometer	■ 환자가 걸은 거리 ■ 피크파워 60%에서 운동한 시간	■ 시간, 거리 ■ 안정시의 증상	■ 보행에 도움이 필요한 환자에게 적용.
근력	■ Manual muscle test ■ Computerized machines	■ 동력기에 출력된 힘 ■ 체중당 피크토크 ■ 체중당 총일량	■ 파운드, 킬로그램, 반복횟수 ■ 최대 토크	■ 환자가 동작을 수행할 수 있을 경우에 활용.
유연성	■ 측각계	■ 손상된 사지의 ROM 측정 ■ 수행한 거리	■ 전체 굴곡/신전한 각도 ■ Total arc	
신경근	■ 보행분석 ■ Berg Balance ■ Functional reach ■ Tinetti	■ 보행속도 ■ 동작의 대칭적 균형		■ 동작의 안정성과 효율성에 유용함.
기능적능력	■ Duke mobility ■ Functional Independence Measure(FIM) ■ 개인기준별 검사			■ 일상생활 활동(ADLs)의 회복능력을 관찰.

2) 트레드밀 검사

최소한의 운동신경이 손상된 경우, 서 있을 때 균형 감각이 좋거나, 보조도구 없이 독립적으로 보행할 수 있는 경우에는 **발케(Balke) 프로토콜**이 적절하다. 갑작스런 스피드의 변화를 주어 낙상을 일으켜서는 안 되므로 트레드밀은 반드시 "zero start"가 있는 것을 선택해야 한다. 트레드밀 검사의 속도는 환자들이 느린 속도를 선호하기 때문에 그 속도에 맞추어 감속되어야 한다. 특정한 운동 속도에서 에너지 소비량은 뇌졸중이 없는 사람들에 비해 55~64%에 지나지 않기 때문에 더 많은 양의 검사를 요구하지도 않는다. 한편, 뇌졸중이나 TBI가 있었던 환자들에게 적당한 프로토콜은 노턴-발케 또는 수정된 발케 프로토콜이 좋으며, 이것은 3분의 단계마다 0.5내지 2 METs의 에너지 소비량을 요구하므로 안전한 것으로 여겨진다.

3) 융합형 하지/상지 자전거 에르고미터 검사

만일 환자가 하지자전거 검사를 하는 동안에 환측 사지의 경련이나 근허약 때문에 페달링을 하지 못하여 병변이 없는 건측 사지만으로 검사를 실행할 경우에는 심장에 무리를 주어 다른 문제를 야기 시킬 수가 있다. 이때 **융합형 하지-상지 자전거 에르고미터**(combination arm-leg ergometer)를 활용하는 것이 바람직하다. 이 장비는 건측의 사지만을 이용하거나 환측 사지의 도움을 받아 검사를 수행할 수 있으므로 안전성이 높은 것으로 평가되고 있다.

4) 근력검사

근력검사는 컴퓨터로 통제되는 동력기에 의한 검사가 바람직하다. 등속성 장비는 환자가 검사 포지션에서 일정한 저항을 유지하거나 적용된 저항의 양을 견디어 내는 정도를 측정한다. 근력검사의 신뢰도는 환자의 관절 모션을 고립시킬 수 없을 때 영향을 받는다.

바. 뇌손상 환자를 위한 운동프로그램

뇌졸중 환자를 위한 운동프로그램은 파괴된 뇌의 조직과 혈관의 회복 및 혈압 조절을 위하여 운동을 하지 않고 3주간의 안정을 취하도록 하는 것이 바람직하다. 3주간 지난 뒤 뇌졸중 환자에게 능동적, 수동적 관절운동을 바로 시작하는 것이 좋고, 뇌출혈 환자의 경우는 사지에 국한해서 수동적 관절운동을 먼저 실시하고, 환자에게 움직일 수 있는 팔로 마비된 쪽을 주무르거나 움직이게끔 지도해야 한다. 이것이 불가능할 경우에는 보호자가 하루에 두 번 이상 관절의 완전운동을 수동적으로 시켜 관절강직 등을 예방하도록 한다. 특히, 환자로 하여금 자신감을 갖게 하여 꾸준히 움직이도록 하고, 만일 환자가 서 있는 동작이 가능하다면 여러 방향으로 위치를 잡도록 연습을 시킨다.

뇌손상 환자를 위한 운동의 형태는 머리에 충격을 주지 않는 하지 자전거를 시작으로 하여 점차 트레드밀, 스텝퍼 등의 유산소 운동을 수행하도록 지도한다. 유산소 운동의 강도는 최고 산소섭취량의 40%로 시작하여 70%까지 점증적으로 올려갈 수 있도록 한다. 운동시간은 20~60분이 권장되며, 운동 빈도는 주당 3~5일로 처방하되 반드시 3일(격일제가 좋음)은 실시하도록 한다[표 5.68].

근력운동의 경우는 등척성, 웨이트머쉰 및 프리웨이트를 활용할 수 있고, 목표를 일상생활 활동능력을 증가시키는데 둔다. 근력운동이 이루어질 때 신경근 운동을 포함시키고, 운동 전과 후에는 스트레칭을 포함한 유연성 운동을 적용하여 ROM의 증가뿐만 아니라 근구축(contracture)을 예방할 수 있도록 한다[표 5.68]. 주의할 사항으로 뇌졸중은 재발 가능성이 높기 때문에 정기적인 치료가 끝난 뒤에도 규칙적으로 전문가와 상의하여 자신의 능력에 맞는 운동치료를 지속하는 것이 바람직하다.

표 5.68 **뇌손상 환자를 위한 관리 프로그램**

	운동형태	목표	운동강도/빈도/시간	운동기간
유산소 운동	■ 상하지 에르고미터 ■ 하지 에르고미터 ■ 트레드밀 ■ Seated stepper	■ 일상생활 활동능력의 증가 ■ 보행속도의 증가 ■ 심혈관계 질환의 감소	■ $\dot{V}O_2$peak의 40~70% ■ 주당 3~5일 ■ 20~60분/ 1회 운동(간헐적 운동일 경우 10분 운동으로 구성)	■ 2~4개월
근력 운동	■ 등척성운동 ■ 웨이트머쉰 ■ 프리웨이트	■ 일상생활 활동능력의 증가	■ 8-12회 * 3세트 ■ 1-2세트 ■ 주당 2일	■ 2~4개월
유연성 운동	■ 스트레칭	■ ROM의 증가 ■ 근구축의 예방	■ 주당 2일(유산소 또는 근력운동 전후에 실시)	■ 2~4개월
신경근 운동	■ 협응성/ 균형감각 운동	■ 일상생활 활동시 안정성의 증가	■ 주당 2일(근력운동이 포함된 날에 실시)	■ 2~4개월

핵심정리 연구문제

1. 체지방량을 기준으로 한 비만은 남자의 경우 (25)%, 여자의 경우는 (30)%를 초과했을 때로 정의한다.

2. 지방의 분포는 남성과 여성에서 차이를 보이는데, 그 이유는 (지단백질)분해효소를 조절하는 호르몬에 차이가 있기 때문이다.

3. 남성의 비만유형은 (사과형)비만이라 하고, 여성의 비만유형은 (서양배형)비만이라고 한다.

4. 비만 발생의 유전적 특성은 에너지 소비량과 식이섭취 및 지방대사 등에 영향을 미치는 유전자와 염색체 이상을 중심으로 약 200여 가지 이상의 요인이 제시되어 오고 있다. 변이의 주된 유전자로는 (렙틴), (렙틴수용체), 베타-3 아드레날린 수용체 등을 통해 조사하며, 이중 베타-3 아드레날린 수용체는 지방 조직에 분포하는 세포에서 발현되며, Trp/Trp, Trp/Arg, Arg/Arg의 3가지 다형성을 보인다. 여기에서 Arg 대립인자를 가질 경우 정상인에 비해 요둔위와 체지방량이 높은 것으로 조사되었다. 즉, Arg/Arg와 Trg/Arg는 Trp/Trp에 비해 비만에 걸릴 확률이 높기 때문에 유년기부터 이 유전자가 발현되지 않도록 건강한 식습관과 생활습관 및 규칙적인 운동을 실시하도록 하는 것이 바람직하다.

5. 노인을 대상으로 비만을 측정할 경우 대부분의 지표를 수정해야 한다. 그 이유는 노인이 되면 신장이 줄어들어 신장과 체중을 이용한 (신체질량지수)의 신뢰도가 떨어지고, 피부의 노화로 인해 (늘어짐) 때문에 피부두겹집기법 또한 부정확한 결과를 초래한다.

6. 비만환자를 위한 운동강도는 최고산소섭취량의 (40~60)%, 주당 5일 또는 그 이상 및 운동시간을 (30~60)분으로 처방한다.

7. 제1형 당뇨병의 원인은 (콕사키) 또는 (멈프스) 바이러스에 의해 걸릴 수 있다는 가능성이 제시되고 있다.

8. 당뇨병 환자들의 3다 증상은 (다뇨, 다식, 다갈)이라 하며, 이외에도 체중의 감량과 피로감의 증가가 특징적이다.

9. 당뇨병의 진단은 공복시 혈당이 (126)mg/dℓ 이상인 경우, 식후 2시간 후의 혈당이 (200)mg/dℓ 이상인 경우로 정의한다.

10. 공복시 혈당이 111~125mg/dℓ 사이의 수준을 보이는 경우를 (내당능)장애라고 한다.

11. 당뇨병은 여러 가지 합병증을 동반할 수 있으나, 그중에서도 신경질환 장애를 동반할 수가 있는데 그중 (말초신경병증)은 손과 발에서 흔히 나타나고 얼얼함과 화끈거림의 증상을 보이는 반면, (자율신경병증)은 운동시 변시적 무능력상태를 유발하여 심박수가 증가하지 않을 수도 있다.

12. 당뇨병 환자가 운동하기에 적절한 혈당수준은 (150~249)mg/㎗이다.

13. 당뇨병 환자를 위한 운동강도는 최고심박수의 (50~80)%, 주당 4~7일 및 운동시간을 (20~60)분으로 처방한다.

14. 총콜레스테롤의 구성성분 중 (HDL-C)는 17%, (LDL-C)는 70%, (VLDL-C)는 13%정도 차지하고 있다.

15. 고지혈증은 각각 총콜레스테롤이 (200)mg/㎗이상, LDL-C가 (130)mg/㎗이상 HDL-C가 (35)mg/㎗이하 및 중성지방이 (250)mg/㎗이상인 경우로 정의한다.

16. 동맥경화의 운동강도는 최대산소섭취량의 (40~70)%정도, 운동시간은 (40)분 정도로 하여 주당 5~7일 정도 실시하면 건강한 혈관 내 환경을 만들 수 있다.

17. 지방간 환자에게 운동을 시키기 위해서는 ALT 수준이 (100)IU로 떨어진 이후에 운동을 실시하게 해야 한다.

18. 고혈압은 수축기 혈압이 (140)mmHg이상, 이완기 혈압이 (90)mmHg이상으로 올라갈 때로 정의한다.

19. 고혈압의 종류 중 (본태성)고혈압은 전체 환자의 95%를 차지하고 (이차성)고혈압은 5%를 차지한다.

20. 이상적인 고혈압의 관리는 많은 약을 사용하지 않고, (경제성)을 고려하며, (부작용)없이 혈압을 낮추는 것이다.

21. '항고혈압 프로그램'은 체중감소, (규칙적인 운동), (포타슘)과 마그네슘의 함량이 높은 음식물 섭취를 강조하고 있으며, 알코올과 짠 음식의 억제 및 금연 등을 강조하고 있다.

22. 고혈압 환자를 위한 운동강도는 최대심박수의 (40~80)%, 주당 4-7일, 운동시간을 (30~60)분으로 하고, 일주일에 주당 (700~2000)㎉ 소모할 수 있도록 한다.

23. 관상동맥질환을 위한 약물 중 (베라파밀)과 딜티아젬은 동방결절과 방실결절의 전도를 느리게 하여 심박수를 감소시킨다.

24. 관상동맥질환자는 ① (6)MET이하의 운동강도에서 허혈이 없는 경우, ② 운동유발성 (심실빈맥), 운동유발성 (저혈압), 운동유발성 (심부정맥)의 병력이 없는 경우, ③ 50%이상의 (구출율)을 가지고 있는 경우, ④ 심근경색, (관상동맥우회로술), 혈관성형술, 절제술로 인한 합병증이 없는 경우에 운동을 하여도 안전하다.

25. 중량부하 운동 적당하지 않은 환자는 ① 조절되지 않는 (고혈압) 환자, ② 울혈성 (심부전증)을 가진 환자, ③ 조절되지 않는 부정맥을 가진 환자, ④ 심각한 (판막질환)을 가진 환자, ⑤ 5MET 이하의 유산소성 능력을 가진 환자로 정의되고 있다.

26. 심근경색 환자를 위한 운동강도는 최대산소섭취량의 (40~80)%, 주당 3일 이상, 운동시간을 (20~60)분으로 처방한다.

27. 울혈성 심부전증 환자의 치료지침은 (좌심실)기능을 약화시키는 원인의 치료, 과체중 환자를 위한 체중감량, (빈혈)치료, 저소디움 식이 및 이뇨제 사용을 권장한다.

28. 심방세동 환자에게만 도움이 되는 약물은 (디지탈리스)이다.

29. 대동맥판막 협착증 환자에서 수축기의 압력차가 50mmHg 이상이거나 판막의 개구면적이 (0.4)㎠/㎡이하인 경우 상당히 위험한 상태이다.

30. 판막질환자를 위한 운동강도는 THR의 (40~80)%, 주당 4-7일 이상, 운동시간을 (20~60)분으로 처방한다.

31. 비대성 심근병증 환자의 운동금기 항목은 (돌연사)의 가족력, 심한 (심실)비대, 안정시 (40)㎜Hg이하의 심박출량을 가진 경우, 운동유발성 실신이 있었던 젊은 환자에게 해당된다.

32. 돌연사를 일으킬 수 있는 질환은 심한 비대성 심근증, 심한 (대동맥) 협착증, 심한 (좌심실 수축기) 기능부전, 운동유발성 복합 심실부정맥, 운동유발성 (저혈압), 운동유발성 (협심증), 심실세동의 과거병력, 협심증이 있을 때 심실부정맥을 경험한 환자, (QT)간격이 지연되고 실신의 과거력이 있는 환자이다.

33. 만성폐질환의 치료 목표는 질병의 호전이 아니라 (기능적 손상)을 줄이는데 목표를 둔다.

34. CLD 환자가 운동을 하면 지구력이 향상되고, (호흡곤란)이 감소된다.

35. CLD 환자의 폐활량, 노력성 호기량은 정상인에 비해 (70)%가 안 되므로 무리한 재활은 삼가야 한다.

36. 폐질환자의 일반적인 관리지침 상 폐렴구균에 대한 백신은 (6)년에 한번 접종 받아야 한다.

37. 저산소증 출현 환자를 위해 (산소)치료가 불가피하다.

38. 폐질환자의 호흡훈련은 (횡경막)호흡과 (구강)운동이 포함되어야 하며 정기적으로 실시되어야 한다.

39. 폐질환자가 지속적인 운동을 못할 경우에는 (간헐적)운동방법을 실시하도록 한다.

40. 폐질환자는 산소섭취량을 측정하기 곤란하므로 RPE를 이용 (11~13)범위로 일일 1~2회 반복운동을 한다.

41. CLD 치료 약물중 (브로마이드)는 가장 효과적인 치료제로 알려져 있다.

42. 낭성 섬유증(CF)은 그 원인이 많으나, (유전적)질환으로 알려져 있는 것이 특징이다.

43. CF 환자는 미생물에 대한 (면역)능력이 떨어져 있다.

44. CF 환자는 항생제, (기관지 확장제), 기도정화 및 식이요법 치료가 가능하다.

45. CF 환자에 있어 프로세미드는 저 나트륨혈증에 좋고, (이뇨제)는 부종이 심한환자에게 효과적이다.

46. 폐질환자는 운동을 단지 (3~4)주만 하더라도 큰 향상을 보인다.

47. 폐질환자의 운동치료 효과 중(호흡곤란) 수준이 30% 감소한다.

48. CLD 환자는 운동프로그램에 참여하기 전에 (증상-제한적)운동부하검사를 받아야 한다.

49. CLD 환자가 운동부하검사를 받게 되면 (40~50%)혈증과 (운동성 기관지)경련을 발견할 수 있는 장점이 있다.

50. 심한 폐질환자는 최대일량의 (80)%에 해당하는 심박수로 운동강도를 설정한다.

51. 경증 폐질환자가 운동부하검사를 수행할 수 없다면 (호흡곤란)척도나 자각인지도를 이용한다.

52. 폐질환자들은 호흡감각의 조절을 위해서 (큰근육)운동을 실시해야 한다.

53. 천식이 있는 환자는 (호흡곤란), (천명), 및 흉통을 주기적으로 느끼며, 기침을 동반한다.

54. 천식환자의 치료 목표 중 가장 중요한 것은 정상수준에 가까운 (폐기능)의 유지이다.

55. 운동 중 또는 후에 Peak Flow가 (12.5)% 감소되는 것은 운동성 천식이다.

56. 기관지 경련을 유발하지 않은 운동 종목은 따뜻하고 습한 환경에서의 (장점)이 있다.

57. 천식환자는 호흡곤란 척도에서 (2)이하의 운동이 증상을 감소시키게 된다.

58. 폐질환자는 울혈성(심부전), 조절되지 않은 (부정맥), 심각한 (판막질환)이 있을 경우 운동을 금한다.

59. 폐질환환자가 중량부하 운동을 하려 할 때 초기 부하는 1RM의 (30~50)%가 권장된다.

60. 폐질환자가 중량부하 운동을 하려 할 때 호흡곤란 척도는 (3~6)을 넘지 않도록 해야 한다.

61. 자각 면역체 이상으로 발생하는 관절염은 (류마티스)관절염이다.

62. (류마티스)관절염 환자의 약물로는 진통제, 글루코코르티코이드와 (비스테로이드성)항염증제가 있다.

63. 관절염 환자가 중량부하 운동을 하려 할 때 부하는 자각인지도의 (11~16)범위가 권장된다.

64. (류마티스관절염)환자는 4분류로 나뉘는데, 불편하기는 하나 정상 생활이 가능한 환자는 (2)형으로 분류된다.

65. (류마티스관절염)환자 중 걷기와 고정식 자전거가 적당한 유형은 (1~3)형 이다.

66. 골다공증은 (파골)세포에 의해 칼슘이 혈액내로 방출되는 결과를 가져온다.

67. 골다공증은 골밀도 검사 상(-2.5)이상일 경우로 판정한다.

68. 65세 이상의 골다공증 노인여성은 칼슘을 (1500)mg 섭취해야 한다.

69. 골다공증 환자에게 암을 일으키지 않고 골성장을 촉진하는 약물은 (알렌트로네이트)라고 한다.

70. 칼슘과 (비타민D) 보충제는 운동과 병행하였을 때 골다공증과 심혈관 질환에 효과적이다.

71. 골다공증에 효과적인 운동은 걷기, (속보), 수영, 수중걷기 및 저항성 운동이다.

72. 골다공증 환자는 유산소성 운동의 경우 최대심박수의 (40~70)% 강도로 주당 3~5일, 일일 (30~60)분을 실시해야 하며, 저항성 운동은 1RM (75)%, (8~12)회 반복, 주당 2-3일 및 운동시간을 (20~40)분으로 하는 것이 효과적이다.

73. 요통은 척추 신경이 끝나는 제 2요추 이하부터 (천장골)범위에서 기인하는 동통증후군이다.

74. (맥캔지)요부 신전운동은 추간판 탈출증 환자에게 효과적이다.

75. (윌리암스)요부 굴곡운동은 척추협착증이나 척추분리증 환자에게 효과적이다.

76. 규칙적인 운동은 약 40%의 (결장) 암의 위험요소를 감소시킨다.

77. 암환자의 활동과 증상을 구분하게 되는 척도는 주브로드와 (카르노프스키)척도가 있다.

78. 암환자의 운동시 금기사항 중 정맥내로 화학치료를 받은 경우는 (24)시간 이후에 운동을 실시해야 한다.

79. 암환자의 운동전 고려사항 중 틀린 사항을 고르시오. (가)

가. 평소수면상태나 운동수행 상태
나. 종양이외의 다른 질환에 대한 보유여부
다. 종양이나 전이 위치로 파생된 합병증 여부
라. 치료유형으로 초래될 수 있는 잠재적인 합병증 여부

80. 암환자에게 운동을 처방하려 할 때 전혈구 계산치로 확인할 경우 맞지 않는 사항을 고르시오. (다)

가. 백혈구 수치가 3000개/㎣ 이하인 경우
나. 과립백혈구가 2500개/㎣ 이하인 경우
다. 혈소판 수치가 5000개/㎣ 이상인 경우
라. 헤모글로빈 수치가 10g/이 이하인 경우

81. 다음 중 뇌졸중의 원인으로 틀린 것을 고르시오. (라)

가. 혈전에 의한 허혈
나. 색전에 의한 허혈
다. 뇌출혈
라. 심근에 허혈

82. 다음 중 뇌졸중을 일으키는 위험인자가 아닌 것을 고르시오. (다)

가. 운동부족
나. 고혈압 또는 관상동맥질환
다. 심장의 부정맥
라. 흡연이나 알코올 중독

83. 다음 중 뇌졸중 후 환자가 경험할 수 있는 증세나 증상이 아닌 것을 고르시오. (다)

가. 마비나 운동실조 나. 환부에 감각장애

다. 어지럼증 라. 기억력 또는 주의력 감소

84. 뇌졸중 환자의 운동에 대한 반응으로 틀린 것을 고르시오. (다)

가. 최고 산소섭취능력($\dot{V}O_2$ peak)가 동일 연령대 건강한 사람에 비해 50%정도 감소

나. 최대하 산소섭취능력은 증가하지만, $\dot{V}O_2$ peak은 감소

다. TBI 환자들은 자전거 에르고미터 검사시 최대하 심박수가 일반인에 비해 낮다.

라. TBI 환자들은 최대하 환기능력이 일반인에 비해 낮다.

85. 뇌졸중 환자의 운동훈련에 따른 결과로 틀린 것을 고르시오. (라)

가. 운동을 수행할 경우 사망률을 20% 혹은 그 이상 줄일 수 있다.

나. 자전거 운동을 실시할 경우 $\dot{V}O_2$ peak를 60%정도 증가시킬 수 있다.

다. 최고산소섭취량, 혈압, 심박수 및 콜레스테롤 수준을 향상시킬 수 있다.

라. 기능적 가동성을 개선시킬 수 있으나 걷기 속도는 향상시킬 수 없다.

86. 뇌졸중 환자의 약물 및 의학적 관리로 적절한 것을 고르시오. (나)

가. 뇌손상이 있는 일부의 환자들은 의학적 관리가 필요하지 않을 수 있다.

나. 발작(seizure)과 경련은 장기적인 혈액응고방지제와 항경련제가 요구된다.

다. 발작에 도움이 되는 약물은 평생 섭취해야 한다.

라. 뇌졸중 후에 근긴장항진(hypertonia)이 발생하여 굴곡운동이 이루어지지 않기도 한다.

87. 다음 중 뇌졸중 환자의 운동부하검사로 적절하지 않은 것을 고르시오. (가)

가. 운동신경이 최소로 손상된 경우 또는 균형 감각이 좋거나, 독립적으로 보행할 수 있을 경우에는 브루스 프로토콜이 적절하다.

나. 뇌졸중이나 TBI가 있었던 환자에게는 노턴-발케 또는 수정된 발케 프로토콜이 좋다.

다. 하지자전거 검사를 하는 동안에 환측 사지의 경련이나 근허약이 있는 경우 융합형 하지-상지 자전거 에르고미터 검사가 적절하다.

라. 프로토콜은 3분 단계마다 0.5내지 2METs 정도 증가하는 운동부하가 안전하다.

88. 다음 중 뇌졸중 환자의 운동프로그램으로 적절하지 않은 것을 고르시오. (다)

가. 손상된 뇌의 조직과 혈관의 회복 및 혈압 조절을 위해 운동은 3주 정도 하지 않는다.

나. 3주 후 능동적, 수동적 관절운동을 시작하는 것이 좋다.

다. 유산소 운동의 강도는 최고산소섭취량의 40~70%로 60분이상이 권장된다.

라. 운동 빈도는 주당 3~5일로 실시하고 격일제로 실시하는 것이 좋다.

부록

Appendix

부록 A. 운동처방 공식

[부록 A]는 병의원 등에서 근무하고 있는 임상운동처방사가 운동처방전을 작성하고, 환자들에게 보다 세밀한 운동프로그램을 제공하기 위한 '처방공식'을 종합하여 나열한 것이다. 처방된 운동공식은 각 환자의 목표심박수 구간을 고려하여 처방하는 것이 좋으나, 목표심박수 구간으로 처방되지 말아야 하는 환자(심박수에 변화를 줄 수 있는 약물 섭취 환자나 당뇨 합병증에 의한 말초혈관질환자 등)도 있기 때문에 주의를 기울여야 한다. 목표심박수로 산출되는 운동강도는 일반적으로 최대산소섭취량($\dot{V}O_2max$)의 40/50~85%이다. 컨디션이 좋지 않은 환자의 경우에는 초기 운동강도를 40% 정도로 낮게 책정하여 처방하며, 일반인의 경우에는 50% 수준으로 처방하는 것이 바람직하다. 물론, 환자나 일반인들의 궁극적인 운동강도의 목표는 85%까지 끌어올리는 것이다.

환자가 목표심박수 구간에서 운동프로그램을 진행하기 위해서는 자신의 손목에서 심박수를 체크할 수 있도록 사전에 교육이 되어야 한다. 경동맥이나 측두동맥에서도 심박수를 촉진할 수는 있으나 그곳에는 압수용체 반사(baroreceptor reflex)가 활성화될 수 있기 때문에 일반적인 요골동맥에서 측정하는 심박수보다 낮게 측정될 수 있다.

심박수의 측정은 10초 동안 맥박을 촉진하되 '시작'과 동시에 0회부터 횟수를 측정해야 하고, 10초가 지난 후에는 촉진된 맥박에 6을 곱하여 1분 당 심박수로 환산해야 한다. 예를 들어, 심부전증 환자가 안정시 맥박을 측정하려고 할 때, 초침이 정렬되는 시점을 0회로 하고, 10초간 된 지점에서 자신의 맥박이 12회를 나타내었다고 가정하자. 이때 이 환자의 10초간 맥박수는 12회/10초이며, 1분간 맥박수는 72회/분이 되는 것이다. 물론 10초간 심박수를 체크하는 것은 불규칙한 부정맥 등을 놓칠 수 있으므로 이러한 부정맥 환자에게는 1분 동안 심박수를 측정하거나, 자각인지도(운동자각도)를 이용하여 운동프로그램을 제시하는 것이 바람직한 방법이다. 한편, 맥박을 촉진하는데 있어 사용해야할 손가락은 반드시 검지와 중지를 이용해야 하며, 엄지손가락은 사용하지 않도록 주의를 주어야 한다. 왜냐 하면, 엄지손가락 자체에는 미세한 맥박이 뛰고 있으므로 정확한 심박수 측정을 어렵게 만들 수 있기 때문이다.

[공식 1] 연령예측에 의한 최대심박수 공식

목표심박수를 산출하기 위해 연령으로 예측하는 방법은 가장 간단한 방법 중에 하나이다. 이 방법은 유산소성 운동시 광범위하게 사용되며 대부분의 헬스클럽의 벽에서 발견될 수 있을 정도로 널리 활용되고 있다. 원리는 심박수의 최대 예측치를 220회/분으로 간주하고, 220에다 본인의 나이를 뺌으로써 산출된 것이 자신의 '최대심박수'로 간주하는 것이다. 예측치 최대심박수는 한 해가 지날 때마다 1회/분씩 감소하게 되는 셈이다. 1년에 최대심박수가 1회/분씩 감소하는 생리학적 원인은 아마도 심장의 기능적 감소와 탄력성의 감소 등으로 추측되고 있지만, 개인에 따라 ±10회/분의 편차가 있는 것으로 보고되고 있다. 한편, 이 방법은 간편하기는 하나 다른 공식들에 비해 다소 낮은 운동시 목표심박수 구간을 제공하기 때문에 덜 사용하는 방법이며, 다음에 제시할 '예비심박수 공식(카보넨 공식)'이 보다 훌륭한 운동처방 공식으로 인정되고 있다. 연령에 의한 최대심박수 산출과 이에 따른 예는 아래와 같다.

[예문 1] 58세인 환자가 최대 심박수의 60%로 운동하려고 할 때 목표심박수는?

[해답] 97회/분

[풀이] 목표심박수 = (0.60) * (220 - 연령)
= (0.60) * (220 - 58)
= (0.60) * (162)
= 97.2

심박수에 변화를 줄 수 있는 약물(β차단제 등)을 복용하고 있거나, 말초 신경장애(pheripheral neuropathy) 혹은 변시성 심부전증(chronotropic incompetence) 등을 보유하고 있다면, 이 방법을 이용한 운동처방은 부정확한 것으로 여겨진다. 만일 환자가 심장관련 약물 등을 복용하고 있다면, [부록 B]에서 제시한 운동부하 검사를 직접적으로 측정을 받고 운동에 참여하는 것이 바람직하다.

[공식 2] 예비심박수 또는 카보넨 공식

예비심박수(Heart Rate Reserve) 또는 카보넨 공식(Karvonen method)은 환자의 안정시 심박수와 운동부하 검사에서 직접 측정하여 얻은 최대심박수 혹은 [공식 1]에서 제시한 연령예측(220-연령)에 의한 최대심박수를 고려하여 만든 것이다. 안정시 심박수는 환자가 수 분 동안 편안히 안정을 취한 상태에서 측정할 수 있으며, 지나치게 더운 날씨 혹은 카페인 섭취나 흡연 등과 기타 약물을 복용하고 있다면 정확한 안정시 심박수라고 고려되지 않는다. 예비심박수 또는 카보넨 공식을 사용한 예는 다음과 같다.

[예문 2] 연령이 82세이고, 안정시 심박수가 81회/분인 노인에게 운동강도를 40%로 하여 걷기를 적용하고자 할 때의 목표심박수는?

[해답] 103회/분

[풀이] 목표심박수 = (0.40) * {(220 - 연령) - 안정시 심박수} + 안정시 심박수
= (0.40) * [(220 - 82) - 81] + 81
= (0.40) * (138 - 81) + 81
= (0.40) * (57) + 81
= 22 + 81
= 103

[예문 3] 연령이 79세이고, 안정시 심박수가 77회/분인 노인이 운동장을 5바퀴 걸었을 때 심박수를 체크해 보니 121회/분이 산출되었다. 이 노인이 실시한 운동강도는 몇 % 정도에 해당 하는가?

[해답] 85%

[풀이] 운동직후 심박수 = (운동강도) * {(220 - 연령) - 안정시 심박수} + 안정시 심박수
121 = (운동강도) * {(220 - 79) - 77} + 77
121 = (운동강도) * (141 - 77) + 77
121 = (운동강도) * (64) + 77
121 = (운동강도) * 141
(운동강도) = 121 ÷ 141
(운동강도) = 0.85 * 100
(운동강도) = 85%

이 공식은 말초 신경장애나 변시성 심부전증이 있는 환자 혹은 안정시 심박수에 변화를 줄 수 있는 약물을 복용하고 있는 환자에게는 권장되지 말아야 한다.

[공식 3] 심근산소 소비량 공식

심근산소 소비량(Rate Pressure Product 혹은 RPP)에 의한 목표심박수를 산출하는 방법은 매우 독특하면서도 권장할 만한 공식이다. 구체적으로 심근산소 소비량을 나타내는 어원인 Rate는 Heart Rate(심박수)의 Rate를 의미하며, Pressure는 Blood Pressure(혈압)의 Pressure를, Product는 곱셈을 뜻한다. 즉, 심장이 일정한 간격으로 전기적 충동을 일으키면서 심박수를 일으키고 이때 심실이 열리면서 혈액이 일정한 압력(혈압)으로 대동맥을 따라 온몸으로 전달된다. 이러한 과정은 심장의 근육 즉, 심근이 얼마만큼의 산소를 소비했느냐에 따라 그 전달 능력도 달라지기 때문에 이를 '심근산소 소비량'이라고 부르는 것이다. RPP의 단위는 최근까지 없는 것으로 생각해 왔으나, 분명 심박수×혈압으로 산출된 것임으로 그 단위를 bpm*㎜Hg로 표시하여도 무방해 보인다. 이 공식은 허혈성 역치가 나타나는 환자에게 적용하는 것이 매우 바람직해 보이지만, 말초 신경장애 또는 심부전증 환자에게 적용하는 것은 권장되지 않는다. 그리고 이 방법은 최대 수축기 혈압을 측정해야 함으로 운동부하 검사가 반드시 이루어진 이후에 접목시켜 산출해야 한다.

[예문 4] 아래의 자료는 운동부하 검사가 실시된 이후에 보고된 것이다.

최대 혈압(SBPmax) : 155 ㎜Hg
최대 심박수(HRmax) : 128 bpm
안정시 혈압(SBPrest) : 110 ㎜Hg
안정시 심박수(HRrest) : 65 bpm
최대 심근산소소비량(RPPmax) = SBPmax × HRmax/100
안정시 심근산소소비량(RPPrest) = SBPrest × HRrest/100
최대 심근산소소비량(RPPmax) = (155×128)/100 = 198 bpm*㎜Hg
안정시 심근산소소비량(RPPrest) = (110×65)/100 = 71 bpm*㎜Hg

RPP의 사용은 카보넨 공식에 RPP를 대입하여 사용할 수 있으며, 계산을 간소화하기 위하여 100으로 나누는 것이 좋다. 위에 제시한 자료로부터 50% 강도의 목표심박수는 다음과 같이 계산할 수 있다.

[해답] 목표 심근산소 소비량 : 135 bpm*㎜Hg
[해답] 목표 심박수 : 87회/분
[풀이] 목표 심근산소소비량 = (0.50) (RPPmax - RPPrest) + RPPrest
= (0.50) (198 - 71) + 71
= (0.50) (127) + 71
= 63.5 + 71
≒ 135

아래에는 50%의 목표 심근산소소비량으로 산출된 135 bpm*㎜Hg에 해당하는 목표심박수를 결정하기 위한 공식이다.

$$\text{Target HR} = \frac{\text{RPPmax} = 198}{\text{TargetRPP} = 135} \quad \frac{\text{HRmax} = 128}{\text{Target HR} = X}$$

대각선으로 곱한 목표심박수의 결과는 약 87회/분이다. 이것은 [공식 1]을 이용한 목표심박수의 산출 결과인 64회/분(128회/분*0.50)보다 22회/분 가량 높게 산출되어 운동강도가 다소 높은 것으로 오인할 수 있으나, 64회/분은 이 환자가 안정시 심박수를 나타낸 65회/분보다 더 낮게 산출되었다는데 관심을 가져야 할 것이다.

[공식 4] 수축기 혈압 공식

수축기 혈압(Systolic Blood Pressure 혹은 SBP)은 심박수와 유사하게 운동강도를 제시하는데 이용될 수 있다. 이 공식은 고혈압 환자와 고혈압의 가능성이 있는 심장 이식환자나 말초혈관 질환자들에게 운동을 처방할 때 매우 유용한 방법이다. 최대 수축기 혈압을 산출하기 위해 운동부하 검사가 요구되며, 검사에서 산출된 최대 수축기 혈압과 안정시 수축기 혈압을 [공식 2]에서 제시한 카보넨 공식에 대입하는 방법이다. 한편, [공식 1]에서 제시한 연령에 의한 예측공식은 환자의 안정시 수축기 혈압보다 낮은 목표수축기 혈압이 산출됨으로 권장되지 않는다. 수축기 혈압 공식의 예는 다음과 같다.

[예문 5] 고혈압 환자를 대상으로 운동부하 검사를 실시하였더니, 최대 수축기 혈압 (SBPmax)이 185mmHg으로 나타났고, 안정시 혈압(SBPrest)은 140mmHg이었다. 이 환자를 50%의 운동강도로 자전거 타기를 시키고자 할 때 해당되는 목표 수축기 혈압은 얼마인가?

[해답] 163 mmHg

[풀이] 목표 수축기 혈압 = (0.50) * (SBPmax - SBPrest) + SBPrest

= {(0.50) * (185 - 140)} + 140

= {(0.50) * (45)} + 140

= 22.5 + 140

≒ 163 mmHg

[공식 5] 자각인지도

자각인지도는 운동강도를 기록하고 처방하는 간편한 방법이며, 운동 중 자신의 심박수를 기록하지 못하거나 꺼려하는 환자에게 쉽게 적용할 수 있다. 자각인지도는 본문에서 제시한 자각인지도 혹은 운동자각도(Ratings Perceived Exertion/ 보르그 척도지), 호흡곤란 척도(Dypsnea Scale)와 협심증 척도(Angina Scale)를 참조하기 바란다. 이러한 척도지는 유산소 운동이나 중량부하 운동이 신체에 대해 적응할 수 있는 시간인 3~5분 정도가 흐른 이후에 결정되어야 한다. 전체 운동 시간에 걸쳐 신체가 느끼는 것에 집중할 필요가 있으며 단지 신체의 일부분만을 생각하지 않도록 환자에게 교육할 필요가 있다. 예를 들어, 걷기나 자전거 타기를 실시할 때 전신이 어떻게 느끼지는 가를 고려해야 하지, 다리와 같은 국부적인 부분에서의 피로감 등을 생각하면 안 된다. 한편, 걱정이 많거나 Type A형인 사람은 실제 운동강도가 낮게 계산될 수 있으며 이러한 사람들 중의 약 10%는 각각의 척도지를 정확하게 사용할 수 없다.

[공식 6] 최대산소섭취량 공식

최대산소섭취량($\dot{V}O_2max$)은 개인의 체력수준을 설명할 때 훌륭한 표준방법이다. 최대산소섭취량은 운동부하 검사시 호기가스의 측정으로 산출되며, 심박수와 정비례한다. 이것은 목표심박수와 환자의 기능적 용량의 비가 일치하는 목표심박수 구간에서 운동이 처방되어야 한다는 사실을 말하고 있는 것이다. 일례로 ACSM에서 권장하고 있는 운동강도의 범위는 전형적으로 기능적 용량의 40/50~85%인데, 컨디션이 좋지 않은 환자의 경우는 40%를, 일반인의 경우는 50%를 초기 운동강도로 사용하되, 컨디션이 향상된 이후에는 85%를 목표로 운동프로그램을 제공해야 한다는 것이다. 한편, 최대산소섭취량에 의한 공식 또한 카보넨 공식에 접목시켜 해당 운동강도를 곱하여 산출하면 된다. 이에 대한 예는 아래와 같다.

[예문 6] 당뇨병 환자를 대상으로 운동부하 검사를 실시하였더니, 최대산소섭취량($\dot{V}O_2max$)이 36 ㎖/kg/min이 산출되었다. 이 환자를 60%의 운동강도로 걷기를 시키고자 할 때 해당되는 목표 산소섭취량과 목표 심박수는 얼마인가?

[해답] 목표 산소섭취량 : 23 ㎖/kg/min

[풀이] 목표 산소섭취량 = (0.60) * ($\dot{V}O_2max$ - $\dot{V}O_2rest$) + $\dot{V}O_2rest$

= {(0.60) * (36 - 3.5)} + 3.5

= {(0.60) * (32.5)} + 3.5

= 19.5 + 3.5

= 23 ㎖/kg/min

[공식 7] 무산소성 역치 공식

무산소성 역치(Anaerobic Threshold 혹은 AT)는 점증적인 운동부하 검사 시 환기량이 급격히 상승되는 지점으로 정의된다. 이 지점은 운동강도가 젖산을 급격히 증가시킬 때 발생된다고 하는 가설로 받아들여지고 있다. 젖산은 완충작용을 하며 CO_2의 형태로 체외로 방출되어 환기량이 상승하게 된다. AT이상의 강도는 피로를 유발하고 운동을 지속적으로 실시하지 못하도록 하기 때문에 AT지점 또는 AT지점 보다 약간 아래로 운동을 처방하는 것이 바람직하고, 이 구간에서의 운동은 대부분의 환자가 어렵지 않게 수행할 수 있음이 많은 연구진들에 의해 보고되고 있다. AT지점을 산출하기 위해서는 운동부하 검사에 의한 호기가스 측정이 불가피하다. 한편, 과환기로 인해 나타난 지점은 실제 AT지점이 아닐 수도 있으며, 이를 구분해 낼 수 있는 것이 임상운동처방사들의 전문적인 테크닉이라고 할 수 있다.

[공식 8] 환기량 공식

환기량에 의한 운동처방은 만성폐질환자들에게 유용하게 적용할 수 있다. 구체적으로 운동부하 검사에서 도출된 최대 수의적 환기량(Maximum voluntary ventilation : MVV)의 70~80% 또는 AT와 일치하는 목표심박수 구간을 설정해 주는 분석과정은 임상운동처방사들이 겪어야 하는 필수 과정이다.

부록 B. 운동부하 검사

[부록 B]는 병의원에서 임상운동처방사들이 직접 운동부하 검사를 해야 하는 이유와 도출된 자료에 나타난 변인들을 어떻게 해석해야 하는지를 설명하였다. 사실, 운동부하 검사는 심장부하검사(cardiac stress test)와 심폐부하검사(cardiopulmonary stress test) 중 어느 한 가지를 진행하였을 때 동일하게 명명할 수 있으나, 구체적으로는 심전도 EKG 검사만을 실시할 때는 '심장부하검사'라 하며, 심전도 EKG와 호흡가스 검사를 병행할 경우에는 '심폐부하검사'라고 각각 지칭할 수 있다.

[검사 1] 운동전 의학 검진

운동전 의학 검진(Medical Screening Prior to Exercise)은 질병 예방과 건강 증진을 위한 차원에서 모든 사람들에게 권장할 만하나, 경제적인 문제나 시간적 여건 혹은 젊은 연령층에 대해서는 반드시 실시하지 않아도 된다는 여론이 팽배하다. 그러나 남자 나이 40세, 여자 나이 50세 이상의 사람들은 본인이 건강하다고 생각하더라도 운동 프로그램에 참여하기에 앞서 전문의나 임상운동처방사와 반드시 상담할 필요가 있다. 특히, 처음 운동을 시작하는 경우나, 흡연, 심장병 혹은 다른 질병에 대한 가족력, 고혈압, 고지혈증, 장기간의 좌업생활 등이 몸에 배어 있는 사람들은 급작스런 운동시 상해나 급사에 대한 위험이 배가 됨으로 '운동전 의학 검진'을 반드시 거쳐야 한다. 운동전 의학 검진에 대한 내용은 본문에서 설명한 바와 같이 증상이 없거나 초과 연령이하인 경우에는 이학검사와 혈액검사만으로도 충분할 수 있으나, 초과 연령(남자 나이 40세, 여자 나이 50세)이나, 설문지(운동전 적격검사)에서 제시한 증상 요인 혹은 위험요인에서 전문의의 관찰이 필요하다고 판정된 사람들의 경우에는 혈액검사와 방사선검사를 포함한 종합검진을 받아 보는 것이 바람직하다. 한편, 이학검사는 심박수와 혈압 측정 및 근골격계 질병들의 징후를 찾아내기 위한 검사들이 포함되어 있고, 혈액검사는 혈구수, 혈중 글루코스, 콜레스테롤, 크레아티닌 수준 등의 검사를 통해 잠재된 질병을 발견하도록 도와준다.

[검사 2] 심장부하검사

심장부하검사(cardiac stress test)를 건강한 사람들에게 까지 실행해야 한다는 사실에 대해 적지 않은 논쟁의 여지가 있었다. 특히, 어느 한 기관에서 35~59세 사이의 환자 3,617명을 대상으로 심장부하검사를 실시한 결과 진양성으로 판명할 수 있는 민감도(명백한 환자를 환자로 판명할 수 있는 반응도 검사)가 단지 18% 정도로 나타나 심장부하검사에 대한 신뢰도가 떨어져 있었으나, 급사에 의한 사망은 어느 누구도 예측할 수 없는 변수이기에 이를 최소화하기 위해서는 반드시 검사를 이행하고 운동을 실시할 것을 권장하고 있다. 특히, 최근 미국 스포츠의학회(American College of Sport Medicine 혹은 ACSM)는 초과 연령 이상의 모든 사람들이 격렬한 운동을 시작하기 전에 심장부하검사를 받아야 한다고 권장한 바 있으며, 증상은 없으나 높은 콜레스테롤 수준을 가지고 있는 환자들의 경우에는 운동관련 상해가 더욱 높게 나타날 수 있으므로 심장부하검사를 반드시 받아 보아야 할 것을 지적하고 있다. 심장부하검사에 대한 구체적인 알고리즘은 [그림 A.1]과 같다.

한편, 위에서 제시한고 있는 알고리즘에도 불구하고 아래와 같은 질환이나 증상이 있는 경우에는 운동부하 검사나 심장부하검사 등을 시행하지 않거나, 임상적 경험과 지식을 토대로 증상제한적으로만 검사를 진행하도록 한다. 전자를 '절대적 금기사항'이라고 하며, 후자를 '상대적 금기사항'이라고 한다.

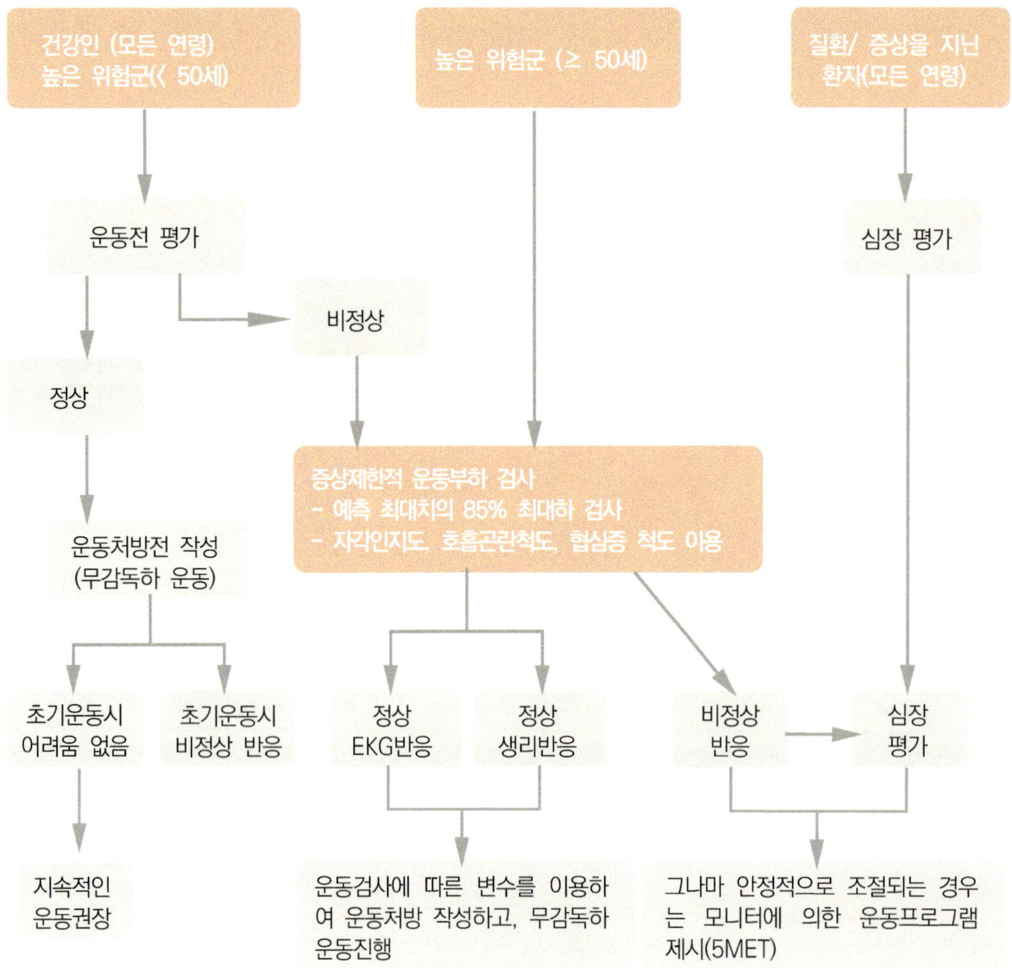

그림 A.1 각 집단별 심장부하검사에 대한 알고리즘

❖ 절대적 금기 사항(absolute contraindications)

- 최근 심근경색80)의 변화를 나타낸 경우
- 불안정한 관상동맥질환
- 조절되지 않는 부정맥81)

80) 심근경색(myocardial infarction): 관상동맥혈전증과 같이 혈류장애의 결과로 인한 심근층의 괴사.

81) 부정맥(arrhythmia): 심장박동의 정상적 율동에서의 변동(동성부정맥, 심방조동, 심방세동 등).

- 3도 방실차단
- 급성 울혈성 심부전[82)]
- 심한 대동맥 협착증[83)]
- 해리성 동맥류[84)]
- 혈전[85)] 또는 색전[86)]
- 급성 감염
- 정신 질환

❖ 상대적 금기 사항(relative contraindications) :

- 안정시 혈압이 200/115㎜Hg 이상을 나타낸 경우
- 중등도 판막 질환
- 전해질 이상
- 고정된 율동의 심박 조율기[87)] 삽입 환자
- 심실류[88)]
- 조절되지 않는 대사 질환
- 만성 전염병
- 운동에 의해 증가되는 근관절 장애
- 임신 중에 나타나는 진행성 또는 복합성 질환

[검사 3] 심폐부하검사

심폐부하검사(cardiopulmonary stress testing)는 심전도 EKG와 폐기능 및 대사적 변화 정도를 평가할 수 있는 잇점이 있다. 이 검사에서 EKG는 관상동맥질환의 가능성 등을 평가할 수 있으며, 폐기능 부분은 호흡상(R)이나 호흡수(RR) 및 1회 호흡량(VT) 등을 평가할 수 있고, 대사적 부분은 대사당량(METs)이나 열량(㎉) 등의 변화 및 수행되는 일의 에너지 요구량 등을 평가하여 심장, 폐, 근육계가 어떻게 컨트롤

82) 울혈성 심부전(congestive heart failure): 숨이 가쁘고 부종이 생기며 나트륨 및 수분의 이상저류를 특징으로 하는 심장쇠약에 의한 임상적 증후군.
83) 협착증(stenosis): 혈관이 판막 등이 좁아져 발생하는 질환.
84) 해리성 동맥류(dissecting aneurysm): 동맥내막의 파열로 인한 출혈 때문에 동맥벽이 주행방향으로 분리되는 질환.
85) 혈전(thrombus): 혈소판과 세포성분을 둘러싼 피브린(fibrin)으로 구성되는 혈액성분의 응집을 말함.
86) 색전(embolus): 다른 혈관으로부터 혈액에 의해서 운반되는 혈병으로 작은 혈관으로 들어가면 혈관을 막아 순환이 폐쇄됨.
87) 고정율동심박조율기(fixed rate pacemaker): 미리 정한 율동으로 심장을 자극하게 하는 이식된 조율기.
88) 심실류(ventricular aneurysm): 좌심실벽의 동맥류성 확장, 또는 좌심실을 관통하는 작은 돌출물.

되고 있는지를 한 눈에 볼 수 있도록 한다. 사실, 격렬한 운동시에 일어나는 '호흡곤란'은 단순히 폐기능의 저하에 의해서만 초래되는 것이 아니고, 근육과 심장 등에 특정한 질병이 있어 발현된 증상이라고 할 수 있다. 심폐부하검사는 검사자가 한 가지 이상의 질환을 보유한 환자에 대해 증상의 원인이 무엇인지를 결정하고, 구성 요소들 간의 차이가 무엇인지를 구분할 수 있도록 한다.

심폐부하검사를 통해 인체의 기능손상을 진단할 수 있으며, 손상의 정도를 측정하여 치료법을 제공하고, 질병을 가진 사람들의 회복을 위해 적절한 운동을 처방하거나, 운동선수들의 경우에는 특별한 트레이닝 지침 등도 제공할 수 있도록 한다. 하체를 이용한 부하 장비로는 실내자전거(stationary cycle)나 트레드밀(treadmill)을 이용할 수 있고, 상체를 이용한 장비로는 암에르고메터(arm erometer)나 로우잉 머신(rowing machine)을 이용하여 검사할 수 있다. 아래에서는 심폐부하검사와 관련된 원리들을 학습하고, 이러한 자료들이 운동처방에 어떻게 활용될 수 있는가를 알아보도록 하자.

1) 유산소성 체력

유산소적 지구성 운동을 위해 가장 요구되는 것이 유산소성 능력이다. 이를 유산소성 체력(aerobic fitness)이라고도 하며, 이것은 근육에 산소를 공급하고 노폐물을 제거하기 위한 심장, 폐, 순환계의 능력을 말한다. 일반인이든 운동선수이든 간에, 심장질환자나 폐질환자 및 건강한 사람이든 간에 개개인에 적합한 유산소성 운동프로그램은 매우 효과적이고 안전하다는 것이 학계의 지견이다. 심폐부하검사는 유산소성 운동프로그램을 처방할 수 있는 기초 정보를 제공해 준다. 예를 들어, 건강한 사람들의 경우는 일반적으로 20~60분 동안 자신의 최대산소섭취량($\dot{V}O_2max$)의 50~85% 범위에서 편안히 운동할 수 있는 정보가 제공되는 반면, 심장질환자들의 경우에는 15~30분 동안 최대산소섭취량의 40~70% 범위로 운동할 수 있는 정보가 제공된다.

2) 유산소성 운동

운동을 하는 동안에 우리의 골격근은 탄수화물과 지방(유리지방산)을 주에너지원으로 이용하여 활동한다. '유산소성' 혹은 '유산소적'이란 말은 활동시 산소가 있어야만 에너지가 동원되고 그 에너지를 이용할 수 있다는 뜻이다. 운동강도가 높게 되면 주로 탄수화물이 에너지원으로 역할을 하며, 운동강도가 낮게 되면 유리지방산이 주에너지원으로서 역할을 한다. 사실, 유산소성 운동(aerobic exercise)이란 장시간 지속될 수 있는 운동이기 때문에 간과 근육에 소량만으로 저장된 탄수화물에 의존하기 보다는 인체 여러 곳에 다량으로 저장된 지방에 의존하여 오랜 동안 운동을 지속할 수 있도록 한다.

3) 최대산소섭취량

개개인의 유산소성 능력은 최대 혹은 탈진 운동시 얼마나 많은 산소를 이용하여 활동을 할 수 있는 가를 뜻하며, 이것은 최대산소섭취량($\dot{V}O_2max$)을 통해 알 수가 있다. 다시 말해, 최대산소섭취량은 각 개인의 기능적 능력이라고도 할 수 있으며, 산소를 혈액으로 운반하는 폐의 능력과 심장의 혈액 펌프작용 및 펌프된 혈액이 근육으로 공급되는 과정을 알 수 있게 하는 중요한 변인이다. 즉, 최대산소섭취량은 최대 운동시

폐, 심장, 혈관의 기능을 설명하고 있는 셈이다. 궁극적으로 $\dot{V}O_2max$는 체력평가에 있어 "가장 중요한 기준치"라고 할 수 있다.

4) 산소이용의 효율성

산소이용의 효율성은 산소의 경제성(oxygen economy)이라고도 하며, 이것은 비교적 적은 양의 산소를 가지고 근활동 등을 얼마나 최대로 발휘할 수 있는가를 말한다. 즉, '최소 산소이용의 최대 운동효과'를 뜻하는 것이다. 이 산소의 경제성을 뒷받침하기 위해서는 근력, 유연성, 적절한 체중 및 기술적 능력이 중요한 변수이다. 예를 들어, 근력이 좋고, 몸이 유연하며, 가벼운 체중을 가지고 있는 단련된 주자는 근력이 떨어지고, 몸이 경직되어 있으며, 무거운 체중을 가지고 있는 서투른 주자에 비해 같은 양의 산소를 이용하더라도 더 빨리 달릴 수 있다. 즉, 산소의 경제성을 향상시키기 위해서는 체지방량의 감소와 더불어 근력과 유연성의 향상 및 완벽한 테크닉을 위한 트레이닝 시간이 필요하다. 수학적으로 산소의 경제성은 섭취된 산소×일량($\dot{V}O_2$×work)으로 표현되며, 이를 '산소의 경제적 곡선'이라고 부른다. 궁극적으로 이 기울기가 평평하면 산소의 경제성은 높은 것을 뜻한다.

5) 무산소성 운동

무산소성 운동(anaerobic exercise)이란 산소의 이용 없이 에너지원을 얻으며 수행하는 운동의 형태를 말한다. 예를 들어, 최대산소섭취량의 50% 이하의 저강도 운동시 에너지원은 유산소성 생화학적 경로를 통해 생산되지만, 일률(work rate)이 증가하여 특정 지점에 도달하면 유산소성 기전만으로는 필요한 모든 에너지원을 생산하지 못하고 무산소성 기전이 활성화된다. 그러나 무산소적으로 생산된 에너지원은 유산소적으로 생산된 에너지원에 비해 무려 18배가 더 비효율적이다. 무산소성 운동 중 사용되는 에너지원은 근육에 저장된 에너지로부터 나오거나 간에 저장된 글리코겐으로부터 얻어지며, 젖산 등과 같은 물질이 생성되어 장시간 운동을 하지 못하도록 만든다. 무산소적으로 운동되어 축적된 젖산의 양은 운동 후 초과산소섭취량(과거에는 산소부채)의 크기와 비례한다.

6) 산소부채와 운동 후 초과산소섭취량

근육도 배터리처럼 에너지 충전량을 가지고 있다. 근육은 ATP(아데노신 3인산)와 같은 분자의 인산 결합인 화학적 에너지 형태로 에너지원의 충전상태를 유지한다. 만일 단시간에 고강도 운동(역기 들기, 점프, 100m 달리기 등)을 수행하면 근육은 이 운동을 수행하기 위해 충전된 에너지원을 사용하게 된다. 그 후, 사용된 에너지원은 산소와 함께 글루코스 혹은 지방을 연소시켜 부족분을 보충한다. 이렇게 부족분의 에너지원을 완전히 보충하기 위해 사용된 산소의 양을 과거에는 '산소 부채(oxygen debt)'라고 하였다. 그러나 현재는 그 부족분을 보충하기 위해 체내에 이미 저장되어 있는 산소를 빌려와 에너지원을 충전한다라는 개념은 사라지고, 인체는 운동직후에 부족한 에너지원을 보상하기 위해 초과적으로 더욱 많은 산소를 이용하여 에너지원을 충전한다라는 개념 즉, 운동 후 초과산소섭취량(excessive post-exercise oxygen consumption, EPOC)이라는 용어가 더욱 올바른 개념으로 여겨지고 있다.

한편, 단시간의 고강도 무산소적 운동은 근육내 에너지 충전량을 감소시키고, EPOC를 형성하지만, 반드시 젖산이 대량으로 축적되는 것은 아니다. 예를 들어, 15초간의 100m 달리기는 젖산을 생산하지 않지만, 동일한 스피드로 장시간 운동을 하게 되면 젖산의 생산과 축적이 과다해지고, 높은 EPOC 수준을 보이게 된다. 한편, 고강도·고스피드로 마라톤 경기를 하고 있는 주자들은 젖산이 형성되기 직전의 스피드로 자신의 페이스를 조절하고 있다. 따라서 이 주자들이 시합을 할 때에 쓰이는 대부분의 에너지원은 유산소적으로 이루어진 것이며, 경기 후반에서도 이 페이스를 그대로 유지한다면 매우 적은 양의 젖산이 축적되거나 젖산이 생성되지 않고, 높지 않은 EPOC가 형성되는 것이다.

7) 무산소성 역치

운동강도가 높아짐에 따라 혈청 젖산 농도가 증가하기 시작하는 특정 시점을 '무산소성 역치(anaerobic threshold, AT)'라고 한다. 여기에서는 혈청 젖산이 운동강도와 비례하여 증가하는 산소소비량으로써 정의된다. 이때에는 직선 상태에 있던 환기량 곡선의 기울기가 증가하게 된다. 무산소성 역치 이하의 운동강도는 피로를 발생시킬 만큼 많은 양의 젖산을 생성시키지 않지만, 무산소성 역치 이상의 운동강도는 젖산을 점진적으로 축적시키고 혈청 중탄산염 농도를 떨어뜨려 환기량과 심박수를 증가시킨다. 즉, 무산소성 역치 이상에서의 운동은 피로를 발생시키지 않고는 지속될 수 없다. 일반적으로 무산소성 역치는 최대산소섭취량의 50~85% 사이에서 형성되는데, 규칙적인 훈련을 지속해 온 선수일수록 최대산소섭취량의 높은 수준에서 형성되는 반면, 오랫동안 질환을 앓아온 환자들의 경우는 최대산소섭취량의 낮은 수준에서 AT가 형성된다. 한편, AT수준이 낮으면 산소 전달계의 손상으로 인한 빈혈, 심장 질환, 체순환과 폐순환의 이상 등으로 의심해 볼 수 있다. 또한 드물지만 낮은 AT수준은 근골격계 질환의 원인이 될 수도 있다는 연구보고가 있다.

8) 심박수와 운동

운동시 심박수(heart rate, HR)는 심근의 힘든 정도를 말해주는 지표이다. 심박수는 말초 근육에서 수행된 운동의 양을 나타내는 것이 아니고, 운동의 강도를 나타내는 것이다. 단련된 운동선수들의 경우 안정시 심박수는 낮고, 1회 박출량(stroke volume)은 높은 반면, 일반인들의 경우는 안정시 심박수가 높고, 1회 박출량이 낮다. 즉, 두 피험자들이 동일한 조건으로 안정을 취하고 있을 때에도 대기압 등에 대한 부하에 대해 운동선수들의 내성이 더욱 우세함으로 단편적으로 보여주고 있는 것이다. 한편, 자신의 컨디션 상태나 피로도 상태 등을 측정하기 위해서는 아침에 눈을 뜨자 마자 심박수를 측정하고 기록하는 것이 가장 정확한 방법이다. 만일 과다한 훈련을 했거나 질병이 있다면 아침에 측정한 심박수는 높게 나타날 것이다. 대개 아침에 측정한 심박수가 평균보다 5회/분 정도 높게 나타난다면 질병이 있거나 과다한 훈련에 의한 영향 등으로 평가되며, 동일한 운동강도로 트레이닝을 했는데도 불구하고 운동직후의 심박수가 평균보다 5회/분 정도 높게 나타난다면 전술한 증상이나 훈련에 의한 효과 정도로 해석할 수 있다.

9) 심박수와 무산소성 역치 및 운동 자각도

심박수는 운동강도에 따라 비례적으로 증가하기 때문에 운동시 자신의 심박수를 자주 체크하는 사람들은 심박수와 운동 수준이 어떠한 관계를 가지고 있는가를 짐작할 수 있을 것이다. 이러한 심박수는 무산소성 역치수준 및 운동시 자각인지도와 깊은 관련성이 있다. 그 예를 살펴 보자. 첫째, 무산소성 역치 이하의 운동은 쉽거나 중간 정도의 운동으로 지각되며, 상대방과 대화도 할 수도 있고, 긴 문장을 또렷이 발음할 수도 있다. 그리고 운동이 끝나게 되면 심박수와 호흡은 쉽게 정상으로 되돌아오게 된다. 둘째, 무산소성 역치와 일치하거나 약간 높은 상태에서의 운동은 자각적으로 힘들게 혹은 매우 힘들게 느껴지며, 운동 중 대화가 불가능하거나, 짧은 문장으로 발음하게 된다. 이때 운동을 멈추게 되면 높은 EPOC에 의해 짧은 호흡이 계속되고, 심박수 또한 높은 상태로 유지된다. 셋째, 무산소성 역치 이상의 운동강도는 자각적으로 극심하게 힘들다고 느껴지며, 운동을 지속 할 수 없고, 짧은 시간내에 극심한 피로와 매우 높은 심박수 상태를 유지하게 된다.

[검사 4] 심폐 질환자를 위한 운동부하 검사

1) 심부전증 환자

심부전증(heart failure) 환자들의 심박출량은 대부분 심박수에 의지한 경우이며, 낮은 운동강도에서도 최대심박수는 비교적 높게 나타난다. 특히, 심부전증이 심각한 환자에 있어 운동은 폐순환을 증가시켜 압력(이산화탄소 분압)을 높이지만, 이러한 변화가 반드시 호흡곤란을 일으키는 것은 아니다. 심부전증 환자들은 무산소성 역치수준과 최대산소섭취량의 수준이 낮다. 일반적으로 심부전증 환자들의 AT수준은 예측치 최대산소섭취량 수준의 40% 이하로 보고되고 있다. 심부전증 환자의 심화 정도는 무산소성 역치수준과 최대산소섭취량에 대해 어느 정도 관련성을 보인다.

- 경증 심부전 혹은 심부전이 없는 경우 최대산소섭취량은 20 ㎖/kg/min 이상.
- 경증 내지 중증의 심부전이 있는 경우 최대산소섭취량은 16~20 ㎖/kg/min.
- 중증 내지 심증의 심부전이 있는 경우 최대산소섭취량은 10~15 ㎖/kg/min.
- 심증의 심부전이 있는 경우 최대산소섭취량은 6~9 ㎖/kg/min.
- 극심한 심증의 심부전이 있는 경우 최대산소섭취량은 6 ㎖/kg/min 이하.

한편, 심부전증 환자가 세밀한 임상운동처방전을 받고 지속적인 관리프로그램을 수행할 경우에는 무산소성 역치와 최대산소섭취량의 수준이 향상될 수 있지만, 반대로 어떠한 중재 방안도 수행하지 않을 경우에는 무산소성 역치와 최대산소섭취량 수준이 계속 떨어지게 된다. 즉, AT와 $\dot{V}O_2max$는 심부전증 환자의 객관적인 평가지표로 사용될 수 있다.

2) 폐혈관 손상

폐혈관 손상(pulmonary vascular impairment) 환자(폐고혈압증[89], 폐색전증[90], 경피증[91]) 등)들은

운동시 심부전을 가진 환자들과 비슷한 반응을 나타내며, 심폐부하검사시 낮은 $\dot{V}O_2max$수준과 AT수준을 보인다. 그러나 폐혈관 손상 환자와 심부전 환자를 구분할 수 있는 방법이 있다. 폐혈관 손상 환자들은 무산소성 역치수준에서 높은 환기당량(VE/VO_2와 VE/VCO_2)이 측정되며, 최대운동시에는 높은 사강 환기량(VD/VT)이 측정된다. 폐동맥 질환 환자들에게서 관찰되는 다른 이상으로는 폐포 동맥의 산소분압차와 대동맥 말단의 이산화탄소분압차가 상승한다는 것이다. 한편, 심부전 환자들처럼, 폐혈관 질환자들의 심화정도는 무산소성 역치수준과 최대산소섭취량에 대해 어느 정도 관련성을 나타내고 있다.

3) 심부전 혹은 폐혈관 손상 환자들의 심폐부하검사를 이용한 운동처방법

질환이 어느 정도 안정되게 관리되고 있는 환자들은 자신의 AT수준 이하에서 심박수를 고려한 저 · 중강도 운동이 가능하지만, AT수준과 일치하는 운동강도나 그 이상에 속하는 운동은 삼가해야 하며, 이를 어기고 운동을 지속할 경우 생명에 위험을 초래할 수도 있다.

4) 제한성 폐질환

제한성 폐질환(restrictive pulmonary diseases) 환자는 정상인에 비해 폐용적이 적다. 양쪽 폐에 제한성 폐질환이 퍼진 환자와 국부 폐질환 혹은 폐의 바깥쪽(예, 늑막 혹은 흉곽)에 발생한 한정된 폐질환은 그 확산력으로 구분할 수 있다. 운동 중 일회 호흡량(tidal volume, TV: 1회 호흡시 내쉰 공기량)은 폐활량(최대 흡기에서 최대 호기까지 내쉰 공기량)의 절반에 도달할 때까지 증가하며, 이러한 호흡량의 증가는 호흡수을 높임으로써 가능해 진다. 제한성 폐질환 환자들은 분당 40회 이상의 호흡수를 특징적으로 보여주며, 산소를 폐에서 동맥혈로 운반하는데 비정상적인 반응을 보이기도 한다. 물론 확산력의 손상 정도와 운동 중 관찰되는 이상 사이에는 높은 관련성이 있지만, 병의원에서 얻어진 안정시 폐기능 검사 자료만으로는 비정상적인 산소의 수송 정도를 예측할 수 없다.

5) 폐쇄성 손상

폐쇄성 손상(obstrictive impairment) 환자는 공기량이 감소하는 특징을 나타낸다. 이러한 환자들은 일반적으로 두 집단으로 나누어지게 된다. Type A는 "Pink Puffers"라 불리는데, 이들은 폐의 탄력을 잃고, 크기가 큰 폐를 가진 폐기종[92]을 앓고 있는 환자들로, 파괴된 폐포수가 많고, 폐포 표면적이 감소되어 가스 수송력이 저조하게 나타난다. 또한 동맥의 산소분압과 이산화탄소분압은 일반적으로 정상이거나 낮다. 한편, Type B는 "Blue Bloaters"라 불리는데, 이들은 만성 기관지염으로 고생하는 환자들이다. Type B환자는 Type A환자에 비해 폐용적이 크지는 않고, 폐포 표면적도 정상이지만, 폐가 불충분하게 환기되기 때문에 가스수송에 문제를 일으키고 있는 것이 특징이다. 이들의 동맥 산소분압은 정상이거나 낮고, 동

---

89) 폐고혈압증(pulmonary hypertenstion): 폐순환내의 압력 증가(수축기 30, 확장기 12㎜Hg이상).
90) 폐색전증(pulmonary embolism): 폐동맥에 색전으로 인한 폐쇄상태.
91) 경피증(scleroderma): 폐를 포함한 신체 모든 부위에 있는 결합조직의 만성적 경화 및 위축상태.
92) 폐기종(emphysema): 폐조직이나 기관에 공기가 병적으로 축적된 상태.

맥 이산화탄소분압은 정상이거나 높다. 운동은 동맥 산소분압을 반대로 변화시킨다.

폐기종 환자들은 동맥 산소분압이 내려가는 경향이 있지만, 기관지염 환자는 동맥 산소분압이 올라가는 경향이 있다. 운동시 동맥 산소분압의 변화는 안정시 자료로 예측할 수는 없지만, 일초량(FEV1)으로 확인할 수가 있다. 일초량이 1.0보다 작은 환자는 운동시 동맥 산소분압이 감소하는 경향을 보인다. 운동 중 일회 호흡량은 증가하지만, 제한성 폐질환 환자와 달리 일회 호흡량이 폐활량의 절반에 미치지 못한다는 것이다. 또 호흡률이 증가하였는데도 불구하고, 호흡수는 분당 40회를 초과하지 않는다.

폐질환과 손상이 혼합된 환자들은 종종 낮은 체력 수준을 보인다. 근육이 허약해지면 운동 중 호흡곤란을 초래하고, 호흡기 손상이 악화되면 호흡곤란은 더욱 높아지게 된다. 걷기, 계단 오르기, 쇼핑 등의 일상적인 활동들을 수행할 때에도 많은 어려움을 겪게 된다. 더욱이 환자가 질환으로 인해 좌업생활에 안주할 경우에는 근허약이 가중되어 호흡곤란을 더욱 악화시킨다. 한편, 운동프로그램이 폐에 문제가 있는 환자들에게 적당하지는 않지만, 그들의 운동능력은 증가시킬 수 있다. 만일 심폐부하검사와 대사 조절 자료만 있다면, 폐질환 환자를 위한 운동처방은 [표 A.1]의 방법들 중 어느 한 가지로 처방할 수 있다.

표 A.1 폐질환 환자를 위한 운동처방과 근거

① AT와 동일한 목표 심박수에서의 운동과 최대 수의적 환기량(MVV)의 70~80% 수준이하에서의 운동
어떤 환자들은 폐의 상태가 너무 손상되어 AT에 도달할 수 없는 경우도 있지만, 환자가 AT에 도달할 수 있다면, 그 수준보다 약간 아래에서 측정되는 심박수를 운동 강도로 설정한다. 한편, AT까지 운동을 할 수 없거나 AT지점에서 100%에 가까운 호흡량을 쓰는 환자는 MVV의 70~80% 정도와 일치하는 심박수로 운동을 처방하는 것이 합리적이다.
② AT 수준에서의 운동
경증 폐질환 환자들이 AT수준과 일치하는 지점에서 운동을 수행 한다면 큰 효과를 기대할 수 있다. 병원에 입원한 경증의 만성폐쇄성폐질환(COPD)환자를 대상으로 한 연구에서 AT수준 안에서 운동한 환자가 AT수준 이하에서 운동한 환자에 비해 분당 환기량의 감소량을 포함한 변인들이 매우 유의하게 향상되었음이 입증되었다.
③ MVV 95%의 운동
중등도에서 심증의 COPD환자가 높은 MVV 수준에서 환기량을 유지할 수 있음이 관찰되었다. 한 연구에 의하면 52명의 환자들이 그들의 MVV 95%강도에서 운동을 한 결과 대다수의 환자들이 몇 분 정도밖에 운동을 지속하지 못했지만, 그들의 지구력은 유의하게 증가한 것으로 나타났다. 또 환자들의 운동시간도 증가함과 동시에 호흡곤란과 피로도는 감소한 것으로 관찰되었다.
④ 호흡곤란 척도를 이용한 운동
중등도에서 심증의 호흡질환 환자가 호흡곤란으로 인해 운동이 제한될 때 호흡곤란 척도를 이용하는 것이 바람직하다. 호흡곤란 척도는 자각인지도와 비슷하며, 0.5(거의 나타나지 않음)에서 10(더 이상 참지 못함)까지 다양하다. 호흡곤란 척도에서 3은 $\dot{V}O_2max$의 50%, 6~7은 85%에 해당한다. Horowitz, Littenberg와 Mahler(1996)는 COPD환자들을 대상으로 심폐부하검사와 호흡곤란 척도를 분석한 결과, 정확성과 신뢰성이 높음을 입증한 바 있다. 따라서 이러한 환자들에게 일상적인 일을 수행할 때 호흡곤란 척도를 스스로 체크하여 자신의 상태를 관찰하도록 미연에 교육하는 것이 바람직하다.

궁극적으로 폐질환환자를 위한 운동처방 차트는 [그림 A.2]와 같고, 일반적인 임상운동처방을 위한 검사 결과지는 [그림 A.3], 운동프로그램 기록차트는 [그림 A.4] 및 관리차트는 [그림 A.5]과 같다.

EXERCISE PRESCRIPTION (Pulmonary Dx)

Name : Age :
I.D. # : Sex :
Date : Height :
M.D. : Weight :
Referring physician :

History :

	BEFORE :	AFTER :	% CHG
PFTS	FVC =	FVC =	% =
(liters)	FEV_1 =	FEV_1 =	% =
	MVV =	MVV =	% =
	FEV_1/FVC =	FEV_1/FVC =	% =

AEROBIC :	Measured	Measured
	______	______
VO_2max (liters)	______	______
VO_2max/pred.	85%	______
HRmax (220-age)	______	______
HR @ 60% HRR	______	______
HR @ 70% VEmax	______	______
HR @ AT	*	______
O_2/HR (ml/beat)	*	______
AT as % of VO_2max	〉40%	______
VO_2 @ AT	*	______

Reason for stopping the test :

BREATHING RESERVE :	NORNAL	Measured
	1 - (VEmax/MVV) 〉 30%	______
	MVV - VEmax 〉 15L	______

RESPIRATORY :	Predicted	Measured
VE (liters)	______	______
VD/VT : Rest/Max	0.35/0.25	______
VE/VO_2 : VE/VCO_2	24~26	______
Pulse oximetry :	Rest/Max 〉 85%	______

CARDIAC : BP : Rest : ______ Max : ______
EKG :

IMPRESSION :

(AT = Anaerobic Threshold), HRR = Heart Rate Reserve)

그림 A.2 폐질환환자를 위한 운동처방 차트

EXERCISE TEST RESULTS

ID: - - Name: F / M years Test date : YY-MM-DD

Cardiopulmonary Function

$\dot{V}O_2$peak	Max HR	Intensity	Test time	VT(or AT)
mℓ/kg/min	bpm	MET	min sec	mℓ/kg/min

Results

$\dot{V}O_2$peak level : Low Fair Average Good High

Target Heart Rate :

Respiratory Quotient ranges :

EKG opinion :

GXT opinion :

Body Composition

Height	Weight	WHR	Fat Mass	% Fat	Lean Mass
cm	kg		kg	%	kg

Results

Lipid profiles

TC : mg/dℓ
TG : mg/dℓ
HDL: mg/dℓ
LDL: mg/dℓ

CDRR :

BMD(T-score) :

Musculoarticular Function

Total Opinions

그림 A.3 일반적인 임상운동처방을 위한 검사결과지

Exercise Session Programs

Prescribed Date : YY-MM-DD

ID	Name	Gender / Age	Exercise Objects
			* *

Comment & Attention

	Retest	①	YY-MM-DD	③	YY-MM-DD
		②	YY-MM-DD	④	YY-MM-DD

Exercise Prescription

Warm Up	Standing Stretch & Calisthenic Exercise × 5min

		Items	THR	Speed	Intensity	Time	other
Work Out	Aerobic Exercise	Leg-Ergometer	bpm	rpm	watt	min	
		Arm-Ergometer	bpm	rpm	watt	min	
		Treadmill	bpm	kph		min	

		Items	1RM (EA)	TRM %	TRM EA	Rep			Sets			Setting L	A	T
Work Out	Weight Training	① Leg press		40		10	12	15	1	2	3			
		② Leg extension		45		10	12	15	1	2	3			
		③ Leg curl		50		10	12	15	1	2	3			
		④ Back extension		55		10	12	15	1	2	3			
		⑤ Abdomen curl		60		10	12	15	1	2	3			
		⑥ Torso		65		10	12	15	1	2	3			
		⑦ Chest press		70		10	12	15	1	2	3			
		⑧ Butter fly		75		10	12	15	1	2	3			
		⑨ Pull down		80		10	12	15	1	2	3			
		⑩ Rowing		85		10	12	15	1	2	3			
		⑪ Biceps		90		10	12	15	1	2	3			
		⑫ Triceps		95		10	12	15	1	2	3			

Work Out	Rehab Protocol	Joint : Lumbar/ Cervical/ Hip/ Knee/ Ankle/ Shoulder/ Elbow/ Wrist Manual intervention : ( ) part × ( ) min TENS intervention : ( ) part × ( ) min Cybex exercise(CPM/ Isokinetics/ Isometrics) : [ ] Others : [ ]
Warm Down	① Basic Stretch / ② Stretch for LBP / ③ Specific Stretch $\bar{c}$ PNF [sign]	

그림 A.4 운동프로그램 기록차트

EXERCISE TEST RESULTS

ID		Name		Gender		Birth		Test Date	

Items		Variables	Result	Reference
Body Composition		Height(㎝)		
		Weight(㎏)		
		Muscle Mass(㎏)		
		Fat Mass(㎏)		
		Percent Fat(%)		
		WHR		
		BMI(㎏/㎡)		
		BMR(㎉)		
		Ideal Weight(㎏)		
		Ideal Fat(㎏)		
		Ideal Muscle(㎏)		
		Posture		
Graded Exercise Test	GAS	$\dot{V}O_2$ max		
		Exercise Time		
		$\dot{V}E$ BTPS		
		RR/min		
		VT BTPS		
		$\dot{V}CO_2$ STPD		
		$\dot{V}O_2$ STPD		
		R		
		VEO_2		
		$VECO_2$		
		METS		
		㎉/min		
		Work Watt		
		O_2 Pulse		
	VT	VO_2/㎏		
		R		
		VE BTPS		
		RR/min		
		Work Watt		
		METS		
		㎉/min		
	EKG	RHR(bpm)		
		MHR(bpm)		
		RSBP(㎜Hg)		
		MSBP(㎜Hg)		
		RDBP(㎜Hg)		
		MDBP(㎜Hg)		
		RPP		
		MPP		
		RSTlevel II (㎜)		
		MSTlevel II (㎜)		
		RSTlevelV_2(㎜)		
		RSTlevelV_2(㎜)		
		RSTlevelV_5(㎜)		
		RSTlevelV_5(㎜)		

Items	Variables		Result	Reference
Isokinetic Muscular Function Test	KNEE 60d/s	RF		-
		RE		-
		R HQR		50%
		LF		-
		LE		-
		L HQR		50%
		F DR		±10%
		E DR		±10%
	KNEE 180d/s	RF		-
		RE		-
		R HQR		55%
		LF		-
		LE		-
		L HQR		55%
		F DR		±10%
		E DR		±10%
	KNEE 240d/s	RF		-
		RE		-
		R HQR		60%
		LF		-
		LE		-
		L HQR		60%
		F DR		±10%
		E DR		±10%
	TRUNK 30d/s	E		-
		F		-
		TEF		≥100%
	TRUNK 60d/s	E		-
		F		-
		TEF		≥100%
	TRUNK 120d/s	E		-
		F		-
		TEF		≥100%
Bone Scan	Total BMD(g/㎠)			
	Total T-score2			-1.0≤
	Calcium (g)			
	Region BMD (g/㎠)	HEAD		
		ARMS		
		LEGS		
		TRUNK		
		RIBS		
		PELVIS		
		SPINE		
Evaluation				

그림 A.5 운동프로그램 관리차트

부록 C 운동과 상해

운동은 동전에 양면과 같이 재미가 있는 반면에 위험성도 함께 존재한다. 그러나 운동시 발생하게 되는 위험 즉, 운동상해는 그리 흔하게 일어나는 것은 아니다. 한편, 가장 보편적인 운동관련 상해는 외상(trauma)이거나 과사용(overuse) 정도로 말할 수 있으나, 인체의 모든 기관이 운동으로 인해 상해를 입을 수 있으므로 이를 간과해서는 안 될 것이다. 따라서 본 장은 인체를 기관계별로 나누어 운동시 어떠한 상해가 일어날 수 있는 가를 살펴보았다.

[상해 1] 심혈관계

운동은 심장의 크기를 증가시키고, 질환이 없는 부정맥 현상 등을 동반한 심전도의 변화를 나타내기도 한다. 이를 "스포츠 심장(athlete's heart)"이라 하며, 그 기능은 "정상 심장(normal heart)"보다 월등한 것으로 여겨지고 있다. 그러나 이러한 심장의 변화는 미숙련된 검사자들의 경우 질환으로 판정할 수 있는 오인을 일으키기도 한다. 한편, 격렬한 운동은 관상동맥질환자들에게 심근경색을 야기 시킬 수 있다. 이것은 운동부하검사가 관상동맥질환을 지닌 것으로 의심되는 환자들에게 권장되는 한 가지 이유이며, 민감도가 저조한 검사이더라도 격렬한 운동에 참여하기를 원하는 피험자들에게는 적지 않은 도움을 준다. 관상동맥질환과 심부정맥은 운동과 관련된 급사의 가장 심각한 질환이다. 전술한 질환들의 증상은 대부분 심계항진(palpitations[93]), 현기증(dizziness), 가벼운 두통(light-headedness), 가슴, 상복부, 턱, 좌측 팔의 통증 또는 불편함(discomfort) 등을 포함하고 있다.

[상해 2] 내분비계

비정상적인 월경 주기는 체지방 수준(〈 20%)이 낮은 여성 운동선수들에게서 흔히 나타난다. 그러나 월경 주기는 체중증가와 함께 정상으로 되돌아온다. 비정상적인 경우는 에스트로젠(estrogen[94]) 생성이 현저하게 감소된 것으로 추측되고 있다. 감소된 에스트로젠 수준과 연관된 중요한 문제는 월경 주기가 불규칙적이거나 사라지는 것이 아니라 낮은 에스트로젠 수준으로 인한 뼈의 탈미네랄화(demineralization[95]))이며, 이로 인한 골다공증이 심각한 문제로 여겨지고 있다. 한편, 그 밖의 내분비계 질환으로는 당뇨병 환자들에게서 나타날 수 있는 저혈당증(hypoglycemia) 정도로 요약해 볼 수 있다.

---

93) 심계항진(palpitation): 환자가 느낄 수 있는 과도한 심박동으로 규칙적이거나 불규칙적일 수도 있다.

94) 에스트로젠(estrogen): 여성호르몬. 사람에서 에스트로젠은 난소, 부신피질, 고환, 태아 태반계에서 만들어짐. 양성에 있어서는 여러 가지 기능을 갖는다. 여성의 제2차 성징을 발현하고, 월경주기의 간격, 여성생식기의 운동, 수정, 착상, 초기배의 영양에 적합한 환경을 만든다. 에스트로젠은 경구피임제, 폐경후의 유방암 및 전립선암의 진행저지제로도 사용된다. 다른 용도로는 폐경 후 위화감의 경감, 유즙분비의 억제, 골다공증, 난소질환, 중증의 월경과다에 대한 치료제로 사용된다.

95) 탈미네랄화(demineralization): 뼈의 광물질소실. 폐결핵, 암, 골연화증 등에서 나타난다.

[상해 3] 안과계

운동으로 야기된 안과계(눈)와 연관된 상해는 직접적인 눈의 외상을 제외하고는 없으며, 단지 당뇨병성 망막증(retinopathy)을 가지고 있는 환자의 경우 격렬한 운동시 모세혈관의 파열로 인한 시력 장애를 동반할 수도 있으나, 그렇지 않을 수도 있다는 의견이 대립되어 있는 상태이다.

[상해 4] 위장계

운동은 종종 위에서 식도로 산의 역류로 인한 가슴쓰림(heartburn)[96] 증상을 발생시킨다. 한편, 운동은 장관계(gastrointestinal system)의 유동성을 증가시키기 때문에 변비를 해소하는데 좋으나, 복부 경련과 때때로 설사를 야기할 수도 있다. 위장의 출혈은 이러한 질환의 악화가 진행될 때, 궤양성 대장염(ulcerative colitis[97])을 겪고 있는 마라톤 선수와 운동가에게서 관찰되어진다고 한다.

[상해 5] 혈액계

운동과 관련된 혈액계(hematologic system)의 문제는 빈혈과 상관없이 철분 부족으로 인한 것으로 축약된다. 만성적인 위장의 혈액 손실을 지닌 환자는 철-부족에 의한 빈혈을 경험하며, 운동선수는 빈혈은 없으나 철-부족 반응을 경험하는 것으로 보고되고 있다. 소위 "스포츠 빈혈(sports anemia)"이라는 것은 실제로 빈혈은 아니다. 이것은 스포츠 프로그램의 초기단계에 있어 트레이닝 강도의 극적인 증가에 의한 것이 원인이다. 스포츠 빈혈은 심박출량에 도움을 줄 수 있는 혈장량(plasma volume)의 증가로 나타나며, 이로 인해 혈액내의 묽게 된 헤모글로빈 농도로 야기된다. 빈혈이 없는 철-부족 현상은 운동선수에게 이로운지 장애가 되는지에 대해서는 알려져 있지 않다.

[상해 6] 근통증/상해

격렬한 운동은 운동의 강도, 시간 또는 형태에 따라 비율적으로 근손상(muscular injury)을 초래한다. 운동으로 인한 근육통(muscle pain)은 근섬유와 근섬유가 함께 작용하도록 하는 콜라겐의 조절과 관련된다. 근육통을 예방하기 위한 최선의 방법은 통증이 사라질 때까지 낮은 강도의 운동을 지속해야 한다는 것이다. 극도로 격렬한 상황의 운동은 생명을 위협하는 근상해를 발생시킬 수도 있다.

[상해 7] 폐혈관계

폐혈관계(pulmonary vascular system)와 관련된 운동에 의한 상해는 천식이며, 인구의 약 5~12%가 여기에 속한다. 본문 참조.

---

96) 가슴쓰림(heartburn): 가슴앓이. 흉골 후부의 작열감.

97) 궤양성대장염(ulcerative colitis): 결정궤양. 결장의만성, 재발성 궤양화로 점막 및 점막 하부에 일어나며 원인은 불분명하다. 임상적으로는 경련성의 복통과 직장출혈, 혈액, 고름 및 점액 등에 아주 작은 분립이 섞인 설사가 특징이다. 병발증에는 치질, 농양, 결장천공, 가용종 및 암 등이 있다.

[상해 8] 피부상피계

피부(skin) 관련 질환은 대개 가벼운 증상이어서 예방하기 쉽다. 이 질환은 유두 염증 등을 포함하는데 대개 조깅하는 사람들에게서 발견되며, 옷이 유두에 마찰되어 일어나지만, 반창고를 유두에 붙여 예방할 수 있다. 대퇴와 겨드랑이 안쪽부분의 염증은 피부와 피부가 마찰하여 일어나는데, 바셀린으로 예방할 수 있다. 족부백선[98](무좀)과 완백선[99] 또한 흔한 피부 질환들이다. 여기에는 톨나프테이드 크림(tolnaftade cream) 등으로 치료할 수 있다. 발톱 밑의 출혈(주자의 발가락, 테니스 선수의 발가락에서 종종 나타남)은 신발을 반 사이즈 크게 신어 예방할 수 있다. 결국 운동은 땀에 의한 알러지로 진단되는 가려움과 피부 발진을 일으킬 수 있다. 이를 "운동 관련 두드러기"라 하며 히스타민 방출로 발생한다.

[상해 9] 비뇨계

운동유발성 혈류역학과 호르몬 변화는 신장혈관 수축을 일으키며 사구여과율을 현저히 감소시킨다. 신장혈관 수축을 야기시키는 약물은 선수들에게 운동유발성 신부전을 만들지만, 이는 극히 드문 경우로 보고되고 있다. 단백뇨와 미세한 혈뇨증을 포함한 일반적인 운동 관련 비뇨계 질환은 가벼운 질환이다. 한 가지 위험한 것은 이러한 가벼운 질환이 사구체염[100]과 같은 심각한 질병으로 악화될 가능성이 있다는 것이다. 운동유발성 신부전은 횡문근변성[101]의 합병증과 이차적으로 열과 관련된 탈수, 그리고 격렬한 운동과 비스테로이드성 항염증제와 같은 신장동맥수축제의 사용으로 발생할 수 있다.

[상해 10] 근골격계

상해는 사고와 외상의 결과로서 발생된다. 상해가 발생할 경우 통증과 장애는 갑작스럽게 발생하며, 정확한 평가와 진단 및 처치가 필요하다. 통증은 사고 또는 외상의 결과로서가 아니라 신체 부분의 과사용이나 비정상적인 구조에 기인하기도 한다. 이러한 통증은 주로 천천히 시작되고, 원인을 인식하기 어려우며, 잘못 진단하거나 잘못 처치하는 경우가 왕왕 일어난다. 잘못된 자세만으로 상해나 통증을 발생시키지는 못하며, 대체로 유연성이 떨어져 발생하는 것이 대부분이다. 구체적으로 관절의 유연성이 좋을 때 자세에 문제가 있다 하더라도 상해는 일어나지 않는다. 그러나 좋은 자세를 유지하고 있는 데에도 불구하고 유연성이 부족한 경우에는 운동에 대한 자극을 견디어 내지 못해 결국에는 상해를 유발하게 되는 것이다. 유연성이 부족한 관절을 둘러싸고 있는 인대와 조직은 활동의 결과로서 약간씩 찢어지게 된다. 이러한 경미한 파열은 오랜 시간을 거쳐 염증(inflammation)과정, 종창(swelling)과정 및 통증(pain)과정으로 진행된다. 통증은 장애를 최소화하기 위한 보상적 변화로 발생된다. 적절한 유연성, 자세, 그리고 근력의 측정은 피험

98) 족부백선(tinea pedis): 발가락 사이와 발바닥의 만성표재성 진균증으로 백선균의 종 또는 표피사상균에 의해서 생긴다. 증상은 피부의 침연, 균열, 낙설과 심한 소양을 특징으로 한다.

99) 완백선(tinea cruris): 사타구니, 회음부 및 그 인접부에 잘 나타나며 급성 또는 만성이 있다. 족부백선과 동반되는 경우가 많고 원인균은 동일하며, 심한 소양증이 특징이다.

100) 사구체염(nephritis): 신염. 세뇨관, 신간질조직을 침습하는 미만성, 증식성, 파괴성 염증.

101) 횡문근 변성(rhabdomyolisis) : 마이오글로빈의 요중배출을 수반하는 근육의 붕괴 또는 용해.

자가 통증을 가지고 있을 경우에는 피하고, 통증이 가라앉은 이후에 정확한 문제 해결을 위한 방침을 세워야 한다. 지구력, 근력, 그리고 유연성을 증가시키기 위한 운동프로그램은 충분하지 못하며, 그 프로그램에 적절한 균형 훈련과 정확한 자세교정이 포함되어야 한다.

잘못된 생체역학적 문제를 바로잡기 위해 필요한 운동치료는 본서의 '요통'부분에서 제시하고 있다. 참고로, 요통이 발생한 경우 복근력이 떨어지게 되므로 이를 위한 강화프로그램을 권장하게 된다. 그러나 복근을 강화시키기 위한 윗몸일으키기를 부정확하게 실시했을 경우에는 요통을 더욱 악화시킬 수가 있다. 이 윗몸일으키기기 어렵다면 고관절 굴곡운동을 통해 복근을 강화시키는 것이 바람직해 보인다.

[상해 11] 과사용 상해

과사용 상해(overuse injuries)는 급성과 만성으로 나눌 수 있다. 급성 상해의 경우는 주로 외상의 결과로 나타난다. 급성 상해시 통증, 부종 및 기능적 무능력이 발생한다. 통증이 악화된 경우에는 지속적인 진료와 치료가 필요하다. 뼈 또는 건에 발생되는 잦은 외상들로 인해 천천히 진행되는 스포츠 상해의 다른 형태가 있다. 초기의 통증은 무시될 만큼 약하고, 쉽게 참을 수 있다. 이것은 선수들에게 종종 단순히 성가신 것으로서 여겨진다. 운동선수에게 있어 통증은 운동시 뿐만 아니라 일상생활시 쉽게 간과하게 되지만, 방치해서는 안 된다.

다른 과사용 상해는 만성적인 것이다. 과사용 상해는 발생빈도가 높은데 모든 스포츠 상해의 30~50%를 차지한다. 급성 상해와는 달리, 만성 상해는 오진과 잘못된 치료가 흔히 발생할 수 있다. 만성적 과사용 상해는 생체역학적 문제, 훈련 부족 또는 시설과 관련된 문제에 의해 대부분 발생한다. 휴식과 항염증제의 치료는 이러한 상해를 치료할 수 있지만, 생체역학적인 상태가 비정상적인데도 불구하고 교정을 하지 않을 경우에는 상해가 재발되기 쉽다. 생체역학적 비정 상태의 예는 '경부목(shin splint[102])'과 내번슬이 있다. 잘못된 훈련은 주로 "너무 많이 너무 빨리"를 의미하며, 너무 빠르게 많은 거리를 달리게 할 경우에는 경골에서 피로골절이 발생될 수도 있다. 한편, 테니스 엘보(tennis elbow)는 백핸드 스트로크시 팔꿈치가 과도하게 앞으로 나오거나 손목이 열리게 되는 기술 부족에 의한 과사용 상해이다.

부적절한 시설이나 도구에 의한 과사용 상해는 딱딱한 표면에서 달리는 것, 너무 큰 라켓을 사용하는 경우, 적절하지 않은 신발을 사용하는 것 등을 포함한다. 과사용 상해는 움직임에 관여하는 건(tendon), 뼈, 활액낭(bursae), 인대(ligament), 근육 및 심지어는 신경에도 영향을 줄 수가 있다. 아이러니하게도 신체활동이 관절에 해롭지 않으며 과사용은 관절염을 야기 시키지 않고, 운동이 관절에 문제가 있는 환자에게 재활과 치료에 중요한 역할을 한다는 연구 결과도 즐비하다.

[상해 12] 건염

건은 근육과 뼈를 연결하고 있는 결체조직이다. 건은 부족한 혈액 순환으로 인하여 상해의 위험이 높은 것으로 보고되고 있다. 한편, 건염(tendinitis)은 건과 뼈간의 과도한 마찰(friction)로 인한 나쁜 자세가

102) 경부목(shin splint): 정강이부목. 운동가에게 일어나는 장지굴근의 좌상으로서 경골을 따라 일어나는 동통을 특징으로 한다.

유발될 때, 너무 많은 자극을 받을 때, 또는 건이 약한 경우에 쉽게 발생한다. 건염의 치료는 온열치료(핫팩)후 3일간의 휴식과 한랭치료(아이스팩) 등의 물리치료가 포함되고, 항염증제가 도움이 되기도 한다. 스테로이드(steroid[103]) 주사는 한 번만 주입할 수 있다. 두 번은 위험하고, 세 번은 절대로 금지된다. 스테로이드는 단지 건 주위에 주입할 수 있는 것이지, 건 자체에 주입해서는 안 된다. 초음파(ultrasound[104])는 감염된 부분으로 약물을 투입시키기 위해 사용된다. 강렬한 마찰을 일으키는 마사지는 혈액 순환을 개선하고, 건을 신전시키는데 도움이 준다. 염증이 가라앉게 되면 근력 및 스트레칭 운동으로 재활을 실시하고, 재발 방지를 위해 점증부하의 원리로 상해부위를 튼튼하게 만들어야 한다.

[상해 13] 활액낭염

활액낭염(Bursitis[105])은 활액낭(bursa)에 염증이 생긴 상태를 말한다. 활액낭은 작은 주머니로 유성의 유체로 차있으며, 건 또는 인대가 뼈에 마찰이 되는 부분에 위치해 있다. 과사용은 건이나 인대가 뼈에 과도한 마찰로 인해 발생하는데 그 결과 건염 또는 활액낭염, 그리고 두 가지 모두가 발생되는 결과를 가져온다. 때때로, 활액낭염은 활액낭의 직접적인 외상에 의해 발생될 수도 있다. 활액낭이 감염된 경우에는 그 부위가 두꺼워지고, 유성의 액체가 혼합되어 칼슘과 함께 채워진다. 만일 염증이 지속된다면, 활액낭은 칼슘으로 채워진 단단한 흉터로 변한다. 활액낭염은 휴식과 항염증제로 치료한다. 칼슘이 침전된 종기 활액낭은 급속히 진행된다. 유체와 스테로이드 주사의 침습적 흡인(aspiration[106])으로 활액낭염이 개선되며, 이후에 칼슘 침전이 사라진다. 만일 치료과정이 너무 늦어지고 치료에 대한 반응이 없을 경우에는 수술만이 가능한 치료의 형태이다.

[상해 14] 피로 골절

뼈는 그 자체로 성장을 하고 복구하는 능력을 가지고 있다. 훈련을 시작하거나 훈련의 강도를 증가시킬 때, 근 활동에 의해 뼈는 적응된다. 이것은 일정부분의 새로운 뼈를 만들고, 오래된 뼈를 제거하기 위해 세포에 지시된다. 즉, 새로운 요구를 수용하기 위해 보다 좋은 뼈가 만들어지는 것이다. 그러나 훈련이 지나치게 과도할 경우에는 문제를 야기 시키고 만다. 즉, 새로운 뼈의 형성이 뼈가 제거되는 속도를 따라가지 못할 때 피로골절이 발생되는 것이다. 피로골절은 발 뼈, 정강이 뼈, 고관절과 접촉되어 있는 대퇴경부목과 같은 체중부하를 견디어 내야 하는 부위에서 호발한다. 신장질환, 영양실조, 이차성 무월경, 또는 장기간의 관절고정 등은 뼈를 더욱 약하게 만들고, 피로골절의 위험을 배가시킨다.

피로골절은 활동과 동시에 통증이 동반되고, 촉진으로 통증정도를 확인할 수 있다. 만일 골절이 처음 3

---

103) 스테로이드(steroid): 수소화된 cyclopentophenanthrene환계를 함유한 지질의 1군에 대한 명칭. 이 중에는 프로제스테론, 부신피질호르몬, 성호르몬, 담즙산, 스테롤[콜레스테롤], 사포닌 및 몇가지의 발암성 탄화수소가 포함되어 있다.

104) 초음파(ultrasound): 20,000싸이클/초 이상의 진동수를 갖는 역학적 방사에너지.

105) 활액낭염(bursitis): 점액낭염. 활액낭의 염증으로 그 밑에 있는 극상근건에 석회침착을 동반하는 경우도 있다. 가장 흔한 것은 삼각근하활액낭염이다.

106) 흡인술(aspiration): 구멍 또는 강에서 액체나 기체를 빨아내 제거하는 처치술.

주간 진행되었다면, X-ray상에 나타나지 않을 수도 있으나 대부분 확인이 가능하다. 피로골절 치료를 위한 기간은 평균 7~8주이며, 통증을 감소시키는 약물로는 마그네슘, 칼슘, 또는 비타민 B와 호르몬 대체요법이 포함된다. 운동은 중지시키는 것보다 운동 형태를 수정하는 경우가 더 낳아 보인다. 안정을 위해 최소한 주당 1회, 저강도 훈련과 고강도 훈련을 교대로, 그리고 다른 종목의 스포츠를 통한 교차훈련(cross-training)이 피로골절을 예방하는데 도움을 준다.

[상해 15] 신경 압박

인체는 골 경로와 인대 사이, 근육들을 통해 특별한 코스로 흐르는 몇몇 신경들을 가지고 있는데, 이곳의 신경들은 압박(nerve entrapment)이 될 수 있다. 역도와 조정 선수들은 상완근이 지나치게 발달하여 팔꿈치 가까이 있는 정중신경[107]과 요골신경[108]을 압박할 수 있다. 사이클 선수와 손목을 자주 사용하는 운동선수들은 손목의 정중신경(수근관증후군)이나 척골신경[109](핸들 마비)을 압박시킬 수 있다. 주자가 달릴 때 도로를 차고 달리는 것도 발의 후부경골신경 혹은 비골의 압박을 일으킬 수 있다. 그 결과는 통증과 마비 혹은 따끔거림을 동반한 허약 증세를 보이게 된다. 이는 척추 질환을 가진 환자와 비슷한 증상이다. 만일 이러한 증상이 나타나면 의사에게 문의해야 한다.

가끔 반대 상황이 일어나기도 한다. 신경 압박 환자들이 척추에 이상이 생긴 것으로 생각할 수 있다. 좌골신경[110]은 이상근(둔부에서 가장 큰 근육인 둔근 밑에 위치한 작은 근육)에 매우 가깝게 지나고 있다. 인구의 약 20%는 좌골신경이 이상근을 관통하고 있다. 결국 신경은 이 근육에 의해 압박되어, 둔부 통증을 유발시켜 다리뒷면과 발에까지 통증을 느끼기도 한다. 따라서 이러한 종류의 통증을 가진 대부분의 환자들은 요추 질환으로 고생하는데, 이를 실수로 요통으로 오진하기 쉽다. 더 혼돈하기 쉬운 것은, “Straight-Leg Raising Test”가 이상근 증상을 가진 환자와 좌골통증을 가진 환자에 있어 똑같은 양성반응을 나타낸다는 것이다. 이는 검사자가 무릎을 구부린 채 다리를 들어 올려 생기는 통증인지, 이상근 스트레치 방법으로 생기는 통증인지를 관찰하여 진단해야 한다. 신경 압박의 치료법은 항염증제, 스테로이드 주사, 수술, 재활운동 등이 포함된다.

[상해 16] 열상

운동 중 생산된 에너지는 일 에너지(25%)와 열에너지(75%)로 전환된다. 생산된 열은 복사[111], 대류[112]

---

107) 정중신경(median nerve): 충양근(lumbricals)을 비롯한 전완의 모든 굴근에 분포되어 전완을 굴곡시키는 작용을 함.

108) 요골신경(radial nerve): 삼두완근에 분포되어 상완후면을 나선형으로 둘러싸고 있으며, 전완 후면의 모든 근육에 분포되어 있고, 전완과 손의 피부로부터 지각을 받는다. 상완과 근접해있어 상완골절이 일어날 경우 심각한 상해를 입게 된다.

109) 척골신경(ulnar nerve): 주로 척측수근굴근와 심지굴근에 분포되어 있으며, 지각신경도 이부위의 감각을 담당한다. 지각신경에 타격을 받으면 바늘로 찌르는 듯한 통증을 느끼게 된다.

110) 좌골신경(sciatic nerve): 인체내의 신경 중 가장 크고 긴 신경으로 골반내에서 둔부로 나와 대퇴후면을 내려오면서 2개의 종말지인 총비골신경과 경골신경으로 나누어진다.

그리고 증발로 인해 제거되는데, 이때 땀의 증발이 매우 중요하다. 탈수, 고령, 체온조절을 방해하는 약물(이뇨제와 항콜린작용약)은 열과 관련된 질환에 걸리기 쉽게 만든다. 이를 열상(thermal injuries)이라고 한다. 인체에서 일어나는 열상의 증상은 열경련, 열사병, 일사병의 세 가지가 있다. 열경련은 운동과 관련된 탈수에 의한 근경련 상태를 말한다. 열사병 환자는 발열(대개 39.44℃ 보다 높음), 메스꺼움, 경련, 두통, 어지럼증을 호소하지만, 땀은 자연스럽게 흘린다. 한편, 일사병 환자는 열사병 환자와 증상은 비슷하지만, 정신이 혼란스럽고, 피부가 달아올라 건조해지고, 저혈압이 발생한다는 점에서 열경련과 다르다. 열상 예방법은 적당한 수분섭취와 덥고 습한 날씨에 운동을 피하는 것이다. 운동 전과 운동 중에 수분 섭취를 자주 하되, 소금이나 전해질을 섭취하는 것은 별로 도움이 되지 않는다.

한편, 추위 관련된 질환은 저체온증과 동상이 있다. 추운 날씨에 노출되거나 혹은 찬물에 들어가는 것은 심부온도를 낮추며, 저체온증(중심온도가 35℃이하로 내려가는 것)을 일으킬 수 있으며, 이때 증상은 혼란, 발음의 떨림, 오한 등이 있으며 근육 경직, 무기력, 혼수상태, 대사성 산증, 부정맥 등을 일으키기도 한다. 동상의 경우는 발가락, 손가락, 귀, 코, 음경 등에서 호발하며, 그 증상은 통증으로 시작하여 마비, 감염 부위의 창백함이 동반된다. 동상이 걸린 부위는 따뜻한 물(42℃)에서 천천히 체온을 올려주는 것이다. 이때 감염된 부위는 붉어지고 통증을 느낄 수 있다. 저체온증 환자는 담요로 덮어서 따뜻한 곳으로 옮겨야 한다. 전기담요 혹은 따뜻한 물에 너무 빠르게 입욕시키는 것은 심부온도와 피부로의 혈류 재분배가 이루어지지 않을 수도 있기 때문에 피해야 한다.

---

111) 복사: 주위의 물체에 직접 열이 이동하는 것. 신체주위의 공기온도와는 관계없고 주위의 물체 온도가 낮을수록 이동하는 열량도 크다.

112) 대류: 공기의 이동으로 열이 이동하는 것. 따뜻해진 공기는 올라가고 찬 공기는 내려온다.

부록 D. 임상운동처방 및 재활운동의 흐름도

일반인이나 환자를 위한 운동은 본문에서 서술한 바와 같이 여러 가지 장점을 제공한다. 그러나 운동을 잘못 할 경우 오히려 "하지 않은 이만 못한 경우"가 된다. 일예로 잘못된 운동을 수행하게 되면 신체적인 구조와 기능이 손상되고, 심리적으로는 불안해지거나 우울해 지며, 사회적으로는 역할을 잃거나 위축되게 만들 수 있다. 따라서 운동은 과학적이고 정확하게 처방되어야만 이러한 불상사를 예방할 수 있다. 이를 위해서는 [그림 A.6]에 제시한 바와 같이 병의원에서 건강검진과 접목하여 운동을 처방하는 것이 가장 바람직하고, 처방전의 결과에 따라 독립보행이 불가능하거나 뇌혈관질환(cerebrovascular disease, CVD)이 있는 환자들은 운동기능 치료실에서, 근관절에 이상 등이 있는 환자들은 통증이완 치료실에서, 근관절에 이상이 있고 독립보행이 불편한 환자들은 재활치료실에서 치료 프로그램을 실시해야 하며, 어느 정도 건강이 개선된 이후에는 수중치료실과 건강관리실에서 운동프로그램을 실시하는 것이 바람직하다.

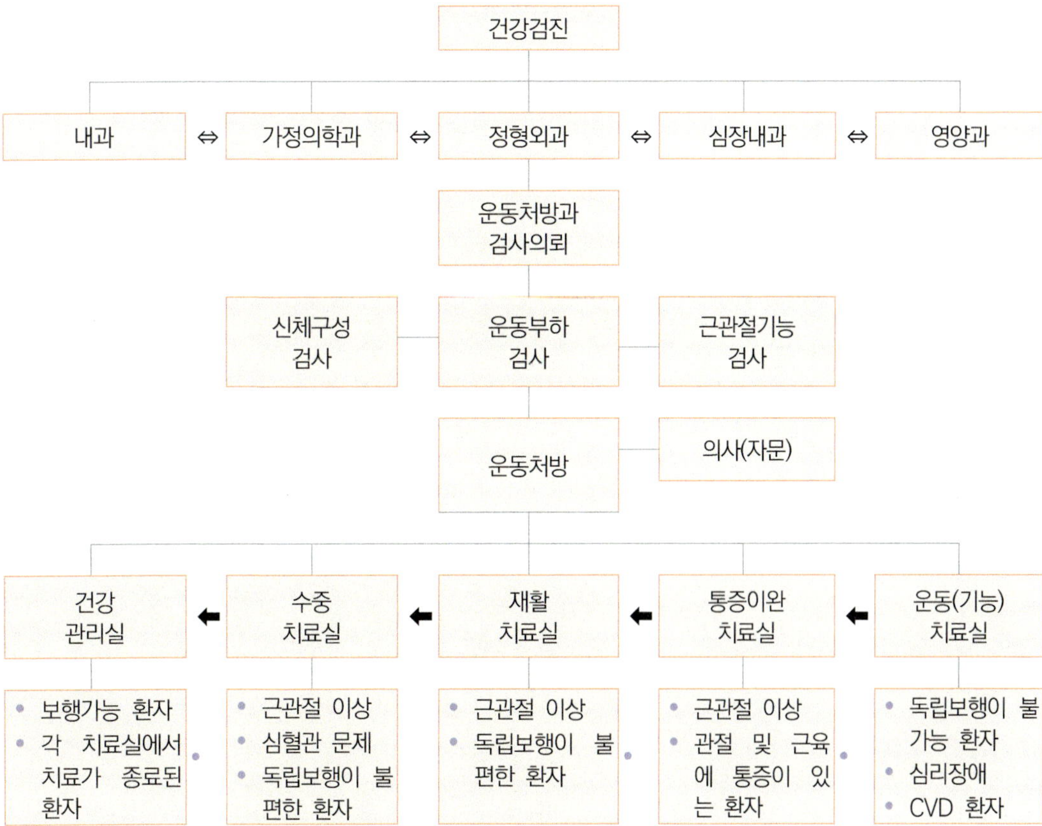

건강검진
내과
⇔
가정의학과
⇔
정형외과
⇔
심장내과
⇔
영양과
운동처방과 검사의뢰
신체구성 검사
운동부하 검사
근관절기능 검사
운동처방
의사(자문)
건강 관리실
수중 치료실
재활 치료실
통증이완 치료실
운동(기능) 치료실
• 보행가능 환자
• 각 치료실에서 치료가 종료된 환자
• 근관절 이상
• 심혈관 문제
• 독립보행이 불편한 환자
• 근관절 이상
• 독립보행이 불편한 환자
• 근관절 이상
• 관절 및 근육에 통증이 있는 환자
• 독립보행이 불가능 환자
• 심리장애
• CVD 환자

그림 A.6 병의원에서의 임상운동처방 및 재활운동의 흐름도

권장문헌

Suggested Readings

PART 01. 운동과 건강론

김성수, 정일규 (1995) 운동생리학. 대경, 51-74.

Brooks G, Mercier J (1994) Balance of carbohydrate and lipid utilization during exercise: The "crossover" concept. *J Appl Physiol,* 76:2253-61.

Chwalbinska-Moneta J, Robergs RA, Costill DL, Fink WJ (1989) Threshold for muscle lactate accumulation. *J Appl Physiol, 66*(6):2710-6.

Coyle E (1995) Substrate utilization during exercise in active people. Am J Clin Nutr, 61(S): 968s-979s.

Crabtree B, Higgins SJ, Newsholme EA (1972) The activities of pyruvate carboxylase, phosphoenol -pyruvate carboxykinase & fructose diphosphatase in muscles from vertebrates and invertebrates. *Biochem J,* 130:391-6.

Gollnick P, Saltin B (1988) *Fuel for muscular exercise: Role of fat. In exercise,* Nutrition, and Energy Metabolism, EDs. E. Horton & R. Terjung, NY: Macmillan. 72-88.

Gollnick P (1985) Metabolism of substrates: Energy substrate metabolism during exercise and as modified by training. *Federation Proceedings,* 44:353-6.

Gollnick P, Bayly W, Hodgson D (1986) Exercise intensity, training, diet, and lactate concentration in muscle and blood. *Med Sci Sports Exerc,* 18:334-40.

Henrikson EJ, Bourey RE, Rodnick KJ, Koranyi L, Permutt A, Holloszy JO (1990) Glucose transporter protein content and glucose transport capacity in rat skeletal muscle. *Am J Physiol, 259*(22):E593-8.

Holloszy JO (1990) *Utilization of fatty acids during exercise.* In Biochemistry of Exercise, 7th EDs. AW Taylor et al., 319-328. Champaign, IL: Human Kinetics.

Newsholme EA, Leech ER (1983) *Biochemistry for the medical sciences.* Wiley, Chichester. 25-36.

Powers SK, Howley ET (1997) *Exercise physiology*(3rd EDs). WCB McGrow-Hill, 21-61.

Robers RA, Roberts SO (2000) *Exercise physiology.* WCB McGrow-Hill, 26-54.

Saltin B, Gollnick P (1988) *Fuel for muscular exercise: Role of carbohydrate.* In Exercise, Nutrition, and Energy Metabolism, EDs. E. Horton & R. Terjung, NY: Macmillan, 45-71.

Wilson RW, Jacobsen PB, Fields KK (2005) Pilot study of a home-based aerobic exercise program for sedentary cancer survivors treated with hematopoietic stem cell transplantation. *Bone Marrow Transplantation,* 35:721-7.

PART 02. 운동과 영양론

지용석 (1999) 유도선수에 있어 탈진운동이 항산화효소 활성도와 과산화지질 농도에 미치는 영향. 한국체육학회지, 38(3):617-26.

진영수 (1997) 운동과 항산화제. 경기력 향상을 위한 한일 운동영양학 공동 심포지움, 한국운동영양학회, 53-67.

현송자 (1997) 스포츠 영양학. 21세기교육사.

Coaching and Sports Science Division (2001) *Body composition.* United States Olympic Committee.

Costill DL (1977) *Nutritional requirements for endurance athletes.* In toward an understanding of human performance. edited by Burke EJ, Movement publication.

Coyle EF et al. (1986) Muscle glycogen utilization during prolonged strenuous exercise when fed carbohydrates. *J Appl Physiol,* 61:165-72.

Gutteridge JMC, Stocks J (1986) Peroxidation of cell lipids. *Medical Laboratory Sciences,* 33:281-5.

Ji LL (1996) Exercise, Oxidative Stress, and Antioxidants. *Am J Sports Med,* 24:S20-4.

Katch FI, McArdle WD (1988) *Nutrition, weight control, and exercise.* Lea & Febiger, Philadelphia.

Lin DJ (1993) Free Radicals and Disease Prevention. Keats Publishing Inc. 74-7.

Robergs RA, Roberts SO (2000) *Fundamental principles of Exercise Physiology for fitness, performance, and health.* McGraw Hill. Inc.

Roberts KM et al (1988) Simple and complex carbohydrates-rich diets and muscle glycogen content of marathon runners. *Eur J Appl Physiol,* 57:70.

Rudman D, Williams PJ (1983) Mega-dose vitamins: Use and Misuse. *New Eng J Med,* 309:488-90.

Tarnopolsky MA et al. (1988) Influence of protein intake and training status on nitrogen balance and lean body mass. *J Appl Physiol,* 64(1):187.

PART 03. 임상 운동처방론

김성수, 지용석, 김명화, 선상규, 한종우 (1999) 전·후방 십자인대 손상환자의 등속성 회전력에 관한 연구. 한국체육학회지, 38(1):392-406.

김조자, 왕명자, 이영자, 전시자 (1999) 심전도. 현문사, 36-252.

지용석 (2002) 후방십자인대 단독손상 선수의 재활운동치료 후 통증정도, 관절가동범위 및 근관절기능의 변화. 한국체육학회지, 41(1), 501-15.

지용석, 한종우 (2002) 재활운동치료가 견관절 손상 야구투수들의 주관적 통증정도와 등속성 외전/내전력에 미치는 효과. 한국사회체육학회지, 18, 1405-20.

American College of Sports Medicine (2018) *ACSM's Guidelines for Exercise Testing and Prescription (10th Eds). Wolters Kluwer.*

Alderink GJ, Kuck DJ (1986) Isokinetic shoulder of high school and college-aged pitchers. *J Orthop Sports Phys Ther,* 7(4):163-72.

Appen L, Duncan PW (1986) Strength relationship of knee musculature: effects of gravity and sport. *J Orthop Sport Phys Trer,* 7:232-5.

Baltzopoulos V, Brodie DA (1989) Isokinetic dynamometry: Applications and limitations. *Sports Med,* 8:101-16.

Baltzopoulos V, Williams JG, Brodie DA (1991) Sources of error in isokinetic dynamometry: Effects of visual feedback on maximum torque measurements. *J Orthop Sports Phys Ther,* 13:138-41.

Barton TM, Torg JS (1985) Natural history of the posterior cruciate ligament deficient knee. *Am J Sports Med,* 13:439.

Bassey EJ et al. (1984). Health professional view on exercises: A study. *J R Soc Health,* 104:225-8.

Blumenthal JA, Emery CF, Madden DJ et al. (1991) Long-term effects of exercise on psychological functioning in older men and women. *J Gerontol,* 46: 352-61.

Borg G (1982) Psychophysical bases of perceived exertion. *Med Sci Sports Exerc,* 14:377-81.

Cain TE, Schwab GH (1981) Performance of an athlete with straight posterior knee instability. *Am J Sports Med,* 9:203-8.

Chan Kai-Ming, Maffulli N (1996) *Principles and practice of isokinetics in sports medicine and rehabilitation.* Williams & Wilkins.

Chisholm DM et al. (1975) Physical activity readiness. *Br Columbia Med J.* 17:375-8.

Connelly Maddux, R. E., Kibler, W. B., & Uhl, T. (1989). Isokinetic peak torque and work values for the shoulder. *Journal of Orthopaedic & Sports Physical Therapy.* 10(7):264-9.

Costill DL, Coyle EF, Fink WF, Lesmes GR, Witzmann FA (1979) Adaptations in skeletal muscle following strength training. *J Appl Physiol,* 46:96-9.

Cybex 6000 (1993) 6000 *Testing and Rehabilitation System: users guide,* Cybex Division of Lumax, Inc, Ronkonkoma, New York.

Davies G (1984) *A Compendium of Isokinetics in Clinical Usage:* Workshop and Clinical Notes. S & S Publishers, LaCrosse, WI.

Farmer ME (1988) Physical activity and depressive symptoms: The NHANES I Epidemiologic Follow-up study. *Am J Epidemol,* 128:1340-51.

Figoni SF, Morris AF (1984) Effects of knowledge of results on reciprocal, isokinetic strength and fatigue. *J Orthop Sports Phys Ther,* 6:190-7.

Franklin BA (2000) *ACSM's Guidelines for Exercise Testing and Prescription,* 6th Eds, Philadelphia: Lippincott Williams & Wilkins.

Gettman LR (1988) Fitness testing. In Blair S, Painter P, Pate R, Smith L, Taylor C(Eds), *Resource manual for guidelines for exercise testing and prescription*(pp. 161-70). Philadelphia: Lea & Febiger.

Glick JM (1980) Muscle strain: Prevention and treatment. *Physician & Sports Med.* 74-82.

Grace TG, Sweetster ER, Nelson MA, Ydens LR, Skipper BJ (1984) Isokinetic muscle imbalance and knee joint injuries. *J Bone & Joint Surgery,* 737-40.

Green HJ (1986) Muscle power: Fiber type recruitment, metabolism and fatigue. In NL Jones, N MacCartney, AJ McComas, *Human muscle power*(pp. 65-79). Champaign, IL: Human Kinetics.

Hage P (1983) Primary care physicians : First stop for exercise advice? *Phys Sportsmed,* 11:149-152.

Hald RD, Bottjen EJ (1987) Effect of visual feedback on maximal and submaximal isokinetic test measurements of normal quadriceps and hamstrings. *J Orthop Sports Phys Ther,* 9:86-93.

Heyward VH (1991) *Advanced Fitness Assessment & Exercise Prescription,* Human Kinetics.

Hinson MM (1977) *Kinesiology.* Dubuque. Iowa: Wm. C. Brown. 179.

Jackson AW, Morrow JR, Brill PA et al. (1998) Relationship of sit-up and sit-and-reach to low back pain in adults. *J Orthop Sports Phys Ther,* 27:22-6.

Johnson J, Siegel D (1978) Reliability of an isokinetic movement of the knee extensors. *Research Quarterly,* 49:88-90.

Kannus P, Jarvinen M (1989) Prediction of torque acceleration energy and power of thigh muscles

from peak torque. *Med Sci in Sports Exe.,* 21:304-7.
Kannus P (1988a) Isokinetic peak torque and work relationship in the laterally unstable knee. *Canadian J Sports Sci,* 14:17-20.
Kannus P (1988b) Peak torque and total work relationship in the thigh muscles after anterior cruciate ligament injury. *J Orthop Sports Phys Ther,* 10:97-101.
Kannus P (1988c) Relationship between peak torque and total work in an isokinetic contraction of the medial collateral ligament insufficient knee. *Int J Sports Med,* 9:294-6.
Kannus P (1994) Isokinetic evaluation of muscular performance: Implication for muscle testing and rehabilitation. *Int J Sports Med,* 15:S11-8.
Kannus P, Alosa D, Cook L, Johnson RJ, Renstrom P, Pope M, Beynnon B, Yasuda K, Nicholas C, Kaplan M (1992a) Effect of one-legged exercise on the strength, power, and endurance of the contralateral leg. *Eur J Appl Physiol,* 64:117-26.
Kannus P, Cook L, Alosa, D (1992b) Absolute and relative endurance parameters in isokinetic tests of muscular performance. *J Sports Rehab,* 1:2-12.
Karvonen MJ, Kentala E, Mustala O (1957) The effect of training on heart rate: a longitudinal study. *Am Med Exp Biol Fenn,* 35:307-15.
Knight KL (1980) Strength imbalance and knee injury. *Phys Sports Med,* 8:140.
Lermen J, Bruce RA, Sivarajan E, Pettet G, Trimble S (1976) Low-level dynamic exercises for earlier cardiac rehabilitation: Aerobic and hemodynamic responses. *Arch Phys Med Rehab,* 57:335-60.
Lesmes GR, Costill DL, Coyle EF, Fink WJ (1978) Muscle strength and power changes during maximal isokinetic training. *Med Sci Sports,* 10:266-9.
Mersky H (1986) Classification of chronic pain: Description of chronic pain syndromes and definition of pain terms. *Pain*(S3), S1.
Morris AF, Lussier L, Bell G, Dooley J (1983) Hamstring / Quadriceps strength ratios in collegiate middle distance and distance runner. *Physician & Sports Med,* 75-7.
Morrissey MC (1987) The relationship between peak torque and work of the quadriceps and hamstrings after meniscectomy. *J Orthop Sports Phys Ther,* 8: 405-8.
Myers J (1994) Perception of chest pain during exercise testing in patients with coronary artery disease. *Med Sci Sports Exerc,* 26:1082-6.
Negus RA, Rippe JM, Freedson P, Michaels J (1987) Heart rate, blood pressure, and oxygen consumption during orthopaedic rehabilitation exercise. *J Orthop Sports Phys Ther,* 8:346-50.
Ostering L (1983) Isokinetic dynamometry : Implication for muscle testing and rehabilitation. *Exerc Sport Sci Review.* 14:45-80.
Park, S., Min, S., Park, S. H., Yoo, J., & Jee, Y. S. (2021). Influence of Isometric Exercise Combined With Electromyostimulation on Inflammatory Cytokine Levels, Muscle Strength, and Knee Joint Function in Elderly Women With Early Knee Osteoarthritis. Frontiers in Physiology, 12, 688260.
Perrin DH (1986) Reliability of isokinetic measures. *Athletic Training,* 10:319-21.
Perrin DH (1993) *Isokinetic exercise and assessment.* Human Kinetics.
Stauber WT (1989) Eccentric action of muscles: Physiology, injury, and adaptations. In KB Pandolph (Ed.), *Exercise and sports sciences review* (pp. 157-185). Baltimore: Williams & Wilkins.
Stratford PW, Bruulsema A, Maxwell B, Black T, Harding B (1990) The effect of inter-trial rest interval on the assessment of isokinetic thigh muscle torque. *J Orthop Sports Phys Ther,* 11:362-6.
Swain DP, Leutholtz BC (2002) *Exercise prescription : A case study approach th the ACSM guidelines.* Human Kinetics Publishers. Inc.

Taylor GB, Sallis JF, Needle R (1985) The relation of physical activity and exercise to mental health. *Public Health Rep,* 100:195-202.

Tomberlin JP, Basford JR, Schwen EE, Orte PA, Scott SG, Laughman RK, Ilstrup DM (1991) Comparative study of isokinetic eccentric and concentric quadriceps training. *J Orthop Sports Phys Ther,* 14:31-6.

Torg JS, Barton TM, Pavlov H, Stine R (1989) Natural history of the posterior cruciate ligament-deficient knee. *Clinical Orthop,* 246:208-16.

Westing SH, Seger JY, Thorstensson A (1991) Isoacceleration : A new concept of resistive exercise. *Med Sci in Sports Exe,* 23:631-5.

PART 04. 임상 운동론

김명화 (2000) 건강한 사람이 해야 하는 운동, 병이 있는 사람이 해야 하는 운동. 다락원.

American College of Sports Medicine (1995) *Guidelines for Exercise Testing and Prescription (5th Ed).* Baltimore: Williams & Wilkins.

Bompa TO (1996) *Periodization of Strength: The new wave in strength training.* Veritas Publishing Inc. 60-82.

Franklin BA (2000) *ACSM's Guidelines for Exercise Testing and Prescription,* 6th Eds, pp. 145-150. Philadelphia: Lippincott Williams & Wilkins.

Lang PB, Latin RW, Berg KE, Mellion MB (1992) The accuracy of the ACSM cycle ergometer equation. *Med Sci Sports Exerc,* 24:272-6.

Latin RW, Berg KE (1994) The accuracy of the ACSM and a new cycle ergometry equation for young women. *Med Sci Sports Exerc, 26*(5):642-6.

Londeree BR, Moffitt-Gerstenberger J, Padfield JA, Lottmann D (1997) Oxygen consumption of cycle ergometryis nonlinearly related to work rate and pedal rate. *Med Sci Sports Exerc, 29*(6):775-80.

Swain DP, Leutholtz BC (2002) *Exercise prescription : A case study approach th the ACSM guidelines.* Human Kinetics Publishers. Inc.

PART 05. 병태 생리학

김기진, 신윤정 (2004) 베타-3 아드레날린 수용체 유전자의 Trp64Arg 다형성과 비만발생에 관한 고찰. 코칭능력개발지, 6(3):65-75.

지용석 (2005) 재활운동이 퇴행성 슬관절염 환자의 통증 정도, 골밀도 수준 및 하지 근기능에 미치는 영향. 대한스포츠의학회지, 23(1):152-60.

지용석 (2001) 노인의 주당 운동참여에 따른 인체부위별 골밀도 분석. 대한노인병학회지, 5(2): 185-195.

지용석, 유병규, 이완희 (2002) 척추전방전위증 환자와 추간판탈출증 환자의 요부근 기능과 굴곡신전근 비율에 관한 비교연구. 대한물리치료학회지, 14(3):133-41.

지용석, 윤진환, 임재형 (2003) 만성요통환자와 정상인의 요부신전근력과 주관적 통증정도의 차이에 의한 재활치료 목표치 설정. 한국운동과학회지, 12(2), 319-30.

한국경제 TV. 뇌졸중환자 절반이상이 편측마비로 병원 찾아. 2009년 10월 30일.

ACSM (2009) *ACSM's Exercise Management for Persons with Chronic Diseases and Disabilities.* Human Kinetic.

ACSM (2010) *ACSM's guidelines for exercise testing and prescription.* 8th Eds. Human Kinetic.

Adams HP Jr, Bendixen BH, Kappelle LJ et al. (1993) Classification of subtype of acute ischemic stroke. Definitions for use in a multicenter clinical trial. TOAST. Trial of Org 10172 in Acute Stroke Treatment. *Stroke 24*(1):35-41.

Ades PA (1993) Exercise conditioning in older coronary patients, *Circulation,* 88:572-7.

Appel LJ, Moore TJ, Obarzanek E, Vollmer WM, Svetkey LP, Sacks FM, Bray GA, Vogt TM, Cutler JA, Windhauser MM, Lin PH, Karanja N (1997) A clinical trial of the effects of dietary patterns on blood pressure. DASH Collaborative Research Group. *New Engl J Med, 336*(16):1117-24.

Aro A et al. (1986) Lipoprotein lipid levels as indicators of the severity of angiographically assessed coronary artery disease. *Atherosclerosis,* 62:219-75.

Aronow WS (1990) Prognosis of congestive heart failure in elderly patients with normal versus abnormal left ventricular systolic function associated with coronary artery disease, *Am J Cardiol,* 66:1257-9.

Beeh KM, Kornmann O, Lill J, Buhl R (2001) Induced sputum cell profiles in lung transplant recipients with or without chronic rejection: correlation with lung function. *Thorax,* 56:557-60.

Bloomfield SA (1991) *Osteoporosis: In American college of sports medicine's Exercise managements for persons with chronic disease and disability.* Human Kinetics, 161-6.

Braunwald E (1992) Valvular heart disease in Heart Disease. *A Textbook of Cardiovascular Medicine,* Braunwald E, 4th Eds, Saunders.

Bray GA (1989) Exercise and obesity, in Exercise, Fitness and Health: *A Consensus of Current Knowledge,* Bouchard C, Shepard R, & Stephens T et al., Eds., Human Kinetics, Champaign.

Buckley LM (1996) Calcium and vitamin D3 supplementation prevents bone loss in the spine secondary to low-dose corticosteroids in patients with rheumatoid arthritis, *Ann Intern Med,* 125:961-8.

Celli BR (1997) Is pulmonary rehabilitation an effective treatment for Chronic Obstructive Lung Disease? *Am J Respir Critical Care Med,* 155:781-3.

Chagnon YC, Rankinen T, Snyder EE, Weisnagel SJ, Perusse L, Bouchard C (2003) The human obesity gene map: The 2002 update. *Obes Res,* 11:313-67.

Chaitman BR (2001) Exercise testing. In: Braunwald E, Zipes DP, Libby P, Heart disease. 6th Eds. Philadelphia: WB Saunders Company. p. 129.

Cooper CB (1991) *Pulmonary disease: In American college of sports medicine's Exercise managements for persons with chronic disease and disability.* Human Kinetics, 74-80.

Corbin CB (1994) *Concepts of physical fitness and wellness with laboratories,* Brown & Benchmark Publishers.

Dougherty AH (1984) Congestive heart failure with normal systolic function, *Am J Cardiol,* 54:778-82.

Drinkwater BL (1994) Physical activity, fitness, and osteoporosis. *In Physical Activity, Fitness, and Health. edited by Bouchard et al.* Champaign. IL: Human Kinetic.

Durstine JL (1995) Exercise and optimization of the lipid profile. *In Current therapy in sports medicine,* Torg JS, Shehard RJ, 3rd Eds, 668-76. Mosby.

Fletcher GF, Froelicher VF, Hartley LH, Haskell WL, Pollock ML (1990) Exercise standards: a statement for health professionals from the American Heart Association, *Circulation, 82*(6):2286-322

Franklin BA (1991a) Myocardial infarction: *In American college of sports medicine's exercise managements for persons with chronic disease and disability.* Human Kinetics, 19-25.

Franklin BA (1991b) Coronary artery bypass grafting and angioplasty: *In American college of sports medicine's Exercise managements for persons with chronic disease and disability.* Human Kinetics, 26-31.

Franklin BA, Bonzheim K, Wetherbee S, Gordon S, Timmis GC (1990) Exercise and fitness. *Obstet Gynecol Clin North Am.* 17(4):817-35.

Frayniarz K, Mahler DA (1990) Writing an exercise prescription for patients with COPD, *J Respir Dis,* 11:638-44.

Friedman D (1991) Angina and silent ischemia: *In American college of sports medicine's Exercise managements for persons with chronic disease and disability.* Human Kinetics, 32-36.

Geltman EM (1989) Mild heart failure: diagnosis and treatment, *Am Heart J,* 118:1277-91.

Goldberg AP (1989) Aerobic and resistive exercise modify risk factors for coronary heart disease. *Med Sci Sports Exerc,* 21:669-74.

Goldberg L, Elliot DL (1994) *Exercise for prevention and treatment of illness.* FA Davis. 228-38.

Gordon DJ, Rifkind BM (1989) High-density lipoprotein: The clinical implications of recent studies. *N Engl J Med,* 321:1311-16.

Gordon NF (1991) *Hypertension: In American college of sports medicine's Exercise managements for persons with chronic disease and disability.* Human Kinetics, 59-63.

Gordon T, Castelli WP, Hjortland MC, Kannel WB, Dawber TR. (1977) High density lipoprotein as a protective factor against coronary heart disease. The Framingham Study. *Am J Med, 62*(5):707-14.

Guidelines for Cardiac Rehabilitation Programs (1991) *American Association of Cardiovascular and Pulmonary Rehabilitation,* 2nd Ed, Human Kinetics, Champaign.

Hagberg JM (1990) *Exercise, fitness and hypertension: in Exercise, Fitness, and Health.* In Bouchard C, Shepard RJ, Sutton JR, et al., Human Kinetics, Champaign.

Hanroth P (1983) Influence of verapamil therapy on left ventricular performance at rest and during exercise in hyper- trophic cardiomyopathy, *Am J Cardiol,* 52:544-8.

Harris KA, Holly RG (1989) Physiological response to circuit weight training in borderline hypertensive subjects. *Med Sci Sports Exerc,* 19:246-52.

Hartard M (1996) Systematic strength training as a model of therapeutic intervention. A controlled trial in postmenopausal with osteopenia, *Am J Phys Med Rehab, 75*(1):21-8.

Higuchi MT (1992) Plasma lipoprotein and apolipoprotein profiles in aged Japanese athletes. *Med Sports Sci,* 37:126-36.

Hurley BF (1988) Resistive training can reduce coronary risk factors without altering VO2max or percent body fat. *Med Sci Sports Exerc,* 20:150-4.

Joint National Committee (JNC) on Detection, Evaluation and Treatment of High Blood Pressure (1993) The Fifth Report of the Joint National Committee, *Arch Intern Med,* 153:154-83.

Kannel WB et al. (1986) Overall & CHD mortality rates in relation to major risk factors in 325,348 men screened for the MRFIT. *Am Heart J,* 112:825-35.

Kappagoda CT, Haennel RG, Serrano-Fiz S, Davies DH, English TA. (1993) The hemodynamic responses to upright exercise after orthotopic cardiac transplant. *Arch Phy Med Rehabil,* 74:484-9.

Kawakami, T.(1993). 도해 요통학습(제2판). 제일의학사, 82-104.

Kelemen MH (1989) Resistance training safety and assesment guidelines for cardiac and coronary prone patients. *Med Sci Sports Exerc, 21*:675-7.

Kelley GA et al. (2000) Progressive resistance exercise and resting blood pressure. A meta-analysis of randomized controlled trials. *Hypertension,* 35:838-48.

Kennedy H (1985) Long-term follow-up of asymptomatic healthy subjects with frequent and complex ventricular ectopy. *New Engl J Med,* 312:193-7.

Keteyian S, Ehrman M, Fedel F, Rhoads K (1990) Heart rate-perceived exertion relationship during exercise in orthotopic heart transplantation patients. *J Cardiopulmonary Rehabilitation.*

10:287-93.

Keteyian SJ (1996) Exercise training in patients with heart failure: a randomized, controlled trial. *Ann Intern Med, 124*(12):1051-7.

Kim SE, Ko IG, Kim BK, Shin MS, Cho S, Kim CJ, Kim SH, Baek SS, Lee EK, Jee YS (2010) Treadmill exercise prevents aging-induced failure of memory through an increase in neurogenesis and suppression of apoptosis in rat hippocampus. *Exp Gerontol, 45*(5):357-65.

Lampman RM, Schteingart DE (1989) Moderate and exercise obesity: *In Exercise and Modern Medicine,* Franklin BA, Gordon S, Timmis GC, Eds., Williams & Wilkins.

Lauer MS, Levy D, Anderson KM, Plehn JF (1992) Is there a relationship between exercise systolic blood pressure response and left ventricular mass? *Ann Intern Med,* 116:203-10.

Lele SS (1994) Mechanism of exercise hypotension in patients with ischemic heart disease. *Circulation,* 90: 2701-9.

Leutholtz BC, Ripoll I (1999) *Exercise and disease management.* CRC Press.

Manninen V et al. (1988) Lipid alterations and decline in the incidence of coronary heart disease in Helsinki Heart Study. *JAMA,* 260:641-51.

Martel GF et al. (1999) Strength training normalizes resting blood pressure in 65 to 73 year old men and women with high normal blood pressure. *J Am Geriatr Soc,* 47:1215-21.

McKelvie RS (1995) Effects of exercise training in patients with congestive heart failure: a critical review. *J Am Coll Cardiol,* 25:789-96.

Meyer K, Samek L., Schiwaibold M, Westbrook S, Hajric R, Lehmann M, et al. (1996) Physical responses to different modes of interval exercise in patients with chronic heart failure-application to exercise training. *Eur Heart J, 17*(7):1040-7.

Moorcroft AJ (1997) Long-term change in exercise capacity, body mass, and pulmonary function in adults with cystic fibrosis, *Chest,* 111:338-43.

Morris JN, Heady JA, Raffle PAB, Roberts CG, Park JW (1953) Coronary heart-disease and physical activity of work. *Lancet,* 2:1111-20.

National Asthma Education Program Expert Panel Report (1992) *Guidelines for the diagnosis and management of asthma.* U.S. Department of Health and Human Services. Public Health Service. National Institutes of Health Publication.

National Heart, Lung, and Blood Institute Consensus Development Panel (1984) Treatment of Hypertriglyceridemia. *JAMA,* 251:1196-200.

Nickerson BG (1989) *Asthmatic patients and those with exercise-induced bronchospasm, in Exercise in Modern Medicine,* Franklin BA, Gordon S, Timmis GC, Eds., Williams & Wilkins.

Packer M (1996a) Effect of amlodipine on morbidity and mortality in severe chronic heart failure. Prospective Randomized Amlodipine Survival Evaluation Study Group, *New Engl J Med,* 335:1107-14.

Packer M (1996b) The effect of carvedilol on morbidity avd mortality in patients with chronic heart failure. U.S. Carvedilol Heart Failure Study Group, *New Engl J Med,* 334:1349-55.

Palatini P (1994) Relation between physical training and ambulatory blood pressure in Stage I hypertensive subjects. Results of the HARVEST trial. *Circulation,* 90:2870-6.

Palmer-McLean K (1991) *Stroke and head injury: In American college of sports medicine's exercise managements for persons with chronic disease and disability.* Human Kinetics, 169-74.

Palmer-Mclean K, Harbst KB (2009) Stroke and brain injury : in ACSM's exercise management for persons with chronic diseases and disability (3rd Eds). Durstine JL, Moore GE, Painter PL, Roberts SO. Human Kinetics.

Perticone F, Ceravolo R, Pujia A, Ventura G, Iacopino S, Scozzafava A, Ferraro A, Chello M, Mastroroberto P, Verdecchia P, Schillaci G (2001) Prognostic significance of endothelial dysfunction in hypertensive patients. *Circulation,* 104:191-6.

Redwood D (1979) Exercise performance after septal myotomy and myectomy in patients with obstructive hypertrophic cardiomyopathy. *Am J Cardiol,* 44: 215-20.

Rose G (1969) Physical activity and coronary heart disease. *Proc R Soc Med,* 62:1183-7.

Seo TB, Kim BK, Ko IG, Kim DH, Shin MS, Kim CJ, Yoon JH, Kim H. (2010). Effect of treadmill exercise on Purkinje cell loss and astrocytic reaction in the cerebellum after traumatic brain injury. *Neurosci Lett,* 13;481(3):178-182.

Shephard RJ (1993) Aging respiratory function and exercise. *J Aging Physical Activity, 1*(1):59-83.

Smith EL, Reddan W, Smith, PE (1981) Physical activity and calcium codalities for bone mineral increase in aged women. *Med Sci Sports Exerc,* 13:60-4.

Squires RW (1990) Cardiac rehabilitation issues for heart transplantation patients. *J Cardiopulm Rehabil,* 10:159- 68.

Stenstrom CH (1994) Therapeutic exercise in rheumatoid arthritis. *Arthritis Care Res, 7*(4):190-7.

Summary of the Second Report of the National Cholesterol Education Program (1993). Expert Panel on detection, evaluation, and treatment of high blood cholesterol in adults. *JAMA,* 269:3015-23.

Szalchcic J (1985) Correlates and prognostic implications of exercise capacity in chronic congestive heart failure, *Am J Cardiol,* 55:1037-42.

Thompson CE, Thompson TR, Albers JJ, Decedue CJ (1985) Response of HDL cholesterol, apoprotein A-Ⅰ, and LCAT to exercise withdrawal. *Atherosclerosis and Thrombosis,* 54:65-73.

Wallace JP (1991) Obesity: *In American college of sports medicine's exercise managements for persons with chronic disease and disability.* Human Kinetics, 106-111.

Williams RS (1985) Exercise training of patients with ventricular dysfunction and heart failure. In Wenger NK, Exercise and heart 2nd Eds. Philadelpis, FA Davis Co, 219-31.

Wood PD et al. (1983) Increased exercise level and plasma lipoprotein concentrations: A one-year randomized, controlled study in sedentary middle- aged men. *Metabolism,* 32:31-9.

Wynne J, Braunwald E (1992) The cardiomyopathies and myocardiotides: toxic, chemical, and physical damage to the heart, in Heart Disease. *A Textbook of Cardiovascular Medicine,* 4th Eds, Saunders.

Zhang X, Zhao SP, Li XP, Gao M, Zhou QC (2000) Endothelium dependent and independent functions are impaired in patients with coronary heart disease. *Atherosclerosis,* 149:19-24.

부록

Novich MM, Taylor B (1983) *Training and Conditioning of Athletes,* Philadelphia: Leg & Febiger.

Garrick JG, Radersky P (1988) *Peak Condition,* New York: Harper & Row.

McRae R (1983) *Clinical Orthopaedic Examination,* London: Churchill Livingstone.

Horowitz MB, Littenberg B, Mahler DA (1996) Dyspnea ratings for prescribing exercise intensity in patients with COPD. *Chest. 109*(5):1169-75.

찾아보기

Index

ㄴ

ㄷ

ㅅ

ㅇ

ㅈ

ㅊ

ㅋ

임상운동처방 기전

1판1쇄 2023년 9월 4일

저자 지용석
발행인 이경화

발행처 디자인21
주소 04560 서울특별시 중구 퇴계로 293-1 3층
전화 02-2269-6561(대)
팩스 02-2269-6568
e-mail 21publish@naver.com

등록번호 제1-1128호
등록일자 1991.2.12

ISBN 978-89-6131-120-5 93690

정가 34,000원

http://21publish.co.kr/
https://blog.naver.com/publish21